Treatment Plans and Interventions for Depression and
Anxiety Disorders (Second Edition)

抑郁和焦虑障碍的
治疗计划与干预方法（第二版）

[美] Robert L. Leahy，Stephen J. F. Holland，Lata K. McGinn◎著
赵丞智　谭宗林　乔慧芬　黄建军　崔界峰　位照国◎译　　李占江◎审校

中国轻工业出版社

图书在版编目（CIP）数据

抑郁和焦虑障碍的治疗计划与干预方法：第2版／
（美）莱希（Leahy, R. L.）等著；赵丞智等译 . —北京：
中国轻工业出版社，2014.12（2023.10重印）
　ISBN 978-7-5019-9985-9

　Ⅰ . ①抑… 　Ⅱ . ①莱… ②赵… 　Ⅲ . ①抑郁障
碍−防治②焦虑−防治 　Ⅳ . ①R749

　中国版本图书馆CIP数据核字（2014）第249482号

版权声明

责任编辑：戴　婕
策划编辑：戴　婕　　　　责任终审：杜文勇
责任校对：刘志颖　　　　责任监印：吴维斌

出版发行：中国轻工业出版社（北京东长安街6号，邮编：100740）
印　　刷：三河市鑫金马印装有限公司
经　　销：各地新华书店
版　　次：2023年10月第1版第3次印刷
开　　本：850×1168　　1/16　　印张：33.75
字　　数：363千字
书　　号：ISBN 978-7-5019-9985-9　　定价：78.00元
著作权合同登记　图字：01-2012-6262
读者热线：010-65181109，65262933
发行电话：010-85119832　传真：010-85113293
网　　址：http://www.chlip.com.cn　http://www.wqedu.com
电子信箱：1012305542@qq.com
如发现图书残缺请与我社联系调换
231592Y2C103ZYW

译者序

这是一本实证支持心理治疗技术的宝典。

这是一本认知治疗和认知行为治疗全书。

这是一本心理治疗师案头必备工具书。

这还是一本凝注着几位热爱心理治疗的精神科医师心血的图书。他们利用业余时间历经一年，对这本早已倾心的书仔细琢磨、反复品味、斟酌词句，今天终于翻译完稿了。作为一名资深的精神科医师和心理治疗师，笔者郑重地向各位心理治疗师、精神科医师以及喜欢心理治疗的人士推荐这本认知治疗和认知行为治疗的技术宝典。抑郁和焦虑以及抑郁和焦虑障碍是日常生活和临床工作中最常见的精神问题，无论是精神科医师还是心理治疗师，他们的日常工作几乎总是在为感受抑郁和焦虑情绪的患者提供服务，所以翻译这本专业书籍十分及时和有必要。

有意思的是，像非常有结构的认知行为治疗那样，本书内容的编排也是非常结构化的。各种抑郁和焦虑障碍的症状描述、诊断，认知行为取向的理解模型，疗效的实证研究结果，评估和治疗方案建议，心理治疗中的难题和解决方法，非常详细的心理治疗计划、案例咨询和治疗举例以及认知治疗技术和行为治疗技术总结，这些内容被作者描述得极为详细和清晰。本书的另一个特点是把认知和认知行为治疗技术做成各种工具表，这有利于学员利用表格理解和学习这些技术，更有利于治疗师在临床上教会患者使用这些技术。治疗师可以直接复印这些工具表在自己的临床治疗工作中使用。

认知行为治疗是被实证支持对焦虑和抑郁障碍有治疗效果的短程心理治疗之一，它的特点是治疗时间短（8～22次），注重于问题解决、总费用少，但是要想熟练掌握和运用认知行为治疗技术不是一件很容易的事情，至少不比其他学派的治疗技术（比如精神分析技术）更容易学习。本书的作者都是私人开业的心理治疗师，同时也是认知行为治疗的研究者和老师，他们懂得心理治疗的学习者和心理治疗开业者的需求，在本书中针对每种心理障碍描述了详细和全面的文献研究结果、治疗策略的基本原理、治疗计划示范、治疗过程示范，以及自己的临床经验。翻译本书的过程不仅仅是对整个认知行为治疗技术策略的复习过程，也是对新的技术和知识的学习过程，这是全部翻译者的同感。

　　本书的六位译者都是热爱并从事临床心理治疗的精神科医师，他们分别是：北京回龙观医院精神科医师赵丞智（导论、第一章、第四章、第六章、第十章和附录的译者），杭州市第七医院精神科医师谭宗林（第二章的译者），南京脑科医院精神科医师乔慧芬（第三章的译者），北京安定医院精神科医师黄建军（第五章的译者），北京回龙观医院精神科医师崔建峰（第七章的译者），深圳康宁医院精神科医师位照国（第八章和第九章的译者）。这几位译者是北京心理危机研究与干预中心和国际认知治疗协会联合举办的"中美认知行为治疗师与督导师五年连续培训项目（2006—2011）"的同学。这个项目是由当年北京心理危机研究与干预中心主任费立鹏与国际认知治疗协会主席——也就是本书的第一作者——Robert L.Leahy共同创建的；项目的师资一开始由Robert L.Leahy负责组织，之后改为国际认知治疗协会辩证行为治疗学组的组长Lisa A.Napolitano负责，项目的老师都是来自美国、澳大利亚、中国香港和台湾地区的顶级临床心理治疗师。此项目为中国培养了十几名认知行为治疗师和督导师，他们现分布于全国十几家精神卫生机构，从事药物治疗的同时也为患者提供心理治疗。当年学习认知行为治疗的时候，本书的第一版是项目的教材，那时候几个同学就想翻译，但由于工作太忙以及对认知行为治疗理解的浅薄，对这件事情确实有心无力。在2013年笔者看到本书第二版时，又想到要翻译，于是与几个同学一拍即合。因为在心理治疗方面有着共同的理想，他们一致认为这本书将会给中国的精神科医生、心理治疗师、心理咨询师带来惊喜和帮助。

　　本书最后成稿由赵丞智统一技术词语的名称和语言风格，同时每一章也尽可能保留了译者的行文风格。为了提高本书的翻译质量，我们特别邀请北京安定医院的李占江教授对全书进行了审阅，在此我代表所有译者再次对李占江教授表示感谢。李占江教授的团队近几年在中国的认知行为治疗的研究和教学培训方面做了很多卓有成效的工作。

　　虽然这几年我们一直都在临床上使用心理治疗，同时也在教授心理治疗，但是对心理治疗的理解仍十分有限，加上国内认知行为治疗技术术语的翻译情况也比较复杂，所以本书在一些特定词汇的翻译上可能存在不足，希望各位同道对我们的翻译提出批评和建议，也欢迎大家一起来切磋讨论。

赵丞智

2014年3月25日于北京回龙观

导　论

　　《抑郁和焦虑障碍的治疗计划与干预方法》的第一版深受心理治疗临床工作者的欢迎。我们写此书的目的是提供基于最好研究证据的焦虑障碍和抑郁症的认知行为治疗实用指导，能够让繁忙的临床工作者在他们的日常治疗工作中很乐意采用这些治疗方法。这本书作为治疗方法的标准已经被广泛地接纳，而且一直被世界各地的对认知行为治疗感兴趣的临床工作者所使用。的确是这样，本书第一版发行两年后，其中的一位作者 Robert L. Leahy 在出席英国行为和认知心理治疗协会组织的研讨会时，听到一位参会者同行在他的工作坊上说："你们写的这本书让我的临床心理治疗工作有章可循，我每天都会用到它。"

　　这确实是我们特别想做的事情。我们想写一本书，让它能够充当日常心理治疗工作的工具箱，里面有工具表、治疗计划、对话范例，以及治疗技术和干预方法的清单。多年来，我们的学生和教职人员在他们的课程、实习治疗、博士后训练以及临床实践工作中，都一直使用"治疗计划"。在开始写本书的初稿时，我们问自己，"如果我正在学习认知行为治疗，我想从这本书中获取什么？"于是我们决定要写一本我们自己想要的书。

　　针对几乎所有的重性焦虑障碍和抑郁障碍的认知行为治疗方法和程式都是现成的。实证研究已经证明，这些方法和程式在减轻绝大部分患者的症状严重程度方面是有效的。过去的十年间，我们在焦虑和抑郁障碍的治疗方面取得了极大的进展。在本书的第二版中，我们对内容做了很大的改进和扩展，为读者提供了一些有关内容研究的简短回顾，这涉及病因学、生命历程、变化过程、干预模型和临床策略等方面。我们也修订更新了关于药物使用的讨论，以便反映出在药物使用和联合使用精神药物方面的研究进展。

　　通常的情况是，临床工作者并不知道在这个领域中那些重要的和激动人心的研究结果；相反，他们经常依靠传闻和临床知识来指导自己的工作。这是非常不幸的事情，因为研究和理论能帮助我们理解心理障碍维持和恶化的潜在过程，而且这些知识能够帮助我们理解技术和干预的关联性。一个恰当的例子是，"思维叫停"（thought stopping）已经不再是一个治疗"闯入和讨厌想法"的推荐技术了。然而，还有一些临床治疗工作者仍然在使用这个已经过时的技术。有关思维压制（thought suppression）或情感压制（emotional suppression）的研究结果表明，这些自我控制（self-control）的技术和策略实际上会让事情变得更加糟糕。因此，及时关注研究结果可以让临床实践者见多识广，不断更新旧的知识和信息。同样的，如果我们对经验性回避、情感忍受，以及对思维和情绪的元认知评价等的作用和价值能够进一步理解的话，也能够促进我们临床实践工作效率的提高。理解理论和知道这些过程以及模型背后的研究，对于临床工作者来说是非常必要的准备工作。否则，治疗就会变成一个对不知情、不理解的技术的简单使用情境。

　　相反，我们认为研究者也能够从临床工作者的领悟和经验中获益。本书的每一位作者都坚持私人开业，每周都会为患者做治疗（为了遵守保密性协议，本书案例中的所有患者的身份都不是真实的）。我们认为如果临床工作者没有办法去使用它们的话，所有最好的研究和理论都是没有意义的。所以，我们在写每个治疗计划的章节时，都包含了如何把临床研究结果转换成为具体干预措施的讨论，同时也包含了对患者使用这些干预措施的具体指导方法。我们也针对在技术使用中可能出现的问题进行了描述。这些在治疗中可能出现的困难并没有在研究模型中直接体现出来，但是，它们都是临床工作者在使用认知行为技术的日常治疗工作中能够遇到的现实问题。因此，我们尝试着提供一些治疗艺术的例子，或者更加谦虚地说，是一些治疗经验的例子。

　　最后的结果是我们为主要的焦虑障碍和抑郁症提供了一些治疗程序包（treatment package）。每一个治疗程序包都包括以下内容：对精神障碍的描述，对评估患者的指导，评估工具表，所使用治疗性干预措施的详细描述，每次治疗小节的治疗计划，典型样本症状的描述，向管理医疗公司提交报告中所用到的目标和干预措施，提供给患者的信息和家庭作业表。如果治疗师在每次治疗开始时能清晰地知道要做什么，如果我们能够提供给患者一些方便的工具表使其在治疗中和治疗间期（自助性的家庭作业）使用，那么心理治疗就会更能发挥其效力。在本书第二版中，我们增加了工具表的数量，同时也使工具表的内容更加细致，目的是让临床心理治疗工作者能够给他们的患者提供更为具体的指导材料，以便使患者更能有效地理解他们习惯的负性思维和行为模式，同时那些更加具体的自助工具表也会促进患者的这些模式发生改变。

　　我们努力尝试使这本书能够让服务于各种不同理论背景和经验水平的临床心理工作者从中获益。对于那些已经接受过认知和行为取向培训的心理治疗师，这本书可以作为一本最新的关于焦虑和抑郁障碍治疗的案头参考指导手册，同时本书也为接受治疗的患者提供了多种多样的工具表。对于那些接受过其他治疗理论取向培训的治疗师，本书可以作为学习多种短程心理治疗的入门指导。目前，短程心理治疗是许多患者和第三方付费者所期盼的治疗方法。我们相信，书中所描述的治疗技术并不与其他理论取向互不相容。研究生们最终可能会发现，本书是学习认知行为治疗方法最有用的入门指导材料。

　　第一章主要介绍了认知行为治疗的一些基本假设，提供了一些如何从管理医疗公司获得治疗授权的建议。随后的章节分别对以下列出的每一种精神障碍进行了讨论：抑郁症，惊恐障碍和场所恐惧症，广泛性焦虑障碍，社交焦虑障碍（社交恐惧症），创伤后应激障碍，特定恐惧症和强迫障碍。最后，我们用两个章节来报告行为治疗和认知治疗中的基本原则和技术。

　　本书为治疗师提供了一个快速方便地获取治疗技术工具箱中主要技术工具的途径，包括每次治疗的指南，每种精神障碍的干预措施清单，以及书写治疗报告时所用到的典型样本症状、目标和干预措施。

　　认知行为治疗程序包，便于治疗师能够快速找到每种治疗程序包的关键内容，包括每一次治疗的指导，每种精神障碍干预方法的列表，书写治疗报告所涉及的典型症状、目标和干预方法。我们也容许治疗师把某些内容印刷成手册和评估表，以方便患者使用，例如某些行为和认知技术的列表，以及常见的治疗精神疾病的药物。临床医生可能期望能够查阅到有关最新药物的最新信息，我们提供了以下两个网站，便于临床医师更新更多有关药物的信息。www.nlm.nih.gov/medlineplus/druginfor-mation.html 和 www.pdrhealth.com/home/home.aspx）

治疗程序包：优点和注意事项

　　治疗程序包的结构化研究有非常多的好处。治疗程序包是基于实证证据支持的，因此，临床医生知道他们所提供的治疗是有效的治疗。另外，患者使用这个治疗方法所获得的治疗效果也是持久的。对于某些精神障碍，实证证据证明在治疗结束后，患者仍然能继续有所改善。

　　治疗程序包相当实用，治疗被一步一步地安排并陈列。它所提供的都是短程的治疗计划，在一个相对较短的期间内能够使症状发生较大的变化。治疗程序包与管理式医疗（如医保）相兼容，也兼顾到了许多患者可及的资源。另外，程序包所提供的治疗计划是专门针对每一种精神障碍的，而且治疗计划使用了有限数量的基本技术。拥有多个轴 I 诊断患者的治疗计划可以联合使用其他相对应治疗程序包中的治疗技术。

　　使用治疗程序包尽管拥有这么多有利条件，但是我们必须要了解一些注意事项。首先，使用这些治疗计划不能像是使用"饼干模具"一样。对于大多数患者来说，治疗师按照治疗计划提供的每一步骤进行治疗将会产生效果。但还有一些患者将会呈现出一些阻碍后续治疗的问题，这些问题可以是从生命危机到带有性格特征的阻抗。每一个个案，治疗师需要对患者做详细的临床评估和判断，以便使程序包的使用更加适合患者的需求，同时要尽可能地使用针对某种精神障碍具有成功治疗价值的特定技术。其次，治疗计划应该包含强调和关注问题发展根源的个案概念化，可能的遗传联结，发展的适应能力（主要针对许多焦虑障碍的患者），潜在假设，个人图式，情绪管理策略，安全行为，人际环境，文化因素，自动想法，行为的过度和缺陷，技能，问题解决策略，情绪和思维的内隐理论和其他因素。有些治疗计划也许兼顾了这方面的因素，但是临床治疗师在实施治疗计划之前，可能需要发展出一个个案概念化临床模型。确实是这样的，这个个案概念化模型或许会帮助我们预先知道，在接下来的治疗中哪里有可能会出现问题和困难。

最后需要注意的是：这些治疗方案的呈现是简单的，而且它们在概念上也是简单的。然而，在患者身上真正使用这些技术和方案是一种技巧和艺术，需要治疗师花一定的时间来熟练和掌握。没有接受过认知行为治疗培训或没有治疗经验的临床医生，如果想尝试使用这些治疗程序包，他们应该首先寻求老师的指导和帮助。治疗师能够在一个本专业同行的小组中一起工作是非常有益的事情，因为你需要工作小组提供不间断的临床训练机会。我们大力推荐用这样的训练方式来维持你的职业发展。专业训练不会间断，直到你获得学位或拿取专业资格。

这本书中所呈现的技术对任何一个治疗师来说都是必须掌握的基本工具。我们一直努力用表格的方式来表现这些技术，在今天管理式的医疗制度下，对于挣扎在大量门诊患者治疗需求的繁忙工作中的临床医生来说，这些表式的技术有助于他们的操作和使用。我们相信，如果治疗师能够巧妙地使用这些治疗程序包，绝大多数抑郁和焦虑障碍的患者将会获得有效的治疗。然而，必须要保证治疗程序包是在敏感和最佳的临床评估和判断之后被巧妙地使用。

本书的写作是一种有益的经历。准备写作的过程帮助我们为患者提供了非常有效的治疗。此外，我们不断认识到，患者对我们有着深刻的教益，我们的学生让我们变得更加诚实。对于每一位作者来说，这都是极为受用的个人和职业经历。我们希望你们也能发现它的有益之处。

目　录

图、表、工具表

图

表

工具表

第一章

管理式医疗环境中的治疗

本书的主要目的，是帮助精神卫生专业工作者在典型的门诊设置中，为那些重性的焦虑和抑郁障碍患者提供最好的循证证据支持的治疗。我们在管理式医疗模式运动（managed care movement）的高峰时期，写出了本书的第一版。那是一个令许多临床医生感到焦虑的时期，因为他们第一次发现，医生对于患者的治疗必须要获得患者保险公司的认可和批准。我们写作本书第一版的次要目的，是通过提供一些有关如何书写出管理式医疗计划审查者准予通过的治疗计划指南，来帮助治疗师在管理式医疗系统中工作时更游刃有余。

时至今日，卫生保健环境已经发生了很大的变化。在过去的十年中，许多医疗管理保险公司在临床回顾性评估和准入检查方面的要求已经变得不那么严格了（Horgan, Garnick, Merrick, & Hodgkin, 2007）。然而，近年来的发展可能有倒转的趋势。进入 2008 年，《精神卫生同等和成瘾公平法案》（*The Mental Health Parity and Addiction Equity Act*）要求保险公司为精神障碍提供与其他躯体疾病相同的保险覆盖范围。这与所提供的临床回顾评估程度的要求是相同的。然而，随着 2008 法案相关法规条例的实施和生效，有迹象表明，一些保险公司正在再一次为其管理式医疗的回顾性评估收紧其要求（Clemens, 2010）。另外，在 2010 年《负担能力保健法案》（*Afford-able Care Act*）框架下制定的医疗管理改革方案对未来的影响，在写本书第二版时，仍然无法预料。

无论将来发生什么样的变化，有一点是明确的，那就是将继续提供高质量的治疗方案，同时控制费用。纵观卫生保健领域中的所有机构，如果他们要试图去达到这些目标，那么选择使用循证支持的最佳治疗方法被认为是关键因素。治疗师们也期望，他们提供给患者的治疗方法应该持续被证明是有效的。

使用本书中所描写的认知行为治疗的优点之一，是治疗师能够知道并向保险公司申明他们为患者提供了高质量的治疗方法，因为一直有研究证明这些认知行为的方法能够减轻抑郁和焦虑障碍患者的痛苦。另外，因为这些治疗方案被设计为相对短程的治疗，所以他们很有可能被医疗保险公司和以控制医疗费用为目标的其他卫生保健系统的机构认为是可行的。

管理式医疗行业（the managed care industry）已经认可了认知行为取向治疗针对精神障碍的几个基本假设。了解这些基本假设（即使你不同意这些基本假设）将有助于你与医疗管理审查者打交道，也有助于你对患者使用这些治疗方案。

管理式医疗行业和认知行为取向治疗一致同意以下三个关键的基本假设：

1. **症状就是问题本身**。认知行为取向治疗不是把症状看作主要治疗目标"更深层"问题的表面征象，而只针对患者的症状，把症状作为要解决的目标问题。因此，患者的症状，以及由此引发的日常功能损害，一起定义了将要被治疗的精神障碍。
2. **减轻症状就是治疗目标**。症状本身被看作问题，治疗的目的就是减轻或消除这些症状。为了显示出治疗是有效果的，我们必须要找到一些在评价症状严重程度改变和功能改善方面的测量手段。
3. **治疗干预方法要在改善症状方面有效，而这个效果必须是有科学证据支持的**。认知行为研究者基于他们所主张的对精神障碍的理论理解发展出了治疗技术。然而，这些技术并不被认为是有效的，除非临床研究证明了它们在减轻患者症状方面是有效的。通常，研究者会比较不同认知行为技术的效果，以便来决定哪个技术或哪几个技术的联合使用最有效果。

总的来说，认知行为研究者和大多数医疗管理审查者假设患者的症状决定了治疗目标，进而症状也决定了实证性有效的治疗技术将被使用。

这样的假设就决定了上面提到的情形，管理医疗公司会认可什么样的治疗方案（只有符合标准的患者，参看下面"医疗的必要性"），什么类型和长度的心理治疗会被认可（短程的，实证支持的治疗，如认知行为治疗为首选），甚至关于治疗报告将问到什么样的问题（症状和功能损害的证据与诊断必须相一致，针对特定的症状将会使用什么样的技术？可测量的治疗目标和结果变量是什么）。本章的最后部分会提供一些建议，帮助你如何利用对这些假设的理解来提高治疗方案被保险公司认可的概率。

本书的第二章到第八章描述了几个特定精神障碍的认知行为治疗程序包。这些章节都遵循这样的逻辑排列：症状引导着治疗目标，治疗目标又引导着干预方法。依据这样的逻辑，程序包指引着治疗师与患者一起工作完成治疗过程，从对患者的评估，到对患者理论上的理解，再到治疗方案的贯彻执行。每一章的标题基本上都是按照以下内容来排列的：

- 精神障碍和相关症状特征的描述。
- 精神障碍的认知行为取向概念化。
- 特定干预方法实证文献的简短回顾。
- 评估和治疗患者的详细指南，包括自助手册和家庭作业表。
- 解决治疗中常见问题的建议。
- 书写治疗报告用到的典型症状、目标和干预方法。
- 治疗选择的详细计划。
- 个案举例。

治疗获得批准：一般标准

当你理解了医疗保险审查者所遵循的标准，那么要想让治疗方案获得医疗保险公司的批准，特别是本书所描述的这类心理治疗方案，将不再是一个令人头疼的经历。尽管你仍然可能会遇到在治疗上的限制，但如果你按照本章所推荐的方法去做，应该能够提高保险公司批准你的治疗方案的可能性。

事实上，所有的保险公司在批准治疗方案之前，都要求你的治疗满足两个基本标准：① 医疗的必要性；② 恰当的治疗方案。让我们仔细研究一下这两条为什么会成为必须标准。

医疗的必要性

"医疗的必要性"是由患者症状所决定的。为了让治疗被认为具备医疗的必要性，患者必须符合最新版本《精神障碍诊断和统计手册》所定义的精神障碍诊断标准（简写为：DSM-IV-TR，APA，2000），这个诊断标准包括了精神痛苦或社会、职业或学习功能受损害的表现。医疗保险审查者将会对你治疗报告中所描述的患者的特定症状和精神状态是否与诊断标准中本障碍诊断条目一致进行核对，看看这些症状的功能损害程度是否达到了必须要治疗的程度。

恰当的治疗方案

恰当的治疗方案涉及治疗目标和达到治疗目标所使用的干预方法。治疗目标一定要与减轻患者症状的严重程度或改善功能损害有关，而且治疗目标应该是能够被定义为可以测量的特定词条。在评价干预方法的时候，保险公司审查者通常会考虑两个问题：① 医疗服务的级别是否与患者的症状匹配。② 治疗方法对于患者的症状是否恰当。"医疗服务级别"与治疗的强度有关，也就是说，患者应该是住院治疗、部分住院治疗或日间治疗，还是在门诊接受治疗。如果患者被认为主要应该在门诊接受治疗的话，医疗服务级别也涉及患者就诊的频率。许多医疗保险公司并不认可大于每周一次的治疗频率，除非患者明确处于危机时期和 / 或不能够执行日常功能，比如工作或照顾孩子。超过每周两次会面频率的治疗是不可能被允许的，除非患者有自杀或杀人的高危风险和有理由认为密集的门诊心理治疗可以代替住院治疗。

同时，还要判断心理治疗的取向是否适合患者的症状。例如，如果双相障碍患者的治疗计划是强化心理治疗而不使用药物的话，这个治疗计划就可能会遭到质疑。本书中所描述的治疗计划绝大多数被认为是恰当的治疗方法，因为它们都是针对每一种精神障碍而被证实是有效的治疗计划。

初始治疗报告

　　每个管理式医疗公司都有自己的心理治疗报告表，这个表需要治疗师来填写。所有报告表的关键内容其实是相同的，它们包括上面已经讨论过的三个关键内容：症状、目标和干预方法。大多数治疗报告中的症状是通过一些与以下内容相关的问题来进行评估的：患者 DSM 诊断，主诉问题、精神状态和功能损害水平。很多治疗报告要求填写具体的治疗目标。干预方法是通过治疗的频率，所提供治疗的类型和药物及其相关的问题来评估的。一些报告要求填写与你所列出的每个治疗目标相对应的具体治疗方法的类型。下面所列的提纲和内容是帮助你完成一份标准治疗报告的指南。

　　在完成任何医疗管理报告之前必须引起注意的是，你应该熟悉和掌握你所在州的法律对患者治疗记录的要求。有一些州的法律规定要比 1996 年的《联邦健康保险异地赔付和责任法案》（HIPAA）严格得多。当州法律更加严格的时候，往往是被优先采纳的，在你填写治疗报告时，以下所描述的全部内容、要求都有可能用到。

症状

诊断

　　一定要保证诊断的准确性和完整性。对一个患者诊断不充分，可能导致被保险公司批准的治疗次数比较少，或者当你要求增加治疗次数的时候，会引起保险公司的质问。当然，你也不能给患者得出一个较严重的诊断，因为患者并不符合诊断标准。如果是为了获得医疗服务而给患者一个错误的诊断，这是违反职业道德的，而且构成了保险诈骗罪。

　　要列出患者符合诊断标准的全部 DSM 障碍。共病情况的出现可能使治疗复杂化，而且医保审查者从一开始就知道这种情况。我们应该清楚一些医保公司的服务范围不覆盖某些特定的精神障碍，比如性功能障碍或人格障碍。另一些公司要求那些符合物质滥用或依赖的原发或继发性诊断的患者，需要拥有在物质滥用治疗方面有特殊专业资质的临床医生进行评估和治疗（比如被认定的酒精中毒专业的咨询师）。一般情况下，"V- 编码"诊断不在医保覆盖范围内。婚姻 / 夫妻治疗也不在大多数医保公司所提供的服务范围中。然而，如果夫妻双方有一位符合轴 I 障碍诊断，一些保险公司的服务将覆盖由配偶参与的联合治疗，前提是联合治疗的目标与伴侣中被认定为患者方的症状有关系。

主诉问题

关于主诉问题这一部分应该包括三个方面：① 触发事件或应激源；② 特定的症状；③ 生活功能的损害。

1. **触发事件**。简短地列出近来导致患者寻求治疗的所有事件。为了保护患者的隐私，描述的详细程度足以反映应激强度即可。任何已知的身体、性虐待史或其他创伤史都应该记录在这里。
2. **特定症状**。这里的症状描述不需要发挥。依据 DSM 或者本书中列举的典型症状，仅需要简单地列出患者所符合每一诊断的症状标准即可。记住，医保审查者将会检查和清点你所记录的症状来核实患者是否符合诊断标准。你不妨让他们的工作变得容易些。
3. **功能损害**。指出特定的症状是如何妨碍了患者的社会功能的。一定要注明在工作、学校（学习）、养育、婚姻 / 夫妻或社会功能中出现的所有损害。

精神状态

一些治疗报告设计了登记清单来记录对精神状态评估后的结果。其他的治疗报告要求写一个简单的精神状态报告。精神状态报告的关键内容如下所列（Sadock，Sadock，& Ruiz，2009）：

- **外貌**：描述患者的外在表现，并记录那些异常的表现（比如明显的肥胖，不修边幅，奇装异服或怪异的化妆）。
- **态度**：描述患者对你作为治疗师的态度（比如合作的，谨慎的，好斗的，诱惑的等）。

- **意识**：患者是警觉的，还是有一些意识的损害？（比如昏昏欲睡，意识模糊，意识丧失）。
- **定向力**：患者是否能意识到人物(他自己是谁，他周围的人是谁)，地点(他在什么地方)，时间（当天的日期和星期几）？如果患者在这三方面的定向力都没问题，通常缩写并记录为"定向力 ×3"。
- **记忆力**：记录所有即刻、近期和远期记忆力的缺陷。
- **精神运动性活动**：描述患者所有精神运动方面的异常情况（比如激惹，迟滞，神经性抽搐等）。
- **言语**：记录患者言语速度、语调或音量的任何不正常现象（比如减慢和不流畅，快速，急促，几乎听不见，高音调）。
- **心境**：简单地描述患者的心境，可以是患者报告或者是治疗师观察的（比如焦虑，抑郁，平静，愤怒）。
- **情感**："情感"指的是患者心境被表达的方式。正常的情感反应被描述为"全频段"的，标志着患者能够表达各种情绪。情感的一般变化包括："受限"（只能表达一种或很少的情绪），"迟钝"（情绪可以出现，但表达是缓慢的），"平淡"（情绪缺乏），"不稳定"（情绪之间快速摆荡）和"不协调"（情绪与环境或正在讨论的内容不相匹配）。
- **知觉**：指所有异常的感知，诸如视幻觉或听幻觉、人格解体或现实解体。
- **思维内容**：指所有异常的想法表达，诸如妄想、迫害观念或牵连观念，也要记录自杀或杀人观念。
- **思维过程**：患者能够停留在一个主题上的思考被描述为"目标导向"的思维。思维过程的变异包括："赘述思维"（过分描述细节），"离题思维"（脱离开主题），"松散思维"（从一个主题跳到另一个主题，没有明显的逻辑）和"持续性言语"（反复重复同一主题）。
- **判断**："判断"指的是患者在社会情境中做出合理决定以及理解行为的可能后果的能力。判断能力通常可以被描述为"差的"，"一般的"，"好的"。
- **自知力**："自知力"通常指患者能够意识到他有问题或是病态的程度。

精神状态报告应该支持诊断。例如，一个抑郁症的患者可能会被认为有抑郁心境。另外，抑郁症患者有可能会出现精神运动性迟滞、不流畅的言语、受限的情感和自杀观念。

目标

无论在什么情况下，治疗目标都应该使用能够被观察和测量的术语来陈述（比如特定的可以计算的行为，评估工具的得分，来访者的报告）。治疗目标包括以下几个方面：

1. **治疗部分所要求的任务完成。** 例如：（a）完成对所有回避情景的暴露；（b）进行一个感到快乐的、有回报的日常活动；（c）获得自信技巧。
2. **具体症状的解除。** 例如：（a）消除创伤的闯入性记忆；（b）减少自我批评的观念；（c）在商业会议上作报告时，焦虑水平低于 2 分（0 ～ 10 分量表）。
3. **减轻功能损害。** 例如：（a）逐渐达到以前的功能水平；（b）重新开始所有的家庭活动；（c）开始社交约会；（d）找到合适的工作。
4. **认知的改变。** 例如：（a）对需要完美假设的相信程度低于 10%；（b）修改无价值的图式。
5. **结束状态的目标。** 有几个目标标志着治疗已经成功地完成了。例如：（a）抑郁症状全部消失（Beck 抑郁量表第 2 版分数低于 10 的状况持续 1 个月）；（b）能够进行所有以前被回避的活动；（c）惊恐发作消失。

干预方法

治疗频率和方式，具体技术

一些治疗报告表只要求填写有关治疗的基本信息：治疗频率和次数，治疗形式（如认知行为，动力学，系统的）和方式（个别，联合，家庭）。其他的要求是更加具体的信息，如针对每一个治疗目标所使用干预方法的类型。在这种情况下，本书治疗程序包中所描述的具体治疗技术都可以罗列出来。你可以在第二十八章中找到典型的目标和相对应的干预方法。

药物

如果患者同时接受药物治疗，那么大多数治疗报告的表要求填写所涉及的药物信息。如果患者不服药，记录患者被告知过有关服药的有利和不利之处也是很有帮助的（这一步必须做到）。而且记录为什么没有选择药物作为一个治疗方法的理由也是非常有帮助的。轻度到中度的症状，没有自杀或杀人意念以及对心理治疗有好的初次响应，一般都是不使用药物可接受的理由。然而，如果患者的病情并没有得到改善，医保审查者可能会要求患者接受药物治疗的评估。

治疗报告示范

表 1.1 呈现了一个治疗报告的例子。

表 1.1　治疗报告实例（贝克抑郁量表第 2 版，BDI-Ⅱ）

症状

诊断

轴Ⅰ　　300.23 社交恐惧症（社交焦虑障碍）
　　　　296.21 重性抑郁障碍，单次发作，轻度

轴Ⅱ　　无

轴Ⅲ　　无

轴Ⅳ　　新的工作

轴Ⅴ　　目前：55
　　　　最高：80

主诉问题

患者最近找到一份新工作，这个工作需要患者在公共场合讲话。患者一直对当众讲话感到害怕，总是靠回避来处理这个害怕的情境。在过去的一个月当中，患者变得非常焦虑和抑郁。典型症状：对预期讲话的强烈恐惧感，对当众讲话的回避，胃痉挛，肌肉紧张，失眠，疲劳感，注意力不集中，抑郁和焦虑心境，食欲不振，体重减轻，无价值感和自责感。这些症状妨碍了患者的工作能力。

精神状态

患者是 26 岁的白人男性，年龄和外貌基本相称，衣着卫生整洁，交谈合作。反应机敏，定向力 ×3（时间、地点、人物），未见记忆力缺陷，运动正常，讲话声音温和。心境是抑郁和焦虑的，情感表达受限，目标导向性思维。未发现精神病性症状。否认自杀或他杀观念。自知力和判断力良好。

目标和干预措施

治疗目标	干预措施
减轻躯体焦虑症状	暴露
减轻当众讲话恐惧感	认知重建，暴露
参加三个当众演讲活动	公众演讲小组
完成演讲任务，焦虑水平在 2 或 2 以下（1～10 量表）	以上所有的技术
消除无价值感和自责感	认知重建
从事与工作无关的活动 / 过一天没有工作的日子，奖赏自己一次	活动日程表
对完美需求信念的相信程度减少 10%	发展性分析，认知重建
恢复以前的工作能力	认知重建，暴露
消除焦虑和抑郁症状（BDI-II 分数为 10，Millon 临床多轴问卷分数在正常范围）	以上所有技术

药物

无。患者被告知并讨论了使用药物的利弊。患者当前不愿意考虑使用药物。症状的严重程度是轻度而且病程相对较短。

治疗频率 / 预期的疗程

每周一次治疗，每次治疗 45 分钟，一共 12～16 次治疗。

增加治疗次数的请求

只有很少的医疗管理公司可能会依据初始治疗报告而批准超过 10～12 次的额外治疗。这就意味着治疗师将会经常需要呈递随后的治疗报告来申请增加额外治疗次数。在评估申请报告的时候，审查者一般会看重两个内容：① 患者已经有病情改善的证据；② 支持增加治疗次数的持续存在的症状。如果患者的病情并未有所改善，审查者可能会质疑治疗方案的有效性，而且可能会建议改变治疗方案或不同意增加治疗次数。如果患者不再有症状表现，审查者显然会认为再实施进一步治疗就不是医学上的需要了。当撰写增加治疗次数申请报告时，治疗师需要考虑到以下的内容。

治疗所取得的进展

绝大部分治疗记录表都要求记录自原始评估报告之后患者治疗所取得的进展。治疗进展应该描述与原始治疗报告中所包括的症状（包括功能损害）、目标和干预相关的变化（参考下面的具体建议）。切记，如果你没有记录你的患者在治疗中所取得的一些进展，增加治疗次数的申请想被授权通过是相当困难的。

你也应该记录在治疗中那些干扰治疗进展的任何情况。如果患者遭受到了新的使疾病恶化的应激源，就应该记录下来。例如，在上次治疗结束后一个抑郁症患者开始不能上班，我们有理由认为他的抑郁症状可能加重了。绝大多数医疗管理公司都会考虑到这样的情况。另外，如果患者以某种方式对抗治疗，也应该做好记录，同时还要记录处理治疗阻抗的每一步骤。

症状的改善

诊断

如果在治疗过程中，患者出现了明显的其他任何症状，那么一定要增加合适的诊断编码。共病的发生可能是一个缓慢的过程，而且医保审查者应该了解这个事情。相反的，如果患者的情况不再符合某一原来的诊断标准，或者如果患者的疾病严重程度发生了变化（比如，关于重性抑郁的诊断），也应及时记录。同样要记录患者功能损害的变化情况。

主诉问题

要陈列出所有患者仍然残留的具体症状和功能损害。如果一些症状或功能损害还持续保留着，但是它们的严重程度和出现频率有所减轻，就都需要记录下来。和以前一样，这些残留问题应该对应于患者诊断的 DSM 标准。即使一些症状已经消失了，如果其他的症状仍然继续存在，而且存有一定程度功能损害的话，增加的治疗方案也是可以被批准的。记住，一定要列出每一个增加诊断的症状和功能损害条目。

精神状态

记录任何有关精神状态的变化情况。与以前的一样，精神状态报告应该支持目前的诊断结论或诊断评估以及在治疗中所取得的进展。例如，如果一位抑郁症患者不再存有自杀想法、精神运动性迟滞或情感受限了，这些改变就应该反映在对患者精神状态的描述中。

目标的改变

要记录原始治疗报告中哪些目标已经完全或部分实现了。要针对任何新的诊断、具体症状、功能损害或生活应激源增加新的相关治疗目标。如果这个目标并没有出现在原始治疗报告中的话，我们认为把获得预防复发技能增加为一个治疗目标是非常明智和可取的。

干预的改变

治疗频率和类型，具体的技术

记录任何已经发生的治疗频率和治疗类型的改变，同时也要记录所使用的具体治疗技术的变化。一定要记录发生这些改变的理由，同时要描述患者对这些改变的反应。

药物

患者使用药物和剂量的任何变化都需要记录下来，同时要记录这些改变的理由和患者对改变的反应。

持续治疗的判断

有一些表要求填写持续治疗的原因。首先要做一个简短的解释，然后总结一下持续治疗都包括什么内容。要记录患者取得的进步，同时也要记录患者遭遇到的任何新的应激源，随后要描述残留症状和功能损害的情况。如果患者病情或生活环境的变化已经成为必须要治疗的目标，那么这些内容是应该被强调和突出的。持续治疗的需要应基于症状的持续存在和预防复发的需要之上。

电话申请批准

有的医疗保险计划需要通过电话而不是通过写治疗报告来获得批准。对于一些临床医生来说，这是一个特别容易让人焦虑的事情（毕竟在电话中亲自被拒绝要比报告被拒绝更难接受）。然而，通过电话申请批准保险服务与通过提交申请报告获得保险批准有一样的申请原则。保险审查者都想找到你申请的治疗是否具有医学需要和是否具有恰当的证据，然后才考虑是否批准治疗申请。同样的，当你需要持续进行治疗时，他们也会考察你目前的治疗是否有效果的证据。

当你需要通过电话与保险审查者讨论治疗申请时，需记住两个关键的原则：① 客气和有礼貌；② 专业。站在对手的位置上可能是没有帮助的。有帮助的是要做好准备。在拨号之前，你应该在头脑中过一遍（有可能的话，要写出来）所有要求写在治疗报告中的信息。这个工作会让你非常清晰和简洁地回答审查者的所有提问。我们的经验是，用具体的技术来描述认知行为治疗计划，同时要报告一个可以预期的短程治疗过程，这些都能增加治疗计划被批准的可能性。

延长治疗的申请

不同的医疗管理公司在批准超过 16 ～ 20 次标准疗程的心理治疗的态度会有不同程度的变化。对于那些愿意考虑长程治疗的保险公司来说，我们发现遵循以下的几条原则，你的延长治疗计划更有可能获得批准：

1. 比较严重的症状和功能损害。
2. 有自杀或杀人的观念。
3. 在治疗期间出现了生活的危机。
4. 明确和具体的治疗目标支持延长治疗。
5. 有证据支持两次治疗报告之间患者有进展。
6. 使用附加治疗的证据,诸如药物或支持性小组。

当然,这些信息一定是真实的和准确的,而且一定能够被每次治疗记录的内容所支持。

每次治疗记录

一些医疗管理公司可能会要求复印每次的治疗记录。依据州法律,保险公司可能有权力查阅患者的全部治疗记录。这对于临床医生来说是一个两难选择,临床医生除了满足足够的临床需要而记录他们的治疗过程之外,还必须要在考虑保护患者隐私的同时,做到向医疗保险审查者展示足够的治疗记录信息以证明治疗的合理性和必要性。为了在记录信息的太多和太少之间寻求最好的平衡,准确地了解保险审查者想要在治疗记录中获得什么信息是最有帮助的。简短地说,仅仅针对医疗管理批准的目的,治疗记录应该包括支持诊断和治疗计划与以上概括的指导原则相一致的证据。因此,每一次治疗记录应该包括对当次治疗时患者特点、症状严重程度和痛苦等情况的描述,对当前状态的变化和症状严重程度任何变化的描述,本次治疗中所使用干预方法的描述,以及患者在治疗目标上所取得的任何进步和改善的描述。

第二章

抑郁症

描述与诊断

抑郁症是所有精神障碍中破坏性最大的一种精神疾病。无论是美国还是全球，在 15—44 岁年龄段人群中，抑郁症是引起残疾的第一位原因（Kessler, Chiu, Demler, & Walters, 2005；World Health Organization, 2004）。在一个人终生所有可能罹患的疾病中，从导致残疾的角度来看，超过抑郁症的只有新生儿疾病、下呼吸道感染、缺血性心脏疾病、脑血管疾病、HIV/AIDS、腹泻（World Health Organization, 2004）。出现这种结果的原因部分在于抑郁症的慢性、反复发作的病程特点。特别需要关注的是，有 76% 的中度抑郁症和 61% 的重度抑郁症患者，从未得到治疗（Pratt & Brody, 2008）。

另外，80% 的抑郁症患者日常功能受损，尤其是工作能力受损严重。他们的工作时间平均每周损失 5.6 小时（Pratt & Brody, 2008；Stewart, Ricci, Chee, Hahn, & Morganstein, 2003）。在美国，抑郁症导致每年的总花费是 830 亿美元（Greenberg 等，2003）。丧失工作能力的原因有一半是由于抑郁导致的无法上班和短期残疾（Kessler 等，1999）。在任何一个 30 天中，罹患抑郁症工人的短期残疾天数是没有抑郁症工人的 1.5 ～ 3.2 倍（Druss, Schlesinger, & Allen, 2001）。有抑郁症状的人比其他病人请病假的概率多 2.17 倍（Adler 等，2006；Greener & Guest, 2007）。即使上班，他们的工作能力和效率也因为注意力不够集中、效率低、难以使工作有条理而受到明显影响。因此毫不意外的是，有抑郁症的雇员比没有抑郁症的雇员被解雇的风险要高 7 倍（Lerner 等，

2004）。而且，不能上班和工作表现差直接与抑郁的严重程度相关：抑郁程度越重，工作效率越低。在对抑郁症患者雇员的研究中，因为不能上班而带来的工作损失与是否服用抗抑郁药物直接相关，服用抗抑郁药物者因为不能上班导致的工作损失比不服药者要少 20%（Birnbaum 等，2010；Dewa，Hoch，Lin，Paterson，& Goering，2003）。

在一个大样本研究中，研究者对被试从儿童期开始随访了 40 年，目的是了解疾病和心理问题对被试整个生命历程的影响（Smith & Smith，2010）。在既往罹患过抑郁症的儿童或成人中，他们的收入更低，受教育水平更低，每年工作的时间更少。事实上，他们的心理问题导致每年少工作 7 周，收入减少 20%，整个家庭在其一生中收入减少 30 万美元（Smith & Smith，2010）。罹患抑郁症的人们受教育时间平均要少 0.6 年，结婚的概率少 11%，到 50 岁时平均每年减少收入 1.04 万美元（Smith & Smith，2010）。事实上，由于抑郁症所导致的终生收入减少了 35%。抑郁症人群终生的额外支出费用达到 2.1 万亿美元（Smith & Smith，2010）。

在本章中，我们把重性抑郁障碍的特征单独列出来，并详细描述了针对其成套的心理治疗方法（工具箱）。尽管抑郁症对一些人而言具有毁灭性，但是它也是可以被有效治疗的。联合治疗，改变药物种类，增加认知行为治疗等，都可以明显增加康复的程度。关于双相障碍的治疗，我们推荐读者阅读其他的书籍（Basco，2000；Miklowitz，2008；Newman，Leahy，Beck，Reilly-Harrington，& Gyulai，2002）。尽管用于单相抑郁的治疗方法也对双相抑郁有效果（Miklowitz 等，2007），但对双相抑郁症患者的治疗还应包括使用情感稳定剂，以及帮助患者及其家人了解和适应双相障碍的生物医学模式的特征。

双相抑郁和单相抑郁的鉴别诊断对于制定有效的治疗方案是非常必要的。轻躁狂和躁狂患者常常伴随夸大、性冲动增强、易冒险等特点，这些问题会阻碍患者本人来就诊和请求他人的帮助。事实上，双相障碍患者常常在其处于抑郁状态时来就诊（或者是混合状态，例如容易发脾气和感到抑郁），并因此常常会使医生不能做出正确的诊断。这就是为什么在临床上所有因为抑郁而就诊的人都应该评估是否有过轻躁狂或者躁狂病史。要想获得这样的信息，我们常常需要患者家庭成员提供支持，他们可能成为患者既往行为的见证人，而且比患者本人更能提供真实信息。我们在这里只是做了一个简短介绍，但更重要的是要记住治疗这些障碍时有许多不同的药物治疗方案。在本章接下来的描述中，我们主要谈论单相抑郁及其心理治疗。

症状

罹患重性抑郁障碍（major depressive disorder，MDD）的人来就诊的时候可能正处于抑郁发作。抑郁发作最重要的两个症状就是情绪低落或沮丧，愉快感缺乏或对大部分活动的兴趣减退。其他症状还包括失眠或睡眠过多，明显的体重减轻或者增加，罪恶感或无价值感，疲劳，注意力不集中，易激惹，或者精神运动性迟滞，反复出现死亡或自杀的想法。患者必须体验到以上至少五个症状，其中必须包括下面两个症状中的至少一个：情绪低落，愉快感缺乏或对日常活动兴趣减退。这些症状应该出现在每天的大部分时间里，而且已经持续了两周，患者的社会功能因此受到损害，例如难以进行工作，维持关系困难，或者日常生活受到不利影响。当然，这次抑郁发作也不是由躯体疾病或者物质滥用（如酒精、药品）所导致。

要诊断为抑郁症，除了满足抑郁发作的诊断标准外，还需要符合几条排除标准，即从来没有躁狂、轻躁狂发作史，或混合发作史，抑郁症状也不能由其他精神病性障碍来解释。一旦抑郁症的标准确定，就可以根据临床状态和病程进行分类了。

关于诊断重性抑郁障碍（MDD）更详细的描述可以参考《精神疾病诊断与统计手册》（*DSM-IV-TR*）（American Psychiatric Association，2000）。

患病率及生命过程

重性抑郁障碍的终身患病率大约为 16.9%（Kessler 等，2003）。一项持续 12 年的前瞻性研究发现，任意一年的患病率是 4% ～ 5%，而在整个 12 年里，女性患病率是 24.2%，男性患病率是 14.2%，这是以前估计的两倍（Patten，2009）。对很多人而言，重性抑郁障碍可能具有一个慢性的素质性特质：既往有过一次抑郁发作的个体中，80% 的个体还会再次发作，他们一生中平均会有七次抑郁性发作（Kessler 等，2003）。

　　人际关系冲突也是重性抑郁障碍的危险因素，经历着婚姻冲突的女性患抑郁症的风险会增加 25 倍（Hammen，2004；Weissman，1987）。另外，约有 8% ～ 12% 的女性有可能会经历产后抑郁的困扰（Heneghan，Silver，Bauman，& Stein，2000）。重性抑郁障碍多见于 18 ～ 44 岁年龄段人群，60 岁以上人群的患病风险最低。在为期 6 个月的时间里，50% 的儿童和 20% 的成人报告有过部分抑郁症状（Kessler，Avenevoli，& Ries Merikangas，2001）。第二次世界大战后出生的个体更容易罹患重性抑郁障碍和其他精神障碍，如物质滥用。

　　关于重性抑郁障碍，女性的终身患病率是男性的 2 倍。女性患者中自杀未遂的比例比男性要高，而自杀的比例男性更高一些，其中一个原因是男性多采用致命性的自杀手段（如枪、上吊，而女性多是过量服药、割腕）。分居者、离异者、近期守寡者的自杀风险要高一些，而单身及已婚者自杀风险低一些。独居者、城市居住者要比同居者、农村居住者的自杀风险高。家族史中有人自杀、酗酒、罹患抑郁症或者认为他们自己没有良好社会支持的个体自杀风险更高。既往有过自我伤害，与社会联系更少，认为自己是他人负担的个体自杀风险更高一些（Joiner，Van Orden，Witte，& Rudd，2009）。

遗传学 / 生物学因素

　　抑郁症的遗传估计率在 37% ～ 66%，早期发病的抑郁症遗传度更高（Sullivan，Neale，& Kendler，2000）。同卵双生子重性抑郁障碍的同病率是 50%，异卵双生子的同病率是 35%（Kaeler，Moul，& Farmer，1995）。Kendler，Neale，Kessler，Heath，and Eaves（1992）估计重性抑郁障碍的遗传度是 39%，这提示了一些生物学因素是容易罹患抑郁症的体质性因素，而其他因素（如生活事件、发育史、应对技能）的作用更加突出。早发性抑郁症与抑郁症家族史阳性有关，提示遗传因素在早发抑郁症中起作用（Nierenberg 等，2007）。遗传因素与社会化过程可能发生交互作用，因此有遗传风险的人如果在儿童期遭遇到应激性生活事件则更容易出现抑郁症。这种交互作用支持抑郁症的应激—素质模型（Kendler，Kessler 等，1995；Kendler，Walters 等，1995）。

社会化

抑郁症在有父母离异、分居或童年期有父母去世的既往史个体中更常见（Blatt & Homann，1992）。尽管失去父亲或母亲使得个体以后发生抑郁的风险增加，但处理这种丧失的方式可能更重要。在父亲或母亲丧失之后，个体获得温暖、照顾和关心的减少与发生抑郁风险增加相关（Harris，Brown，& Bifulco，1986）。性虐待或任何形式的虐待经历都与发生抑郁的危险增加有关（Bifulco，Brown，& Adler，1991；Ingram，2003）。

有证据显示父母的认知方式（负性归因）、负性反向推理以及情感虐待共同增加了个体以后患抑郁症的风险。所有这些因素在生活事件导致抑郁症发生之间起着中介作用（Alloy 等，2004；Alloy，Abramson，Smith，Gibb，& Neeren，2006；Gibb，Abramson，& Alloy，2004；Gibb 等，2001；Panzarella，Alloy，& Whitehouse，2006）。特别要注意的是，个体的社会化经验会影响到个体的认知模式，而认知模式会增加个体对抑郁症的易感性。

共病

重性抑郁障碍与其他精神障碍共病率很高，包括惊恐障碍、场所恐惧、社交焦虑障碍（社交恐惧）、广泛性焦虑障碍、创伤后应激障碍以及物质滥用。就如前面所提到的，婚姻冲突（无论是男性还是女性）是抑郁症的一个很好的预测指标。事实上，一些专业人士经常会建议夫妻关系不和的抑郁症患者可以考虑接受婚姻治疗（Beach，Dreifuss，Franklin，Kamen，& Gabriel，2008）。躯体疾病，特别是在老年阶段，与抑郁相关性很大。而那些持续存在抑郁症状，或者曾经有过重性抑郁发作的个体，在老年期更容易罹患阿尔茨海默症（AD）、中风，HIV疾病的预后更差（Andersen，Lolk，Kragh-Sorensen，Petersen，& Green，2005；Bos 等，2008；Leserman，2003）。那些有抑郁症的老人去世得更早（Janzing，Bouwens，Teunisse，Vant'Hof，& Zitman，1999）。几种躯体疾病也和抑郁有关，包括药物（使用了固醇类激素、安非他命、可卡因、酒精或镇静类药物戒断），感染性疾病（麻痹性痴呆、流感、肝炎、AIDS），神经系统疾病（多发性硬化、帕金森氏病、头部外伤、脑血管疾病）（更详细内容见 Akiskal，1995）。另外，重性抑郁障碍与人格障碍高度相关，尽管只有在抑郁症状完全缓解后才能确定是否存在人格障碍的问题。

鉴别诊断

除了重性抑郁障碍之外，在 DSM 分类里还有几种相关精神障碍。恶劣心境是一种轻度的抑郁障碍，其症状持续两年中的大部分时间。重性抑郁障碍也可能叠加在恶劣心境上面，因此这种情况曾经有被称为"双重抑郁"的诊断。双相Ⅰ型障碍是指既往至少出现过一次躁狂发作，通常出现过一次或者多次抑郁发作（既往出现或当前处于躁狂发作是诊断双相Ⅰ型障碍的必备条件。躁狂发作的表现包括夸大、睡眠需要减少、说话滔滔不绝、观念奔逸、注意力容易转移、易激惹、目标指向的活动增加或者精神运动性激越、过分卷入愉快或者冒险性行为）。双相障碍Ⅱ型与双相Ⅰ型障碍类似，不同之处是诊断标准要求既往或者现在是轻躁狂发作（躁狂发作的一种比较轻的形式）。最后，循环型心境障碍是由频繁的（通常不严重）轻躁狂和抑郁发作构成。双相障碍（Ⅰ型和Ⅱ型）的终身患病率是 4.4%（Kessler，Berglund 等，2005）。

图 2.1 是一个诊断重性抑郁障碍的流程图。

认知行为对抑郁症的理解

行为因素

抑郁症的行为模型可以溯源到 Ferster（1973）的操作模型，在该模型中，抑郁是丧失、失去、缺乏奖励或者是不能获得奖励的结果。行为模型是在个体与外部环境的关系框架下来理解抑郁的，在这里抑郁的特征是个体获得强化有困难，或者对行为的强化不连续。从这个观点来看，抑郁不是个体心理内在的东西，如认知，而是个体和外部环境的关系的一部分（Zettle，2007）。

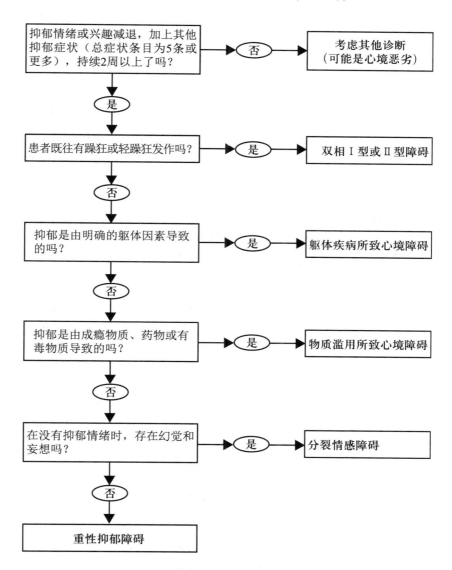

图 2.1　重性抑郁障碍（MDD）的诊断流程图

行为激活模型

抑郁症的概念化已经扩展到行为激活模型，其强调对维持和强化抑郁行为及功能持续存在的因素进行行为的功能分析。行为功能分析会检查抑郁行为出现之前发生了什么，之后发生了什么。例如，抑郁症患者 Ted 一连数小时坐在电视前

（作为抑郁行为可能会有争议）。在这个行为之前发生了什么？可能他正考虑外出见某个人，而这激活了他的焦虑情绪。看电视这种被动的、相对封闭的行为被焦虑情绪的减轻强化了——使患者暂时摆脱了焦虑，回避了进一步的焦虑情境（负性强化）。治疗需要强调激活更具有奖励性和可预测的行为反应模式，增加行为的连续性和奖励（Martell，Addis，& Jacobson，2001）。

　　行为激活模型强调可预测性和对与行为有关的结果的控制。例如，Ted 可能发现他无法有效控制或预测社交的结果，他担心被拒绝。因此他就转到可以控制的行为——停留在家。行为学途径就是强调首先标记标志着抑郁的行为（如被动地看电视、抱怨、思维反刍），通过功能分析来检查这些行为，发展出一个 Ted 认为是奖励的行为清单，设定能够增加奖励行为的行为任务。抑郁常常是被动、重复或者非奖励行为的结果。例如停留在家看电视，使得 Ted 没有机会参加其他奖励性的行为。行为治疗的目标就是通过使用一些技术如"活动计划"和"奖励菜单"来逐渐增加奖励行为的频率，而"奖励菜单"就是列出以前奖励性的行为或者将来会带来奖励的行为（Lewinsohn，Antonuccio，Steinmetz，& Teri，1984；Lewinsohn，Munoz，Youngren，& Zeiss，1986）。在这里重点要强调的就是在感觉好一点之前先做得好一点。

　　导致抑郁的一个相关行为因素就是，以前是奖励性质的行为现在不再是奖励性的了。这可能是由于要求或标准提高了（例如要得到同样的奖励需要出现更多的同样的行为）。结果就是，个体可能需要增加以前奖励行为的强度才能重新获得快乐。而且，如果环境中的奖励物不再能够得到，或者不再有奖励性质，治疗师就需要帮助患者找到替代的奖励来源。而且，抑郁可能是下列因素的结果，如正性行为缺乏、自我奖励缺乏、自我惩罚（自我批评）、过分关注欠缺的技能、缺乏自信心、问题解决技能缺乏、处在令人厌恶的环境中、睡眠剥夺，和 / 或行为与结果的不一致性（D'Zurilla & Nezu，1990；Nezu，2004；Rehm，1990）。

　　与此相类似的是，应激性生活事件或其导致的厌烦结果可以预测个体的抑郁发作，经历了儿童期不幸的个体在其成年后遇到应激性事件时更容易变得抑郁（Kendler，Kuhn，& Prescott，2004a，2004b）。应激性生活事件包括离婚 / 分居、失业、不断增加的冲突、迁居、经济状况改变等，当然日常的矛盾累积可能也是抑郁的一个预测因素。

　　Hayes、Strosahl 和 Wilson（1999）对行为激活模型做了修正，修正后的模型更加强调价值取向（例如做一个好妈妈、好爸爸），这会导致个体开始一个困难的或者是不愉快的行为。Hayes 等人的接受和承诺疗法（ACT）强调对"被强加"情境的接受，对"创造性的绝望"的认识（例如，以前为感到好一点的努力失败了），反应的灵活性，对环境的依赖，改变的意愿。另外，ACT 强调不能选择回避或者逃避不愉快的情绪，而强调忍受不愉快的感觉。与 Ferster（1973）等人首次强调情境、偶然性、回避和活动类似，ACT 特别重视和欣赏"过一种值得活着的生活"的角色，并把其作为动机激发治疗的重要部分。

问题解决技能

缺乏社交技能和适当的自信能力也是治疗的有效行为目标。很多抑郁症患者需要学会适当的社交行为（例如对一些患者来说，保持基本的个人卫生和衣着打扮是重要的治疗目标）。自信心的缺乏可能导致不能得到奖励，更容易感到无助，而且某些个体可能出现针对他人的攻击性或非奖励性行为。因此，行为治疗师经常把自信心训练作为治疗计划的一部分。

D'Zurilla 和其同事认为抑郁症来自于问题解决技能及行为的缺乏，并因此导致日常问题的持续存在，进而产生无助感（Bell & D'Zurilla，2009；D'Zurilla，Chang，Nottingham，& Faccini，1998）。行为治疗师要帮助患者识别他们面对的挫折，并把挫折看作"将要解决的问题"，而不仅仅是需要解压和宣泄。一个治疗师可能会按一定的程序训练一个患者，进行问题定义（"你想努力解决什么问题？"），收集信息（"你有什么资源？""其他人是怎样解决类似问题的？"），对可能的问题解决方案进行头脑风暴（"这个问题有可能会以多少种不同的方式来解决？"），对可能的解决方案排序，设定一个实验来实施可能的解决方案，执行计划，评估结果，如果可能的话修正计划。

总结一下，行为学取向（在一定程度上是人际关系的取向）认为各种行为的不足和过度就是抑郁症的特征，而抑郁症有明显的行为学前兆。所有这些因素都列在表 2.1 中。而行为干预的目标就针对这些不足的和过度的行为。表 2.2 列出了主要的行为治疗技术。更详细的描述可以参考第九章和附录 A 或者 Leahy（2003）的《认知治疗技术：操作者手册》（*Cognitive Therapy Techniques：A Practitioner's Guide*）一书。

表 2.1　抑郁症的行为不足、过度和早期线索

不足	过度	线索
社会技能	抱怨	婚姻及其他人际关系矛盾
自信心	对他人采用负性和惩罚性的行为	争执
自我奖励	自我批评	逃离关系
他人奖励	他人的惩罚	生活琐事
睡眠不足	睡眠过多	负性生活事件（如失去工作、离异、亲人去世）
问题解决技能		早年丧失父母
奖励及愉快经验		父母亲采用负性归因模式
自我控制及自我指导		缺乏父母的养育
奖励他人的能力		行为和奖励的不一致

表 2.2　治疗抑郁症的行为技术总结

技术	描述
列出抑郁行为的例子	典型例子包括：孤立、被动、抱怨、思维反刍
检查抑郁情绪或行为的扳机点	帮助患者识别在抑郁反应出现前有什么刺激
检查抑郁行为的结果	典型例子：回避使得焦虑减少
识别目标	帮助患者发展期望达到的短期和长期目标
奖赏计划	帮助患者列出过去喜欢的和将来期望的积极行为
安排活动	帮助患者安排奖赏性活动，对每个活动的愉快感、掌控感评分，然后对实际完成情况进行自我监测
制定任务等级	鼓励患者逐渐增加积极行为的挑战性和难度
自我奖励	帮助患者增加使用积极的自我陈述，识别与积极行为相关的明显的强化物
减少思维反刍及过分的自我关注	鼓励患者采用主动行为和转移注意来代替被动行为和思维反刍，设置固定的思维反刍时间，延迟思维反刍
社交技能训练	帮助患者增加指向他人的积极行为和奖赏行为，如称赞和表扬他人，更加信任他人，改善个人卫生和外表，接近他人的行为方式，减少抱怨和负性的社会行为
自信心训练	帮助患者增加负责任的积极行为（及时强化、称赞他人、提出请求、知道何时以何种方式主张权利）
问题解决训练	帮助患者识别问题，定义问题，找到资源，产生可能的解决方案，制订计划，实施解决方案

认知因素

认知歪曲的三个层次

抑郁症的认知模型认为认知、动机和躯体症状的出现、增加、维持是由扭曲的、偏差的思维方式所导致的。根据 Aaron T. Beck 和他的同事提出的观点，患抑郁症的个体受到了其针对自我、体验以及未来的负性想法的不利影响。换句话说，就是一些类似"我是个失败者""这次经历没有什么有价值的""将来还会失败"的负性信念（Beck & Alford，2008；Beck，Rush，Shaw，& Emery，1979）。所有这些思维的内容都是负性的，因为它们受到了偏差的、扭曲的思维类型——自动思维的支持。这些思维类型包括贴标签、算命术、个人化、全或无、贬低正面、灾难化以及读心术（见第十章，附录 B）。因此，当一个事件发生时，例如工作中产生了矛盾，此时自动思维就以一种过分负性的方式开始工作并产生负性想法："我是一个失败者"（贴标签）或者"出现这种情况太可怕了"（灾难化）。这种弥散性的负性想法的结果就是个体变得情绪抑郁，体验更多的负性感受，在追求奖赏性行为方面缺乏动机。

未来可能出现抑郁发作的易感性可以从患者的"适应不良性假设"来预测。在没有处于抑郁发作期时，患者的适应不良性假设没有被激活，但是在遇到"引爆点"时，这些认知偏差更容易表现出来。也就是说，一旦受到负性情感或刺激事件的激发，这些个体便都是潜在的抑郁症易感者（参考 Scher，Ingram，& Segal，2005）。在第十章中提到，适应不良性条件假设是潜在扭曲的自动想法的向导，它们包含"应该"和"必须"陈述，例如"我努力做的任何事情都应该成功"，或者"我必须被每个人都接受"。条件假设也包括"假如……就……"的陈述，例如"假如在这件事上我不成功，我就是一个失败者"，或者"假如某个人不爱我，我就是个不受人喜欢的人"。这些潜在的条件假设是"适应不良"的，因为它们是刻板的、带有惩罚性的，几乎不可能完全达到。

让我们看下面这个例子：患者 Susan 认为自己将在一个测验中考得不好，这可能属于自动思维歪曲形式中的"算命术"，也就是对未来的负性预言或期望。（当然，这种想法有可能被证实是真的）由于 Susan 的潜在假设或规则的作用，她的这种想法就会导致问题。假如她这次考试真的考得很差，那意味着什么呢？如果她遵从潜在假设："我必须在每件事上都做好，才能表明我是个有价值的人"，那么，一旦考试结果没有达到自己的期望，她的抑郁症就很容易发作。因为这些潜在的假设蕴涵着巨大的风险，所以认知治疗师在寻求改变抑郁症状的同时也要降低患者潜在的认知上的脆弱性。

Beck 提出，当个体面临丧失或失败情景的时候，早年形成的关于自己和他人的适应不良性（负性）信念就可能被激活（Beck & Alford，2008；Beck 等，1979）。这些"图式"构成了思维的最深层部分，它们反映了关于自我的核心信念（例如：自我是不可爱的、无助的，容易被抛弃的、受人控制的、丑陋的、无能的），对他人的核心信念（例如：他人是喜欢评头论足的，不可靠的，控制感强的，更优越的）。在上面的例子中，Susan 认为自己将在测验中考得很差，这是因为她相信自己基本上是不能胜任的和容易失败的。经过认知治疗，让自己变得"好起来"不仅仅是要让感觉好起来，而且更重要的是要通过修正潜藏在歪曲的自动想法和适应不良性假设背后的核心负性图式，使患者以不同于以往的新方式进行思考和行动。

图式（有些时候又被称作"核心信念"）是被作为一个理解人格障碍的模型而提出来的（Leahy，2002a；Young，Klosko，& Weishaar，2003）。人格障碍与关于自我或他人的特定的核心信念有关系，是这些核心信念导致了人格障碍患者特定的应对方式（如回避或代偿）。例如，那些拥有关于自我的核心信念——他们自己是不负责任的和懒惰的个体，就可能会通过对自己和他人设立过高的要求标准来进行补偿性应对，因此他们往往在追求实现过高期望目标而失败受挫的事件中特别容易罹患抑郁症。Young 图式问卷的一些维度和抑郁症有关：羞耻，有缺陷，自控力不足，难以成功，社会隔离（McBride，Farvolden，& Swallow，2007；Oei & Baranoff，2007）。图式模型强调把这些信念的起源与儿童早期的经历相关联，然后通过对患者使用经验性技术、想象性引导、角色扮演、认知重建和"重新养育"的治疗方式来修改这些早年形成的适应不良性图式（Young 等，2003）。然而到目前为止，还没有实证性证据支持在传统的认知行为治疗基础上增加图式聚焦治疗成分可以提高抑郁症的治疗效果。

认知治疗涉及对患者抑郁症进行初始评估，聚焦于自动想法、适应不良性假设和核心信念（图式）（表 2.3 提供了这三种认知歪曲类型的例子）。治疗师对患者进行个案概念化，把这三个层次的思维形式与早期的社会化经验、目前的人际关系、生活事件、诱发抑郁症状和适应不良性应对策略（如回避、补偿、思维反刍）的扳机事件以及其他材料联系起来（Kuyken，Padesky，& Dudley，2009）。

心理治疗通过下列方法逐步推进，使患者熟悉和适应认知行为模型（特别是使用阅读疗法）；行为激活技术（活动计划，奖励清单，建立短期和长期目标）；聚焦并处理无望感和自杀意念及风险；监测扭曲的自动思维。认知治疗技术涵盖了一系列干预措施，包括自动思维形式分类、检查思维的成本和收益、收集支持或反对思维的证据、语义技术、连续谱技术、双重标准技术、交换角色扮演，以及许多其他的行为及认知技术。这些治疗技术和措施都是用来调整和修改患者的思维和应对策略类型（见本书的第十章、附录 B 等）。

表 2.3　抑郁症认知歪曲的三种类型及举例

歪曲的自动思维和想法

贴标签："我是个失败者。"

二分法（全或无思维）："我做的一点用都没有。"

算命术："我将来好不起来了。"

个人化："我的抑郁都是我的错。"

适应不良性假设

"假如没有通过这个考试，就意味着我是个失败者。"

"我不行，因为我有很多问题。"

"如果我现在抑郁了，那将来就会一直抑郁。"

"如果我抑郁了，他们就不会关心我了。"

"我不配得到幸福。"

负性图式

不配（不值得）："人们对我不好，因为我不配得到好的对待。"

失败："我注定要失败。"

僵化标准："只有我做到完美，我才能成功并得到他人支持。"

寻求认可："如果我不完美，人们就会拒绝我。我需要他们的支持，才会感觉有价值。"

尽管认知治疗和药物治疗对抑郁症都有效，但是功能失调性态度的改变通常被看作认知治疗而非药物治疗的结果（DeRubeis 等，1990）。在一些案例中，仅仅通过一两次心理治疗患者就会出现抑郁症状的改善（Tang，DeRubeis，Hollon，Amsterdam，& Shelton，2007）。抑郁症症状改善快速的患者在一年后更倾向于保持疗效（Tang，DeRubeis，Beberman，& Pham，2005）。研究发现在抑郁症状减轻之前患者的负性想法就已经发生改变了，这说明改变个体的思维方式就有可能改变其情感感觉。简单地说，相当多的证据都支持认知治疗在治疗抑郁症方面与

药物治疗有着相同的疗效（DeRubeis 等，2005）。

其他认知模型

Seligman（1975）早期的抑郁症行为学模型强调行为和结果的不一致性导致患者习得的关于自我的无助信念的产生，即"无论我怎么做，都不会有什么改变"。Seligman 和他的同事后来修订了这个模型，纳入了认知成分以便更好地解释抑郁综合征的个体差异，这些人的绝望感与他们更容易从内部寻找原因（个人缺乏能力），以及相信他们在其他方面也会失败的认知有关。再后来，Abramson，Seligman，Teasdale（1978）提出了修改后的"习得性无助"模型。根据这个模型，抑郁症患者的自我批评和绝望感是特定的认知解释模式的结果，这种认知解释模式就是归因模式，即个体对他/她失败的解释方式。抑郁症是因为个体把失败归因于内部的、稳定的因素（如能力不够），而非内部的、不稳定的因素（努力不足）。相信自己可以更努力的个体比较不容易感到无助、绝望、抑郁，也更少自我批判。而且，把失败归因于任务的困难（"所有人都很难学好生物、化学"）而非自身内部的缺陷（"我不擅长生物、化学"），可能导致放弃该任务，但不会导致抑郁症和自我批判。

Seligman 的习得性无助模型被 Abramson，Metalsky，Alloy（1989）进一步修改为抑郁症的"无望感"模型。根据这个模型，特定的抑郁症状（如缺乏精力、缺乏目标导向活动、低自尊、自杀意念和悲伤）至少部分是对负性事件特定解释方式的结果，即把负性事件归因于稳定的、全局性、内部的原因（如我就是一个失败者）。尤其是当该事件是很重要的和/或该事件肯定对自我造成相当的不良影响的时候，更是如此（Abramson 等，1989）。其后，几个横向比较研究和纵向随访研究都支持无望感可以作为罹患抑郁症的认知脆弱性指标（Alloy，Abramson，Safford，& Gibb，2006；Haeffel 等，2005）。

这个以归因为基础的抑郁症模型可以被整合到认知行为治疗程序里，帮助患者把他们的失败归因于缺乏努力、坏运气（不稳定因素）或任务困难（外部因素），把他们的成功归因于能力、对艰苦任务的克服以及他们自我的品质。归因训练的一个目标就是帮助患者进行评估，把目标作为选择之一，而不是必须要做的，也就是帮助他们修正目标一定要实现的观念。评估其他可以控制的、可以实现的目标，减少无助感，而无助感是由于过分关注一个目标并且把目标看作必须要实现的唯一目标所导致的。

　　最近几个关于抑郁症的认知模型不太强调思维的内容（如图式），而更重视思维的工作过程、功能或策略。抑郁症经常表现为"思维反刍"的反应模式，也就是说，患者被动、过分地聚焦于那些与负性情感相关的想法、感受和问题，而几乎没有注意到积极的问题解决方式或注意转移方式（Nolen-Hoeksema，1991；Nolen-Hoeksema, Wisco, & Lyubomirsky, 2008）。思维反刍者的思维"卡住"了，他们的负性想法不断重复，这减少了他们的自我效能，局限了他们的其他选择，限制了他们解决问题的能力。思维反刍式的反应模式与抑郁风险增加、女性性别因素相关（Nolen-Hoeksema, Larson, & Grayson, 1999）。

　　Wells（2009）提出了关于思维反刍和抑郁的元认知模型。思维反刍突出的抑郁症患者，他们过分关注与负性情感相关的思维，并认为反复思考有助于解决问题，但是他们的思维反刍是不受控制的（注意思维反刍和担忧之间的相似性）。此时思维反刍导致了抑郁症行为（回避），抑郁症想法（事情是无望的），情绪低落（悲伤）。这些非建设性的反应方式反而加重了思维反刍的循环。Well 的元认知治疗（在焦虑障碍一章将会讨论到）对思维反刍提供了特定的干预技术。包括注意力训练、正念冥想、反刍推迟，以及一整套修正思维反刍信念的干预措施（Wells，2006）。例如，治疗师可以对思维反刍进行成本效益分析，检查思维反刍相关的情绪波动，寻找思维反刍的工作证据，甚至是布置一个思维反刍任务以检查患者关于思维反刍效能的元认知信念（Wells，2008）。

　　基于冥想的认知行为治疗（Mindfulness-based cognitive therapy，简称为MBCT）已经被提出作为减少抑郁症复发风险的有效治疗——即作为预防抑郁症复发的治疗手段（Segal, Williams, & Teasdale, 2002）。那些容易复发的个体，他们的自传体式记忆常常是过分概括的，对事件的回忆常常是模糊的。而且这些个体更容易出现思维反刍，这个问题前面已经提到过（Nolen-Hoeksema，2000）。"冥想"技术可以帮助患者把注意力以一种非评判的方式集中到现在，放弃控制，反复体验让每一个时刻自然流逝的感觉。研究发现 MBCT 对反复发作三次以上的重性抑郁障碍患者（MDD）可以有效减少抑郁症的复发，但尚未发现对发作次数较少的抑郁症患者有效（Teasdale 等，2000）。

　　其他认知模型把抑郁症看作自我强化失败或自我中心的结果，他们不能宽恕自己、过分自我关注、被动性极强。因此，有抑郁症的人与没有抑郁症的被看作不同的人，因为他们不能进行自我促进，或者缺乏可以增强自尊的歪曲的、积极的幻想。类似的是，抑郁症的个体不能减少他们的负性幻想，也不能给自己的失败找到一个不用负责的环境性解释。自我关注模型把抑郁症看作自我专注的结果，自我专注通常就会导致负性情感的增加。关于这个主题的支持性证据提示抑郁症个体更容易陷入对自己负性感觉的反刍思维，特别是经常询问一些反问式的、没有答案的问题，他们不太容易采取具有操作性的、积极主动的、转移注意力的方式来应对自己的负性情感。

表 2.4 总结了治疗抑郁症所需要的典型认知技术。

表 2.4　抑郁症的认知技术总结

技术	描述
区分思维、情感和现实	帮助患者认识到如何区别思维和现实，思维又是怎样影响到情感
监测自动思维	鼓励患者追踪情境，以及这些情境下的思维、感受、对思维相信的程度、情绪的强度
识别歪曲的自动思维	帮助患者练习对不同的歪曲思维进行识别和分类（读心术、算命术、灾难化等）
检查成本和效益	帮助患者对某个信念的成本和效益进行权衡
检查证据	帮助患者评估对某一个负性信念的支持或反对证据，以及证据的平衡性
定义术语	检查抑郁症患者是如何定义与他们自己相关的思维和术语（如"失败"是指什么）；对该术语的反面进行定义（如什么是"成功"）
垂直下降	询问"如果 X 是真的，为什么它会困扰你？接下来又会发生什么"
识别和挑战潜在假设	检查患者的"规则账本"："应该、必须、假如——就"等都是和抑郁症密切相关的语句陈述
声音外化	帮助患者反对自己内在的负性思维，可以使用角色扮演技术
双重标准	询问患者是否愿意用这个标准像要求自己一样要求其他人，为什么
逆思维而行动	帮助患者发展出一个行动计划，反思维而行动
识别和改变负性图式	检查患者对自己和他人的负性思维（例如把自己看作是有缺陷的或是有要求标准的，其他人是评判方或抛弃方），挑战这些负性思维
归因训练	帮助患者改变个人化的、刻板的对失败的归因方式，而变成强调普遍性的、变化的和外部因素的归因方式。（例如改变"我肯定会失败的"为"几乎每个人刚开始都做得很差，将来我会改变的"）帮助患者检查外部环境对目标（可能还有其他目标可以寻求）的重要性

人际和社会行为学取向

Lewinsohn，Peter，Antonuccio，Steinmetz，Terri（1984）以及 Coyne（1989）等人提出适应不良性人际行为是抑郁症的一个发病原因。根据 Coyne（1989）的人际奖赏模型，抑郁症个体常常从抱怨启动了适应不良性循环，通常他们的抱怨会带来别人的保证和关注。抑郁症患者最初因为他们的抱怨而从别人那里获得了正性的强化。但是持续的抱怨和执着自我会使得他人开始拒绝他们，这无意中证实了抑郁症患者关于自我的负性图式。

随着抑郁症患者抱怨的增加和对别人提供保证和帮助的拒绝，其他人会对患者的这种行为方式感到厌恶，要么疏远他们，要么通过批评来惩罚他们。进而，这些来自他人的负性反应又再次加重了患者抑郁的程度，抑郁症的恶性循环得以维持和继续。所以，强调抑郁症人际关系本质的行为学模型更加关注于减少患者的抱怨，增加积极的人际关系行为的策略（例如："与其抱怨他人，不如奖励他们"）。

Joiner 提出了一个自杀和抑郁的人际理论。该理论认为自杀风险的高危个体是那些想杀死自己，也能够杀死自己的抑郁症患者。特别是，自杀愿望与认为自己成了别人的负担和缺乏归属感相关。自杀的能力也与对遭受痛苦（经历生活事件、伤害、既往自我伤害）的适应性相关（Joiner 等，2009）。

虽然人际理论一般不被认为是认知行为取向，但是抑郁症的人际理论起源于 Harry Stack Sullivan 精神病理学的社会 - 精神动力学模型，该理论一直被认为与抑郁症有着密切的相关性。Klerman、Weissman、Rounsaville 和 Chevron（1984）提出抑郁症是人际关系功能失调的结果，例如人际冲突，和有价值人际关系的结束。根据这个模型，儿童期间人际关系的问题（丧失父母、缺乏养育、沟通交流模式受到破坏），当前的人际关系困难（婚姻冲突、婚姻关系中止、缺乏社会支持、缺乏亲密关系）都有可能激发或加重抑郁症。

人际治疗师会给患者作出诊断（例如抑郁症），鼓励患者适应"病人角色"，并与患者达成一致：他们将要讨论的是患者的感受以及和抑郁症相关的人际关系。就如同在认知行为治疗中一样，要将重点放在此时此刻，是短期、积极、相对结构化的治疗。但是，人际心理治疗与认知行为治疗也有不同，前者并不对患者的负性思维进行逻辑上的辩论，也不强调家庭作业。人际治疗师把重点放在引起抑郁症的人际框架上。刚开始的评估一般多关注患者的症状何时开始，目前的应激源，人际间的矛盾、冲突、丧失或改变，缺乏的技能（特别是在与人互动时），孤独等。人际治疗着重关注四个方面的问题：悲伤、人际角色不和、角色转换、人际缺陷（Weissman，2000）。特定的技术包括：非指导性探索（如开放式提问）、鼓励情感（如接受痛苦的情感、把情感和人际关系矛盾相联系、引发受到压抑的情感）、澄清、沟通分析、行为改变技术以及移情的使用（Klerman 等，1984；Weissman，2000）。

婚姻或夫妻冲突常常是抑郁症的原因，也可能是结果。在因为抑郁症而寻求治疗的患者中，50% 都存在这个矛盾（Rounsaville，Weissman，Prusoff，& Herceg-Baron，1979），50% 寻求婚姻或夫妻治疗的伴侣中，至少有一方罹患了抑郁症（Beach，Jouriles，& O'Leary，1985；Beach，Katz，Kim，& Brody，2003）。Weissman（1987）发现处于婚姻冲突中的个体比没有婚姻冲突的个体患抑郁症的风险高 25 倍。抑郁症的夫妻 / 伴侣抱怨更多，奖励他人和奖励自己都会更少，更容易表露出负性情感，这说明夫妻或伴侣在交流和解决问题方面存在能力缺乏。而且，抑郁症个体更容易出现负性行为反应，也更容易和配偶分手。

由于抑郁症和婚姻冲突常常共存，因此临床学家在治疗这两个问题都存在的患者时要考虑做个体治疗或婚姻治疗。婚姻治疗一般包括对紧张关系涉及的范围进行评估，提高夫妻之间奖励行为的识别、频率和相倚性，自信训练，计划"快乐一天"——在这一天中戏剧性的关注奖励，问题解决训练，作为倾听者和叙述者的沟通训练，功能失调性想法和假设的识别和修改，使用"叫停"来减少攻击性的互动，必要时采取性治疗，以及问题接受和自我照顾训练。

相对于个别的认知行为治疗和药物治疗，夫妻治疗的优势就在于个体的抑郁症和支持性的环境（婚姻及夫妻关系）都会得到显著调整和改善。由于抑郁症和人际关系矛盾密切相关，因此治疗师始终要考虑联合治疗是否可以作为首选治疗方法，或者在个别治疗及药物治疗的基础上做强化治疗。

抑郁症治疗结果研究

许多不同的研究结果都证实了针对重性抑郁障碍的认知行为治疗和抗抑郁药物治疗的有效性。认知行为治疗通常和抗抑郁药治疗的疗效相当，甚至更优（Butler，Chanpman，Forman & Beck，2006；Williams，Watts，MacLeod，& Mathews，1997），一系列研究表明大多数患者能够把认知行为治疗的疗效保持到12个月之后。特别是，认知行为治疗对中度到重度抑郁症的治疗与抗抑郁药物的治疗一样有效（DeRubeis 等，2005）。

最近一篇元分析比较发现，不同类型的心理治疗对抑郁症的疗效相当（Cuijpers，van Straten，Andersson，& van Oppen，2008）。由于几种不同的心理治疗都有效，因此我们这里涉及了这些心理治疗方法。临床治疗师可以根据每个患者的情况来判断使用哪一种治疗方法。而且，抑郁症的多中心序贯治疗（STAR*D）研究发现，对一种治疗方法效果不明显的患者在换用另外的治疗手段后可以显著提高治疗效果，最终有 67% 的患者在换药、增强治疗后可以获得痊愈（Rush，Trividi 等，2006；Rush 等，2009）。最后，尽管我们没有讨论电休克治疗（ECT），但有显著的证据表明该治疗手段针对顽固性抑郁症有效。当然，该治疗手段在严重的、威胁生命的、顽固性的抑郁症患者的治疗计划中可以作为选择措施（Kho，van Vreeswijk，Simpson，& Zwinderman，2003）。

评估与治疗建议

基本原理与治疗计划

认知行为治疗的优势就在于它把症状、治疗目标与干预手段联系起来了。自杀意念总是应该被作为干预的首选目标，尤其是对那些伴有自杀未遂史或自杀姿态行为的患者。抑郁症的其他症状可以按下面的分组方式进行归类：降低社会功能的行为，缺乏愉快感和兴趣，退缩，自我批评，思维反刍，悲哀，无望感（在其他症状中）。治疗的目标是减少和消除自杀危险，提高行为活动水平，增加愉快感和奖赏行为，增加和强化社会关系，提高自尊，减少自我批评，帮助患者发展短期和长期的积极目标愿望。

通常用来实现上述治疗目标的干预策略包括奖赏计划制订，活动计划表，愉快感预测，等级任务分派（目的是增加行为活动水平、增加愉快感和奖赏行为），也包括社会技能训练、自信心训练和抱怨的自我监测（目的是增加和强化社会关系）；识别、挑战和修改负性自动思维、假设和图式（提高自尊，减少自我批评）；识别短期和长期目标，分析出问题解决策略，制订和修改计划，识别和挑战与无望感相关的功能失调性思维（协助患者找出短期和长期的积极愿望）。

行为评估允许临床治疗师评估与抑郁症相关不足的、过分的行为，例如活动水平降低、缺乏自我鼓励、抱怨、思维反刍。另外，临床治疗师也可以评估可能加重抑郁症的人际关系问题，例如经常争吵、关系的丧失、缺乏支持以及人际关系的其他负性方面。最后，认知性评估可以提供一个总体印象，包括典型的扭曲性自动思维、功能适应不良性假设和图式，这些都可以作为认知检查和驳斥的目标。

我们在这里描述的方法整合了行为激活模型和各种不同的认知模型，包括传统的认知治疗，元认知治疗，减少思维反刍治疗，归因模型和无望感模型，基于正念冥想的认知治疗（MBCT），接受和承诺治疗（ACT）。很重要的是，要注意到人际互动过程的重要性，临床学家需要熟悉并会使用行为学的人际关系技术甚至是人际心理治疗技术，必要的时候也要考虑婚姻治疗。在一些案例中，对父母亲进行训练可以减少他们在处理与子女关系时的无助感。治疗的目标是关注患者的需要，而不是特定理论的要求。

认知治疗并不是由采用什么技术来定义的，而是由治疗师所关注引发和维持精神障碍的思维作用来决定的。从评估和监测负性图式的角度来看，治疗师对患者布置行为任务是必需的（Bennett-Levy 等，2004）。举例说，如果把自我奖励作为一个简单的干预措施，在指定这个任务的时候，治疗师就需要询问患者本人对此有什么看法。一个典型的抑郁反应就是"主动折价（discount the positive）"，患者可能会说："这（如去博物馆）对我来说不值得一提。是个人就能做到，为何要对我进行奖励呢，有什么用呢。"或者一个存有负性自我图式的人面对奖励时会说："我不配得到奖励，我是个没用的人。"或者对自我奖励的恐惧感就会被激发出来。一个很聪明、口才也好、追求完美的女士说："如果表扬自己，我就会骄傲，别人就会拒绝我。"

在治疗师布置行为任务时，患者那些扭曲的自动思维会清晰地浮现出来。例如在列出奖励计划 \ 活动清单时，患者的"算命术"就会浮现出来（"我将体验不到任何快乐"），或者是"负性过滤"（"和汤姆在一起吃午餐没啥意思。"实际上活动清单提供了很多和汤姆在一起的高愉快感评分的其他活动）也会表现出来。与此类似，一些提示患者挫折耐受力低的思维也呈现出来了（"这个事太难了，我做不了"或者"我承受不了失败"）。通过自信心训练作业的指定，治疗师可以检查到患者在自信方面的功能失调性假设。（"如果我被拒绝了，那就太可怕了，这意味着我不可爱"或者是"我不应该问这件事，我的配偶应该知道我需要什么"）。关于权利和表达需求的功能失调性假设（"我必须要表达我的感受，我应该总是真诚的"）也会通过治疗师指定减少抱怨的任务而被检查出来。

在认知治疗中，另一个很重要的行为学任务就是帮助患者学会选择行为。例如，一个抑郁症患者坐在家里思维反刍（因此变得更加抑郁），就可以询问他是否可以考虑一个替代行为——例如去博物馆转转。然后这个患者就可进行成本 - 效益分析，其中一个选择是继续待在家里进行思维反刍，还有一个选择是出去到博物馆看看。这些"选择计划"有助于推动患者注意到他们的负性思维是如何决定他们的行为选择的。因此，行为任务就可以用来收集关于思维的信息。

我们发现把许多有用的行为干预措施（也包括前面提到的其他成分）整合到认知治疗中可以取得最好的效果。患者经常通过行为任务获得更多的促进性希望，也常常令人信服地看到了自己扭曲的想法与现实之间的差距。通过让患者进行"逆思维行动"的行为实验来亲自检验他们的认知扭曲的策略，并将其与仅仅是和患者辩论现实是如何美好的方法相比较，显然前者的效果要比后者好得多。

我们在表 2.5 中列出了针对抑郁症的治疗工具包中的每个工作步骤，除了表里的行为和认知干预技术之外，还要回顾一下其他的干预技术（问题解决、基本的健康维持等），在不同的抑郁症患者治疗中这些技术可能会用得到。

表 2.5　抑郁症的一般治疗计划

- 评估
  - ☐ 测验和临床访谈
  - ☐ 评估自杀风险
  - ☐ 考虑药物治疗

- 适应治疗
- 建立目标
- 行为激活和其他行为干预
- 认知干预
- 防止抑郁复发的预防接种训练
- 逐步结束治疗
- 维持治疗

评估

所有的患者都要完成工具表 2.1[①]，通过这个一般的首次纳入治疗工具表来收集与患者问题相关的信息，患者想得到什么样的帮助。这些"问题清单"包括抑郁、焦虑、婚姻冲突、自尊、愤怒、酒精\物质滥用及其他问题。另外，完成治疗纳入评估后，治疗师还要询问患者的特定治疗目标是什么。

测验与临床访谈

抑郁症的具体问题可以通过自评量表和临床访谈来完成评估。抑郁症状快速自评问卷（QIDS-SR$_{16}$；Rush 等，2003；Rush，Carmody 等，2006）已经发表，可以为治疗师提供快速、可靠的自评结果；这个工具与 BDI-Ⅱ（Beck Depression Inventory-Ⅱ）的相关系数是 0.93（BDI-Ⅱ；Beck，Steer，& Brown，1996）。工具表 2.2 中描述了 QIDS-SR$_{16}$ 的内容。

几个其他的自评工具和访谈问卷也都可用于基线症状和问题的评估。包括抑郁自评问卷（BDI-II），Beck 焦虑问卷（BAI；Beck & Steer，1993），Millon 临床

---

① 所有的工具表都在相应章节的后面。

多轴问卷（MCMI-III；Millon，Davis，& Grossman，2006），婚姻适应量表（DAS；Spanier，1976），总体功能评估量表（GAF；American Psychiatric Association，2000），Beck 自杀意念量表（BSSI；Beck & Steer，1991），Beck 无望感量表（Beck & Steer，1988）。

需要注意的是，没有哪一个自评或者访谈工具能够代替仔细的临床访谈评估。我们需要临床访谈来评估患者既往的抑郁和躁狂发作，自杀意念和自杀行为史（包括主动和被动的），物质滥用史，焦虑或者其他障碍，婚姻冲突，急性应激源 / 事件，医疗因素和目前的自杀风险。本次抑郁发作的起因和持续时间，以及自主神经功能症状和其他抑郁症状也应该是临床访谈的对象。必要时，治疗师还需要访谈患者的配偶 \ 伴侣或其他重要知情者，以便收集患者既往躁狂发作（患者本人常缺乏自知力），愤怒或敌意，人际冲突，物质滥用或者其他相关因素的信息。另外，临床学家还希望评估患者的绝望感、诱发抑郁的情境、自动想法、潜在假设和图式，以及患者感到抑郁减轻的原因，努力试图应对抑郁症的补偿方式，或者那些使抑郁症恶化的回避情境。进而，治疗师还应该评估患者影响抑郁症的那些行为因素（例如，行为的低水平性、思维反刍、社交技能缺乏）和人际因素（频繁争吵、丧失关系、缺乏支持）。

工具表 2.3 和 2.4 为治疗师评估抑郁症患者提供了具体的指导。工具表 2.3 用于记录最常使用的量表评分、患者既往的发病相关信息以及有关治疗的情况。工具表 2.4 用于详细记录那些针对患者抑郁发作过程中起重要作用的认知、行为和人际关系因素的临床访谈评估结果。除了完成这两个工具表的评估记录之外，治疗师还应该对抑郁症患者完成下列评估内容：

- 与患者的内科医师沟通协商。
- 评估药物治疗的必要性（见下文），必要时与临床药剂师协商。
- 如果患者有酒精或其他物质滥用，要评估针对物质滥用的咨询或脱毒治疗的必要性。
- 评估自杀风险（见下文）。
- 评估 ECT 治疗的必要性。
- 评估住院治疗的必要性。

评估自杀风险

前面已经提到，自杀风险评估是评估患者的重要部分，正因为这个问题的重要性以及评估与干预之间的联系也非常密切，我将会在这里单独讨论并特别强调这两个问题。治疗师要认识到，所有抑郁症患者都应该接受自杀风险评估。治疗师要询问患者当前的自杀意念和行为，既往的自杀意念和行为，包括被动的自杀行为（例如，不按时服药、不回避交通危险、鲁莽驾驶）。出现下列情况提示有更大的自杀风险，如患者主动提到自杀、威胁说要自杀、写下纸条说要自杀（写遗嘱），或者开始准备自杀工具（储备药物、购买枪支），或者曾经有过自杀未遂。既往自我伤害史，自杀未遂史，感觉自己成为负担或累赘，缺乏归属感，独居，过度使用酒精或药物，慢性躯体疾病，老年，最近有亲人丧失，绝望，心境障碍，这些都是很强的高自杀风险预测因素。治疗师应该直接询问患者活着的意愿和死的愿望，活着的理由和想死的原因，自杀想法的频率和强度以及自己对自杀想法的控制能力，对自杀愿望的被动（接受）态度，对阻止自杀的因素（如罪恶感、期望好转、宗教方面的考虑），自杀工具的可及性，自杀计划，自杀行为的语言表达，自杀动机（如逃避痛苦、惩罚他人、获得关注、操纵他人或者寻找已经死去的人）。工具表 2.5 提供并列出了评估自杀风险的一些指导。

我们的经验是，在遇到有自杀风险的患者时，治疗师采取主动和指导的角色就会对处理患者的自杀行为产生非常有效的帮助。我们坚持，作为治疗的前提，每一个患者都需要同意签署一个不自杀的约定。在这个约定中，患者向治疗师郑重承诺治疗过程中不会发生伤害自己的行为。如果患者伤害自己的念头很强烈，可以给治疗师打电话并与治疗师协商和讨论所遇到的问题，而不采取任何伤害自己的行为。不自杀约定的样本见工具表 2.6。我们认为，患者有义务向治疗师证明他们是值得信任的，并且能够在门诊接受治疗。因此，证明自己的责任和维持所需要做的努力都在患者一边，即患者要努力让治疗师确信他们不会发生伤害自己的行为。如果治疗师判定患者的承诺不可靠，或者患者不愿意做这个约定，那么我们应该建议患者接受住院治疗，其目的是在这个关键时刻保护患者。

有极少数患者会拒绝这个约定（也就是拒绝治疗），我们的经验是，坚持这种指导性的方法是非常积极有利的。我们会帮助一个有自杀风险的患者理解到自杀是一种非常极端的行为，在出现这种行为的时候，患者是非理性的，是绝望的，此时患者几乎已经没有能力对生死做出判断和决定了。我们的建议就是患者需要马上检查导致自己绝望的所有原因，然后应用治疗中的这些技术或者药物来解决问题。

考虑药物治疗

作为治疗的一部分，所有的抑郁症患者都应该把药物治疗作为一种选择。在分发给患者的关于抑郁症的知识手册（见下面适应治疗的部分）和推荐给他们的辅助阅读材料中，都提供了药物治疗抑郁症的信息和知识。目前有多种治疗抑郁症的药物，有一些药物更容易被患者耐受。对每一个患者治疗师都要详细了解既往的药物治疗信息，包括药物名称、剂量、服药时间、不良反应等。只有这样才可能避免不当的药物联合使用（特别是其他药物或者顺势疗法药物与抗抑郁药物联合使用有时会产生意想不到的严重不良反应）。如果患者家庭中某个有血缘关系的人对某类药物起效，那么患者本人使用该药有效的可能性很大。我们的经验是，药物治疗在增强动机、精力、食欲、注意力以及对暂时避开负性思维方面相当有效，特别是针对那些严重的抑郁症患者更是这样。对于慢性抑郁症患者，已经有证据显示药物和认知行为治疗联合起来可以提高痊愈率（Manber 等，2008）。

换用其他类型的抗抑郁药或者联合使用另一种类型的药物都可以明显提高治疗效果。例如，联合使用诸如右旋安非他命 - 安非他命（adderall）或者利他林可以增加患者的精力。莫达飞力（provigil）对减少瞌睡、增加镇静作用有效。色氨酸是另外一个可以作为增强疗效的药物，然而也要注意不良反应。在一些案例中，小剂量的抗精神病药物如喹硫平（思瑞康），利培酮（维思通）、奥氮平（再普乐）在减少负性思维的刻板性方面也有作用。另外锂盐对双相障碍的治疗是有效的，同时也有抗抑郁的作用（特别是针对有自杀风险的患者）。但是使用锂盐时需要随时监测血锂盐浓度，应该是在其他治疗方法无效时才使用锂盐。最后，甲状腺素片也可用于联合治疗那些对抗抑郁剂反应效果不好的抑郁症患者，最常用的甲状腺素片是三碘甲状腺原氨酸（T3）。

一些患者抱怨抗抑郁药物可能会有副作用，导致性功能方面的障碍，例如性欲减退或勃起功能障碍。此时应该考虑减少药物剂量，或者对患者执行药物假期（例如暂停一天服药），换用布普品、奈法唑酮、米氮平（瑞美隆）等药物，或者联合银杏、育亨宾、西地那非（伟哥）等药物。当然，只有那些有使用药物资格的医生才能做出这种建议或推荐，患者本人不应随意购买和使用任何药物。

对有些药物治疗或者心理治疗效果不明显的患者，或者严重的抑郁症患者，大部分都对 ECT（电休克）治疗快速起效。医师应该考虑 ECT 治疗的成本和效益，因为现在与 30 年前相比，ECT 的疗效要好多了。但是，许多接受 ECT 治疗的患者都会报告出现令人困扰的记忆损害，随着时间推移，这种记忆损害会逐渐减轻或消失。维持性或间断性 ECT 治疗有助于保持治疗效果，尤其是在抗抑郁药物维持治疗无效的情况下。

还有一个治疗方法就是经颅磁刺激治疗（TMS），已经用于抑郁症的治疗。其方法是将一个线圈放在患者的头皮附近，启动之后产生的磁场可以刺激大脑皮层。患者不需要麻醉，许多和 ECT 相关的不良反应（例如记忆损害）都不存在。最近相关的文献综述提示，TMS 对一些顽固性抑郁症也是一个有效的方法（Herrmann & Ebmeier，2006；Mogg 等，2008）。

另外一种治疗技术——迷走神经刺激术（VNS）也引起了关注。该技术需要把一个电极植入胸部，并与迷走神经相连接，以起到刺激迷走神经的作用。因此也可以看作迷走神经的起搏器。该技术的有效性还需要更多的研究来证实。初步的研究结果表明，VNS 对部分抑郁症患者有效（Daban，Martinez-Aran，Cruz，& Vieta，2008）。

抑郁症有一个常见的变异类型是季节情感抑郁，通常是抑郁情绪在冬季出现，这个季节日照时间明显减少。季节性情感障碍的症状包括睡眠增加，碳水化合物需要增加，进食增加。在寻求治疗的抑郁症患者中，高达 38% 的患者抑郁症状都有季节性特点，普通人群中有 5% 的个体罹患季节性情感障碍（Garvey，Wesner，& Godes，1988；Kasper，Wehr，Bartko，Gaist，& Rosenthal，1989）。女性比男性更容易受季节性情感障碍的困扰。光照治疗对该障碍患者相当有效，认知行为治疗联合光照治疗是最有效的治疗手段（Golden 等，2005；Rohan 等，2007）。

光照治疗在早晨可以帮助"叫醒"患者，使他们的生物钟走上正轨。患者可以每天多暴露于明亮的光线下 15 ～ 30 分钟，可以是晒太阳，或接受高强度放电管灯或特别用于治疗目的的灯管照射。一些有季节性情感障碍的患者也可以补充松果体素。最后，负离子也可以有效减轻季节性情感障碍的症状（Terman & Terman，2006）。

适应治疗

　　只要完成了初步评估并确诊之后，治疗师就应该告诉患者罹患精神障碍的诊断是抑郁症。每个患者都会收到关于抑郁症知识介绍的手册或资料（工具表2.7），并要开始阅读 Leahy（2010）的辅助材料书籍如《如何克服抑郁症：在抑郁打败你之前打败抑郁》（*Beat the blues before they beat you：How to overcome depression*）。我们发现，让患者知道并理解治疗过程中使用的几种抑郁症模型是有帮助的。我们会特别指出抑郁症的原因是自我奖励行为频率的减少和负性事件增加，在使用必要的技能或行为方面有困难，缺乏支持（行为模型）；思维方式的负性偏差、对完美的追求导致了要求超越现实，寻求赞同的需求过分强烈（认知模型）；人际关系冲突或亲人丧失（人际关系模型）；一些生物学因素会影响大脑生物化学递质，家族史阳性导致对抑郁比较敏感（生物学模型）。我们强调这些模型分别描述了并不是相互独立的发病因素，因此基于任何一个模型而设计的干预技术都可能是有用的（参见工具表2.7）。

　　适应治疗的一部分工作就是向患者提供一个案例的概念化和治疗的计划。尽管在本章的后面部分我们提供了"典型"案例的指导计划，但我们知道每一个治疗计划都应该是根据患者的实际情况来制订的，同样每个个案概念化也应有所不同（Kuyken 等，2009；Persons，2008）。例如一些抑郁症患者没有明显的行为损害，一些患者没有自我批评和绝望感。但是通常的治疗方案都包括了评估自杀风险、不足或过多的行为、认知的偏差和扭曲。治疗师在对患者进行评估之后，要和患者一起来检查目前呈现出来的问题的概念化方案。个案的概念化包括列出过多的或减少的行为，生活中问题的模式，典型的自动想法、假设和图式，与图式一致的回避行为或补偿行为的例子（Kuyken 等，2009；Leahy，Beck，& Beck，2005；Persons，2008；Young 等，2003）。个案概念化还应包括推断可能与特定假设或图式的形成相关的生命中早期发生的应激事件。在治疗计划中可以列出能够考虑到的相关的行为、认知、人际关系、婚姻 / 伴侣以及生物医学的干预措施。

　　适应治疗的另一个部分就是让患者知道和理解治疗将会是什么样子的，治疗师对作为患者的个体有什么期望。认知行为治疗是一种积极的、关注此时此刻并要求患者承诺可以进行自我帮助的治疗。治疗关系是协作和合作性质的。认知行为治疗的文字材料有助于向患者介绍治疗的本质，见第十章（工具表10.1）。我们发现与患者复习和讨论他们不情愿完成治疗中的家庭作业的原因是非常有用的，同时与患者复习和讨论那些没有处理好的早年生活事件在他们心理动力学过程中存在的必要性的假设也是非常有用的。

建立目标

为所有的抑郁症患者建立目标都是重要的工作，特别是对于那些伴有绝望感的抑郁症患者来说显得更加重要。临床治疗师可以帮助伴有绝望感的抑郁症患者识别和发现第二天、下一周、下个月或未来一年的目标，持续不断地帮助患者以一种积极主动的姿态与未来建立连接。利用患者在初始评估中所列出的问题列表（参见工具表 2.1），治疗师可以与患者一起回顾他们期望在治疗中想要达到的目标（如在抑郁、焦虑、拖延、自尊、自信心、问题解决、婚姻／伴侣冲突等方面发生改变）。自我评估量表的评分（如 QIDS-SR$_{16}$，BDI-II，BAI）可以作为症状学的治疗目标，连同患者的其他目标都可以在治疗过程中定期被评估，以便确定患者是否获得了进步和改善。短期目标包括增加行为活动频率，去会见朋友，增加锻炼机会，开始工作（在治疗初期，短期目标可以非常简单，例如完成表格填写或下次准时来参加治疗会谈等）。长期的目标包括坚持去上学，获得证书文凭，减轻体重，或者换一个喜欢的工作。另外，我们也可以对患者更深层次的目标或生活目的进行评估，因此，治疗不仅仅是帮助患者克服抑郁症本身，还应该包括帮助患者构建值得活下去的生活。如此深层次治疗目标应该包括成为比较好的配偶／伴侣和父母，比较好的朋友，发展出有力量的人格品质（真诚、勇敢、同情、友善），或者追求其他让生活更有意义的价值目标。治疗师和患者可以协商并同意定期回顾和复习短期及长期的所有治疗目标。

行为激活（奖励计划与活动安排）

增加抑郁症患者的奖励行为和建设性行为是首要治疗目标之一。行为激活，也就是把奖励计划和活动安排计划表结合起来使用，以此作为达到这个治疗目标的手段。首先，治疗师需要向患者提供一份患者每周活动计划表（工具表 2.8），以便让患者监测自己在一天中每一小时的活动，而且要让患者记录他们在每一项活动中确实体验到的愉快感和掌控感（完成任务的感觉和价值感）的评分。这就使得患者和治疗师可以回顾患者的时间是怎样度过的，患者是否基本上能够安排自己的活动，是否大多数目前的日常活动都是单调乏味、容易思维反刍、缺乏社会交往或者缺乏奖励性的（这种情况经常发生），以及在这些活动中，哪些愉快感最高，哪些愉快感最低。

接下来，治疗师应该和患者讨论有哪些活动是他以前喜欢做而现在做得少了，哪些活动是患者本人认为应该做的且感觉是愉快的但从来也没有做过，帮助和督促患者尽量增加那些高奖励性活动，减少那些低奖赏性活动（如看电视、躺在床上、思维反刍等）。然后要求患者把计划出的这些活动内容的一部分安排在每一天进行，并使用患者每周活动计划表（工具表 2.9）来预测并记录对进行每一项活动时所期望获得的愉快感和掌控感。最后，让患者按照这个活动计划表的内容进行每一天的实际活动。另外，利用工具表 2.8 来记录在每一项活动中患者真正体验到的愉快感和掌控感。本书第九章也对这种行为激活策略进行了讨论。

在行为激活技术的使用过程中，治疗师还可以通过让患者对比他们对每一项活动的愉快感期望值与实际体验到的愉快感记录值之间的差异来引入认知干预的成分（检查负性算命术的一个认知干预技术）。治疗师也要帮助患者看到不同活动的愉快感是不一样的，因此患者自己就学会了如何控制获得的愉快感。我们可以让患者检查他们对于各种不同活动的自动想法。例如抑郁症患者经常会出现"折扣"想法（例如，"再也不会像以前那样好了"），或者低挫折耐受力想法（"我会受不了的"）。这些负性想法连同相关的负性活动都可以在治疗中呈现并讨论。有些患者，由于被表现自主性和不受约束的愿望所驱动，他们有可能会拒绝执行可以带来愉快感的但是是被指定和安排的活动。他们可能认为安排自己生活的权利被剥夺了，他们是不自由的，以至于就是为了做一回自己，他们必须根据自己的真实感受来采取行动。治疗师可以通过与患者讨论他们所采取的策略（只做他们想去做的事情）所导致结果的证据来呈现和讨论对他们从事所计划和安排活动的阻力。我们发现利用身体锻炼来做类比推理是有用的。我们可能询问患者："为了保持好的身材，你是只会在你想运动的时候才去锻炼吗？你曾经有在不想运动的时候也去锻炼吗？如果你觉得不喜欢，又去开始运动了，后来怎么样了呢？"患者的"折扣"想法认为一些活动再也不会像以前（患抑郁症之前）一样有意思了。也可以用这种方式来检查，"有可能积极的活动需要过好一会儿才能让你有好的感受。可能当你抑郁的时候，这些活动不像以前那么有趣了，但是坚持进行这些活动有可能比什么都不干要愉快得多。"

其他行为干预技术

我们这里强调行为激活技术（计划奖励、活动安排）是因为该技术在提高抑郁症患者低水平行为方面非常重要，但是当患者的需求增加以后，其他的行为干预技术可以并且应该被使用。本章前面提到的表 2.2 总结了治疗抑郁症患者时可以采用的行为学技术。在本书第九章和附录 A 中，我们对行为干预技术和策略做了更详细的描述。

认知干预技术

认知治疗的过程开始于治疗师向患者介绍各种类型的认知歪曲的工作。接着就是教会患者对歪曲的自动思维进行识别和分类，识别潜在的功能失调性假设和认知图式，使用多种不同的技术来挑战自动思维、假设和图式。表 2.4，第十章，附录 B 都提供了用于治疗抑郁症的许多认知治疗技术。而且表 2.2 的行为干预技术可以从认知取向的角度来进行整合（例如活动安排可以与假设检验和检查证据技术整合在一起）。

本章中曾提到，如果抑郁症患者歪曲的自动思维、功能适应不良性假设和负性图式持续存在，他们对负性生活事件就会更敏感，抑郁症就更容易复发。因此所有三个水平的歪曲性认知在治疗中都需要被识别和接受挑战。一旦患者理解了歪曲的自动思维而且学会了怎样对它们进行识别和分类，治疗师在治疗中就要使用多种技术来和患者一道对这些歪曲性思维进行挑战。例如检查负性自动思维的成本和效益，检查自动思维的支持和反对性证据，使用"垂直下降技术"（例如询问"如果是这样，这是真的，为什么你会有困扰？还会发生什么？为什么这会让你感到困扰"等），使用"双重标准"技术（例如询问"你会把这个标准用到别人身上吗？就像用到你自己身上一样？为什么是呢？为什么不是呢"），以及其他技术（见表 2.4，第十章，附录 B）。当患者已经学会了这么做，就可以使用功能失调性自动思维记录表（工具表 2.10）来记录相应的自动思维准确性、伴随的情感，以及评估并记录自己对这些思维的确信程度和情感的强度，再记录下对这些思维准确性的其他可选择的理性反应（第十章中患者的事件—情绪—思维记录工具表 10.4 也可以用来记录思维和情感）。功能失调性假设和负性图式需要以多种方式来进行挑战，但是因为它们与自动思维相比较位于更深的认知层面，所以患者需要从治疗师那里得到更多的指导和帮助才能有所发现。表 2.6 举例说明了适应不良性假设"如果有人不喜欢我，我就没有价值"在治疗中是如何被检验和挑战的。表 2.7 对负性图式"我是一个烂人"也进行了检验和挑战，有这个图式的是一位在儿童时期遭受过父亲躯体虐待的成年男性抑郁症患者。

表 2.6 检验和挑战适应不良性假设："如果有人不喜欢我，我就没有价值"

技术	检查和挑战条件假设的提问方式
成本—收益分析	这个假设的成本是什么？有什么好处？如果不考虑人们是否喜欢你，会有什么代价？有什么好处？如果不考虑人们是否喜欢你，你将会怎么做？怎么思考？怎么感觉？怎么与人交流
语义技术	你会怎样定义"喜欢"？100%，50%，20% 和 0% 的喜欢是什么样的？你怎样定义"无价值"和"有价值"？你能够指出某个人的某一部分（如某个行为）是完全无价值的吗？会有人不同意你的定义吗？你会怎么看
区分行为与人	有价值的行为是什么？你曾经有过有价值的行为吗？你已经完全停止了有价值的行为了吗？在你认识的人中有人所做的一切都是无价值的吗？如果你做的一些事情是有价值的，那么你怎么会是无价值的
检查支持和反对的证据	支持和反对你认为自己是无价值的这个想法的证据有哪些？这个证据的质量怎么样？做一个好律师，为你自己辩护，想一想用于辩护的证据是好证据吗
逻辑分析	有人不喜欢你，你怎么就是无价值的呢？如果那个人喜欢你，你就是有价值的了？如果一个人喜欢你，另一个人不喜欢你，你是无价值的还是有价值的呢
双重标准技术	你认识的人中有谁是每个人都喜欢的呢？如果没有，是否意味着每个人都是无价值的？想想那些你很崇拜又喜欢的人，有人不喜欢他们吗？你会认为这些人是无价值的吗？对自己和对其他人为什么用不同的标准呢
修改假设	你能够想到一个比较实际的、不太负性的假设吗？（例如："如果某人不喜欢我，可能我们的标准、风格和品位不同""如果某人不喜欢我，可能他们还不是很了解我"等）

表 2.7　检验和挑战负性图式："我是一个烂人"

技术	针对图式的提问方式
识别图式	你对自己负性思维的例子还有哪些？假设你一直在寻找自己是个烂人的证据，这会如何歪曲你对自己的看法？这个图式（关于你自己的概念）会使你忽视和低估关于自己的积极信息吗
识别回避和代偿策略	因为认为自己是一个烂人，你曾经回避了一些事情吗？例如工作、人际关系或其他事情为了补偿这个想法，你是否曾努力讨人喜欢，没有自信或者自我打败
成本—收益分析	把自己看作烂人的成本代价是什么？有什么好处？如果把自己想象得好一点会有什么改变
激活早期记忆	你能回忆起来何时第一次这么想的吗？（患者回答："当我父亲把我锁在地下室的时候"）如果这件事情发生在现在，你是否会认为这反映了你自己的某部分，或者反映了你父亲的某部分
想象重构	尽量想象你父亲正在打你，正把你锁在地下室。不同的是你现在已经足够强壮，你可以还击。你能够想象一个画面你正在还击你父亲吗？你可以对父亲自信地说点什么吗
给源头写信	给你的父亲写一封自信的、愤怒的信——你不一定要寄给他。在信里告诉他，他这么做是错的，告诉他你的愤怒。告诉他再也不能这么对待你
检查支持或反对图式的证据	支持和反对你是一个烂人这一想法的证据有哪些？关于你自己好的方面鲜明的记忆或图像有哪些？（患者是位兽医，他回忆起曾经救活了一个小孩的兔子）如果你看到一个男人正在照顾一个小孩的兔子，你会怎么想
改写生命脚本	想象如果你父亲是和蔼的、充满爱意的、支持性的，从来没有打你或者把你锁在地下室，你觉得现在的自己会有什么不同？
发展养育性自我陈述	想象一下你决定接管这个讨厌的父亲的角色。你准备好好地照顾这个小孩——你。尽可能多地写下慈爱的、照顾性的、支持性的、接纳性的陈述——针对你自己的
从（仁慈的）他人角度看自己	有一些不认为你是烂人的人吗？把这些喜欢你的人列出来。也列出你能够想到的他们喜欢你的理由。询问他们喜欢你什么。这些看法与"你是一个烂人"的想法怎样调和起来
调整图式	一个新的、更积极的、更现实的对自己的看法是什么？包括自己好的、糟糕的部分，也包括你有成长和改变自己的能力

抑郁复发的预防接种技术

由于许多抑郁症患者都很容易出现抑郁症的复发，因此应该提醒患者未来抑郁症复发的可能性是存在的。抗抑郁药物的维持治疗可以帮助很多患者。为了预防将来的抑郁复发而做些准备是有用的。治疗师和患者可以讨论本次抑郁发作和以前抑郁发作的触发因素，检查这种模式是否仍然存在。例如一些患者对于人际关系的丧失特别敏感，这种丧失可能激活患者特定的图式，如无助感和无价值感的图式。

抑郁复发预防包括讨论和检查在患者信息知识手册（工具表 2.7）上所描述的抑郁发作典型表现，然后治疗师和患者一起努力发展出对每一组症状的应对策略。例如，经历了丧失的患者在抑郁症早期会变得被动和退缩，此时他们可以采用行为激活技术、与治疗师联系、走出家门等行为来作为应对策略。有自杀行为史的患者尤其需要复发预防治疗。可以让这些患者回到过去有自杀想法的时候，并开始练习他们会怎么应对困难，因为他们已经在这样的治疗中获得了帮助和益处。

逐渐结束治疗

突然终止每周一次的治疗是不值得提倡的，而应该逐渐结束治疗，有规律地减少治疗会谈的次数是很有必要的。例如，刚开始两周一次治疗，后来每月一次治疗，再后来每三个月一次治疗。在治疗结束阶段，治疗师要鼓励患者发展出为自己设置家庭作业的能力，我们发现继续完成家庭作业是能够保持良好治疗效果的非常有用的办法。应该告诉患者，如果抑郁再次出现，他们可以给治疗师打电话并回来继续接受治疗。让患者使用 QIDS-SR$_{16}$，BDI-II 或者 BAI 进行自我监测是有益的。

维持治疗

反复发作的重性抑郁症患者即使已完全治愈，以后复发的风险仍然很高。此时作为"维持"有三个可选择的手段：① 继续服用抗抑郁药物治疗；② 定期进行认知行为的强化治疗；③ 本章前面讨论过的 MBCT 治疗。前两种方法比较容易理解，在抑郁发作期使用比较有效的药物，抑郁消失后还可以继续长期服用该药物（有时候剂量可以减少）以便预防未来抑郁症的复发。关于认知行为治疗作为维持治疗的手段，我们发现定期随访治疗是有帮助的（可以是几周或者几个月一次治疗），这样有利于及早发现抑郁复发的症状，鼓励患者应用学到的有效的技术。在强化治疗阶段，也可以根据情况调整药物的使用。

正如前面所描述的，MBCT 作为一种特定的干预模型是在康复期训练患者使用正念冥想技术，以减少抑郁症未来复发的概率（Segal 等，2002）。MBCT 的基本原理来源于观察到重性抑郁症高风险复发个体常常存在过分概括的记忆，容易思维反刍的高风险因素。正念冥想训练恰恰是鼓励患者以非评判、非控制的方式来观察他们自己的思维内容。

正念冥想训练要强调注意力在顺其自然的流逝中保持觉察，而不是在冥思苦想的态度中"卡"在某一个地方。冥想的觉察能够帮助患者完全关注和处于当下的状态，因此鼓励患者通过觉察当下的细节来理解和行动，而不是依赖于抽象的和图式性的内容来理解和行动。

治疗中的疑难问题与处理方法

根据每个患者的具体情况，治疗中也可以针对他们的特定问题领域而使用其他的干预技术。这些问题和技术如下所述。

问题解决能力不足

抑郁症可以看作是问题解决能力不足或者是解决问题的技能不足所导致的（D'Zurilla & Nezu，1999，2010）。目前还在影响患者的生活事件或冲突都可以看作是需要解决的问题而需要对其进行概念化。我们可以对患者在问题解决的某个方面进行训练（见表 2.8）。如果患者有一个负性想法（例如"我太孤独了"），治疗师可以建议把这个想法作为一个问题来解决。例如，可以询问："你有什么资源？你认识谁？怎样才能与他人认识？为了与他人取得联系，你可以做些什么？独自一人的时候你怎样能建设性地度过这段时间？"

表 2.8　问题解决技术

主题	关键培训目标和活动
1. 初始结构化	● 建立积极的治疗关系 ● 呈现问题解决训练的结构和原理，并阐述它是怎样对某些来访者起作用的 ● 鼓励乐观主义
2. 评估	● 正式评估（例如采用问题解决问卷）或非正式评估（例如访谈）问题解决训练的优势和不足 ● 评估来访者生活中处于应激状态的领域
3. 有效解决问题的阻碍	● 讨论意识层面的认知局限性（例如"多任务状态"，尤其是应激时） ● 讨论促使"多任务状态"的方法：（A）"具体化"（例如把所有的想法列出来）；（B）"形象化"（如对解决方案提前排练）；（C）"简单化"（如把复杂的问题分解为可以操作的多个部分）
4. 问题定向：促进自我效能	● 介绍概念和维持问题取向的重要性 ● 培养患者的自我效能。例如采用形象化训练来帮助来访者"经历"成功地解决一个问题（如让来访者感觉到"可以看到隧道尽头的光明"）
5. 问题定向：识别问题	● 增强来访者对发生问题的识别能力 ● 使用感受、无效行为和特定的思维作为问题存在的线索 ● 使用问题清单来帮助"正常化"对问题的体验
6. 问题定向：把问题看作挑战	● 增强患者的识别能力，然后改变负性思维、功能失调态度以及局限性思维的方式 ● 进行"相反角色扮演"训练，此时来访者从与自己功能适应不良态度相反的角度来进行辩护
7. 问题定向：运用及控制情感	● 培养患者对问题解决训练中情感角色的理解 ● 教会患者（A）在问题解决过程中"运用"情感（例如作为问题存在的线索，启动动机）；（B）处理破坏性情感（例如认知重构技术、放松训练）
8. 问题定向：停下来，思考	● 为了控制冲动性和减少回避，教会来访者"停一停、慢下来、行动"技术（如在脑海里形象地呈现红色的停车信号或红色信号灯来代表"停"，再开始从问题解决模式来"想"）
9. 问题定义与构想	● 培养来访者的能力以更好地理解问题的本质（如为何在来访者这里会成为一个问题），设定现实的问题解决目标
10. 产生其他方案	● 帮助患者针对某一个问题想出多种不同的解决方法，可以使用各种头脑风暴技术（越多越好）
11. 做出决定	● 增强来访者做出有效决定的能力，以便来访者能够：（A）更好地判断某个行为的后果；（B）对不同行为的结局和价值进行成本—收益分析
12. 解决方案的落实和核实	● 培养患者的能力来：（A）实施问题解决计划；（B）监测结果；（C）评估有效性；（D）在解决问题的过程中和获得部分成果时进行自我强化
13. 指导性操作	● 帮助来访者尽可能熟练地使用问题解决的策略和技能，并让这种策略和技巧能够比较容易地迁移和运用到现在和将来真实环境中应激性问题的解决上
14. 快速问题解决	● 教会来访者一系列的问题解决提问和指导策略，以便可以在数分钟内应用该模式来解决问题

基本健康的维持

基本健康的维持所关注的是最基本的生活行为技能，例如保持个人卫生、适当的睡眠习惯、足够的饮食、关注和治疗躯体疾病等。对于一个罹患严重抑郁症的患者，如果洗澡太少，穿着不合时宜，会导致环境中的奖赏明显减少。

许多抑郁症患者都会放弃规律进食，因为缺乏食欲以及想要好起来的愿望。例如一个患者的疲劳和愉快感缺乏有时是和营养不良相关的，进而导致贫血。治疗师应该毫不犹豫地鼓励患者规律进食，每次可以少吃点，即使没有食欲；还应该鼓励他们选择的食物要有利于心脏健康，提前做好计划。对一些患者而言，"吃是为了产生饥饿感"，因为抑郁和营养不良可以减少饥饿感。另外一些患者可能吃得太多或者总是进食碳水化合物，并因此会导致自我批评。

抑郁症患者还可能为了对抗疲劳而过度摄入咖啡，或者因为失眠（见下文）而过度使用酒精进行自我治疗。最终，许多抑郁症患者都没有得到适当的医学评估，或者即使他们要求治疗躯体方面的问题（例如高血压、糖尿病），也经常对治疗不依从。对一些个案而言，这种对健康问题的漠视可能反映了患者潜意识的自杀意念，这也应该得到治疗师的注意。类似的行为还包括危险性性行为、使用非法药物、危险驾驶等，这些都是潜在的甚至是主动的自杀行为表现。治疗师要评估患者的所有危险因素。

失眠或睡眠过多

失眠常常和抑郁症相关联，这可以通过睡眠卫生、认知治疗、睡眠限制治疗来处理。（工具表 2.11 是为患者准备的有关失眠知识的信息材料）过度睡眠可以通过活动计划、使用闹钟、改变催眠药物、使用莫达非尼药物或者其他干预措施来解决。

沟通及社交技巧

如同前面所提到的那样，抑郁症患者还常常和社交行为方面的问题有关。一个治疗师可能通过很多方面来观察患者的社交技能，包括适当的问候、着装、倾听的能力、奖励他人的能力、对关系负责的能力、理财能力、抱怨或惩罚他人的倾向等。所有这些方面的缺陷都会阻碍人际交往中奖励的获得，因此需要在治疗中的行为治疗部分进行讨论。对抑郁症患者进行自信心训练常常是有用的，可以把社交情境从很容易到非常难进行等级划分，在治疗中对这些技能加以排练，然后到真实的生活中去进行暴露练习。

交流训练常常用于人际关系紧张的患者，特别是已婚或同居的患者。这些患者可以接受积极倾听技能训练以及有效表达的训练，诸如如何进行陈述，澄清感觉（Baucom & Epstein，1990；Leahy，1996）。对于已婚或同居的患者解决他们的共有问题也是有用的。前提是另外一个配偶或伴侣愿意参加一次问题解决会谈，而且承认自己对问题负有部分责任，愿意通过头脑风暴、发展计划等结构化的方式来坚持到底（Jacobson & Margolin，1979）。而且，无论是在个人关系还是其他关系中（特别是工作）许多患者谈判协商技巧方面也需要训练。一本由Fisher和Ury（1981）创作的名为《谈判力》（*Getting to Yes*）的书在这方面非常有可读性和指导性。

婚姻与关系冲突

许多患者的婚姻和人际关系矛盾常常处于中心位置，此时考虑夫妻 / 伴侣双方同时接受治疗是较好的选择（Dattilio，2010；Epstein & Baucom，2002b）。认知行为干预可以针对双方互相照顾、贴标签和强化积极方面进行训练；帮助双方发展出一个互相奖励的行为清单，帮助夫妻计划和安排有愉快感的日常活动；教会聚焦感受；教会积极的支持；培训夫妻交流技巧（见上文）；识别和修改功能失调性和非理性的自动思维、假设和图式；教会夫妻在处理愤怒时采用"叫停"技术和管理愤怒的自我指导技术。另外，我们也可以帮助许多夫妻学会接受"问题总是存在的"这种观念，而不是非常努力地让任何事情都处在正确的状态。

无望感

　　在评估患者无望感的时候，治疗师应该询问患者，他们认为自己具体在哪些方面是不能改善的，为什么。例如一个患有抑郁症和强迫症以及几年都没有好转的女性患者声称，她将会一直抑郁下去，她将永远不能停止思维反刍，她已经永远错过了和一个男性建立有意义关系的机会。特别是，她预计到她的自我批评，注意力缺乏，后悔将永远持续伴随着她，这使得生活难以承受。由于这个患者已经治疗了好几年，也服过药物，因此治疗师很容易对她的无望感产生认同。但是，治疗师遵循认知模式，决定把她的绝望预测当作有待被加以检验的假设。例如，在治疗过程中，当发现她的心情有所好转的时候，当她有笑容的时候，以及当她开始挑战负性想法的时候，治疗师就可以及时抓住这些证据来检验她认为自己的情绪始终会是负性的观念和判断的歪曲性。

治疗师：你没有注意到在今天的治疗中你的情绪有一些变化吗?

患　者：是的，我感觉好一点儿了，但是只有几分钟。

治疗师：如果你自己平时能够像在这里这么做——哪怕每天做一点点，或者每个小时做一点点，你会怎么样?

患　者：我猜会比现在好一些。

治疗师：如果你能因为在治疗中挑战自己的负性思维而感觉好一些，如果你能注意到自己在进行一些活动时情绪会有所变化，那么你很有可能找到了让情绪长期改变的钥匙。

患　者：但是我以前也做过治疗啊，也服过药啊。

治疗师：你已经开始了不同于之前的治疗，而且你才刚刚开始进行可能的药物治疗。通过改变你的想法和改变生物化学递质使你产生治疗效果是有可能的吗?

患　者：也许有可能吧，但是我不能肯定啊。

治疗师：你说得对，确实不能肯定——不管是哪种方法。为什么我们不试试这些新的治疗方法，看看会发生什么呢?

尽管这个患者仍然还维持着一些无望感，但是她已经开始质疑自己的抑郁情绪了。她对治疗和药物的质疑被用来作为挑战无望感的一种强化。治疗的最初目标就是与患者一起创造出他们对无望感的质疑，这是挑战绝望的负性想法最关键的一步。

> **治疗师：**就像你质疑治疗效果一样，为什么不对你的无望感也提出质疑呢？
>
> **患　者：**我从来没有这么想过。
>
> **治疗师：**对任何事情都会有许多不同的思考方法。让我们达成一个共同的想法，你将会保持一个健康的质疑——"等待和观察"的态度。

治疗师与精神药理学家共同协作对患者进行治疗。把改变药物类型作为一种行为进行试验，把她的自我批评和后悔性陈述作为一个假设。治疗师告诉患者，与她的抑郁症相伴随的是她还有强迫性人格结构特征，她习惯于怀疑，要求苛刻，追求完美和事后猜测、审查。（不无讽刺地说：这种方式对她做律师将很有帮助，但同时可能使得她的日常生活变得困难）除了努力帮助她改变思维方式，治疗师也要对她指出，她恐怕得接受一定程度的怀疑和苛刻作为自己认知方式的一部分。因此，每当她做决定的时候，她将不可避免地怀疑，因为她非常容易地就能看到一件事情的两个方面。这些怀疑并不是她做出错误决定的证据（她几乎总这么认为），而仅仅是她思维方式的"噪声"。把她有问题的方式正常化很快就被证明是有帮助的，因为她能够接受自己的强迫性怀疑作为"与生俱来的"（作为一名优秀律师的品质），而对"真实世界"也不会产生任何扭曲。几个月之后，她的无望感减轻了，抑郁和后悔也缓解很多，而且（很偶然）开始约会。需要指出的是，她的抑郁和无望感是在约会之前就缓解了，因此这不是一个灰姑娘的故事。

因抑郁而自我批评

很多抑郁症患者会因为自己感到抑郁了而批评自己。他们会这样说："我不应该感到抑郁"，或者"我应该能解决自己的问题"。患者被锁在一个自我循环的认知怪圈里——"我感到抑郁是因为我批评自己，我批评自己是因为我感到抑郁了，我感到抑郁是因为我有抑郁症"。有必要帮助患者认识到其本人并没有选择抑郁症，抑郁症常常是一个生物学过程，自我批评并不会有助于任何人从抑郁症中摆脱，对抑郁症负责意味着接受抑郁症这一事实从而去寻求帮助和治疗。患者表现出来的无望感、回避、拖延症在很大程度上是抑郁症的表现。

对家庭作业不依从

抑郁症患者的典型想法是："没有什么能起作用，我为什么要做认知行为治疗的家庭作业？"这个时候，治疗师首先要做的就是引出患者不依从家庭作业的原因（如"我不认为这会有用"，"我没有时间"，"我不好意思给你看我做的作业"，"家庭作业只会让我想起自己的问题"，"我不应该被迫做家庭作业"，或者"我不喜欢被命令做这做那"）。这种不依从的每一个理由都应该作为针对不能完成家庭作业的自动思维来一条一条地讨论：

"做家庭作业需要付出什么（成本），能够获得什么（收益）？"
"还有别的更好的选择吗？"
"家庭作业不会有用，有支持或者反对的证据吗？"
"你会给自己安排什么样的家庭作业呢？"
"如果是你的朋友不完成家庭作业，你会给他提什么建议？"
"你对家庭作业的悲观态度和对于你会好起来的想法之间有什么类似之处吗？"
"如果你没有做好家庭作业，你有什么理由认为治疗师就会看低你？"
"你愿意做一点点家庭作业吗，就当做个实验？"

如果把家庭作业适当插入到治疗过程中，患者的依从性就会渐渐增加。要了解不做家庭作业的认知理由，帮助患者检查或者挑战这些想法；请患者就不能完成家庭作业说明理由并把这作为一个家庭作业；让患者给自己布置家庭作业，并且是少而短的家庭作业。布置任何家庭作业时都要说明这样做的目的，只要做了就应该及时强化（Leahy，2002c）。

自我批评

抑郁症患者经常会进行自我批评（"我是个失败者"），自我批评的想法会导致其他抑郁症状，例如思维反刍、无助感、无望感。治疗师需要帮助患者识别自我批评性的想法及其结果，以及其他可能的选择。Leahy（2010）的一些例子见表 2.9。

表 2.9　帮助患者处理自我批评并建立自尊的建议举例

1. 识别你关于自己的负性思维。
2. 定义用语。
3. 支持或反对你自我批评性想法的证据有哪些？
4. 批评你自己有什么有利之处？
5. 用自我奖励代替自我批评。
6. 你真的需要评估自己吗？
7. 用观察和接纳来代替评估。
8. 别太从个人化的角度来看待自己。
9. 使用自我调整技术。
10. 使用双重标准技术。
11. 你有一个自我批评的规则簿吗？
12. 你对自己的核心信念是什么？
13. 你的思维是怎样歪曲的？
14. 从连续谱角度来看待你自己。
15. 从人性化角度来看待你自己。
16. 使用学习曲线：成功建立在失败的基础之上。

注：引至 Leahy（2010）。

缺乏动机

抑郁症患者常常抱怨缺乏动机："我什么都做不了。"Leahy（2010）的书《怎样征服抑郁：在抑郁挫败你之前打败抑郁》（*Beat the blues before they beat you: how to overcome depression*）有一章关于建立动机的描述将有助于患者处理这个问题。治疗的整体目的就是帮助患者识别能让他们生活得更好的目标和培养相应的爱好（"一种值得过的生活"），换句话说——成为他们自己想成为的那种人。这种方法强调关注目标、选择、能够承受一定不舒服的耐受力以及对引导患者靠近他们目标的正确行为习惯进行自我奖励。几种有助于建立动机的建议见表2.10。

表 2.10　帮助患者建立动机的建议

1. 依靠习惯，而非依靠感觉。
2. 识别你的目标。
3. 你想成为什么样的人？
4. 当你不抑郁的时候你会做些什么？
5. 设立特定的目标。
6. 计划和预测你的愉快感和效能。
7. 确定你自己的选择。
8. 模仿选择菜单中的例子。
9. 观察你的借口。
10. 做你不想做的。
11. 采取对抗想法的行动："我不应该这么做。"
12. 选择你的目标。
13. 检查成本和效益——短期和长期。
14. 开始行动，创造动机。
15. 不要期望马上会有回报。

注：引至 Leahy（2010）。

害怕犯错误

　　抑郁症患者常常会由于自己的错误而从灾难化和批评性的角度看待自己，从而使得抑郁加重。确实，当考虑一个新行为的时候，抑郁症患者常常感到犯错误的代价高得难以承受，因此会觉得被现实环境困住了。这些恐惧与完美主义的思考，整体归因和过分看重某一行为紧密相联。Leahy（2010）的书里举例讨论了这个现象，请见表2.11。

表2.11　帮助患者处理害怕犯错误的建议

1. 你是一个完美主义者吗？
2. 你是一个什么样的完美主义者？
3. 追求完美的后果是什么？
4. 试试成功的不完美。
5. 如果犯错误最糟糕的事情是什么？
6. 每个人都会犯错误。
7. 标准是人为确定的吗？
8. 确实没有什么希望了——但是这并不重要。
9. 为什么错误如此常见？
10. 错误也是信息。
11. 一个错误并不意味着到了世界末日。
12. 你没必要为错误而后悔和遗憾。
13. 不要为完美而自豪。
14. 建立你的"人权法案"。
15. 让你的完美主义变成哑巴。
16. 做到足够好就是"足够好"了。
17. 错误是进步的一部分。
18. 要让错误有一席之地。
19. 放大接纳的声音。

做决定困难

　　缺乏动机、无助感、无望感以及自我批评，这些常常与面临问题时需要做出决定这一主题有关。一个抑郁症患者常常害怕做出决定后会导致失败的后果，而失败是难以接受的，无论做什么都不会改变这种失败的局面，所以他们不能做出决定。当然，不做决定本身就是一个决定。表2.12列出了面对不能决策时患者需要采取的行动步骤。

表 2.12　帮助患者作出更好决定的建议

1. 基于目标和价值而做出决定。
2. 从长期和短期利益的角度来进行取舍和平衡。
3. 把行为和不舒适看作投资成本。
4. 多少信息就足够了?
5. 接受怀疑,坚持行动。
6. 评估不做决定的机会代价。
7. 拒绝沉思不行动的收益。
8. 把做决定看作一个实验。
9. 拒绝把完美作为目标。
10. 可能你会忍受一些丧失。
11. 寻求反复保证可能是一种自我挫败。

思维反刍

　　抑郁症的另一个重要特点就是思维反刍,思维反刍的存在会延长抑郁发作时间,使得抑郁症容易复发。存在思维反刍的患者常常认为思维反刍可以让自己想得更清楚,更有把握,或者会找到问题的解决方法,但实际上思维反刍使得个体疏远了奖励性更强的更积极的行为和活动,反而有助于孤立和被动性。治疗师可以帮助患者检查思维反刍的本质,找到方法来代替这种自我击败的方式(见表 2.13)。

表 2.13　帮助患者克服思维反刍的建议

1. 思维反刍对你意味着什么?
2. 思维反刍对你有什么有利之处,有什么不利之处?
3. 忍受不确定性。
4. 在接受矛盾信息方面你觉得有困难吗?
5. 思维反刍会解决你的问题吗?
6. 对你的思维反刍设定一个时间限制。
7. 转移注意力。
8. 如果把现实作为"必须接受的",你会感觉好点吗?
9. 过去的为什么一定要合情合理?
10. 你是在寻找"答案"吗?
11. 你能解决真实的问题吗?
12. 当思维反刍的时候,你在生活中错过了什么?
13. 练习正念觉察。
14. 接受闯入的想法——在现实世界中行动。

靶症状或靶问题

在表 2.14 中，我们列出了几种具体的靶症状或靶问题，也针对每一种症状或问题呈现了几种有帮助的提问方式和干预方法。

表 2.14　抑郁症靶症状或靶问题的提问与干预

靶症状或靶问题	提问与干预
自我批评	批评自己有可能会付出什么代价，有什么好处？如果是接纳自己呢？如果是努力提高自己呢？特别是，你都会对自己说些什么？你都用了什么标准？你怎样定义"失败"和"成功"？你曾经有过一些成功的行为吗？哪怕是部分成功的？你如何把自己与最大的失败者、普通人、最完美的人相比较？如果别人与你做的一样，你会同样批评他吗？为什么？
缺乏活动	你有什么别的选择考虑吗？每个选择可以获得什么，需要付出什么？（使用奖励计划、活动安排、等级任务）做不同的活动时你的情绪有波动吗？你正在和谁交往？（发展短期和长期目标）
缺乏愉快感	你对某些活动会更有兴趣吗？（考虑一下服药、奖励计划、活动安排、等级任务）在你从事某项活动的时候，你的愉快感打折扣了吗？你对愉快感有自己的规则吗——如"如果我独自一人就享受不了任何事情"？
社交退缩	与其他人交往需要付出什么代价，有什么收益？你会对自己说"我是负担"或"我什么都给予不了"吗？当你和他人在一起的时候，你会想着他们会拒绝你，或者他们会看出来你有抑郁吗？当你和他人在一起的时候你会抱怨很多吗？和他人在一起的时候你会表扬他们或者和他们产生情感交流吗？如果计划一些和别人在一起的活动，你预计会发生什么？
悲伤	你经常会思维反刍并关注负性记忆吗？你会花过多的时间独处，不活动吗？努力回忆曾经的愉快行为和经历，识别自动思维并挑战它们。
决断力弱	替代选择是什么？你几乎不考虑其他的替代选择吗？对每个选择的利弊进行权衡。你认为自己一定要找到一个完美的解决方案吗？如果事情没有按你计划的那样，你就会批评自己吗？检查一下让事情绝对有把握和让生活一步一步慢慢来的利和弊。你正在用情感来引导自己吗？（如，我觉得糟透了，所以没有其他好选择）如果这是你的一个朋友，你会给他什么建议？如果一件事没有解决，后悔和从中学到点什么有何区别？
自杀行为	活着的理由有哪些？如果不感到抑郁了，你会享受到一些什么样的有意义和很愉快的事情？你觉得很无望，有什么支持的证据吗？反对的证据呢？在你没有感到抑郁之前，你特别喜欢做的而且很享受的事情是什么？（建立不实施自杀的协定，获得承诺，列出可获得支持的家庭成员，减少实施自杀的机会，如拿走武器、避免保存大量药物等。）
负性生活事件	生活中发生了什么事情？此后你产生了什么负性自动思维？你会有算命术、个人化、灾难化这些思维偏差的方式吗？（检查证据，从连续谱角度来观察一件事，区别责任，从经验中获得的教训等）既然事情已经发生了，你还可以做什么？1 周后、1 月后、1 年后你的感觉会是怎么样的？如果别人遇到这种情况，你会给他们提什么建议？你还可以关注到什么新的目标吗？将来可能会发生什么好事情吗？

抑郁症详细治疗计划

治疗报告

表 2.15 和表 2.16 的设计形式是为了帮助治疗师书写抑郁症患者的治疗报告而使用的。表 2.15 举例列出了所需要的抑郁症症状表现的例子，你可以选择适合你的患者的症状。需要特别注明的是该患者的功能损害，包括学业、工作、家庭、社会交往等功能领域。表 2.16 举例列出了治疗目标和相应干预技术的例子，你也可以选择适合患者的内容。

表 2.15　重性抑郁症症状举例

情感症状	**认知症状**
情绪低落	无价值感
容易激惹	罪恶感
快感缺乏	思维反刍
动机减退	悲观
	无望感
自主神经系统症状	注意力受损
对日常活动缺乏兴趣	做决定困难
食欲减退或增加	
体重减轻或增加	**其他症状**
失眠或睡眠过多	自杀意念（要指出是否有自杀计划或有无自杀未遂史）
精神运动激越或迟滞	死亡的想法
疲劳	指出症状已经持续多长时间
精力减退	指出既往是否有抑郁发作

表 2.16 抑郁症的治疗目标及干预技术举例

治疗目标	干预技术
消除自杀意念	认知重构、减少获得自杀工具的途径、订立不自杀协定、紧急时和治疗师联系、发展应对自杀冲动的策略、发展短期和长期目标。
减少无望感	检查无望感产生的原因，检查支持和反对的证据，行为实验，活动安排。
进行一个奖励性活动	奖励计划、活动安排、等级任务。
减少负性自动思维	认知重构、转移注意力。
每晚睡眠 7 ～ 8 小时	放松、失眠治疗计划。
减少思维反刍	思维反刍干预、元认知治疗技术。
进行一个自信的行为	自信心训练。
增加社会交往（3 次 / 周）	社交技能训练、奖励计划、活动安排。
对积极行为进行自我奖励（1 次 / 天）	奖励计划、自我奖励。
修正适应不良性假设	认知重构、行为实验。
修正无价值感图式（或其他图式）	认知重构、发展分析、针对图式工作、空椅技术、给图式的源头写信、发展适应性的图式。
消除功能损害（取决于功能损害范围的具体内容，可以分别作为几个子目标）	认知重构、问题解决训练或其他技能训练（要指出来）
消除大部分或所有抑郁症状（BDI-II < 10 持续 1 个月）	所有上面的技术
获得预防复发的技能	回顾和练习所需的技术

干预策略顺序

表 2.17 列出了针对抑郁症进行 18 次治疗的一个治疗计划序列。（更严重抑郁症的患者可能需要更长时间的治疗）治疗师需要根据对每个患者的实际情况及评估结果来确定特定的干预领域。例如，许多抑郁症患者能够通过服用抗抑郁药物来缓解消除抑郁症的自主神经系统症状（食欲减退、精力减少、睡眠问题、快感缺乏），治疗师如果与患者讨论解决无望感、自我批评、潜在假设、图

式等增加抑郁症易感性的主题就会更有帮助。对另外一些患者而言，行为激活可能与药物一样对缓解并消除自主神经系统症状有效。在下面这一部分，我们描述了一个针对离异女性的治疗，使用了行为的、认知的、人际关系的和发展的干预方式。

表 2.17　抑郁症的详细治疗计划

第 1—3 次治疗

评估

确认存在的问题

了解相关症状

评估社会、教育和职业功能的损害情况

使用标准化的摄入性评估表（工具表 2.3）

评估认知、行为和人际关系方面的缺陷（工具表 2.4）

评估共病情况，特别是物质滥用

评估自杀风险（工具表 2.5）

评估是否需要药物治疗

适应治疗

告知患者诊断信息

发展系列的治疗目标

解释说明认知行为治疗

向患者提供关于抑郁症的信息材料（工具表 2.7）以及一般的认知行为治疗介绍材料（工具表 10.1）

指定阅读 Leahy 的书（2010）：《怎样征服抑郁：在抑郁挫败你之前打败抑郁》

行为干预

识别靶行为（过多的行为以及过少的行为）

帮助患者制订奖励计划和活动安排

鼓励来访者自我奖励

鼓励患者减少思维反刍时间以及被动的或疏远社会的行为

评估患者是否在个人卫生、个人修饰打扮、饮食、暴食等方面需要帮助

评估 / 治疗失眠（向患者提供相关材料——工具表 2.11）

认知干预

训练患者在自动思维和情绪之间建立联系

训练患者对扭曲的自动思维方式进行分类（见工具表 10.2）

在治疗中引出和挑战自动思维

评估支持和挑战无望感的理由

建立不自杀契约（工具表 2.6）

挑战减少愉快感的扭曲想法

家庭作业

指导患者继续阅读 Leahy 的书（2010），记录思维、情绪、对自动思维进行分类、开始自我指导的奖励计划、活动安排、增加自我奖励、设置焦虑和思维反刍时间，设置等级任务

第4—6次治疗

评估

评估家庭作业

评估抑郁（QIDS-SR$_{16}$，BDI-Ⅱ）和焦虑（BAI）

评估自杀风险

评估药物不良反应

行为干预

在治疗中教会和练习肯定（自信）表达技能

鼓励患者对他人增加奖励行为

鼓励患者增加积极的社会交往——开始接触，建立支持性网络

评估自我奖励

介绍问题解决技能

认知干预

识别特定目标：无望感、无助感、难以决定、自我批评、思维反刍、精力不足、愉快感缺乏

让患者使用功能失调性自动思维记录表（工具表 2.10）

使用特定的认知技术来帮助患者挑战负性自动思维（见第十章和附录 B）

识别和挑战功能适应不良性假设（见第十章和附录 B）

药物

评估不良反应

评估是否增加剂量

如果没有改善，考虑增加剂量，或联合其他药物，或者换另外类型的抗抑郁药物。（在加用另外一种药物时需要考虑是否有必要逐步减少原有药物用量并停止使用）

家庭作业

让患者使用工具表 2.10，使用特定的认知技术来挑战自动思维和假设，继续使用等级任务、社交技能训练、奖励计划、活动安排和问题解决

第7—10次治疗

评估

同第 4—6 次

行为干预

继续进行问题解决训练和实践

训练沟通技能（积极倾听、修正沟通方式、共情）

继续进行等级任务

继续进行肯定（自信）表达和社交技能训练

认知干预

识别和挑战对患者而言比较困难的自动思维

继续识别和挑战潜在假设

开始检查个人图式

药物

同第 4—6 次

家庭作业

让患者使用不同的技术来挑战条件假设和图式，继续进行分级任务，自信训练，自我奖励，继续联系沟通和问题
　解决训练

第 11—14 次治疗

评估

同第 4—6 次

行为激活

继续教授和练习问题解决技能

继续训练患者的沟通技巧（积极倾听、修改表达方式、共情）

继续进行任务分级作业

继续进行自信训练和社交技能训练

认知干预

继续识别和挑战困难的自动思维和假设

回顾旧的自动思维（来自于前几次的治疗），看看是否还在继续起作用

检查图式的起源，评估图式是怎样影响到生命过程中的重要经历的

使用空椅技术来挑战负性图式以及负性图式起源的重要他人

帮助患者发展出更现实的假设和图式

帮助患者发展出积极的自我陈述以及"人权法案"

药物

同第 4—6 次

家庭作业

让患者继续识别和挑战自动思维、假设以及图式，列出新的、适应性的假设和图式，写出"人权法案"，继续进
　行任务等级作业、自信训练、自我奖励；继续练习沟通技能和问题解决训练技能

第 15—18 次治疗

评估

同第 4—6 次

行为干预

继续练习问题解决技能

继续进行等级任务作业

继续进行自信训练和社交技能训练

认知干预

帮助患者发展出更现实的假设和图式

帮助患者继续建立积极肯定的自我陈述和"人权法案"

回顾旧的自动思维（来自既往治疗和家庭作业）并根据需要继续挑战它们

计划逐渐结束治疗

让患者判定哪种干预措施是有帮助的，哪种帮助不大

让患者检查既往的抑郁发作并描述将来如何应对抑郁发作

使用正念认知治疗（MCBT）

强调对抗思维反刍的治疗

考虑药物维持

家庭作业

构建将来遇到问题时的应对计划

让患者给自己布置家庭作业

让患者自己提出，一旦治疗结束后首先从哪个问题开始处理

治疗案例

第 1—3 次治疗

评估　　　　Anne，42 岁，离异女性，她在一家高新技术公司从事销售工作。她没有酒精和其他物质滥用史，她觉得自己的抑郁症与分居、离异有关，也与自己和前夫

症状及共病情况　在 6 岁孩子的监护权和经济方面的分歧有关。她的抑郁症主要表现在自我批评、对未来丧失勇气、对活动失去兴趣、对过去感到后悔、容易激惹、常常思维反刍，内容多围绕目前的状况和导致离异的一些事件。她在 BDI-Ⅱ的评分是 32，

评估自杀风险　BAI 分数是 12，在 MCMI-Ⅲ依赖性人格上的评分略高。因为她目前没有亲密关系，因此没有完成 DAS。当前及既往都没有自杀意念。但是家族中有抑郁症患者（她的母亲和母亲的奶奶都有重性抑郁发作）。Anne 也叙述了在离婚方面和母亲有矛盾，觉得母亲不是像自己期望的那样支持自己。Anne 也提到仅凭自己的收入不一定能在现有的房子里长久居住，也担心和前夫的分歧会对儿子有不良影响。

药物治疗评估　Anne 目前没有服用抗抑郁药物，但为了睡眠需要她在服用右旋佐匹克隆（鲁尼斯塔）。她和治疗师讨论服用抗抑郁药物的可能性，最后她决定在不用抗抑郁药物的情况下进行心理治疗。如果心理治疗的效果不够，随时都可以考虑药物治疗。

阅读疗法及适应治疗　治疗师给 Anne 布置阅读 Leahy（2010）《怎样征服抑郁：在抑郁挫败你之前打败抑郁》一书的部分章节。治疗师简要列出了她的抑郁症的特点，包括抑郁症的表现、明显的生活事件、丧失和角色转换（分居、离异、经济压力、没有丈夫的寡居生活、和母亲有矛盾、对父母需要的增加）、家族中有抑郁症史。

行为及技能评估　行为学方面包括愉快活动减少、一定的社会隔离、抚养子女技巧需要提高。而且，思维反刍也是引起抑郁的一个原因。

介绍认知模型　治疗师向 Anne 介绍了什么是认知行为治疗，如何区别思维、情感和事实，家庭作业的重要性，也强调了关注此时此地的重要意义。治疗师交给她一个扭曲的自动思维清单（第十章工具表 10.2），识别出她的一些典型的思维歪曲模式：

识别自动思维　贴标签（"我是个失败者"），个人化（"他离开我是因为我不够有趣"），算命术（"我将会永远孤独"），全或无的思维（"我什么事都干不好"），情绪推理（"我的心情很糟糕，我的生活糟糕透了"），打折扣思维（大部分人都有朋友，有好的工作，所以我有朋友和有工作没什么大不了的）。

建立治疗目标　Anne 和治疗师在下列治疗目标上达成一致：增加愉快的活动，增加与朋友的社会交往及约会的机会，减少自我批评、思维反刍、个人化和算命术思维，减少与前夫关系的紧张感，改善自己和儿子的关系，改善自己的睡眠。Anne 的 BDI-Ⅱ评分在治疗 3 次后降到了 24。她的无望感减少了，悲伤也少一些了，感觉到做决定更容易了。

第4—7次治疗

活动计划　　　　最初的干预着重于活动安排和任务等级作业的技术使用。治疗师要求 Anne 在工具表 2.8 中记录了每个小时的活动，特别关注思维反刍和焦虑的时间，也注意她对每个活动的愉快感和成就感。这个作业立刻使她认识到自己的情绪在工作时好转，而在夜间的时候变得糟糕，特别是在思维反刍时越发糟糕。然后治疗师要求她用工具表 2.9 来创造一个奖励性质的活动菜单——她过去从这些活动中获得了愉快感和一定的掌控感，而这些活动在将来也可以进行。她提到以前喜欢见到朋友，现在感到自己是他们的负担。治疗师通过进一步询问发现她和朋友在一起时常常花好多时间抱怨前夫。她也提到不太想发起会面活动，对朋友的提议也常常回复不及时。于是治疗师安排她阅读 Leahy（2010）一书中关于"思维反刍和友谊"的内容。特别是聚焦于关系的等级任务布置（避免过分抱怨，与朋友讨论积极的活动，对支持她的朋友也给予肯定支持，制订计划和朋友共同参与一些活动）。

追踪愉快感和掌控感

发展出奖励菜单

识别有问题的社交行为

任务等级和布置任务

思维反刍的元认知治疗　　　　针对思维反刍的治疗也开始进行，治疗主要聚焦于 Anne 思维反刍内容的元认知部分。值得一提的是，Anne 评估思维反刍的利与弊时的反应（她提到一个可能的好处就是"弄清楚为什么会分开""让事情变得有意义"）。治疗师和 Anne 检查了思维反刍提供"一个肯定的答案"或者"一个可能的答案"的可能性。另外，思维反刍也被作为一种操作性的回避形式（例如回避了情感、活动以及通常的生活），而这种回避使得她远离愉快的活动以及较好的自我效能感。

识别思维反刍作为应对抑郁情绪的策略

指定思维反刍时间　　　　奖励活动计划，为最近的将来安排积极活动，练习冥想，练习在思维反刍有闯入性思维的时候"任其流逝"以及知道一个思考并不总是需要一个回答，这些技术都被证明对她是有帮助的。她也计划了"思维反刍／担忧时间"，这样在其他时间无论白天或者晚上，当她出现思维反刍的时候就简单记下来并推迟到专门指定的时间去思考。在思维反刍时间，她要问自己下面这些问题："对这个反复思考有什么利和弊？把已经发生的事情看作'无法改变的'和'过去的'有什么好处？为了使我的生活更有奖赏性，我现在能够做什么？"对思维反刍有一个自我脚本证明是有帮助的，对思维反刍的延迟使她认识到以前备受困扰的思维反刍不再是那么重要了。

思维反刍的元认知检查

改善睡眠习惯　　　　Anne 的失眠也值得一提。首先是治疗师建议她每天晚上都在同一时间上床，

使用睡眠日志

减少睡眠的"安全行为"

其次是只把床用来睡觉，如果在床上开始思维反刍或者在 20 分钟内不能入睡就起床；简单记下思维反刍的内容和担忧并告诉自己到第二天的专门时间再考虑；练习"不要入睡"；避免周末打盹。她还做了睡眠日志，记录了何时上床，夜间觉醒次数，估计入睡时间和睡眠持续时间，觉醒时间，是否用药及时间，以及其他思维及行为。最后，治疗师建议她不要在夜间反复看钟表检查时间，也不要进行"自我引导"入睡的方法。在 7 次治疗后，她的 BDI-Ⅱ 评分是 19。

第 8—12 次治疗

监测负性思维

识别自动思维和适应不良性假设

对思维和假设的认知重构

Anne 继续使用行为激活，等级任务作业，思维反刍指定时间，失眠治疗，自动思维记录和分类，改善她和朋友的交往技能，以及其他技术。治疗师开始更多地关注她情绪波动时的想法内容，让她记录下两次治疗期间的想法。Anne 的自动思维是："我把自己的婚姻搞砸了""我会单身一辈子""我不是一个好母亲""我会一直抑郁下去的"。她的假设是"我需要一段觉得自己有价值的关系"和"我需要把事情做好，这都取决于我自己"。她的自我图式主要是关于抛弃、无助（"我照顾不了我自己"）以及不完美这几个方面。

治疗师帮助 Anne 识别自动思维，并按照思维歪曲的方式对它们进行分类，继而检查这些自动思维的支持和反对证据。对她的自动思维通过下面的技术来进行评估和检查：分类，评估相信的程度，评估与思维相应的情感，检查思维的成本—收益，检查每个思维的支持和反对证据，询问"我会给有同样思维的朋友提什么建议"，就反驳某一思维进行角色扮演，对一个思维进行行为实验、修正思维以让其更加合理。对 Anne 提出的她需要一段有价值的关系这个假设采用了成本—收益评估，采用双重标准技术（"这件事你会告诉朋友吗？为什么"），使用饼图技术（"列出你作为人类的一员所拥有的所有特点，在这个饼上给每一个特点分配一定比例"），列出依赖性的特点和行为，挑战"有价值"的含义（使用语义技术）。

检查自我图式

识别图式起源

对 Anne 的自我图式（如"我是无助的"）使用了语义技术来进行检查（"你如何定义'无助'"），检查了她关于自我信念所导致的结果（包括她曾经选择了一个批评性伴侣，没有去追求更高、更有挑战性的目标），列出了她已经达到的和能够达到的目标，检查了她有"折扣"思维的倾向，评估了她是怎样从原生家庭中学习到"女性只有是一个好母亲和好妻子的时候才是有价值的"假设。

　　Anne 报告自己与朋友在一起的愉快时间增加了，自我批评减少了，对将来的目标抱有更多期望了（包括工作、关系、兴趣、爱好），精力增加了，睡眠改善了。她的 BDI- II 评分减少到了 10。

第 13—18 次治疗

再次评估进展　　　　Anne 说她自己的思维反刍时间比以前明显减少了，她的焦虑也减轻了。她已经停止使用思维反刍指定时间了，因为她现在更加关注自己的活动、友谊以及

重新看待丧失　　将来的计划。Anne 能够开始考察她和前夫在孩子监护及经济、理财方面的差别，并意识到离开他自己会变得更好。她现在能够不把前夫的行为归因到自己身上，开始把离婚这件事放到更大的视野中去看待，即她拥有更宽广的生活，没有了前夫她会生活得更好。

养育技能训练　　另外，治疗师对 Anne 进行了父母养育技巧的训练，目的是帮助她发现孩子的优点，设置积极行为奖励菜单，使用沟通技术及时对孩子进行肯定以及要注意得到孩子的感受反馈。她也开始认识到不需要把任何事情都看作自己的责任。她不能控制所有的变量，因此她也就不能总是完全得到自己想要的结果。接受自己

接受局限性和不确
定性　　的局限性和世界的不确定性缓解了她对控制感和对完美的不懈追求的程度。她能够比较婉转地对母亲提供支持肯定，也能够接纳和承认她母亲就是她母亲，她开始学会如何与母亲相处了。

逐渐拉长治疗间隔　　治疗的目标转向开始为结束做准备，在 2 个月时间里每 2 周一次，她的 BDI- II 评分已经下降到 7。Anne 仍然提到对过去有后悔、有悲伤，有时候还有犹豫不决。但是她也感到自己已经学会了一些自我帮助的技术，这对自己的将来也会有用。

效果维持治疗

　　治疗师建议 Anne 可以在治疗结束后的一年多进行不定时的效果维持治疗，一方面可以处理可能碰到的一些问题，一方面练习正念冥想技术。在治疗结束后

使用问题解决技术   的 18 个月里，Anne 一共来了 5 次。最近的两次维持治疗涉及与前夫经济方面的冲突和矛盾。这种冲突激活了她自己是一个牺牲者的感觉，以及无助感方面的害怕和恐惧。她已经能够识别和区别这些问题，进行了问题解决技术，并成功地对这些观念进行挑战（"这是一个利益问题，不要总归因于自己"）。她还得到了一盒 Jon Kabat-Zinn 的正念冥想录音带（见 Kabat-Zinn，1994）。她被要求承认并接纳任何出现在脑海里的负性想法，把这些想法想象成呼吸的一部分，随着呼吸自

正念冥想训练   然地呼出让其飘逝。从此刻到下一个时刻，任何这些想法都在自然流逝。这对她的放松很有帮助，同时正念冥想也提供了思维反刍时的一种替代的方法。她提到这些技术和维持治疗对她很有帮助，承认思维反刍不能够引导建设性的活动，她有足够的积极目标需要去努力，不需要在思维反刍上浪费时间。

工具表 2.1 摄入性访谈工具表

患者姓名：＿＿＿＿＿＿＿＿＿＿ 日期：＿＿＿＿＿＿＿＿

年龄：＿＿＿＿＿ 出生日期：＿＿＿＿＿ 性别（选择）：男 女

地址：

城市：＿＿＿＿＿＿ 州（省）：＿＿＿＿＿ 邮编：＿＿＿＿＿＿

家庭电话：＿＿＿＿＿ 工作电话：＿＿＿＿＿

其他电话：＿＿＿＿＿＿＿＿＿＿＿＿＿＿＿＿＿＿＿＿＿＿＿＿＿

职业：＿＿＿＿＿＿＿＿＿＿＿＿＿＿＿＿＿＿＿＿＿＿＿＿＿＿＿＿

雇主：＿＿＿＿＿＿＿＿＿＿＿＿＿＿＿＿＿＿＿＿＿＿＿＿＿＿＿＿

教育程度：＿＿＿＿＿＿＿＿＿＿＿＿＿＿＿＿＿＿＿＿＿＿＿＿＿＿

社会保险号码：＿＿＿＿＿＿＿＿＿＿＿＿＿＿＿＿＿＿＿＿＿＿＿＿

由谁转介：＿＿＿＿＿＿＿＿＿＿＿＿＿＿＿＿＿＿＿＿＿＿＿＿＿＿

家人：＿＿＿＿＿＿＿＿ 电话：＿＿＿＿＿＿＿

紧急情况下联系（如果与上面不同）：

　　姓名：＿＿＿＿＿＿＿ 电话：＿＿＿＿＿＿

婚姻状况：（选择一个）单身 已婚 分居 离异 丧夫（妻） 同居

配偶（伴侣）姓名：＿＿＿＿＿＿＿＿＿＿＿＿＿＿＿＿＿＿＿＿＿＿

配偶（伴侣）职业：＿＿＿＿＿＿＿＿＿＿＿＿＿＿＿＿＿＿＿＿＿＿

子女（姓名和年龄）：＿＿＿＿＿＿＿＿＿＿＿＿＿＿＿＿＿＿＿＿＿

　　姓名：＿＿＿＿＿＿＿＿＿ 年龄：＿＿＿＿＿＿＿＿

　　姓名：＿＿＿＿＿＿＿＿＿ 年龄：＿＿＿＿＿＿＿＿

　　姓名：＿＿＿＿＿＿＿＿＿ 年龄：＿＿＿＿＿＿＿＿

　　姓名：＿＿＿＿＿＿＿＿＿ 年龄：＿＿＿＿＿＿＿＿

宗教信仰：＿＿＿＿＿＿＿＿＿＿＿＿＿＿＿＿＿＿＿＿＿＿＿＿＿＿

你有医疗保险吗？（选择一个） 有 无

保险规定：＿＿＿＿＿＿＿＿＿ 每次治疗保险付多少（%）：＿＿＿＿＿＿＿＿＿

你目前正在看其他治疗师吗？（选择）是 无

如果是，治疗师的姓名是：＿＿＿＿＿＿＿＿＿＿＿＿＿＿＿＿＿＿＿

请列出以前的治疗师和就诊日期：（空格不够可以附表）

姓名：＿＿＿＿＿＿＿＿＿＿ 日期：＿＿＿＿＿＿＿ 至＿＿＿＿＿

姓名：＿＿＿＿＿＿＿＿＿＿ 日期：＿＿＿＿＿＿＿ 至＿＿＿＿＿

姓名：＿＿＿＿＿＿＿＿＿＿ 日期：＿＿＿＿＿＿＿ 至＿＿＿＿＿

姓名：＿＿＿＿＿＿＿＿＿＿ 日期：＿＿＿＿＿＿＿ 至＿＿＿＿＿

引自《抑郁和焦虑障碍的治疗计划与干预方法》第二版（The Guilford Press，2012）。

你目前正服用药物吗？或者曾经因为精神健康问题服过药吗？（选择）   是   否

如果回答肯定，请列出药名、剂量、使用日期：（必要时可以使用补充的表）

_____

_____

_____

_____

请列出给你处方的精神科医师的姓名、地址和电话：

姓名：_____

地址：_____

城市：_____ 州（省）：_____ 邮编：_____

办公室电话：_____

你曾经因为精神疾病住过院吗？（选择）   是   否

如果是，请列出医院、日期和住院原因：

_____

_____

_____

_____

_____

你最后一次接受医师给你的身体检查是什么时候？结果如何？

_____

_____

_____

_____

内科医师姓名：_____   办公室电话：_____

有一些医学问题对你造成了明显影响吗？（选择）   是   否

如果是，请描述：

_____

_____

_____

_____

你目前还在服用药物吗？（选择）   是   否

如果回答肯定，请列出药名和剂量（必要时可以补充表）

_____

_____

_____

请从下面的问题中选择你期望得到帮助的领域：

焦虑	自杀	愤怒	做出决定
抑郁	自信心	攻击	暴力
害怕	孤独	无望	精力不足
头痛	肠易激	问题解决	工作
不活动	害羞	社交技能	友谊
情绪波动	冲动	会见他人	超重
后悔	性问题	失眠	低体重
自尊	躯体主诉	自我批评	易激惹性
婚姻问题	控制进食困难	拖延	惊恐
酒精滥用	其他物质滥用	冲突解决	强迫想法

其他（请列出）：

_____

_____

_____

_____

你最近一年曾经历过压力和应激吗？（选择）　　是　　否

如果是，请描述：

_____

_____

_____

_____

_____

你曾经历过创伤吗？（选择）　　是　　否

如果是，请描述：

_____

_____

_____

_____

你会因为感到焦虑而回避一些情景和人吗？（选择）　　是　　否

如果是，请描述：

_____

_____

_____

_____

你会锻炼身体吗？（选择）　　是　　否
如果是，请描述：

_____
_____
_____
_____

你觉得自己的身体锻炼过度了吗？（选择）　　是　　否
如果是，请描述：

_____
_____
_____
_____

你的休闲娱乐活动是什么？

_____
_____
_____
_____

请描述你的进食习惯。

_____
_____
_____
_____

你每天消耗多少咖啡、茶或其他形式的咖啡因？

_____
_____
_____
_____

你曾经有过进食障碍吗?(选择) 是 否
如果是,是什么障碍?什么时候?

超重:_____

体重过轻:_____

厌食:_____

贪食:_____

其他:_____

你曾经有过2天或更长时间体会到下列情况吗?(选择每一个适合你的情况)

睡眠需要减少	非常健谈	思维奔逸	自尊心特别强
不寻常地花钱	开快车	容易分心	非常容易发脾气或愤怒

你曾经经历过下列这些情况吗?(选择适合你的情况)

每天喝酒超过5杯	感到无法抵挡地想要饮酒
醉酒驾驶	不能回忆喝酒那天晚上的事情
了解你的人认为你有饮酒方面的问题	饮酒是为了减轻焦虑

还有别的情况是你期望治疗师了解的吗?请描述:

_____

_____

_____

_____

_____

家族史

母亲:(选择)健在? 去世? 如果母亲已经去世,请你写下时间及原因:_____

婚姻状况:(选择)单身 已婚 分居 离异 丧夫 同居

职业:(列出过去的及现在的)

_____

_____

_____

_____

有精神卫生问题吗?如果有,请描述:

_____

_____

_____

_____

_____

有物质滥用吗？如果有，请描述：

_____

_____

_____

_____

_____

父亲：（选择）健在？去世？如果父亲已经去世，请你写下时间及原因：_____

婚姻状况：（选择）单身　　　　已婚　　　　分居　　　　离异　　　　丧妻　　　　同居

职业：（列出过去的及现在的）

_____

_____

_____

_____

_____

有精神卫生问题吗？如果有，请描述：

_____

_____

_____

_____

有物质滥用吗？如果有，请描述：

_____

_____

_____

_____

兄弟姐妹：姓名、年龄、职业：

_____

_____

_____

_____

有精神卫生问题吗？如果有，请描述：

_____

_____

_____

_____

有物质滥用吗？如果有，请描述：

_____

_____

_____

_____

其他亲戚：在你的祖父（母）、叔伯舅、姑姨等人中有精神疾病吗？如果有，请描述：

_____

_____

_____

_____

_____

继母：（选择）健在？　　去世？　　如果去世，时间及原因：_____

职业：（列出过去及现在的）

_____

_____

_____

_____

有精神卫生问题吗？如果有，请描述：

_____

_____

_____

_____

有物质滥用吗？如果有，请描述：

_____

_____

_____

_____

继父（选择）健在？　　去世？　　如果去世，时间及原因：_____

职业：（列出过去及现在的）

_____

_____

_____

_____

有精神卫生问题吗？如果有，请描述：

_____
_____
_____
_____
_____

有物质滥用吗？如果有，请描述：

_____
_____
_____
_____
_____

继兄弟姐妹：姓名、年龄、职业：

_____
_____
_____
_____
_____

有精神卫生问题吗？如果有，请描述：

_____
_____
_____
_____

有物质滥用吗？如果有，请描述：

_____
_____
_____

工具表 2.2 抑郁症症状快速自评量表（QIDS-SR$_{16}$）

患者姓名：_____ 日期：_____

根据最近 7 天的情况，请为下面的条目选择一个适合你的答案：

1. 入睡
- ☐ 我入睡从来不需要 30 分钟。
- ☐ 我至少需要 30 分钟才能入睡，这种时候不到一半。
- ☐ 我至少需要 30 分钟才能入睡，这种时候超过一半。
- ☐ 我至少需要 60 分钟才能入睡，这种时候超过一半。

2. 夜间睡眠
- ☐ 我夜间几乎不会醒来。
- ☐ 我有点坐立不安，浅睡眠时偶尔会醒来。
- ☐ 我晚上有时会醒来 1 次，但能够很快入睡。
- ☐ 我几乎每个晚上都会醒来，要 20 分钟或更长时间才能入睡，至少一半的日子都是如此。

3. 醒来太早
- ☐ 大部分时候，我醒来的时间不会早于通常起床时间 30 分钟。
- ☐ 大约有一半的时候，我会在通常起床时间 30 分钟之前醒来。
- ☐ 我大约总会在通常起床时间 1 小时前醒来，但最后能再次入睡。
- ☐ 我常常在通常起床时间 1 小时前醒来，再也不能入睡。

4. 睡眠过多
- ☐ 我每晚睡眠不长于 7～8 小时，白天不会打盹。
- ☐ 我在 24 小时内的睡眠不长于 10 小时，包括打盹。
- ☐ 我在 24 小时内的睡眠不长于 12 小时，包括打盹。
- ☐ 我在 24 小时内的睡眠比 12 小时还多，包括打盹。

5. 感到悲伤
- ☐ 我不感到悲伤。
- ☐ 我大约有不到一半的时候感到悲伤。
- ☐ 我大约有多余一半的时候感到悲伤。
- ☐ . 我几乎总是感到悲伤。

6. 食欲减退
- ☐ 我的食欲没有减少。
- ☐ 我吃得比平常少了，有时候很少。
- ☐ 我即使努力吃，进食量也比平常明显少。
- ☐ 我在 24 小时内几乎可以不吃，只有特别努力或有人劝说时才会吃一点。

7. 食欲增加

☐ 我的食欲没有增加。

☐ 我比通常吃得更多、更频繁。

☐ 我的食欲比平常明显好，几乎总是吃得更多。

☐ 无论是就餐时或者两餐之间，我都忍不住要吃很多。

8. 体重减轻（最近 2 周内）

☐ 我的体重没有减少。

☐ 我的体重好像减轻了。

☐ 我大概减少了 2 磅（0.91kg）或更多。

☐ 我大概减少了 5 磅或更多。

9. 体重增加（最近 2 周内）

☐ 我的体重没有增加。

☐ 我感到体重有点增加。

☐ 我增加了 2 磅或更多。

☐ 我增加了 5 磅或更多。

10. 集中注意力 / 做决定

☐ 我集中注意力和做决定的能力和平常一样。

☐ 我有时感到难以做决定，注意力偶尔不集中。

☐ 很多时候我都难以集中注意力，也难以做决定。

☐ 我几乎不能阅读，做很小的决定都很难。

11. 对自己的看法

☐ 我觉得自己和其他人一样是有价值的，值得尊重的。

☐ 我比平常更容易责备自己。

☐ 我几乎总觉得自己是麻烦制造者。

☐ 我几乎总是想到自己的大大小小的缺点。

12. 想到死亡或自杀

☐ 我没有想到死或者自杀。

☐ 我觉得生命变空了，有时会怀疑是否值得活着。

☐ 我几乎每周都会有数分钟想到死或者自杀。

☐ 我一天中好几次都会想到死或者自杀，或者已经决定了自杀。

13. 一般兴趣

☐ 我对他人和活动的兴趣没有什么变化。

☐ 我注意到自己对他人和活动的兴趣减少了。

　□ 我发现自己只对以前的一两项活动感兴趣了。
　□ 我对以前喜欢的活动几乎没有任何兴趣。

14. 精力水平
　□ 我的精力通常没有什么变化。
　□ 我比平常更容易疲劳。
　□ 我要付出更多的努力来开始和完成通常的活动（如购物、做家庭作业、做饭和上班）。
　□ 我难以完成大多数日常活动，因为我没有这个精力。

15. 感到迟缓
　□ 我的思考、说话和行动与平常一样。
　□ 我觉得自己的思维变慢了，声音听起来也单调和沉闷。
　□ 对许多提问我都需要思考好几秒才有回答，我觉得自己的思维变慢了。
　□ 如果不是特别努力，我对很多问题都反应不过来。

16. 坐立不安
　□ 我没有坐立不安。
　□ 我经常烦躁不安，搓手，或在椅子上移动。
　□ 我烦躁不安，总想四处动。
　□ 我不能坐着，总要走来走去。

总分从 0 到 27 分。QIDS-SR$_{16}$ 的评分关键点如下：
- 选择 4 个睡眠条目中的一个最高分（条目 1 ~ 4）
- 选择条目 5 的分数
- 选择 4 个体重相关条目的一个最高分（条目 6 ~ 9）
- 选择条目 10 ~ 14 的总分
- 选择 2 个精神运动条目的一个最高分（条目 15 ~ 16）
- 计算上面提到的总分

根据 QIDS-SR$_{16}$ 总分对严重程度判断如下：轻度抑郁（6 ~ 10），中度抑郁（11 ~ 15），重度（16 ~ 20），非常严重（21 ~ 27）。

工具表 2.3　抑郁症评估：测评分、物质滥用、既往史和建议

患者姓名：_____　　　　　日期：_____

治疗师姓名：_____　　　　已完成治疗次数：_____

测验数据 / 得分

贝克抑郁量表第 2 版（BDI- II）_____　　贝克焦虑问卷（BAI）_____

大体功能评估（GAF）_____　　贝克无望感量表_____

抑郁症状快速自评量表（QIDS-SR$_{16}$）_____

婚姻适应量表（DAS）_____

米隆临床多轴问卷（MCMI- III）：_____

_____

其他问卷（注明）：_____

_____

物质使用

目前服用的精神科药物（含剂量）：_____

_____

开药者：_____

_____

过去使用的药物（含剂量）：_____

_____

使用酒精 / 其他药物（种类和数量）：_____

_____

_____

过去滥用的物质：_____

_____

_____

心境障碍发作史（初次访谈用）

既往抑郁发作：

　　发作　　　　　　持续时间　　　　　诱发事件　　　　　　治疗

引自《抑郁和焦虑障碍的治疗计划与干预方法》第二版（The Guilford Press，2012）。

既往躁狂／轻躁狂发作（如果存在）：

    发作   持续时间   诱发事件   治疗

自杀意念：   无   轻微   中度   强烈

推荐：

药物评估

增加治疗次数

行为干预

认知干预

人际关系干预

婚姻／配偶治疗

其他：

工具表 2.4　抑郁症评估：认知、行为、人际关系

患者姓名：＿＿＿＿＿＿＿＿＿＿＿＿　　　　　　　日期：＿＿＿＿＿＿＿＿＿＿＿＿

认知评估

描述一个你感到抑郁和悲伤的情景：＿＿＿＿＿＿＿＿＿＿＿＿＿＿＿＿＿＿＿＿＿＿＿
＿＿
＿＿

完成这句话："我感到悲伤是因为我正想到……"：＿＿＿＿＿＿＿＿＿＿＿＿＿＿＿＿＿
＿＿
＿＿
＿＿

"这将很困扰我，是因为它意味着……"：＿＿＿＿＿＿＿＿＿＿＿＿＿＿＿＿＿＿＿＿＿
＿＿

"我的抑郁会轻一点，如果……"：＿＿＿＿＿＿＿＿＿＿＿＿＿＿＿＿＿＿＿＿＿＿＿＿
＿＿

该患者典型的自动思维扭曲方式：

读心术：

算命术：

灾难化思维：

贴标签：

折扣思维：

负性过滤：

过度概括：

二分法思维：

个人化：

自责：

不公平比较：

后悔倾向：

如果——怎么样？

情感推理：

不能驳斥：

聚焦判断：

低挫折耐受：

引自《抑郁和焦虑障碍的治疗计划与干预方法》第二版（The Guilford Press，2012）。

该患者潜在的功能失调性假设：

潜在的负性图式（具体）：

假设的童年早期或生活事件：

补偿策略：

回避策略：

行为学评估

当人们谈到抑郁症的时候，他们要表达的意思可能是不同的。当你感到悲伤或者感到情绪低落的时候，你通常的应对方式是什么？

当你感到抑郁的时候，你会回避一些情境吗？

当你不那么抑郁的时候，你想要做什么？

你发现自己被负性想法控制了吗？这些想法在你的脑海中不停出现吗？

面对这些想法和感受你怎么办？

对下面适合你的每个行为写出频率、持续时间、程度以及出现的情境：
　　效率不高的行为：
　　与他人疏远：
　　思维反刍：
　　社交技能不足：
　　自我奖励不当：
　　环境中奖励不当：
　　处在让人厌烦的环境：
　　不当的挑战和新奇经验：
　　问题解决能力缺乏：
　　缺乏资源（如经济状况）：
　　失去过去奖励性活动：

人际关系评估
　　举例说明存在的问题：
　　经常争吵：
　　失去一段关系：
　　缺乏支持：
　　没有来自他人的奖励：
　　惩罚他人：
　　频繁抱怨：
　　拒绝他人支持：
　　与人接触很少：
　　个人外表／打扮不合适：

工具表 2.5　自杀风险评估

患者姓名：_____　日期：_____

治疗师姓名：_____

评估目前的自杀意念和行为，以及既往的自杀计划、自杀愿望和行为。

提问	目前	既往
1. 你曾经想要伤害自己吗？［如果是］请描述		
2. 你曾经有这种时候吗？无论会冒多大危险，甚至可能死亡或会受伤，你都毫不在意？［如果是］请描述		
3. 你曾经对他人声称会伤害自己吗？［如果是］你对谁说的，为什么？		
4. 你曾经故意伤害过自己吗？［如果否，跳到第 17］		
5. 你是怎样伤害自己的？		

提问	目前	既往
6. 你曾经这样做过多少次？什么时候？请描述		
7. 在伤害自己之前或之后你曾经告诉过他人吗？你曾声称过要伤害自己吗？［如果是］请描述		
8. 你计划过要伤害自己吗？或者没有计划，突然就发生了？		
9. 当你伤害自己时头脑处在什么状态呢？是抑郁、昏昏沉沉、焦虑、放松、愤怒、兴奋吗？你当时饮酒或使用药物了吗？		
10. 你当时告诉过他人吗，还是被其他人发现的？后来呢？		
11. 你当时去医院见医师了吗？［如果是］哪个医院？哪个医师？［获得出院信息］		

提问	目前	既往
12. 你为自己还活着是感到高兴、尴尬、负罪感？为没有杀死自己而后悔吗？		
13. 在自杀未遂后不久，你还想过要杀死自己吗？		
14. 有什么事情诱发了你自杀吗？［如果是］请描述；［如果否，请到第 17］		
15. 在这个事件后你是怎么想的？后来又怎么想到要伤害自己呢？		
16. 如果类似的事情再次发生，你会怎么办？		
17. 你的家庭成员或好朋友中曾经有人伤害过他们自己吗？		

提问	目前	既往
18. 你如何描述自己目前［过去］生存的愿望？ 　　　无 轻微 中度 强烈		
19. 你如何描述自己目前［过去］想死的愿望？ 　　　无 轻微 中度 强烈		
20. ［如果现在或者过去想到过死］你想要死或者伤害自己的理由是什么？无望、抑郁、报复、焦虑、和已经去世的相爱的人在一起或者是其他原因？		
21. ［如果现在或者过去想到过死］你有过伤害自己的计划吗？计划是什么？为什么实施了［为什么没有实施］？		
22. 有一些理由使得你不会伤害自己吗？请解释		
23. 与死相比，你有更多的理由活着吗？		

提问	目前	既往
24. ［如果否］需要发生什么变化你才能够更想活下去？		
25. 你想要拥有枪支吗？		
26. 你住在高层楼房里吗？你的住处离高架桥近吗？		
27. 为了预备某一天自杀，你在储存药物吗？		
28. 你开车会特别快吗？		
29. 你曾经感到昏昏沉沉，不知道周围正在发生什么吗？［如果是］请描述		

提问	目前	既往
30. 你曾经每天要饮 3 杯啤酒或其他酒类吗？你使用什么药物？使用毒品吗？这些物质影响你的情绪了吗？［如果是］请描述		
31. 你写过遗书吗？		
32. 你觉得事情会变得好起来吗？		
33. 你觉得因为什么原因事情会好起来？		
34. 为什么事情看起来很无望？		
35. 你愿意向我承诺不伤害自己吗？紧急的时候你愿意联系我吗？		

续表

提问	目前	既往
36. 你的承诺是严肃的，我可以相信你的承诺？对于自己做到这个承诺你有什么怀疑吗？［如果有］是什么？		
37. 为了确定我们拥有需要的支持系统，我能够和［你的爱人或好朋友］沟通吗？		
38. ［患者需要住院吗？需要增加治疗频率吗？需要药物治疗吗？需要电痉挛治疗（ECT）治疗吗？］		

治疗师：小结访谈情况，总结患者既往自杀未遂的特点，以及其他：_____
_____
_____
_____

工具表 2.6　不自杀协议书

　　我＿＿＿＿＿＿［患者姓名］，同意联系我的治疗师并与他／她交谈而不伤害自己，不实施自杀行为。如果情况紧急，我联系不上治疗师或他／她的同事，我将会拨打 120 求助，或者直接到医院急诊科接受帮助。

患者姓名：＿＿＿＿＿＿＿＿＿＿　　　　　　日期：＿＿＿＿＿＿＿＿＿＿

签名：＿＿＿＿＿＿＿＿＿＿＿＿＿＿＿＿＿＿＿＿＿＿＿＿＿＿＿＿＿＿

见证者姓名：＿＿＿＿＿＿＿＿＿＿＿＿＿＿＿＿＿＿＿＿＿＿＿＿＿＿＿

见证者签名：＿＿＿＿＿＿＿＿＿＿＿＿＿＿＿＿＿＿＿＿＿＿＿＿＿＿＿

工具表 2.7 关于抑郁症的知识和信息（患者使用）

什么是抑郁症？

　　我们很多人都有情绪的波动，有些时候我们会沉浸在"低落"的情绪中不能自拔而需要帮助。抑郁症会有各种症状表现，包括精力减退、丧失对活动和生活的兴趣、悲伤、失去食欲、体重减轻、容易激惹、难以做决定以及想要自杀。很多抑郁症患者也会感到焦虑，他们常常会感觉到担心、恶心、头昏、皮肤一阵阵冷或热、视力模糊、心跳加快、出汗。

　　临床上的抑郁症表现从轻到重。例如：一些人主诉时不时出现轻度抑郁症症状。而其他人，那些遭受严重抑郁症困扰的人，主诉的症状要多得多，且频繁出现，持续很长时间，让人非常困扰。

　　临床上的抑郁症和亲人去世的丧失、分居、离异引起的悲哀不同。在悲哀的时候感觉到伤心、空空的、精力减退、对日常生活失去兴趣、愤怒和焦虑也是正常悲哀过程中的常见现象。但是，临床上的抑郁症和悲哀不同，前者可以在没有丧失的时候发生。另外，临床上的抑郁症常常持续时间比悲哀更长久，还伴随自我批评、无望感和绝望感。

谁会得抑郁症？

　　抑郁症不是发生在那些"不寻常"或"疯狂"的人身上，而是会发生在任何人的身上。抑郁症常常与焦虑相伴随，是情绪的感冒。在任何一年中，相当一部分人都会遭受重性抑郁症之苦。在一生中，25% 的女性和 12% 的男性都会遭受重性抑郁发作的痛苦。抑郁症首次发作后，再次出现抑郁发作的概率很高。幸运的是，有一些非常有效的方法可以治疗抑郁症并能显著减少其复发率。

　　抑郁症患病率存在性别差异的原因还不清楚。可能的原因是女性更愿意向他人承认悲哀的感受和自我批评，男性可能会把抑郁症"隐藏"在酒精和滥用的药物后面。另外，女性从小就被教育作为女性是无助的，是依赖的。相比男性，女性可能控制的奖励资源更少，她们所取得的成就常常是打了折扣的。

抑郁症的病因是什么？

　　抑郁症没有一个单一的原因，我们认为抑郁症是"多因素决定的"——也就是说，一系列不同的因素导致了抑郁症。这些因素可以是生物化学的，也可以是人际关系的、行为的或认知的。对于某些人来说抑郁症可能是以上某些因素导致的，但更有可能是由这些因素的联合作用引起的。生物化学因素可以包括家族的遗传倾向，以及大脑的生物化学状态。人际关系的矛盾和丧失也可能是导致抑郁的因素。行为学的因素如应激压力的增加、积极的愉快体验的减少。认知因素包括多种扭曲的功能失调性思维。让我们更仔细地来了解一下这些行为学和认知因素。

行为如何影响抑郁症？

　　下面是一些更详细的清单，列出了涉及抑郁症的行为学因素。

　　1. 奖励缺乏。你最近生命中经历了明显的丧失吗？例如工作、友谊、亲密关系等的丧失。很多研究证实遭受生命中重大丧失的人容易罹患抑郁症——特别是当他们无法采取适当的应对策略的时候。

　　2. 奖励行为减少。与过去相比，你参加奖赏性的活动减少了吗？抑郁的一个特征就是少活动 / 不活动和退缩。例如，抑郁症患者常常花很多时间在一些被动的、非奖赏性的行为上，如看电视、躺在床上、思考问题、对朋友抱怨等。他们花在挑战性的、奖赏性行为上的时间很少，像积极的社交联系、运动、娱乐、学习及建设性的工作。

　　3. 缺乏自我奖励。很多抑郁症患者不能进行积极的行为来奖励自己。他们很少表扬自己，给自己花钱的时候也

引自《抑郁和焦虑障碍的治疗计划与干预方法》第二版（The Guilford Press，2012）。

很迟疑。抑郁症患者经常会因为觉得自己没什么用而从来不表扬自己。还有一些抑郁症患者害怕或担心如果他们表扬自己，就会变得懒惰，做的事情就会减少。

4. 没有使用技巧。 有一些社交技巧及问题解决技巧你从来不用吗？抑郁症的人在支持他们自己，保持友谊，解决与配偶、朋友或者同事的问题时会碰到困难。因为他们要么缺乏这些技能，要么不使用。他们会有更多的人际矛盾，也就更少有机会让奖励的事情在自己身上发生。

5. 面临新挑战。 你面临着一些新的要求，而你还没有准备好？搬到另外一个城市，开始一个新的工作，成为父母，结束一段关系，开始寻找新朋友，这些新挑战对许多人来说都会成为压力。

6. 处在一个感到无助的环境。 抑郁症可能是由于你一直处在一种自己无法控制奖励和惩罚的环境中而造成的。你感觉到悲伤、疲劳、兴趣丧失和无望，因为你相信无论自己怎么努力，你都不可能把事情变得好一点。缺乏奖励的工作和濒临结束的关系也会给人带来这些感觉。

7. 持续处在惩罚的环境中。 这是一个特别无助的环境，你不仅不能得到奖励，还经常会受到他人的批评与拒绝。例如，很多罹患抑郁症的人会与那些习惯批评他们、以不同方式伤害他们的人待在一起。

8. 回避和被动。 你可以回避困难、不愉快的处境和某些感觉，这导致了更少的奖励和更多的无助感。

尽管上面描述的每个导致丧失和应激的因素都可能引起抑郁症，但这些因素并不会必然导致抑郁症。（想象一下有一个经历丧失的人，他／她是这样来应对这件事的，如增加奖励性的行为、学习新的技能、专注于新目标并积极去做、自我支持。）你的一些思维方式可能会增加你罹患抑郁症的风险，例如如果你总感觉自己应该受责备、改变不了任何事、在每件事情上都应该完美。这些对应激和丧失的"解释"就是你关于自己和周围环境的"认知"。认知治疗关注的就是识别、检查、挑战和改变这些对生命和生活的过于负性的看法。

思维如何影响抑郁？

你的一些思维方式（你的认知）可能导致抑郁情绪。下面列出了一些歪曲的思维方式。

1. 功能失调性自动思维。 这种思维产生的自动想法是自然出现的，看起来似乎有道理，但它们反映的常常是负性感觉和扭曲的感受，如悲伤、焦虑、抑郁、愤怒以及无望。这些歪曲思维方式导致的负性想法举例如下：

读心术： "他认为我是一个失败者。"

贴标签： "我是一个失败者"或者"他是一个蠢人"。

算命术： "我会被拒绝的"、"我会让自己出洋相"。

灾难化： "要是我被拒绝了就太可怕了""我忍不住会焦虑"。

二分法（全或无）思维： "我什么事都干不好""我做什么事都不愉快""什么事情在我这里都不会有好结果"。

折扣思维： "这个不算什么，每个人都能完成"。

2. 功能失调性假设。 这是一些你认为自己应该在做什么的想法，也被抑郁症患者当作生活中的规则。例如：

"我应该得到每个人的同意。"

"如果有人不喜欢我，就意味着我不可爱。"

"我自己做事情从来做不好。"

"如果在某件事情上我失败了，我就是一个失败者。"

"我应该为失败而批评自己。"

"我有问题已经很长时间了，改变不了。"

"我不应该感到抑郁。"

3. 负性的自我概念。 抑郁症的人经常关注且放大他们自身的缺点，低估自己的优秀品质。他们可能认为自己是不可爱的、丑陋的、愚蠢的、软弱的，甚至是邪恶的。

4. 被负性思维占领了大脑。很多人停顿在负性思维和负性感受中，因此变得非常被动和回避。

治疗抑郁症的认知行为治疗是什么？

认知行为治疗是一种可操作性的、高度结构化的、能够非常有效地减少和消除抑郁症患者痛苦的一种心理治疗方法。该治疗通过识别和讨论导致及维持抑郁症的行为和思维模式来治疗抑郁症。这种治疗关注的是你现在、此时、当下的思维和行为。你和你的治疗师会检查行为（多余的、缺乏的）是如何引起你糟糕的感受，或者是好的感受。你也可以采取一些行动来让自己感觉好一些。你和治疗师会讨论让你感到抑郁情绪的一些负性的、非现实的思考方式。该治疗能够帮助你掌握一些工具来帮助自己以更现实的方式进行思考，从而使自己的感受更好。

在认知行为治疗中，治疗师首先会和你讨论你的症状的轻重程度。治疗师将会询问你一些问题并完成一些表格，你也可能需要完成一些标准化问卷以便科学地评估你的症状。包括贝克抑郁问卷（BDI-II）、抑郁症状快速自评问卷（QIDS-SR）、大体功能评估量表（GDI）以及其他问卷。在首次访谈中，你还会被询问并确定你想要达到的治疗目标——例如，增加自尊，改善交流，减少害羞，或者减少无望感和孤独感。你和治疗师会在治疗过程中定期进行评估，并与初始评估结果相比较，以便确定你所取得的进步，保证治疗向协商的目标靠近。

认知行为治疗在抑郁症治疗中如何起效？

许多研究都证实，认知行为治疗对重性抑郁的疗效与抗抑郁药物的疗效相同。而且，许多接受认知行为治疗的抑郁症患者在结束治疗2年后再次接受评估时还保持着良好的效果。在认知行为治疗中，我们不仅仅是要减轻你的症状，还要帮助你学会预防这些症状复发。

药物治疗抑郁症有效吗？

多种药物都被证实对抑郁症的治疗有效。药物需要2～4周才会在你的身体内达到一定的血药浓度水平并起效。一些药物可能有一些不良反应。一些不良反应可能是暂时的并会逐渐减轻，或者可以联合其他药物来减轻不良反应。

作为患者你需要做些什么？

进行抑郁症的认知行为治疗需要你积极的参与。在治疗的初始阶段治疗师会要求你每周来两次，直到抑郁情绪缓解。你也会被要求填写一些评估抑郁、焦虑和其他问题的工具表，需要你阅读与抑郁症及其治疗相关的材料。另外，治疗师可能会请你每周完成抑郁情绪评估及其他与治疗目标相关的评估工具表。治疗师也可能会布置一些家庭作业，即回家练习如何调整自己的行为、思维和人际关系。尽管许多抑郁症患者对自己的抑郁情绪好起来没有希望，但是如果你能坚持这种治疗，你的抑郁症很有可能会逐渐减轻并痊愈。

工具表 2.8　每周活动计划记录表（患者使用）

患者姓名：＿＿＿＿＿＿＿＿＿＿　　　　日期：＿＿＿＿＿＿＿＿＿＿＿

　　本工具表用于监测患者在一周里每小时的行为活动，请记录你在活动中实际体验到的愉快感和掌控感。在记录愉快感时，使用 0 ～ 10 评分法：0 代表没有愉快感，10 代表你能想到的最高愉快感，5 代表处在中间位置。例如，填写在某一格"与朋友谈话，6"代表星期二上午 10 点你和朋友谈话的愉快感是 6。为了评估掌控感（从某项活动中你获得的效能和完成感），也使用 0 ～ 10 评分法，把评分放在前一个数字后。（如："与朋友谈话，6/5"）。

时间	星期一	星期二	星期三	星期四	星期五	星期六	星期日
上午 6 点							
7							
8							
9							
10							
11							
12							
下午 1 点							
2							

引自《抑郁和焦虑障碍的治疗计划与干预方法》第二版（The Guilford Press，2012）。

时间	星期一	星期二	星期三	星期四	星期五	星期六	星期日
3							
4							
5							
6							
7							
8							
9							
10							
11							
12							
晚1～6点							

工具表 2.9 每周活动计划安排：愉快感和掌控感预测记录表（患者使用）

患者姓名：_____　　　　　　　日期：_____

　　本工具表用于计划和安排患者在下一周里每个小时的活动，请填写你计划要做的事情以及你预计的愉快感及掌控感的评分。在记录愉快感时，使用 0 ～ 10 评分法。0 代表没有愉快感，10 代表你能想到的最高愉快感，5 代表处在中间位置。例如，如果你预计在星期一上午 8 点钟锻炼身体的愉快感是 6，就应该在相应位置写上"锻炼身体，6"。为了评估掌控感（从某项活动中你获得的效能和完成感），也使用 0 ～ 10 评分法，把评分放在前一个数字后。（如："锻炼身体，6/8"）。

时间	星期一	星期二	星期三	星期四	星期五	星期六	星期日
上午 6 点							
7							
8							
9							
10							
11							
12							
下午 1 点							

时间	星期一	星期二	星期三	星期四	星期五	星期六	星期日
2							
3							
4							
5							
6							
7							
8							
9							
10							
11							
12							
晚1～6点							

工具表 2.10　功能失调性自动思维记录表（供患者使用）

患者姓名：_____　　日期：_____

时间	情境（事件）： 要具体描述，发生了什么，在哪里，涉及谁	情感： 要具体，你的情绪怎么样，并评估情绪强度（0%～100%）	自动想法： 写下情绪产生前脑子里的自动思维，并评估你的相信程度（0%～100%）	理性反应： 写下你对每个自动想法的理性反应，以及相信的程度（0%～100%）	结局： 评估目前对原有想法的相信程度，以及情感的强度（0～100%）	
					思维	情感

引自《抑郁和焦虑障碍的治疗计划与干预措施》第二版（The Guilford Press，2012）。

工具表 2.11　失眠知识和信息（患者使用）

抑郁和焦虑障碍有一个很常见的不良影响就是失眠。一些患者会有入睡困难（"入睡型失眠"，通常和焦虑有关），而另外一些患者则可能醒得很早（"清晨失眠"，和焦虑、抑郁都有关）。通常在抑郁和焦虑缓解后，失眠也会逐渐减轻，睡眠质量会得到改善。认知行为治疗也可以直接用于你的失眠，这个材料列出了一些干预措施。然而，在实施这些措施之前，你应该记录一些关于你睡眠模式的基线资料，在应用这些措施之后再与基线资料相对比。

本材料中会涉及的一个内容就是助睡眠药物。通常，你的睡眠问题与影响"昼夜节律"的多个因素有关。包括每天体内激素的变化波动，使得你何时想睡觉，何时醒来。让这些自然节律自动安排是很重要的。因此，为了让认知行为治疗能够单独表现出效果，你需要考虑停用任何正在使用的助睡眠药物。助睡眠药物可以改变你的生物钟，并会对采用的认知行为技术产生干扰。实际上，研究显示认知行为治疗比助睡眠药物能更有效地消除失眠。（助睡眠药物通常短期内效果明显）。在决定调整药物前，请咨询你的医师。

一般需要经过相当长的一段时间才能感觉到效果，有可能是几周。因为你受到困扰的睡眠模式是经过了好长时间才形成的，因此要调整过来也需要比较长的时间。不要指望马上就会有效。

如何克服失眠？

1. 建立规律的睡眠时间。要安排好你的生活，保证你大致在相同的时间上床睡觉、起床。这就说明不管你的疲劳程度如何，都要按时睡觉和起床。

2. 避免打盹。打盹看起来很好，醒来后可能感觉也很好，但是它会破坏你的生物钟。你需要引导大脑走上正轨，到点睡，准时醒。拒绝打盹。

3. 床只是睡觉（或者性生活）的工具。失眠常常是因为睡前兴奋因素的增加或者你躺在床上不睡。很多失眠的人常常在床上阅读、打电话、看电视，或者仅仅是在床上担心。因此，床就变得与兴奋和焦虑有关了。需要记住的一点就是，床只是用来睡觉（或性生活）的工具而已，不能用作其他。你可以在另外的房间阅读，打电话。上床睡觉后尽量不要接电话。

4. 避免睡觉前焦虑。在上床睡觉前避免争论和进行挑战性的任务。你不想让发动机开着睡觉吧。睡觉前保持风平浪静，做一些放松的或比较无聊的事情，上床前不要锻炼。

5. 提前设置"担忧时间"和"待做事情清单"。很多失眠是由过度的脑力活动引起的。你可能就是在上床前或上床后想得太多了，你可能正躺在床上考虑明天做什么，你可能正考虑今天做了什么，如果是这样那就考虑得太多了。在上床睡觉前设置 3 个小时或更多的担忧时间，写下你的担忧，问问自己是否可以有建设性的行动，并列出一个待做事情的清单；计划好明天或者本周你将要做什么；接受一些局限性（你不可能把每件事都做完，事情都是不完美的）和不确定性。如果到了晚上上床后你还在担心什么事情，那你就毫不犹豫地起床，把你的担心写下来，再把它放到明天早上。你不需要马上就知道答案。

6. 释放自己的感受。有些时候失眠是因为怀揣着困扰你的情感。这时你可以在上床睡觉前设置一个"感受时间"，在这个时间里你可以写下你的感受。例如："当比尔对我说那些的时候我感到很焦虑，很愤怒。"或者："在和琼吃完午餐后我感觉到很压抑。"在写下来的时候尽可能记录所有的感受，努力让自己的感受变得有意义。同情一下自己，给自己把感受抒发出来的权利。承认在有些时候感到抑郁、焦虑是可以接受的，然后就放在一边。一般在睡觉前 3 小时或更早时做这些。

7. 在晚餐时减少或避免摄入液体，或者避免某些食物。要避免摄入的饮料和食品包括酒、含咖啡的饮料、油脂食品或糖。必要的时候可以咨询营养师，以计划有利于睡眠的晚餐。

8. 如果睡不着就起床。如果在床上躺了 15 分钟还没有入睡那就起床，走到另外一个房间写下你关于睡眠的担忧并挑战它们。典型的负性自动思维是："我再也睡不着了""如果我没有足够的睡眠，我就做不好事情""我需要立刻入睡"，以及"要是我没有足够的睡眠就会生病的"。实际上睡眠不足的最常见后果是感到疲劳和易激惹。这些是不舒服的，但并不是灾难性的。

9. 不要强迫自己入睡。强迫自己入睡只会增加挫折感，导致抑郁和焦虑情绪。极为矛盾的是，一个非常有效的增加睡眠的方法就是放弃要尽快入睡的想法和努力。你可以对自己说："我放弃想要入睡的想法，我只关注身体放松的感觉。"

10. 反复练习使你抑郁或焦虑的想法。就像任何害怕的情况或想法，如果重复得足够多，就会变得无聊。你可以慢慢开始这个练习。你可以往后移动一步，似乎你在观察大脑中这些流逝的想法，在脑海里缓慢、默默地重复几百次，想象你就像僧人一样重复这些想法。不要讨厌和急于打消这些疑虑和想法，就让它们缓慢流逝。

11. 消除安全行为。为了和自己的焦虑战斗，你可能已经发展出了一套仪式化的安全行为，例如检查锁，保持身体不动，重复对自己说"停止担心"。如果已经有了这些，就要努力学会放弃它们。你可以把钟从床头拿走；你也可以允许进入自己脑海的任何想法，不需要努力去控制它，学会和这些想法相处。

12. 挑战负性思维。整个入睡的过程会由于你的一系列负性思维而变得更加复杂。这些思维会妨碍你入睡。如果你对这些思维的有效性提出质疑，它们对你的焦虑的影响力将会减弱。以下是一些人们常有的关于失眠的负性思维，以及对每一个负性思维进行理性反应的例子。

负性思维："我早就应该入睡了，否则我明天无法好好工作。"
理性反应："实际上，睡着不是什么紧急事情。你以前也有过不睡觉的时候。你可能会有点儿疲劳，不舒服、不方便，但这不是世界末日。"

负性思维："有这种类型的失眠是不常见的，这可能意味着我出问题了。"
理性反应："失眠是很常见的，这确实令人不愉快，但几乎每个人都经历过。没有人会因为你有失眠而看低你。"

负性思维："如果我足够努力，我就能让自己入睡。"
理性反应："强迫自己入睡不会有作用。这会增加焦虑，为失眠火上浇油。更好的方法是放弃这种企图，承认不能入睡。然后你就可以放松一点。"

负性思维："当我躺着很清醒地想事情的时候，我应该记得所有事情。"
理性反应："如果有些事情值得记住，那么你就起床，写下它们，然后回到床上。明天还有时间来计划。"

负性思维："我从来就没有睡好过。"
理性反应："睡眠不好可能对很多人来说都存在，也就是不舒服和不方便而已，又不是世界末日。"

睡眠限制治疗：一个有力的选择

对于失眠来说，一些戏剧化的治疗方法有些时候还是有效的。其中一个方法叫作"睡眠限制治疗"。这种治疗的理念就是你需要让自己的大脑重新调整到生物钟的轨道上。相比前面提到的，这种方法更有挑战性，但有的时候效果更好。

该方法涉及使用特殊的"明亮光线"来建立规律的照亮和黑暗周期。可以采用太阳光（使用眼罩等遮盖），高亮度的灯管或者专门用于该治疗目的而设计生产的产品。（后一种类型产品可见于阿波罗照明灯）

睡眠限制治疗的步骤如下：

1. 连续 24 小时不睡觉。第一步最困难，很多人会弄得特别疲劳。但这会有助于重建你的昼夜节律。如果你不能坚持 24 小时不睡觉，你可以从第二步开始。

2. 开始最少的睡眠时间。看看你的基本信息，在过去几周里你的最短睡眠时间是多长？如果是 4 个小时，就从 4 小时开始，不管你感到多么疲劳。如果你计划 7 点起床，就在 3 点上床。

3. 逐渐增加睡眠时间。每晚增加 15 分钟，每晚逐渐提早 15 分钟上床。例如，你前一天是在凌晨 3 点上床，那么当天就 2 点 45 分上床，再后一个晚上就是 2 点半，其后依此类推。

4. 不能总要求 8 小时睡眠。我们许多人都不一定真正需要 8 小时睡眠。观察一下如果你前一晚睡得少，白天你的疲劳感是减少了，还是更加机警了。

尽管睡眠限制治疗对许多人而言似乎很难实施，但可能相当有效。在你完成睡眠限制治疗后，你可以使用前面提到的 12 个步骤来帮助自己保持健康的睡眠。我们每个人都可能会有某个晚上失眠的经历，但是建立适当的睡眠习惯是相当重要的。改善你的睡眠也可以显著缓解你的焦虑和抑郁情绪。

第三章

惊恐障碍与场所恐惧症

描述与诊断

症状

惊恐发作是指突然的、明显的不适感和/或恐惧感的发作，伴有各种躯体症状（如：心悸、发抖、窒息感、呼吸短促、出汗、胸痛、恶心、头晕、发麻、刺痛感、发热或发冷、头昏目眩）和认知症状（如：害怕失去控制，害怕快要死了，分离感或非真实感）。这种发作是突如其来的、短暂的，持续时间很少会超过30分钟，通常在10分钟或更短的时间内焦虑水平到达顶峰。

惊恐发作似乎不知道恐惧是从何而来（"意料之外"的发作，unexpected attacks），或者是在恐惧情境中发作（"情境性"发作，situational attacks，例如：害怕电梯的人在进入电梯时发生惊恐发作）。认知症状如害怕失控、害怕发疯或害怕快要死了，伴随着逃离当时情境或环境的冲动行为，这些都是惊恐在意料之外发作的最重要特征。随着时间的推移，反复意料之外的发作常常演变成情境性惊恐发作。

尽管其他类型的焦虑障碍也会出现惊恐发作，但情境性发作多发生在惊恐障碍中，患者必须体验过意料之外的惊恐发作才能被确诊为惊恐障碍。如果个体反复体验过非预见性的惊恐发作，以及持续性的或者担心未来会有惊恐发作，或者担心惊恐发作的后果，或者仅仅担心其中之一，而且由于惊恐发作，他改变了既往一贯的行为，那么该个体就可以被诊断为惊恐障碍。

那些以后被诊断为惊恐障碍的个体，在首次惊恐发作之后，变得过分关注惊恐时的躯体感受（"内感受性刺激"，interoceptive stimuli）。他们开始担心这些躯体症状的后果（例如"我的心跳加速，这可能会导致心脏病发作"），结果发展出了持续性的担心未来惊恐发作的预期性焦虑。许多惊恐障碍的患者因为惊恐发作改变了自己的行为方式，最后有可能发展出场所恐惧症的症状。

社区人群中大约有 1/3 ～ 1/2 惊恐障碍患者同时符合场所恐惧症的诊断，不过在接受治疗的惊恐障碍患者中没有这么高的比例。与特定恐惧症不同，场所恐惧症患者并非是害怕某个具体的物体或情境，而是害怕置身于会出现惊恐发作并且不易获救或逃离的情境或地方，同时也伴随着患者害怕惊恐发作会导致自己失控、患病或死亡。通常患者害怕的场所包括：开阔或密闭的地方；独处或在拥挤的人群中；公共场所；桥，隧道，电梯；乘公交、地铁、轿车、飞机等。然而，这些个体也会感到恐惧或回避各种各样的情境，包括他们自己的家。罹患场所恐惧症的那些个体，或者是完全回避这些情境，或者是一直非常痛苦地忍受这些情境。他们可能会发展出"安全行为"以应对他们无法回避的情境。比如，一位男性，只有在他妻子的陪同下才能去商厦购物。

关于惊恐障碍和场所恐惧症诊断标准的详尽叙述，请参阅 DSM- Ⅳ -TR（美国精神病学协会，2000 年）。

虽然对很多患者而言，场所恐惧症是惊恐障碍的结果，但它也可以出现在不伴有惊恐障碍的患者中，所以场所恐惧症可以预测未来会有惊恐障碍发作的可能性（Craske Barlow，2008）。不伴有惊恐障碍的场所恐惧症患者比伴有惊恐障碍的患者就诊的可能性少很多。仅仅有场所恐惧症的患者虽然没有发生过全面的惊恐发作，但会出现类似惊恐发作的躯体感受（如胃部不适，膀胱或肠道失控），57% 的患者报告有少量惊恐发作症状的发生。场所恐惧症患者的回避模式和治疗方法与惊恐障碍伴有场所恐惧症的回避模式和治疗方法相类似（Barlow，2002）。

对于惊恐障碍的患者，尤其是伴有场所恐惧症的惊恐障碍的个体，由于其惊恐发作具有普遍性、不可预见性、缺少控制感，需要回避各种情境，以致生活受到了很大的限制。他们寻求适应这些症状的方法，但随着时间的推移，他们的舒适区域越来越小，很多患者出现了抑郁症状。一些患者只能在大楼的第一层或第二层生活或工作，以此避免被困在电梯或楼梯里。另一些患者购物时需要随身携带电话或有家庭成员陪同（"安全人物"）。许多患者随身携带酒精、镇静药物以便自我抢救治疗，也经常会因为物质滥用到临床医生那儿就诊。实际上，在开始脱毒治疗前，他们的其他症状并不明显。

　　罹患惊恐障碍的个体会在睡眠中因为惊恐发作而醒来。50% 的惊恐障碍患者都会出现夜间惊恐发作。通常在睡着后 1 ～ 4 小时，转为慢波睡眠时发生惊恐发作（Craske，1999；Uhde，1994）。与白天的发作不同，夜间惊恐发作是在患者放松的情况下，进入深睡状态、眼动减少、血压下降、心率和呼吸减慢的时候。根据 Barlow（2004）的研究，夜间惊恐发作与放松时引发的惊恐发作相似，可能是由于对放松的躯体感受感到害怕而诱发的。而且，夜间惊恐发作比白天惊恐发作显得更加严重（Barlow & Craske，1988；Craske & Rowe，1997）。有证据表明，有夜间惊恐发作的患者，其白天发作的症状更严重，发作频率更高，有更多的共病、更早的起病年龄（Barlow，2004）。

患病率和生命过程

　　在普通人群中，22% 的个体出现过惊恐发作，他们达不到焦虑障碍的诊断标准（Kessler，Berglund 等，2005）。相对地，惊恐障碍伴或不伴场所恐惧症的终身患病率为 1% ～ 3.5%，年患病率为 0.5% ～ 1.5%，也有报道年患病率为 2.7%（美国精神病学协会，2000；Grant 等，2006；Kessler，Chiu 等，2005）。伴或不伴场所恐惧症的惊恐障碍的发生率在临床样本中较高，有 10% 寻求精神健康咨询的个体符合惊恐障碍的诊断标准。10% ～ 30% 的人就诊综合性医院，至少有60% 到心血管科就诊的患者符合惊恐障碍的诊断。

　　罹患惊恐障碍在女性中更常见。在不伴有场所恐惧症的惊恐障碍患者中，女性的患病率大约是男性的 1.3 倍（Pollack，2005）。伴有场所恐惧症的惊恐障碍患者中，女性的比例更高，女性的发病率是男性的 3 ～ 4 倍（Eaton，Dryman & Weissman，1991；Kessler，Berglund，2005；Pollack，2005）。有很多理论来解释这种性别差异性，包括应对策略、文化认同、激素影响等的差异（Barlow，2002）。

　　流行病学研究发现：欧洲裔美国人、非洲裔美国人、西班牙裔美国人惊恐障碍的发病率相似（Eatou 等，1991；Horwath，Johnson & Hornig，1993），非洲裔美国人的临床样本量不足，他们的起病年龄较晚，可能应对行为不同（Paradis，Hatch & Friedman，1994；Smith，Friedman & Nevid，1999）。不过，对不同民族和不同文化进行比较的组间研究非常稀少，迄今所做的研究中存在着的混杂因素，使得研究难以作出肯定的结论，例如所用的评估工具、社会经济状态的影响，社会支持作用等因素。

　　尽管不同的文化存在共性，但不同文化下对惊恐障碍症状学的描述差异也是显而易见的。在西非，像惊恐一样的症状描述成"脑衰竭"（brain fag）；在美国纳瓦霍（印第安部落），称之为"病魔"；在韩国，称为"hwa-byung"和"shin-byung"（韩语音）；在中国，则被称之为"神经衰弱"和"肾亏"（Hsia & Barlow，2001）。例如，柬埔寨人报道：如惊恐一样的症状被不精确地翻译成"颈部疼痛综合征"，以躯体症状为特征，如头痛、头晕、视物变形（Hinton，Ba，Peom & Um，2000）。然而，由于他们对"*kyol goeu*"概念（风过多，wind overload，体内风失衡的症状会导致致命的结局）的文化信仰，很多有过惊恐发作的高棉人也报告过其他症状，如大风猛吹过身体的间隙，或从腹部往上掠过。他们也报告过灾难化的恐惧：由于风压和血流的增加导致如颈部血管破裂时的濒死感（Hinton，Um & Ba，2001）。尽管"*ataque de nervios*"（字面上的含义是"歇斯底里发作"——这是西班牙人，尤其是加勒比地区的人观察到的症状）与惊恐发作有很多相似的症状，但"*ataque de nervios*"之后是指诅咒、跌倒在地上，或记忆力丧失，被认为是对艰苦生活环境的反应，这种反应在文化上是可以接受的。（Guarnaccia，Rubio-Stipec & Canino，1998）。

　　首次惊恐发作常常发生在 20 岁出头，也可以在青年后期或 35 岁左右首发（美国精神病协会，2000；Grant 等，2006）。极少数患者在 16 岁以下或 45 岁以上首次出现惊恐发作（Kessler，Berglund 等，2005）。如果存在场所恐惧症，常常在惊恐发作后一年内发生（美国精神病协会，2000）。与惊恐障碍发病有关的应激源可能是人际问题、躯体问题、药物所致的可怕经历（Barlow，2002）。

　　与其他焦虑障碍一样，惊恐障碍也是对应激敏感的、慢性化的疾病，在人的一生中时轻时重。但是在少数案例中也有过发作性和持续性病程的报道。不伴有广场恐惧症的惊恐障碍患者痊愈率较高，说明了广场恐惧症加剧了该疾病的恶化（Bruce 等，2005；Yonkers，Bruce，Dyck & Keller，2003）。

遗传学 / 生物学因素

　　惊恐障碍的生物学基础可以追溯到 Klein（1964）最初的发现：药物丙咪嗪

能够有效地减轻惊恐发作，但对慢性焦虑效果不好，而苯二氮卓类药物能减轻广泛性焦虑障碍症状，但不能减少惊恐发作。虽然之后的研究表明苯二氮卓类药物和三环抗抑郁剂都能减轻自发的惊恐发作和广泛性焦虑障碍症状，仍有证据支持惊恐障碍与广泛性焦虑障碍不同，它们有着不同的神经生物学病因（McGinn & Sanderson，1995）。惊恐障碍的生物学病因有以下几条线索的证据，包括：遗传学研究，实验室激发模型，呼吸生理学理论，药物对特定神经递质系统效果评估的研究（见 McGinn & Sanderson，1995）。

遗传学因素

遗传学研究表明，惊恐障碍和广场恐惧症具有中度遗传负荷（Hettema，Neale & Kendler，2001）。例如，有研究显示：如果孪生子中有一个患有惊恐障碍，那么单卵或同卵双生子就比双卵或异卵双生子更有可能罹患惊恐障碍。惊恐障碍患者的一级亲属罹患惊恐障碍的可能性是其他人的 8 倍（美国精神病学协会，2000；Hofmann，Alpers & Pauli，2009）。但是，单卵双生子也可能比双卵双生子分享了更多的环境体验和更相似的养育方式。此外，临床样本中 50% ～ 75% 的患者没有其他患病的家庭成员，说明仅仅用遗传学解释患惊恐障碍的理由是不够的。

虽然还不知道确切基因，各种研究结果也不一样，但基础研究已经认为惊恐障碍与基因位点上 13 号和 9 号染色体有关联。研究涉及腺嘌呤核苷受体基因，胆囊收缩素 - B 受体基因标记，基因研究在特定的神经递质系统也有不一样的报道。在现阶段，尚没有特定的基因标记、气质、惊恐障碍三者之间存在关联的证据；然而，大量的研究支持这样的观念：惊恐障碍患者可能存在非特异性生物学易感性（Craske & Barlow，2008）。

过度换气理论

既然惊恐发作的症状与过度换气时的体验非常相似，那么就用几个概念来解释为什么惊恐障碍患者会发生过度换气（McGinn & Sanderson，1995）。Liebowitz 等（1986）首先提出惊恐障碍主要的紊乱可能是存在功能失调的窒息监测机制。整个进化过程中，当一个器官处于窒息危险时，就发展出了高度敏感的"警报系统"（alarm system）用以监测。高浓度的二氧化碳（CO_2）常常说明器官即将有窒息的危险，而高浓度的 CO_2 则对应着低浓度的氧气（O_2）。Liebowitz 等（1986）

指出，由于惊恐障碍的患者对 CO_2 敏感，即便是低浓度的 CO_2 也可能变成氧供浓度过低的信号。结果，患者大脑的窒息监测机制就发出了缺氧的错误信号，因此引发了窒息，他们便出现了以下症状：① 感到呼吸短促；② 开始过度换气以保持 CO_2 的浓度在窒息阈值以下。因此，Liebowitz 等认为过度换气是结果，实际上是为了防止惊恐发作。

另一个关于过度换气的理论认为：过度换气继发于恐惧体验（McGinn & Sanderson，1995）。该模型表明对惊恐发作的恐惧引起了躯体症状，之后导致恐惧增加、过度换气等，直到患者体验了充分发作的惊恐发作为止。但是，该理论没有描述引起恐惧体验的特定的事件；也没有解释为什么不是所有体验过恐惧的人都会出现惊恐发作。

实验模型认为惊恐障碍的患者存在潜在的生物学功能失调，有研究显示惊恐障碍的患者对乳酸钠和 CO_2 等物质具有上升性的反应（如惊恐发作的症状）（Hofmann 等，2009；McGinn & Sanderson，1995）。呼吸生理学理论认为这些物质没有激发任何单个神经递质系统，通过刺激功能失调的呼吸系统引发了惊恐发作（McGinn & Sanderson，1995）。有理论认为是由于去甲肾上腺素能、五羟色胺能和苯二氮卓系统功能失调，这是基于抗抑郁药物和苯二氮卓类药物能减轻惊恐发作的事实。

总之，激发研究和治疗研究的结果显示：与没有惊恐障碍的那些个体相比，惊恐障碍患者更有可能在实验室被激发出惊恐发作。这些研究也表明实验室激发的发作与自然发作的表现相似，抗惊恐的药物可以阻止和减轻这两种发作（McGinn & Sanderson，1995）。但是，事实上多种生物学物质能够引发和减轻惊恐发作，它更像是普遍的非特异性的作用，而不是特定的生物学制剂诱发了惊恐发作（Hofmann 等，2009）。此外，心理治疗也能阻止和减轻自然发生和实验室引发的惊恐发作，心理因素如指导设置的变化和控制错误观念可以调节惊恐的发作，单独以生物学的理论解释惊恐障碍的病因似乎是不够的。

进化模型

惊恐发作和广场恐惧症的进化模型显示：恐惧是对危险情境的非条件性的反应，对某种刺激或条件（如高处，被困于密闭的空间，开阔的田野，公共场所，独自留下）的敏感性可能是物种生物学适应进化的结果。例如，穿过旷野时，因为易于被肉食动物发现和攻击，就存在非常大的危险。此反应称之为"战斗或逃跑"反应，与惊恐发作期间观察到的躯体唤醒症状相似。惊恐障碍的心理生理学模型中，认为身体对危险的紧急反应、战斗或逃跑反应变得过于敏感，以至引发了错误的报警而不是真实的危险情境，因此不再适应。此外，因为当下的现实生活条件阻止了战斗或逃跑反应（如在地铁上或超市里），个体的焦虑水平就上升演变成惊恐发作（Beck & Emery with Greenberg，1985；Marks，1987；Ninan & Dunlop，2005b）。接着回避行为阻止焦虑发展为惊恐发作，但无意中强化了脑中与恐惧的联系，导致患者更加恐惧和回避与惊恐发作类似的躯体感受（Ninan & Dunlop，2005b）。

共病

大约 50% 的惊恐障碍患者存在至少一种共病；最常见的是其他类型焦虑障碍，心境障碍，物质使用障碍，人格障碍（Barlow，2002；Craske & Barlow，2008）。但是，研究显示这些共患的疾病，包括人格障碍，随着惊恐障碍的治疗，症状也得到了一定程度的改善。

与惊恐障碍经常共患的疾病是以下轴 I 的几种障碍：重抑郁障碍，恶劣心境，社交焦虑障碍（社交恐惧），广泛性焦虑障碍，强迫障碍，特定的恐惧症，疑病症，物质依赖或滥用。大约 1/4 的惊恐障碍患者同时存在重性抑郁障碍，16% 的患者共患广泛性焦虑障碍，15% 的患者共患社交焦虑障碍或特定的恐惧症。另外，大约 15% 的惊恐障碍患者以饮酒作为自我治疗的方式（Robinson，Sareen，Cox & Bollon，2009）。酒精或其他物质的戒断也可能促发惊恐发作。最后，25% ～ 65% 的惊恐障碍患者共患人格障碍，常见的是依赖型人格障碍、回避型人格障碍、表演型人格障碍（Barlow，2002；Grant 等，2006；Sanderson & McGinn，1997）。

尽管过去有少量的研究指出惊恐障碍患者存在自杀的高风险，但新的研究表明：惊恐障碍患者自杀的危险性与共病有关，如抑郁症，边缘人格障碍，或者同时出现物质滥用。因此，本质上，惊恐障碍不是强烈的预测自杀危险的疾病因素，但是需要进一步收集资料以明确惊恐障碍和自杀之间的关系（Barlow，2002）。

功能损伤

无论是对于患者还是社会，罹患惊恐障碍的代价都很高。罹患惊恐障碍个体的职业功能、人际功能、躯体健康等高度受损。他们有可能成为医疗服务的最高利用者，包括急诊和住院（Barlow，2002）。他们也可能和其他精神疾病患者一样损失了很多工作日，与其他慢性躯体疾病和晚期躯体疾病的患者相比，他们报告了更多的功能损伤，导致卫生保健系统直接的（如住院）和间接的（工作效率）代价（Barlow，2002）。例如，惊恐障碍伴广场恐惧症的患者不能离开家而出去工作或者不能做需要乘电梯或出差的工作。患者惊恐发作时也经常会出现在急诊室。

惊恐障碍和广场恐惧症患者必然有人际功能受损的后果。患者恐惧在公众场合出现惊恐发作，这可能会显著地削弱患者与其他人社交的能力。例如，单身女性，既往有广场恐惧症，不能去餐馆或剧院，甚至不能从她的屋子里出来去其他小区。结果，她遇到其他人或发展人际关系的机会必然会变少。正如前面指出，很多广场恐惧症患者常常依赖于陪伴他们的"安全人物"，以防止惊恐发作，因此他们不能独处或开车，随时需要从公共场合"逃跑"或引起医生的关注。他们紧抓住这些"安全人物"不放，不断从他们那儿寻求保证。结果，安全人物的负担非常大，他们常常是患者的父母、配偶 / 伴侣或者是孩子，导致了紧张的人际关系，惊恐障碍患者就此认为他们的存在受到了别人的批评指责。由于害怕惊恐发作，惊恐障碍伴广场恐惧症的患者也对将自己置身于亲密关系中犹豫不决，回避面临被遗弃的风险，而回避则会产生无助感。

鉴别诊断

引起惊恐样发作的常见医学或躯体因素

以下生理障碍伴随着如惊恐样发作的症状，需要予以排除（Fyer，Manuzza & Coplan，1995；Simon & Fischmann，2005；Wilson，2009）：

1. **心血管系统**：心律不齐，心跳过速，冠心病，心肌梗死（恢复），心衰，二尖瓣狭窄，二尖瓣脱垂（MVP），高血压，体位性低血压，短暂缺血发作，肺动脉栓塞，肺水肿。

2. **呼吸系统**：支气管炎，肺气肿，哮喘，胶原病，肺纤维化，慢性阻塞性肺病。

3. **内分泌／激素系统**：甲亢，甲状旁腺功能亢进，低血糖症，经前综合征，妊娠，嗜铬细胞瘤，类癌综合征。

4. **神经／肌肉系统**：颞叶癫痫，重症肌无力，格林-巴利综合征。

5. **听觉／前庭系统**：美尼尔氏病，内耳炎，良性位置性眩晕，中耳炎，乳突炎。

6. **血液系统**：贫血。

7. **与药物有关**：抗抑郁剂撤药，镇静剂或止痛药戒断，饮酒或酒精戒断，兴奋剂使用，药物副反应，咖啡因中毒。

大多数惊恐障碍的患者因为害怕患有致命的疾病，首先会联系内科医生，当患者见到治疗师的时候已经排除了器质性因素。但是，因为惊恐症状影响了其他躯体疾病或物质使用，在心理治疗之前进行全面的医学评估就显得尤为重要。如果惊恐发作只是发生在罹患躯体疾病期间、物质使用或戒断期间，那就不能诊断为惊恐障碍，因为那是躯体疾病或物质使用所致的直接结果。

上面的列表中有两点值得进一步讨论。首先，惊恐障碍的患者也可能同时患有二尖瓣脱垂（mitral valve prolapse，MVP），MVP 对大多数人而言是良性疾病，终身不需要治疗或改变。通过超声心动图可以诊断 MVP，需要评估决定是否需要治疗。大多数 MVP 患者不会罹患惊恐障碍，且大多数惊恐障碍患者没有 MVP，但是临床医生确定惊恐障碍患者有无并发 MVP 很重要。但是夸大了 MVP 的症状（如头晕、心跳加快），就会恶化惊恐障碍的症状（McNally，1994）。

其次，使用中枢神经兴奋剂（如可卡因，酒精，安非他命-苯丙胺，咖啡因）、大麻或中枢神经系统镇静剂（如酒精，巴比妥酸盐）的戒断等均会导致惊恐发作。据推测，过度酒精滥用也可能是引发惊恐障碍的因素，其终身患病的危险约为 1.2%（Cosci，Schruers，Abrams & Griez，2007）。如果只在物质全部戒断时出现惊恐发作，就可以确定是物质引起的惊恐发作的诊断。惊恐障碍可能是在物质使用前发生，物质使用的目的是自我治疗。在该案例中，两种诊断都存在。

其他心理障碍

　　惊恐障碍必须与伴随有惊恐发作的其他精神障碍相鉴别。惊恐障碍的诊断特征是反复出现的、意料之外的惊恐发作，而其他焦虑障碍只可能存在情境性惊恐发作。例如，社交焦虑障碍患者的惊恐发作只在社交场合或表演情境中发作（如当众吃饭，或者用公共卫生间）。相似的，特定恐惧症的患者只在特定恐惧的刺激物存在时出现惊恐发作，强迫障碍的患者只有暴露于与强迫思维内容有关的刺激物时才出现惊恐发作（如暴露于脏物中）。如果惊恐发作只是在其他焦虑障碍恐惧的情境下发生（如担心），这些情况就不能诊断为惊恐障碍。如上所述，很多个体符合惊恐障碍的诊断标准，同时共病焦虑障碍或抑郁障碍，这些案例则需要做出两个诊断。

　　相当比例的惊恐障碍患者存在人格障碍（Chambless & Renneberg，1998；Mavissakalian & Hamann，1986；Reich，Noyes & Troughton，1987），鉴别诊断很重要，以确定症状是否能够解释是一个诊断还是两个诊断。例如，如果一个女性只在认为会发作惊恐的情境中依赖她的丈夫/伴侣，惊恐障碍的诊断就足以解释她的症状。但是，另一个相似的个案，患者惊恐障碍的诊断可能是在先前存在的依赖性人格障碍的基础上新增加的诊断，或者症状可以最好地解释依赖性人格障碍的存在。

　　下面的例子对焦虑障碍进行了鉴别诊断。患者，男性，主诉害怕乘电梯，不愿乘电梯。需要考虑的问题是患者恐惧后果的本质。患者是害怕电梯坠落吗（特定的电梯恐惧症）？还是害怕他会变得焦虑以致出现惊恐发作、失控（惊恐障碍）？患者恐惧的内容不同，治疗内容也是不同的。治疗特定的电梯恐惧症，则在暴露于电梯时（如走进电梯），专注于与电梯有关的灾难化的恐惧（如电梯会坠落）就足够了。但是，如果患者有惊恐障碍，需要暴露于惊恐发作的躯体感受，证明就要发作惊恐的灾难化错误解释（如患者就要心脏病发作或就要疯了）是不确定的，同时需要情景性暴露于回避的情境中，如电梯（Barlow & Cerny，1988；Clark，1986，1989）。

　　治疗师通过确定恐惧的本质来决定患者是哪种焦虑障碍，惊恐发作是否只在特定情境下发生？这些情境激发了特定的焦虑障碍的恐惧特征。如果对以下问题回答"是"，那么治疗师有可能会做出后面的诊断（见图 3.1 的诊断流程图）：

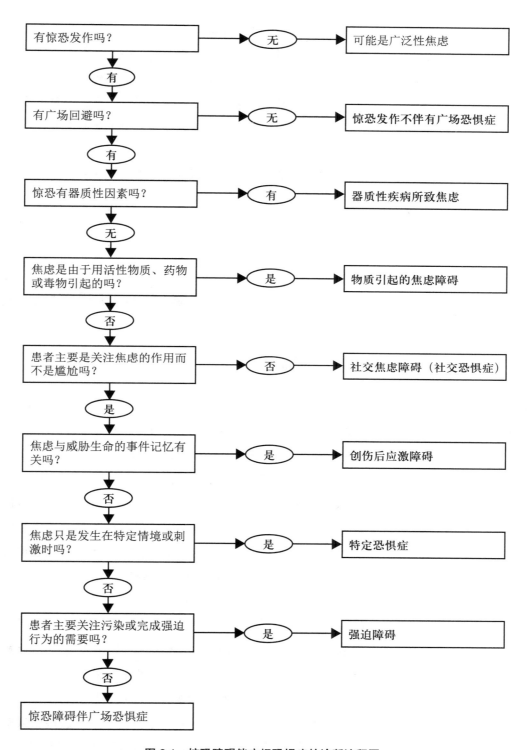

图 3.1　惊恐障碍伴广场恐惧症的诊断流程图

- 患者害怕刺激物本身（如电梯）吗？特定的恐惧症
- 患者害怕负性评价（只有惊恐）吗？社交焦虑障碍
- 患者害怕强迫思维的内容吗？强迫障碍
- 惊恐发作只是发生在广泛焦虑时吗？广泛性焦虑障碍
- 惊恐发作只是发生于与创伤事件有关的刺激时吗？创伤后应激障碍
- 患者存在反复发作的、意料之外的惊恐发作吗？患者害怕惊恐发作时的躯体感受吗？惊恐障碍（伴或不伴广场恐惧症，有赖于是否有广场回避）。

认知行为对惊恐障碍和场所恐惧症的理解

认知—行为模型

　　惊恐障碍和广场恐惧症的认知—行为模型是基于原始环境中恐惧的适应性本质（Barlow，1990；Beck 等，1985；Marks，1987；也可以看第七章）。例如，遭受掠夺的动物避开旷野是他们的适应性行为（如早期的人类），因为旷野的周边风险较小。高地（常常高处落下会致头晕）是野外避开的合理刺激物，因为高地意味着更大的危险。害怕陷入困境也被认为是"适应性的"恐惧（Marks，1987）。由于物种面临危险时存在潜在的适应价值，这些恐惧就被保留下来——但正如上面讨论的一样，患者在惊恐发作时经历的战斗或逃跑反应是非适应性的，是在缺少真正的危险时发生的。

　　认知—行为模型假设：惊恐障碍的患者第一次经历惊恐发作或高度焦虑发作是由于生物学易感性、应激或者躯体因素（如疾病）。生理唤醒产生的感觉（如过度换气，出汗，头晕或心悸）导致灾难化的错误解释（如："我的心脏病要发了""我要疯了"），因此导致过分警觉。之后，患者将生理唤醒所致的感受错误地解释为：灾难化的结果就要不可避免地发生了（这些错误解释是"错误的警报"），结果导致全面的惊恐发作。因此，患者发展出预期性焦虑，回避其他与焦虑相联系的情境；成为广场恐惧症。有些广场恐惧症的患者用安全行为和魔术性想法来应对。这些方法可以暂时减轻焦虑，但强化了广场恐惧。图 3.1 说明了惊恐障碍和广场恐惧症患者的认知 - 行为模型，可以作为患者自助手册而应用。现在，我们将详细地讨论更多导致和维持惊恐障碍和广场恐惧症的因素。

行为因素

行为模型表明惊恐发作变得与恐惧有关是通过经典条件反射实现的，恐惧得以保持是通过操作性条件反射完成的——患者通过回避情境或利用安全行为暂时忍受情境来减轻焦虑（Mowrer，1939）。暂时焦虑缓解对患者而言是负性强化（操作性条件反射），导致未来有更强的回避情境的倾向。回避行为总体上成为相似的刺激物，并与其他情境相关联，患者的世界范围在不断地缩小。

生物学和环境因素

Barlow（2002）提出了一个综合的模型，概括为生物学因素、环境因素、心理因素构成了惊恐障碍的易感性。他认为惊恐障碍患者具有一般性的、非特异性的生物学易感性（如躯体过多唤起状态，情绪不稳），由早年与不可控性和不可预测性有关的经验激发，然后导致对环境低控制的内部感知。在应激状态下，这些特质对焦虑性担忧产生一般性心理易感性，加上以惊恐发作为应激反应的遗传倾向，就形成了特定的神经心理素质，促使惊恐障碍发生。根据 Barlow（2002）的模型，具有生物学易感性的患者，初始的惊恐或错误报警由应激诱发，增强的负性情绪促使病情恶化。其次，具有心理易感性的患者，在幼儿时期学习到的经验是：害怕躯体问题表现存在潜在的危险，这是不可预测的、不可控制的，错误警报（自发的惊恐发作）变成了与危险有关的信息（如变成了习得性警报），导致对未来惊恐发作和形成惊恐障碍（反复出现意料之外的惊恐发作，伴有对惊恐时躯体感受的恐惧）的焦虑性担忧。对于天生易于关注躯体的患者，当更多地关注自身时，他们对躯体的关注得以加强，因此对躯体的错误警报信号比第一次惊恐发作时更加敏感。另外，Barlow 认为：回避行为随后成为应对意料之外惊恐发作的方式，这至少部分是由文化、社会和环境因素决定的。

Barlow 的惊恐理论得到了一些支持（Barlow，2002；Bouton，Mineka & Barlow，2001）。有清晰的证据表明，内部的或躯体的信号变成了焦虑的条件，暴露治疗可以削弱信号与焦虑之间的关联，此证据支持 Barlow 的观点：错误报警信号与躯体感受有关。此外，有研究表明，与其他精神疾病患者或正常对照组相比，惊恐障碍患者对躯体感受显得更加恐惧。最后，有一些证据表明，与对照组相比，惊恐障碍患者对控制的感知能力较低，其父母具有更多的过度保护和过度控制性养育方式。但尚不清楚该特征是否为患者的特异性指标，或者焦虑和抑郁障碍的患者是否也具有这些特征。

Barlow（Craske & Barlow，2008）强调神经质的遗传特质和负性情绪的构建（Mineka，Watson & Clark，1998）可鉴别不伴有精神障碍的焦虑障碍（包括惊恐发作）和抑郁症。他认为，与焦虑敏感性的特征（认为焦虑和躯体症状有负性结果）相比，神经质作为更高阶的因素产生了对所有焦虑障碍的易感性。尽管二者之间建立了因果关系，但还是认为焦虑敏感性特征是小而明显的患惊恐障碍的危险因素。

认知因素

认知模型强调这样的概念：个体认知的错误评价（如"惊恐发作是危险的"）导致了对害怕出现惊恐发作的情境的回避。结果，这些错误评价从来都不能被证实是错误的（如患者仍然认为惊恐症状是危险的），因此惊恐发作和广场恐惧症的症状得以持续很长时间。

David M.Clark（1986，1989）提出了惊恐障碍的认知模型，聚焦于惊恐障碍患者惊恐发作的致病因素和维持因素。与 Barlow 的模型相似，Clark 的模型提出，患者认为某确定的躯体感受是危险的，并解释成他们即将面临死亡，这时就会出现惊恐发作。例如，患者将心悸解释为心脏病即将发作的信号，或将人格解体的感觉解释为他们就要失控或发疯，这时就会发生惊恐发作。Clark 认为，这些"灾难化的错误解释"不仅可以由恐惧引发，也可以由其他各种情绪（如愤怒，兴奋）或刺激物（如咖啡因，锻炼）引发，它们产生了与惊恐发作相似的感受和症状。恶性循环以惊恐发作为最终结果，当刺激物被错误地评估为惊恐发作的信号时，立即就会出现惊恐发作（如，我的心脏在怦怦直跳，肯定是心脏病马上就要发作了），即便不是事实也会发作（如患者之所以心跳加快，是因为他爬了楼梯）。焦虑性担忧的状态引发更多的战斗或逃跑反应中的恐惧症状（如患者的心脏跳动比焦虑刚出现时更加剧烈）。如果躯体感受伴有担忧，就会形成灾难化错误解释（如"这些症状意味着我就要发心脏病了"），患者的担忧进一步增加，加重了躯体感受，如此这般，直到全面出现惊恐发作。

惊恐障碍认知模型的证实来自于一个事实：惊恐障碍患者自我报告在惊恐发作期间存在"马上就要有危险"的思维，并且报告这些思维总是在他们注意到特定的躯体感受之后出现。其他对 Clark 模型的支持源自于在惊恐障碍研究组和正常对照组进行的实验。被试在实验室激发实验下导致出现了相似的躯体感受，但只有惊恐障碍的患者对躯体感受进行灾难化解释时才会出现惊恐发作。而且，只有那些在实验室服用产生惊恐的物质之后引发出惊恐发作的患者才报告害怕会发疯或失去控制。另有研究表明，通过认知技术，如认知重建能够减轻惊恐发作，认知重建着重于努力挑战灾难化的错误解释并以理性思维替代（McGinn & Sanderson，1995）。

认知歪曲

Clark 模型描述了惊恐障碍患者出现错误解释或认知歪曲时，惊恐症状加剧，导致对将来发生惊恐的预期性焦虑。初始的错误解释或认知歪曲（过高估计负性结果）聚焦于惊恐发作的可能性（"我的心脏在跳，我肯定会出现惊恐发作"）；第二层次的灾难化思维聚焦于对惊恐发作的灾难化解释（"如果我出现惊恐发作，我的心脏病会发作并且会死掉"）。患者同时过低评估了他们的应对能力（"如果我出现惊恐发作并昏倒，我将不能处理"），对出现惊恐发作和广场恐惧症进行自我批评（"我肯定很脆弱"），然后开始假设他们永远都不会变好（"我会一直患此病，无法缓解"）。基于此，对一个特定的惊恐障碍的患者治疗，需要关注和矫正所有水平的认知歪曲。

认知治疗技术——也就是识别和挑战认知歪曲，识别和矫正错误解释非常重要。采用严格的行为方法的治疗师常常忽略了患者对事件的错误解释和歪曲认知的重要性，假定认知将自动矫正。但是，如果没有矫正患者功能失调的认知，简单地暴露于恐惧情境对减少惊恐发作和预期性的惊恐是不够的。惊恐障碍患者典型的认知歪曲包括负性自动思维（如过高估计负性结局，灾难化思维，过低估计应对能力，贴标签，个人化）；潜在的适应不良性假设（如"应该""如果……那么"或者"必须"陈述）；功能失调的自我图式（如根深蒂固的信念，认为自己是无助的，易于受伤害，被抛弃，虚弱，不如别人）。惊恐障碍的患者害怕惊恐发作，患者错误的观念导致了这样的恐惧，这就给干预提供了非常好的切入点，矫正这些信念可以减轻"恐惧之恐惧"。

表 3.1 表明了惊恐障碍患者的三类认知歪曲——负性自动思维，适应不良性假设，功能失调性图式。在本章的后面，我们将提供如何矫正这些歪曲认知的指南。

表 3.1　惊恐障碍和广场恐惧症认知歪曲三种类型举例

歪曲的自动思维

算命术："我就要惊恐发作了""我要失控了""我会昏倒"。
贴标签："我的身体一定出了问题""我是一个懦弱的人"。
高估危险："如果我过桥，就会晕倒"。
个人化："我是唯一有这个问题的人"。
读心术："人们能看出来我正在惊恐发作""他们知道我神经质"。
两极化（全或无）思维："所有的焦虑都是不好的""我总是在发生惊恐"。
低估应对能力："我不能处理这些""我要崩溃了"。

适应不良性假设

"躯体症状一直是我生病的征象"。
"如果我没有一直提防着，危险就会突然发生"。
"如果没有人照顾我，我就完了"。
"出现焦虑是无法忍受的，是虚弱的象征"。
"我必须去除所有的惊恐和焦虑"。
"我永远不能看上去显得愚蠢或失控"。
"如果人们知道我正在惊恐发作，他们会拒绝我"。
"如果我不能确定将要发生什么，就会有不好的事情发生"。
"我应该担心惊恐，这样我才能预防它发作"。
"我应该对自己的弱点进行自我批评"。

功能失调性图式

易于受伤害："我很虚弱，无助，易受伤害"。
被抛弃："如果我有惊恐发作，将会被拒绝、被抛弃"。
生物完整性："如果我惊恐发作，将会变得疲惫不堪、失去知觉，甚至死去"。
控制："我需要控制与我有关的任何一件事"。
羞耻感："如果我惊恐发作，人们会嘲笑我"。
特殊性："我认为自己是成功的、强壮的，惊恐发作与我的状况不符，不应该发生在我身上"。

认知、行为及其他因素如何相互作用

批评者认为，Barlow 和 Clark 的认知—行为模型不能解释：虽然有相反的证据（如灾难化的预言没有变成真的），但为什么惊恐障碍患者不断地误解这些躯体感受？然而因为惊恐障碍的患者采取了各种谨慎的方法预防惊恐发作的发生（如他们回避或逃离认为可能会发作惊恐的情境），所以不管用什么保护性措施，他们可能从来没有真正地知道惊恐发作不会导致灾难。而且，很多患者依赖于安全行为，他们将获得的安全错误地归因于安全行为。

易感因素

综上所述，惊恐障碍的易感因素是综合的，包括：发展因素，遗传因素，一般的和非特异性的生物学易感性（如神经质，负性情绪，高度的躯体唤醒，情绪不稳）；心理学易感性（如早年不能控制和不能预测的经验，尤其是引起对内部感受低控制的与躯体事件相关的经验）；以惊恐发作对应激做出反应的遗传倾向；焦虑敏感性特质。

促发因素

正如在 Barlow 惊恐发作模型中讨论的，第一次惊恐发作常常发生在应激性生活事件中，例如，担当新的责任（如新工作），分离／丧失，分娩，躯体疾病或人际冲突。在很多案例中，促发因素是不同的；而且对于大多数惊恐障碍患者来说，"促发因素"不是前面提到的激发的焦虑。应激诱因与未来可能会反复出现的惊恐发作有关。

维持因素

Clark 的惊恐模型表明，患者将第一次惊恐发作错误地解释成灾难化的事件。第一次惊恐发作之后，不仅仅惊恐发作的患者将刺激物（产生与惊恐发作相似的症状）错误地解释成他们就要惊恐发作了（因此过高估计了惊恐发作的可能性）；而且他们开始害怕：将来的惊恐发作会导致灾难化结果，如将要心脏病发作或发疯。错误解释导致了患者对将来要出现惊恐发作的预期性焦虑和回避行为，回避可能会导致惊恐发作的症状或情境。这导致惊恐发作长期存在，因为患者认为他们处于危险中，不断地引发战斗或逃跑反应。

随后的惊恐发作和广场恐惧症的回避与各种刺激物有关：拥挤的公共场所，旷野，地平线，快速出口被堵住的情境（如电梯，火车，飞机，汽车）；离家旅行；导致脉搏频率增加的锻炼或活动；与情绪有关的唤起状态，如愉快，兴奋，愤怒；与非真实感有关的经验（如：在牙科医生那儿进行局部麻醉，突然变亮或变黑，排队等候，热或脱水，高处，头部的突然活动（导致头晕）。正如之前提到过的，惊恐障碍的患者也会发展出各种"安全行为"，它为患者提供了另外的逃离或回避可能导致惊恐发作的情境或事件（Burns & Thorpe，1977；Clark，1996；Clark，1986；Salkovskis，Clark & Gelder，1996；Salkovskis，Clark，Hackmann，Wells & Gelder，1999）。例如，患者仅仅在安全人物的陪同下才能够进入情境，一定要坐在有走道的位置或靠近出口的地方；一定要知道所有出口，转移自己的注意力，戴墨镜，拿着一瓶水，将身体或视线瞄向"安全"物，随身携带抗焦虑药物，等等。所有回避和逃跑行为，包括安全行为，能帮助患者忍受可怕的情境，使他们的焦虑得到巨大的缓解。然而，缓解的体验强化了他们未来进一步保持安全行为。这些行为也阻止了患者学习到惊恐发作并不危险，因此他们原有的观念得以维持：惊恐发作是危险的事件，令人感到害怕并要加以回避。

惊恐障碍和广场恐惧症治疗结果研究

惊恐障碍和广场恐惧症的认知行为治疗结果的研究显示治疗非常有效（有效率 75% ～ 90%）。研究显示 50% ～ 70% 伴轻度广场恐惧症的患者在经过治疗之后和正常对照组被试在功能上差不多（Craske & Barlow，2008）。同时，多项研究、元分析、成本—效益研究显示认知行为治疗对惊恐障碍是有效果的（Barlow，Gorman，Shear & woods，2000；Gould，Otto & Pollack，1995；McCabe & Gifford，2009；McHugh 等，2007；Nianan & Dunlop，2005a），这些结果可以推广到一般临床设置的患者身上（McCabe & Gifford，2009；Roy-Byrne 等，2005；Sanderson & Wetzler，1995；Wade，Treat & Stuart，1998）。

认知行为治疗能够减少惊恐障碍和广场恐惧症的症状，改善生活质量，长期效果比药物治疗效果好。研究显示，当惊恐障碍存在共病时，认知行为治疗可能是有效的（Allen & Barlow，2006；Brown，Antony & Barlow，1995；McLean，Woody，Taylor & Koch，1998），在治疗惊恐障碍的同时，共病症状也得到了改善（Brown 等，1995；Tsao，Lewin & Craske，1998；Tsao，Mystkowski，Zucker & Craske，2002，2005）。

对惊恐障碍伴中重度广场恐惧症的患者而言，虽然认知行为治疗效果不如伴轻度广场恐惧症的患者那么明显（Williams & Falbo，1996），但他们的症状也在不断地改善，尤其是在治疗中加入了家庭成员时效果更明显（Cerny，Barlow，Craske & Himadi，1987）。

认知行为治疗结束后的两年随访研究表明，大多数患者的疗效得以持续维持（Mitte，2005）。另有一些研究表明，每月一次的巩固性会谈可以让疗效得以维持（Barlow 等，2000）。此外，接受过认知行为治疗的患者在停用苯二氮卓类药物后，更少依赖于精神药物，且有较少的复发率（Otto 等，1993；Spiegel，Bruce，Gregg & Nuzzarello，1994）。

相比较而言，尽管大约 80% ～ 90% 服药的患者也有较好的疗效，但一旦停药，惊恐症状就很容易反复。一项多中心研究比较了丙咪嗪和认知行为治疗的效果，接受后者治疗的患者复发率最低；接受药物和认知行为联合治疗的患者复发的可能性最大，即使是认知行为治疗联合安慰剂治疗复发率也很高（Barlow 等，2000）。同样地，认知行为治疗比抗抑郁剂如丙咪嗪和帕罗西汀治疗收益更多（McHugh 等，2007）。认知行为治疗期间症状改变机制的研究表明，在整个治疗过程中，自动思维发生了改变，症状减轻与认知改变有关（Teachman，Marker & Smith-Janik，2008）。

评估与治疗建议

基本原理与治疗计划

每一个患者都需要进行全面的评估，以确诊为是否有惊恐障碍、广场恐惧症、共病，澄清患者的详细症状，这样才能开始治疗。治疗内容包括：社会化 / 教育患者；建立恐惧等级（为了未来的暴露治疗）；呼吸训练（减少过度换气及其症状）；放松训练（只有在有慢性躯体紧张症状时用）；识别和矫正负性自动思维、适应不良的假设和功能失调的图式；暴露于恐惧和 / 或回避的症状、情境，去除安全行为。由于应激也可能参与了惊恐发作，因此通过运用问题解决也能加强在情境中处理应激的能力。当急性期症状明显减轻和特定的目标行为减少后，逐步减少治疗（参见表 3.2）。

表 3.2　惊恐障碍和广场恐惧症总体治疗计划

- 评估
  - ❑ 测验和临床访谈
  - ❑ 考虑药物治疗
- 适应治疗
- 建立恐惧等级
- 重复呼吸训练
- 放松训练（只用在有慢性躯体紧张症状时）
- 认知干预
  - ❑ 识别并矫正自动思维
  - ❑ 识别并矫正适应不良性假设
  - ❑ 识别并矫正自我图式
- 行为干预
  - ❑ 引出惊恐
  - ❑ 建立恐惧等级表
  - ❑ 暴露于恐惧等级
- 处理生活应激
- 逐步结束治疗

评估

以上面列出的认知行为模型为基础，临床医生必须首先诊断惊恐障碍（伴或不伴广场恐惧症）；与其他焦虑障碍、酒精或其他物质滥用相鉴别；评估共病。如前所述，医学诊断需要排除或考虑共病。所有进行惊恐障碍诊断的患者都需要进行全面的医学检查，以排除甲状腺疾病、心血管问题及其他上面提到过的躯体疾病。最后，患者需要填写在第二章中列出的标准的表格（工具表2.1）。

测验和临床访谈

DSM-Ⅳ中的焦虑障碍访谈表（the Anxiety Disorders Interview Schedule for DSM-Ⅳ，ADIS-Ⅳ；Bown，DiNardo & Barlow，2005）和DSM-Ⅳ-TR中结构式临床访谈轴Ⅰ障碍（the Structured Clinical Interview for DSM-Ⅳ-TR，SCID；First，Spitzer，Gibbon & Williams，2002）是半结构化的临床访谈，可以用来评估惊恐障碍和广场恐惧症，协助进行鉴别诊断和共病诊断。另外，自我报告问卷，如BAI（参见第二章），恐惧问卷—广场恐惧症分量表（the Agoraphobia subscale of the Fear Questionnaire；Marks & Mathews，1979），广场恐惧症机动调查问卷（the Mobility Inventory for Agoraphobia；Chambless，Caputo，Jasin，Greeley & Williams，1985），惊恐障碍严重程度量表（the Panic Disorder Severity Scale，PDSS；Shear 等，1997）通常用于评估疾病症状的精确性和严重程度。

工具表3.2和工具表3.3为治疗师提供了惊恐障碍和广场恐惧症的评估指南。工具表3.2在最常用的评估工具中留出空间以记录患者的分数，记录患者既往史中其他相关内容、治疗进展、治疗建议。因为没有测验数据能用以代替整个临床访谈，工具表3.3提供了详细的访谈以评估患者的症状。治疗师也要追踪惊恐发作的次数；仔细评估患者惊恐发作和回避的情境；检查患者每次发作前后的主观体验——所有这些都是为了理解惊恐发作是如何被触发的。要求患者在两次会谈之间进行惊恐记录（参见工具表3.4），监测他们自己的躯体症状、焦虑严重程度和其他因素。这种追踪的方法不仅能帮助确定诊断，所提供的丰富的信息也能用于治疗（参见后续讨论"认知调查"）。

识别所有的恐惧和/或回避情境（如在桥上开车）和内部症状（如过度换气，

头晕，心悸）也有利于治疗师建立刺激等级以用于治疗。回避症状、预期性焦虑、自动唤起症状、头晕、灾难化思维（如"我要窒息了""我要疯了"和"我要失控了"），为获得"安全"的迷信行为，所有这些症状都与特定的治疗目标有关。

药物治疗

虽然不用药物惊恐障碍也能得到有效的治疗，但需要为所有的患者提供药物治疗的选择。不同种类的抗抑郁剂［如氟西汀（百优解），舍曲林（左洛复）］和高效的苯二氮卓类药物（如阿普唑仑，氯硝西泮）均被证明能有效阻止惊恐发作。但是，对于目前或以往存在药物滥用或其他物质依赖的患者而言，需要谨慎使用抗焦虑药物。此外，药物治疗并不妨碍认知行为治疗的应用。

适应治疗

让患者适应治疗并了解惊恐的性质是治疗的重要部分。向患者提供评估的结果，有助于让患者知道诊断是惊恐障碍伴或不伴广场恐惧症（如果存在共病诊断，就是诊断之一）。治疗师需要对患者的诊断进行心理教育，并告知与疾病有关的人口学和病因学信息。患者通过了解这些信息明白他们所患的疾病是可以治疗的，帮助他们开始重新考虑他们的认知信念：他们患有可能致死的躯体疾病或者让他们发疯的精神病。

惊恐障碍的重点是对惊恐发作症状的错误解释，惊恐症状教育是治疗的核心内容。不但要教育诊断信息，还要教育易感因素、症状加重因素、症状持续因素（见前述）。要讨论焦虑的发展基础，包括战斗或逃跑反应，以及保护个体面临真正的危险时的适应性功能。了解错误警报信号和习得性警报的概念，由此患者能够理解：在没有真正的危险时，惊恐发作是如何引发、如何持续的，恐惧是怎么学习到并泛化的。帮助患者检查反向性：他们的恐惧症状是保护人类免遭危险的反应，正是有过这样的经验，无意中才触发了惊恐发作。患者将内部躯体唤起症状解释成是危险的，大脑立即接受到危险的信号，因此触发了战斗或逃跑反应。

可以给患者两份知识信息手册，以进一步教育患者：工具表 3.5 的内容描述了惊恐障碍和广场恐惧症的性质；第十章的工具表 10.1 的内容描述了认知行为治疗的一般情况。向患者提供有关治疗的书籍，如《摆脱焦虑：在恐惧击垮你之前解除恐惧》（*Anxiety Free: Unravel Your Fears before they Unravel You*，Leahy，2009），《不再惊恐》（*Don't Panic*，Wilson，2009）。

　　患者通常对惊恐障碍的心理教育反应很好并愿意参与治疗。很多患者从未被正确诊断为惊恐障碍，而且还被误诊（40 年前，这些患者被诊断为精神分裂症是再常见不过的事），或者被告知"没什么问题""只是焦虑"。知道他们的疾病是可以治疗的，而且对他们没有伤害，这对大多数患者而言痛苦就得到了极大的缓解。

　　之前提到的总体认知行为治疗模型作为治疗的基本原理，与治疗内容相关联，包括重复呼吸训练、认知重建、暴露治疗。工具表 3.1 的内容说明了此模型，这也是可以给患者的信息手册。现在，治疗师和患者共同制定治疗目标，包括在等级提高的情境中进行暴露、忍受并减轻焦虑性担忧和自动唤起症状、调节过度呼吸、矫正认知的错误评价，以减轻对惊恐发作的恐惧，发展出对内部感受更现实的评价。

　　在评估期间收集的恐惧情境，按照最轻恐惧至最重恐惧的等级排列（参见后面"行为干预"章中的"建立恐惧等级"），以作为将来进行想象暴露和现场暴露的基础。所有的安全行为是用来暂时回避（忍受）痛苦或避开感知到的危险，如患者依靠其他人陪伴；坐下，躺下，或者不舒服时寻求能支持身体的物件；携带瓶装水或安全物体；诸如此类——这些也可以制定等级列表，按照容易放弃到最难放弃的顺序排列。另外，识别患者对他们躯体唤起症状的特定错误解释，并在未来的会谈中作为认知辩论的目标。

重复呼吸训练

　　在惊恐障碍患者中，有很高比例的患者在惊恐发作期间容易出现过度换气，一定比例的患者易于体验到过度换气的阈下症状。当面临惊恐的刺激物时，他们的呼吸变得短而快，害怕没有足够的空气，由于渴望"追上"呼吸，他们的症状进一步加重（也就是说，更加过度换气）。经历过慢性过度换气的患者常常叹气，深呼吸，报告说他们"呼吸短促"。

　　重复性呼吸训练帮助患者正确地呼吸，调节氧气（O^2）和二氧化碳（CO^2）的平衡，增加过度换气的阈值。患者学会深而慢地呼吸，呼吸时利用腹部的肌肉，运用正念冥想促进放松（Sanderson & McGinn，1997）。该技术是用来减轻过度换气的一般风险，提高惊恐发作的阈值，促进总体的放松。Clark、Salkovskis和Chalkley（1985）建议向患者提供录音，教会他们每间隔 2～3 秒进行吸气、呼气，不断重复整个循环，直至出现期望的呼吸形式，达到放松状态（大约需要10 分钟）。以下的指导语（根据 Wilson，2009）可帮助患者进行呼吸训练："用你的鼻子轻轻地、慢慢地吸入正常量的空气，只需要填充肺的底端，轻松地呼气，以放松的心态保持这样缓慢的呼吸，只要集中空气填充在肺的底端。"指导患者躺在沙发上，腹部放一本小书，每次呼吸能将书本抬起。以此保证患者采用的是腹式呼吸而不是胸式呼吸。

指导患者每次练习大约 10 分钟，一天两次，第一次在放松的状态下，然后在较大的应激下练习（Sanderson & McGinn，1997）。但是，要求患者在惊恐发作时不要进行深呼吸，因为重复呼吸训练不是为了终止已经开始的惊恐循环，也不是为了避开"危险的"事件而采用的安全行为。而且，重复呼吸训练不用于暴露治疗，因为忍受焦虑（而不是调节呼吸）被认为可以提供正确的情绪体验（Craske & Barlow，2008）。新近的研究表明，重复呼吸训练的作用机制可能是分心或使患者产生控制感，但也显示重复呼吸训练的效果不如其他认知行为策略，近几年不再强调此策略（Uliaszek 等，2009；Craske & Barlow，2008）。

放松训练

尽管在惊恐障碍的治疗中，放松训练显示是有效的（Öst & Westling，1995；Öst，Westling & Hellstrom，1993），但是尚不清楚，在没有以暴露为基础的治疗中执行通常用来提供放松的方法是否有利（Barlow，Allen & Basden，2007）。而且，初始的概念化聚焦于放松对于焦虑和惊恐的矛盾作用，现在认为运用放松的作用机制是让患者有控制感。新近的研究表明，现在主要是患者在两次惊恐发作期间出现慢性躯体紧张时应用放松训练。正如前面重复呼吸训练中提到的，在惊恐发作期间，不建议用放松训练，治疗师需要提醒患者用放松训练作为安全行为的可能性。证实患者的信念"惊恐发作是危险的"是不正确的，帮助患者面对焦虑是惊恐障碍治疗中的重要元素。因此建议患者在暴露练习时不要用放松训练，或者以此作为回避惊恐发作恐惧结果的方法。

　　Jacobson（1938）的紧张和放松交替的方法被用来帮助体验了慢性躯体紧张的患者识别紧张症状，促进放松。目标是十二块核心肌肉群，会谈中放录音，这样患者在家也能练习。一旦患者掌握了放松练习，要求患者聚焦于四组主要的肌肉群进行放松就相对容易，可以用暗示诱导放松，也可以通过回忆进行放松（McGinn & Sanderson，1995）。

　　在减轻一般性的躯体唤起水平方面，放松练习是有用的，尽管相当大比例的惊恐障碍患者体验过"放松诱发的惊恐发作"（relaxation-induced attacks）；也就是说，放松练习有时反而会增加惊恐发作的可能性。虽然发生此现象的原因不明，但是一些惊恐障碍的患者似乎存在对心跳的自我调节以达到"自我平衡"，如患者放松或睡眠时心跳减少，由此激活了患者躯体唤起增加（惊恐发作）的自我矫正。惊恐障碍患者在放松或睡眠期间发作惊恐具有无法预料和不可控性的特性，患者因此而感到恐慌；也可能惊恐障碍的患者没有利用放松的感受，因此当体验到不熟悉的躯体感受时就感到紧张，因为他们认为这些躯体感受是惊恐即将发作的信号（Barlow，2000）。我们发现，询问这些特定的"矛盾的惊恐发作"对患者有帮助，解释此现象是基于自我平衡（自我矫正）或不熟悉放松练习，允许他们将这些去灾难化。也可以告知患者不断进行放松练习，放松引发的惊恐发作就随着练习而消失，可以进一步减轻焦虑。

认知干预

识别自动思维

　　虽然在评估会谈时，治疗师记录了患者主动报告的自动思维，但对既往史的报告通常考虑不足。要求患者在发作惊恐时或开始担心惊恐就要发作时，用思维记录表记录他们的思维（参见工具表 3.4，患者的惊恐记录）。要求患者记下：体验到的焦虑水平是多少（如用 0% ～ 100% 量表，焦虑水平为 90%）；惊恐发作的确切情境（如"我在楼梯上小跑"）；自动思维（如"我的心怦怦直跳，肯定会惊恐发作"）；应对焦虑的行为（如"我躺下来，打电话给医生"）。

　　治疗师运用苏格拉底式提问，引导患者识别所有的自动思维（参见工具表 3.1），记录可能的错误解释。对患者而言，刚开始识别自动思维有些困难，因为他们极其关注惊恐发作时体验到的躯体不适，急于逃离情境或与之对抗（如果是面临真正的危险，这样的想法是适应性的），难以关注他们的想法。询问患者关闭了所有出口的假设（如"如果你不能走出地铁，你认为会发生什么"），治疗师可以帮助患者关注到他们的思维和隐含的害怕出现的结果。例如，"我的心怦怦直跳，肯定会惊恐发作"可能还隐含了他们害怕出现的结果："如果得不到帮助，我就要崩溃了，要昏倒了，快要死了"和"我不能应对它"。

利用引导发现，治疗师也可以帮助患者识别躯体感受是如何出现、什么时候出现的，在战斗或逃跑反应的体系下，帮助患者将思维、情绪、行为联系起来，有助于患者理解惊恐发作次序是如何发生的：

> "我在楼梯上小跑"（情境）
> "我的心开始怦怦直跳"（躯体感受）
> "我的心怦怦直跳，一定是要惊恐发作了"（第一层思维）
> "我变得焦虑，我的心脏跳得更厉害了"（情绪，躯体感受）
> "如果我得不到帮助，我就要崩溃了，要昏倒了，快要死了"（第二层思维）
> "我头晕，头昏目眩的，突然大汗淋漓"（焦虑上升）
> "我不能应对"（第三层思维）
> 继而发生全面的惊恐发作。
> "我躺下来，打电话给我的医生"（行为）

会谈时，首先教会患者如何识别自动思维，然后要求患者在两次会谈期间完成思维记录工具表。

修正自动思维

在第十章和附录 B 中，临床医生可以利用各种技术挑战惊恐障碍患者的自动思维。工具表 3.6 是用于识别患者最常出现的自动思维的检查列表。通过合作工作的过程，治疗师和患者开始科学地检查思维，确定是否存在错误解释并矫正它们，这样，焦虑和惊恐发作就会减少。

现在让我们来思考一个问题：治疗师可能要求挑战上面已经识别出的第一层思维的产物：自动思维（"我的心怦怦直跳，一定是要惊恐发作了"），以及第二层和隐含的第三层思维的产物（"如果我得不到帮助，我就要崩溃了，要昏倒了，快要死了""我不能应对"）。下面的列表中，治疗师的提问是斜体的；患者的回答是仿宋体的，并用引号进行了标注。

1. 这些想法属于什么歪曲思维的类别？

"算命术论，高估负性后果，灾难化思维，低估应对能力。"

2. 当你出现这些想法时，你的情绪或你的感受是什么？

"焦虑，抑郁。"

3. 评估你对自己想法准确的相信程度，你的情绪强度，用 0%～100% 来表示。

"想法：90%；情绪：焦虑 90%，抑郁 50%。"

4. 想法"我一定是要惊恐发作了"是错误评估吗？

a. 支持和反对这个想法的证据是什么？

"支持：我过去有过惊恐发作，现在我感到焦虑。反对：我的预测常常是错的，我惊恐发作的次数比我假设的少得多。"

b. 如何评估这些证据？如果从支持的证据到反对的证据之间，你必须将它们分成 100 个点，如何进行分配？

"支持惊恐发作的有 30 个点，反对的有 70 个点。"

c. 你能想到其他的解释吗？

"通常我没有惊恐发作。我只是在楼梯上小跑，所以我的心脏会怦怦跳，因为每个人在楼梯上小跑时心脏都会怦怦直跳。我就要惊恐发作的可能性比我想象的要小得多。"

5. "如果惊恐发作，我就要崩溃、昏倒、快要死了"，这个想法存在错误解释吗？

a. 你曾经崩溃、昏倒、死了吗？

"没有。"

b. 如果惊恐发作，你就会崩溃、昏倒的可能性是什么？

"在过度换气期间，虽然理论上有可能会昏倒，但是惊恐障碍的患者昏倒的概率非常小。绝大多数惊恐障碍的患者没有昏倒，我惊恐发作时实际上也是心率和血压升高而不是下降。而且，我从未昏倒过，因此，昏倒的机会几乎为零。"

c. 如果惊恐发作，你就要死去的可能性是什么？

"零。惊恐障碍是焦虑障碍，不会导致死亡。我没有心脏病，也没有其他可能导致突然死亡的因素。我已经全面地检验过好几次了。"

6. 如果你惊恐发作，最糟糕的情况是什么？

"嗯，最糟糕的事情是我可能会昏倒，因为理论上是有可能的。但是不可能性更大，惊恐发作极少会导致昏倒——我个人昏倒的机会接近于零，事实上，我从未昏倒过。最可能的是我将会惊恐发作，短时期内变得很不舒服，很焦虑，然后这种感觉就像既往一样会消失。"

7. 如果可能发生的最糟糕的事情是你将要惊恐发作，而发作会逐步减轻，你能忍受这个过程吗？

"当我惊恐发作时，我变得非常焦虑，但是如果发生的最糟糕的事情就是惊恐发作，然后会减轻，我想我可以忍受。过去我惊恐发作过很多次，我能应对它们，所以我想即使我心里感到非常焦虑，我也可以处理。焦虑并不意味着我不能应对。焦虑只是说明我患了焦虑障碍，这个我已经知道了。"

8. 虽然最糟糕的事情发生的可能性接近于零，但如果最糟糕的事情真的发生了，你昏倒了，你能应对吗？

"虽然我不大可能会昏倒，但如果发生了，也就是最糟糕的事情发生了，我想我能处理。有人会叫救护车，救护车会带我去医院。几分钟之后我可能会醒过来，然后就好了。当我说我不能处理的时候，我开始相信我确实不能处理。在我的生命中，我已经处理过许多负性的事件，所以我相信自己能应对。我感到焦虑并不意味着我不能处理。我患有焦虑障碍，很自然会感到焦虑。如果我确实需要其他帮助来应对，我可以用自己的应对策略。"（工具表 3.7 是患者的应对策略列表）

对于依赖安全人物的患者，探索患者的解释是非常有用的：对于患者不能做的事情，安全人物能做什么？很多患者认为，因为焦虑，他们变得不知所措，无法走出害怕的情境，而安全人物能帮助他们走出来。另一些患者认为，他们需要医学关注，安全行为能够保证他们接受恰当的医学治疗。例如，他们害怕焦虑会引起躯体崩溃或心脏病发作，陪同的人能够带他们去医院。还有一些患者认为，如果他们在开车时出现了惊恐发作，其他人可以控制驾驶，避免致命的事故。这些令人害怕的事件在过往经历中从未发生过，治疗师可以询问此类事件发生的可能性，如果发生了，患者将如何自救。关于应用安全物体（如一瓶水）或其他安全行为（如依靠在坚固的物体表面）的解释受到了类似的挑战。这样，患者开始意识到他们不仅不需要依靠所获得的"安全"，因为并非真的存在危险，而且依赖于安全人物或物体进一步强化了他们在危险中的想法。

建立行为实验以检测患者的解释：他们恐惧的结果将要发生，除非有安全人物，否则不能应对。例如，对坚持带水瓶的患者，鼓励患者不带水瓶乘坐有 1～2 个出口的地铁，以确定水瓶是否帮助他们应对惊恐发作或防止昏倒、心脏病发作等。当他们害怕的结果并没有发生时（如他们出现惊恐发作或变得焦虑，尽管没有带水瓶，但他们并没有昏倒或心脏病发作），鼓励他们通过乘坐地铁的时间长一些、更长一些来检验思维，直到矫正了这些评价"如果没有带水瓶，我就要惊恐发作、要昏倒、快要死了。"（参见工具表 3.1）。

识别并修正适应不良性假设

假设通常是患者的"规则"或"必须"，代表了他们特定自动思维的一般形式。假设包括"规则"，如："应该"陈述（"我不应该焦虑"），"如果－那么"陈述（"如果我焦虑，人们就会拒绝我"），和"必须"陈述（"我必须去除所有的焦虑"）。一旦治疗师和患者已经识别了很多自动思维，治疗师就开始经验性地形成患者的适应不良性假设，这些假设是自动想法的思维基础。通过认知重建，治疗师开始挑战患者适应不良性假设（参见表 3.1 的案例）。

治疗师可以通过以下这种方式开始："现在，我们已经用数周的时间检查了你的好几个自动思维，我们来看看它们的共同之处，似乎它们都是基于一个假设：你体验到的躯体感受是身体不健康的信号。你是怎样思考的？"

即使修正自动思维和错误评估被认为是间接地矫正了适应不良性假设，但直接修正假设可以帮助患者了解他们的自动思维来自于假设，这些假设存在已久，而不是关于情境的"真正的事实"，这样可以促进治疗的进程。例如，通过引导发现，可以帮助患者说出以下内容："我的自动思维'我立刻就要崩溃了，要昏倒了，快要死了'（因为我的心怦怦直跳）可能是基于长期存在的一个潜在假设：任何躯体不适感受都是身体不好的信号，而不是即刻实际上发生了什么。实际上正发生的是——因为我在楼梯上小跑，所以我的心怦怦直跳。"

惊恐障碍患者常常对焦虑具有完美主义的假设——他们认为必须完全去除焦

虑。让我们来看看认知治疗师是如何处理完美主义的假设的。

1. 你多大程度上相信这个假设？

"大约 85%。"

2a. 实现这个假设的代价和好处是什么？

"代价：使我变得焦虑。不可能实现。让我控制不住地考虑我的焦虑。我不能忍受任何焦虑。让我感到失控和自责。

好处：也许如果我尽力去除所有的焦虑，我就能够去除惊恐发作。如果我能够控制住焦虑感，可能我就能阻止它的水平升高。或者在它变得太糟糕之前，我能够逃离。"

2b. 将 100 分分给假设的代价和好处，你怎么分？

"好的，我知道好处是不现实的，我知道自己不能去除所有的焦虑，这增加了我的压力。我想付出是 80 分，好处是 20 分。"

3. 你的想法：你可以去除所有的焦虑，支持和反对此想法的证据是什么？

"支持：有些时候我不焦虑。反对：我的焦虑来了又去，去了又来。每个人都会有出现一点焦虑的时候。"

4a. 如果你没有能够完全去除焦虑，你认为会发生什么？

"也许我会发疯。或者我的心脏会完全坏掉。"

4b. 你发疯了吗？心脏病发作了吗？

"没有。"

5. 你认识其他任何一个将焦虑完全去除的人吗？

"没有，我知道每个人都会在某些时候感到焦虑。"

6. 接受焦虑是生活中自然的一个部分，就像接受饥饿、困倦是生活的一部分一样，这有什么好处？

"我感到对存在焦虑的压力小了很多。我不大像一个不正常的人，少了自责。"

7a. 按 0% ～ 100% 计算，你现在对自己'应该完全去除所有的焦虑'这个想法的相信程度是多少？

"可能只有 10%，但是我确实希望我能去除。"

7b. 为什么你对这个假设的相信程度下降了？

　　"我知道了这个假设有多么的不现实，你不可能完全去除焦虑。现在有一点焦虑，并不会伤害我。"

识别和修正功能失调性图式

　　图式是患者用来考量自我、他人和世界的深层次的概念（Beck，1976；Beck，Freeman & Associates，1990；Beck，Freeman，Davis & Associates，2004）。例如，惊恐障碍患者的核心图式是：世界是危险的地方，我很容易受到伤害，面临危险时我是无助的（见表3.1）。但是，他们也存在其他的图式。例如，患者主要关注下面这些方面吗？如是否特别、独一无二、有控制感、易受伤害、被爱、被所有人认可、将来能够完美，等等。患者将他人看作下面这些人了吗？如拒绝、抛弃、管制、羞辱他、救他的人？难以容忍或者低人一等的人？不同的人，惊恐意味着不同的事情。自恋的患者的信念是：他或她是独一无二的、高人一等的，惊恐障碍的存在与患者的自我图式不一致。如果患者认为其他人是羞辱他的，他或她就更有理由变得焦虑。

　　虽然不去关注患者潜在的对自我和他人的图式，也能有效地治疗惊恐障碍，但在惊恐治疗中，常常引导患者去探索他们的功能失调性图式，这样能保证患者自动思维的改变得以持久维持。针对自动思维和假设进行工作，能间接修正患者的假设和图式。然而，直接探索和修正关于个人的图式能进一步帮助患者理解他们的信念：'世界是危险的地方，面临危险时他们是无助的'，正是这些信念促发了惊恐障碍，客观现实上他们并没有面临危险。

　　现在，让我们来看一个有着不同个人图式的案例。男性，28岁，患惊恐障碍6年，既往以滥用酒精作为自我缓解的方法，通过认知行为治疗成功地治愈了惊恐障碍。在治疗过程中，治疗师帮助患者检查了他的图式，他认为自己是"特别的"，需要"控制"自己，他也害怕被羞辱。当患者讲述他在学习、工作上努力追求达到完美时，这些图式就变得显而易见。他有惊恐发作的观念与他认为自己是完美的、有控制能力是不相符合的。

　　患者回忆他的童年和青少年时期的情形。他的父亲，一个有着贵族血统的难民，与国际上有名望的人交往，这位父亲坚持认为儿子应该达到'与莫扎特齐名'。自恋的父亲要求他的儿子是完美的，只要患者与父亲的意见不符或者没有达到父亲的期望，父亲就会羞辱患者。父亲的完美主义，要求患者成为特别的人、需要控制的人，被解释成——努力避免被其他人羞辱——特别是要避免被同事羞辱。患者对其他人的图式是：他人是批判性的，无法容忍他的缺点，就像他的父亲一样。

治疗师帮助患者检验了他父亲对他的期待是不合逻辑的，同时也检验了很多同事也都有与阻碍他自我发展的类似心理问题的证据。治疗师进行了角色扮演的练习，治疗师扮演他的父亲，患者扮演青少年时期的自己，治疗师让患者以坚持自己权利的方式与父亲交往，帮助患者重新构建他的完美主义的期待。患者的惊恐和广泛性的焦虑逐渐减少，他与同事的合作变得更有成效和更加放松了。

行为干预

惊恐诱发

惊恐诱发是治疗的核心技术，可用于惊恐障碍伴或不伴广场恐惧症患者的治疗，因为此方法特定的目标是患者所害怕的惊恐发作的躯体症状。研究显示，单独应用惊恐诱发就能成功地减轻惊恐症状（Clark，1996；Craske & Barlow，2008）。惊恐的躯体症状可以在会谈中和两次会谈期间被人为地诱发出来，目的是为了长期减轻对惊恐症状的恐惧。开始，对诱发系列症状进行评估，这样治疗师可以确定哪些症状能诱发恐惧。然后诱发产生恐惧的症状，直到相关的恐惧减轻。要求患者在惊恐诱发期间让恐惧水平自然地增长，不要用安全行为阻止（如转移注意，坐下防止昏倒）。安全行为的应用被认为阻止了患者学习以下观点：惊恐的躯体症状本来并不危险。因此与躯体症状有关的恐惧自己会减轻，而不是归因于安全行为的应用，这一点很重要。例如，一些患者认为他们在惊恐发作时坐下能够阻止自己昏倒。因为他们总是坐下，从未检查过他们的想法，一直持续性地将惊恐与昏倒联系在一起。当他们诱发惊恐而不坐下时，患者知道惊恐发作时他们没有昏倒，并非是因为他们坐下来，而是现实就不会晕倒。

要求患者采取快而浅的呼吸以诱发过度换气。心血管症状（让患者在会谈中进行大强度的锻炼后产生——如原地跑步或踩不能移动的自行车），听觉前庭的感受（让患者坐在椅子上转圈），胸部发紧感（让患者收缩胸部肌肉而产生），人格解体的症状（让患者盯着一盏明亮的灯或者进行放松／冥想练习）都可以被用来引发人工惊恐的感觉（Barlow，2002；Barlow & Cerny，1998；Huppert & Baker-Morrisette，2003）。不过，诱发过度换气可以成功地引发各种躯体症状，包括头昏、视物模糊、刺痛感、麻木感、人格解体；因此在惊恐诱发中最常应用。惊恐诱发中过度呼吸的局限性是：哮喘、心血管疾病或肺部疾病的患者不能用此方法。此外，并不是所有有过惊恐体验的患者在过度换气练习时都会出现恐惧情绪。

惊恐诱发是所有认知行为治疗的主要内容，虽然诱发的方法略有变化，认知和行为模型有着不同的作用机制。在 Clark（1986）的惊恐诱发治疗中，作用机制是认知再评价，因为诱发惊恐的目的是为了证明患者的信念——惊恐的躯体感受是危险的。对一些患者而言，简单描述 Clark 的模型就可以缓解惊恐发作；这表明对一些患者来说，仅仅"理解"发生了什么，并发展出对惊恐发作较少灾难的解释就足够了。正如上面所描述的，认知模型表明灾难化认知（"我的心脏病要发作了""我从未跟上我的呼吸"，或者"我将要失控或者我自己很尴尬"）导致了惊恐发作，因此证明灾难化认知是不正确的，于是治疗获得了成功。

在 Clark 的治疗中，治疗师指导患者快而浅地呼吸，直到诱发出惊恐症状。然后，治疗师指导患者对着纸袋呼吸，恢复适当的血液 CO_2 浓度的平衡，由此结束"惊恐发作"。这种技术对害怕过度换气症状的患者明显有效，因为这表明了惊恐发作可以通过过度呼吸诱发，也可以通过呼吸调节而终止。它帮助患者去除了灾难化思维产生的自动想法——'惊恐发作的症状是危险的'。惊恐障碍患者主要的恐惧是害怕惊恐发作本身（不是害怕地铁、商店或旷野），暴露于躯体感受中促使患者证明了信念'惊恐发作是危险的'是不正确的。

同样地，也可以适当运用其他方法。例如，要求害怕头晕的患者坐在椅子上慢慢地旋转，由此引发头晕的感觉。对变暗的灯光出现反射性惊恐反应的患者（犹如在阴云密布的白天里），在会谈中暴露于治疗师办公室反复变暗的灯光下。这会引发患者的惊恐症状，并让患者和治疗师有机会去检验他的灾难化思维——他要"发疯"。之后患者的焦虑会迅速减轻。对患者而言，现场暴露（也就是在会谈中）于惊恐感觉或症状中戏剧性地证明了一个事实：惊恐症状并不危险，它既可以被引发，也可以被控制。

惊恐诱发或内感受性暴露也是 Barlow 的惊恐控制治疗的主要内容（Barlow，2008）。在治疗会谈中，治疗师希望患者做各种练习以引发惊恐症状，尽可能按照需要的长度和频度进行，直到恐惧减轻。例如，作为过度换气练习的替代，要求患者向口袋中呼吸，鼓励强力呼吸 30 ～ 60 秒，然后等待，直到呼吸自行恢复到自然状态，再次重复几次练习，直到与之相关的焦虑明显地减轻。练习结束时，记录和评估患者主观体验到的焦虑。暴露练习完成后，进行认知重建和深呼吸练习，同时进行短暂讨论：患者在会谈中学习到了什么？要求患者在两次会谈之间反复练习，直到在至少两次连续性的暴露会谈中面临刺激物（如过度换气）时不再产生痛苦感。首先诱发引起患者最少痛苦的躯体感受（如心怦怦跳），在之后的会谈中诱发引起患者越来越焦虑的感受（如头晕、人格解体）。与 Clark 的模型相反，Barlow 的模型认为诱发是行为实验，可以用来证明认知错误评估的不正确性，其主要的作用机制是条件性（习得性）过程的消退，尽管近期的概念化解释也同时强调行动本身的作用机制（Barlow & Craske，2006；Craske & Barlow，2008）。

建立恐惧等级

惊恐障碍患者几乎总是回避情境，或者在各种情境中体验到极端的焦虑。治疗师帮助患者建立恐惧等级，情境从最轻的恐惧到最严重的恐惧。治疗师询问患者：恐惧或回避哪些情境？要求患者排序，并标出每个情境引起的痛苦程度，用 0—10 量表来评估（评估常常参考"主观痛苦单位，subjective units of distress"或"SUDs"评估）。可让患者用工具表 3.8 创建恐惧等级。

虽然最好通过情境分类设计恐惧等级，哪些是患者可以不用安全行为进行自我暴露的（如"去电影院"），在早期的治疗中，恐惧等级可以包含安全行为（如"与我的妻子去电影院"），但是只有当患者不用安全行为就不能面对任何情境时才可用安全行为（如患者无人陪伴就不能离家）。即便安全行为包含在恐惧等级中，也应该尽早去除安全行为。之所以将安全行为列表安排在等级表中，是想使治疗师知道最早和最难放弃的安全行为是哪个；也能帮助治疗师更好地理解安全行为的潜在含义，记录利用安全行为的情况，帮助患者放弃他们的安全行为。

常见安全行为的迹象包括：其他人的存在（包括治疗师），药物，食物或饮料（Craske & Barlow，2008）。但是，对治疗师而言，识别所有安全行为的性质非常重要，因为许多安全行为，除了刚刚提到的那些，可以用来产生暂时的安全感。例如，害怕死亡的个体可能会斜靠在一个坚固的物体上，因为他有一个信念：此物可以帮助他 / 她防止跌倒，而另一些患者用某物作为视觉依靠以减少"可能变疯"的恐惧。尽管很多患者报告在他人的陪伴下会感到安全，因为他们认为一旦遇到危险需要帮助时现场就有人帮助他 / 她，但是那些害怕自己因为需要他人帮助而感到尴尬或耻辱的患者，他们宁愿独处，以免其他人看到他们的尴尬和焦虑，给他们负性的评价。因此恐惧等级需要根据患者的需要量身定做。

暴露于恐惧等级中

广场恐惧症患者的恐惧和回避也是治疗的目标。建立了恐惧等级列表之后，治疗师可以与患者一起建立一个序列等级，从最轻微恐惧的情境开始（如在建筑物周围开车），一直排到引起最高恐惧的情境（如在高速公路上开车）。

如果患者太害怕了，以致不能开始现场暴露，哪怕是最低的引发惊恐的等级，暴露也可以从他 / 她想象面对情境而开始（"想象暴露"，imaginal exposure）。如果患者无法进入恐惧的场景中，即使通过认知策略改变他的认知也无济于事，这时可以使用想象暴露治疗技术。想象暴露时，要求患者在头脑中形成有关刺激物生动的画面意象，帮助患者进入恐惧的场景中（如"我开车失控了，猛撞其他汽车"）。鼓励患者留在画面意象中，直到恐惧开始减轻，要求重复练习直到与想象有关的焦虑消除。（患者想象暴露练习记录参见第九章的工具表 9.1，可以给想象暴露的患者使用）但是，在初始的会谈中，如果患者仍然不能进入恐惧场景，就不需要继续进行想象暴露。

在现场暴露或想象暴露的会谈中，要求患者不再使用安全行为，允许焦虑水平自然地上升和下降。正如之前描述的，安全行为对总体的暴露预后是有害的，因为它们阻止了患者学习：面临的情境原本是没有危险的；否则，患者将继续假定利用安全行为防范危险是有效的。例如，一女性患者，只有在丈夫陪同时才能开车，因为害怕会有惊恐发作而导致撞车。她要求丈夫陪同是因为她认为自己会失控，丈夫可以帮助她控制汽车。对患者而言，很重要的一点是要知道：即使丈夫不在车里陪同，她惊恐发作时也不会失控并撞车。

正如上面所述，需要立即放弃所有的安全行为（或者至少尽可能快地放弃），在不用安全行为的情况下，根据患者能忍受的恐惧水平将情境分级。但是，如果患者在不用安全行为的情况下无法进入最少恐惧级别的情境，那么用安全行为的情况要纳入暴露等级中，然后尽快地去除此等级。例如，上面案例中的女士，治疗师可以首先要求她在丈夫的陪同下坐在车里，然后不要丈夫陪同坐在车里。接着，允许她在丈夫陪同下开半个街区的路程，然后不要丈夫陪同开半个街区，等等。

过去，恐惧适应（fear habituation）被用来作为结束暴露治疗的信号。但最近的研究表明，忍受恐惧（tolerating fear，与消除恐惧相反）和感受自我效能（experiencing self-efficacy）似乎预示着总体结局，在暴露治疗中，既不是恐惧程度的减轻，也不是治疗中的生理适应的程度预示着总体结局（Craske & Mystkowski，2006；Eifert & Forsyth，2005；Williams，1992）。基于这些发现，在暴露治疗中强调恐惧完全消失的观念发生了改变。当患者的错误评价被证实是不正确的、逃离情境的急迫感下降，或者当患者知道他/她能够忍受焦虑情绪和应对恐惧情境的时候，暴露治疗就可以结束了。同样地，基于暴露学习的作用机制发生了改变。虽然之前的暴露治疗旨在消除所有的焦虑，但是目前认为其作用机制包括消除条件性的情绪反应和证明错误评价的不正确性（Craske & Barlow，2008）。

在治疗会谈中和两次会谈之间都可以进行暴露治疗，因此患者在两次连续的暴露治疗期间，可以重复面对特定的刺激物，直到与情境有关的焦虑水平变成最小。为了将复发的可能性降至最低，建议暴露治疗在多种场合进行（Craske & Barlow，2008）。

为了更易于证明错误评价的不正确性，在暴露治疗开始前，要求患者写下他们的预言：在恐惧情境中将会发生什么？例如，患者焦虑性的想法是：当过桥时，她会对车失去控制。指导患者写下焦虑的程度、她的预言、每次过桥前对预言正确性的相信程度，然后写下她实际的焦虑程度、过去过桥后的结局。指导她做 10 次，每次成功后尝试走更加难以经过的桥。随着时间的推移，患者的评价改变了，她发现自己所恐惧的事情并没有真的发生。因此，她能够克服长期存在的回避大桥的行为，几年来，回避行为严重地减少了她的活动。（患者在现场暴露练习中的记录可见第九章的工具表 9.2，可用于进行暴露治疗的患者。）

应对生活应激

惊恐障碍的患者如此关注他们的躯体感受，以致常常忽略了生活事件是如何影响他们的。一些患者为人际关系或工作感到困扰；另一些患者感到愤怒，但他们难以表达愤怒，唯恐疏远了安全人物；还有一些患者对简单生活应激源反应过度。作为惊恐障碍和广场恐惧症的治疗部分，除了惊恐症状，也需要针对关于生活事件和其他因素的焦虑和抑郁想法来简单介绍认知重建。惊恐障碍的患者常常具有与惊恐无关的负性自动思维方式（如算命术、误贴标签、选择性过滤信息），适应不良性假设（如"我自己应该能够处理自己的问题"），功能失调性图式。治疗师关注与日常生活中的应激源和其他事件有关的一般性的认知歪曲，有助于减少患者总体的焦虑水平。

当存在惊恐障碍（伴或不伴广场恐惧症）和抑郁症时，建议治疗师聚焦于惊恐障碍的治疗而不是抑郁症的治疗，因为抑郁症常常继发于焦虑障碍。一旦患者的行为灵活性明显增加，预期性焦虑和惊恐发作减少，抑郁症常常随之减轻。此外，认知治疗技术强调患者焦虑的来源与患者的抑郁相关。但是，如果抑郁症状严重，即便抑郁继发于惊恐，也需要聚焦于抑郁症的治疗。

逐步结束治疗

虽然很多患者报告惊恐发作和广场恐惧症可以快速改善，但我们仍需要防止患者提前结束治疗。治疗的目标不仅是消除惊恐发作，也要获得各种应对技能，以减少复发的可能性。相反，尽管系统的治疗推荐 12 次会谈，但如果患者病情较轻，没有共病，没有广场恐惧症的回避行为，那么很少几次会谈就能提供足够的治疗也是可能的。

最后几次会谈可以减少为每两周一次或每月一次，这样能帮助患者练习使用治疗技术的独立能力，并增加了一种可能性：症状改善可以归因于自我帮助，而不是与治疗师的关系。在结束治疗期间，鼓励患者自我布置家庭作业。家庭作业可以聚焦于回顾典型的困难情境（在暴露等级表中已经列出），以及与这些情境有关的歪曲认知。定期提供巩固性治疗会谈，以保证疗效的维持，练习技能，早期觉察复发的苗头。工具表 3.9 是惊恐障碍和广场恐惧症患者的"新规则书"，也可以在此阶段提供给患者自助使用。

治疗中的疑难问题与处理方法

惊恐障碍的系统治疗似乎非常简单易行，但在治疗过程中惊恐障碍患者（伴或不伴广场恐惧症）可能出现很多问题。当发现患者不能遵守规定的治疗计划时，认知治疗是非常有帮助的。患者的常见问题是：害怕内心活动过程，不能忍受焦虑，不愿做家庭作业，存在非现实性的期待。

害怕内心活动过程

惊恐障碍的患者常常害怕引起焦虑的体验。患者担心心理治疗会导致威胁他们的心理内容被检查和测试。就像患者害怕体验到焦虑预示着自己要发疯一样，他们害怕揭露自己的内心活动过程会导致发现潜意识里面那些可怕的内容，揭示出疯狂或其他难以接受的人格特征。这在有强迫思维的患者中尤其明显。治疗师可以引导患者去检验他们的假设：自（内）省会导致发疯或失控。既然害怕在整个治疗过程中会反复出现，也就表明了他们恐惧的心理测验过程并没有被证实。

不能忍受焦虑

患者可能表现为"情绪性感知"——也就是说，他们有这样的信念：要避开所有的焦虑，任何焦虑都是无法忍受的。针对"焦虑是无法忍受的，是危险的"，患者可以检验该信念的成本和收益，以及支持和反对该信念的证据。这样有助于指导患者发现：与其他情绪一样，焦虑提供了有用的信息，焦虑本身并不是危险的根源。关于此主题的最有趣的自助书籍是《焦虑的意义》（*The Meaning of Anxiety*），作者是罗洛·梅（Rollo May，1977）。书中综述了焦虑是关于自我信息的有用资源。例如，24 岁男性患者，情绪上的完美主义者，发现讨论罗洛·梅的书对他有帮助，因为这让他从对焦虑症状的关注转移到对日常生活中冲突的关注。冲突包括决定读研还是工作。当他认识到做重要决定时存在的焦虑是"合理的"时候，他就变得越来越能忍受焦虑，焦虑就越少。

另一个忍受焦虑的方法是检查焦虑患者对将要发生的事情的预言。很多惊恐障碍患者认为焦虑的发生"总是会导致惊恐"，或者焦虑"从来都不会消失"，或"将导致精神崩溃"。通过让患者定期评估和记录焦虑来监测患者的预言。记录将表明焦虑水平的上升和下降，不会导致"精神崩溃"。

不愿做家庭作业

患者不愿做家庭作业有很多种原因。惊恐障碍患者的最常见原因是：认为只有在安全人物或治疗师可以救他或指导他时，他才能面对焦虑；暴露于害怕的情境中会让事情变得更糟；既然所有的焦虑都不能立即消除，那么就没有希望。治疗师可以列出患者对每个想法或假设的认知评价：成本和收益是什么？支持和反对的证据是什么？其他人也会有这样的想法或假设吗？治疗中的证据是什么——焦虑总是危险的吗？尤其是，安全人物能做而患者本人不能做的是什么？

任何治疗，包括在治疗之外的暴露治疗，患者不愿完成家庭作业也会导致治疗师不能在布置暴露家庭作业前的治疗中进行暴露"演练"，也不能在下一次的治疗中回顾家庭作业。"演练"对患者完成家庭作业具有特别的指导意义——暴露将在哪儿，什么时间，持续多久。治疗师要求患者想象恐惧的情境，激活对情境的想象，识别患者的自动思维。我们发现用"应激接种"的方法非常有用（Meichenbaum，2009），治疗师就处理负性思维进行角色扮演，让患者练习理性应对。治疗师也可以在室外暴露治疗前引出干扰任务完成的想法——例如，"不做家庭作业的原因可能是什么？"最后，如果患者做作业的不依从性增加，治疗师不能回顾布置的家庭作业，那么在下一次的访谈中就应该检查家庭作业，以观察患者是否按预期完成并回顾所取得的进步。

最后，不愿做家庭作业也可能是由于治疗进展太快——也就是说，治疗师所要求的超出了患者所能准备的。一个好的可用的规则是：减少家庭作业的数量和难度，而不是去除所有的家庭作业。

存在非现实性的期待

也许大家认为认知行为治疗可以快速地解决问题，一些患者就对治疗有了非现实的积极期待。很多认知行为治疗师发现与患者一起提前检查这些期待，包括患者对作业的期待和自助完成作业的意愿，是非常有帮助的。在此治疗体系中，我们向患者提供的自助信息手册有助于消除患者的非现实性的期待，为矫正患者的期待、形成治疗关系和治疗联盟打下基础。

　　很多惊恐障碍的患者对心理和躯体不适也存在非现实的期待。我们已经在对焦虑"全或无"的态度、无法忍受任何焦虑的内容中提及过。最后，患者可能存在非现实性的负性期待，特别是过去未能进行成功治疗的慢性病患者。这些患者被临床医生归为"难治性"、"精神病性"、或者"深层次受扰"的类型中。我们发现当治疗师告知患者以下情况时，能对治疗更有帮助：惊恐障碍的认知行为治疗是非常新的方法；他们的其他治疗师早先可能接受过其他的治疗方法的训练；我们将要进行的认知行为治疗方法与他们以前接受的治疗方法是截然不同的。

惊恐障碍详细治疗计划

治疗报告

　　表 3.3 和表 3.4 有助于治疗师记录惊恐障碍（伴和不伴广场恐惧症）患者的治疗报告样本。表 3.3 列出了个案的症状举例，选择适合你的患者的症状。也要详细说明患者的功能缺损，包括在学术、工作、家庭或社会领域等方面的功能障碍；伴有广场恐惧症的患者，常常存在明显的功能障碍。表 3.4 列出了个案治疗目标和相应干预方法的例子。同样地，选择适合患者的内容进行书写。

干预策略顺序

　　表 3.5 显示了惊恐障碍和广场恐惧症 12 次访谈的心理治疗计划的干预策略顺序。治疗师选择短程治疗，强调干预聚焦于惊恐障碍和广场恐惧症，例如放松训练和呼吸训练，恐惧等级暴露，认知重建（如去除灾难化焦虑），诱发和暴露于惊恐症状。Clark 和他的同事在牛津大学报告了短程系列治疗的高效性。表 3.5 中的 12 次访谈治疗系列可以随着治疗的需要延长或缩短。

表 3.3　惊恐障碍伴广场恐惧症症状举例

惊恐障碍

惊恐发作（确切频率）

心跳加速

心悸

出汗

颤抖

呼吸困难

胸痛

胸部发紧

头晕

感到虚弱

非真实感

人格解体

发麻

刺痛感

发冷

潮热

害怕失控

害怕死亡

害怕疯掉

害怕将来惊恐发作

具体的惊恐发作后的行为改变

场所恐惧症

具体害怕的情境举例：

　害怕独处

　害怕拥挤的地方

　害怕公众场合

　害怕坐公共汽车、地铁、小轿车、火车、飞机

　害怕惊恐发作

无人陪伴不能外出

指出具体回避害怕的情境

表 3.4　惊恐障碍伴场所恐惧症治疗目标和干预方法

治疗目标	干预方法
减少焦虑 / 惊恐的躯体症状	肌肉和呼吸放松训练
学习呼吸技能	呼吸放松和重复呼吸训练
去除对躯体感受的焦虑性条件反射	暴露
阐明焦虑的躯体症状是无害的	认知重建，行为实验
处理所有出现过的回避行为	暴露
消除安全行为	暴露
矫正图式：易受伤害和需要控制（或其他特定的图式）	认知重建，发展性分析
使用 0 ～ 10 分评估方法，直至对未来是否	认知重建，复习、练习技能
再发惊恐的恐惧分值降至 1 分以下去除损伤（根据具体损伤制定目标，可以有几个目标）	认知重建，问题解决，或其他技能训练
一个月内不再有惊恐发作	上述所有方法
消除所有的回避行为	上述所有方法
焦虑量表评分在正常范围内（BAI，PDSS 等）	上述所有方法
学习预防复发的技能	按需要复习和练习技术

治疗案例

第 1 次治疗

评估　　患者 Sara，女性，29 岁，已婚，主诉焦虑、恐惧、担忧、广场回避两年。她的焦虑症状包括心慌、过度换气、非真实感／人格解体、头晕。她在很多场合会采取回避行为，如回避乘地铁、火车、飞机、长途旅行的汽车，回避去拥挤的剧院。虽然她可以在市区独自行走，但有时感到相当恐惧，变得非常焦虑以致过度换气并被摧垮。

症状和共病　　Sara 感到轻度的烦躁不安（BDI-Ⅱ评分：11 分），主诉有紧张感，反复出现不愉快的想法，有时突然无来由地感到恐惧、忧伤、担心，对事物不感兴趣，心跳加快，入睡困难，害怕乘坐地铁、火车，害怕呼吸变得困难，回避各种场所，一直感到紧张不安，有引起恐惧的想法（如我快要昏倒了）和图像（如晕倒后从椅子上跌落下来）。

　　Sara 报告说夫妻关系尚可，与丈夫没有明显的矛盾，无毒品和酒精滥用史，不食含有咖啡因的饮料和食物。5 岁时父母离异，奶奶因为患广场恐惧症多年而无法外出。Sara 诉她在公共场合讲话会相当紧张，作为一名秘书（对工作最低的要求），她的职业生涯开始走下坡路。导致她对自己的督导产生怨恨，并因不能胜任工作而自我批评。她总是希望能避免乘地铁（尤其害怕乘坐停靠点少的快速列车，因为能逃跑的机会较少）、火车、飞机，避免长距离地步行。

　　虽然 Sara 的身体健康状况尚可，但她诉自己患有克隆氏病（Crohn's disease），在患广场恐惧症前已经发病 6 年。克隆氏病的主要症状是腹泻、腹部胀气伴疼痛，在她接受认知行为治疗期间这个病已经痊愈了。

　　Sara 描述了一次发生在地铁里的惊恐发作过程：去年 8 月，当时她感到心跳加快、头晕、发热、呼吸困难，她担心自己会昏倒。她补充说，在这两年中，她开始担心呼吸不到足够的空气，她的自动思维是："我的呼吸会变得很困难""我要昏倒了""我会像奶奶一样变成广场恐惧症患者"。

诊断　　　　　Sara 的诊断：惊恐障碍伴中度广场恐惧症，共病为社交焦虑障碍（社交恐惧症）。（Sara 的治疗包括对社交焦虑障碍的治疗，但目前讨论的焦点是惊恐障碍和广场恐惧症的治疗）。患者的克隆氏病已经治愈，但存在中度的应激源：工作的改变。婚姻关系较好。

负性自动思维和　　　　　在评估过程中，有一点很清楚：Sara 对治疗极其矛盾，她害怕寻求治疗，因
适应不良性假设　　为这意味着她会变得异常焦虑，并且需要暴露令她不安的信息。她的信念是：不需要帮助她应该能解决所有的问题，如果别人知道她很焦虑，就会轻视她。即便知道自己的奶奶患的是焦虑障碍，她也强烈地认为自己的家庭成员身体虚弱，易于患躯体疾病（她患过克隆氏病就是最好的证明）。

第 2 次治疗

提供反馈　　　　　治疗师给 Sara 提供了有关进入治疗的形式和会谈的反馈，包括疾病诊断。Sara 填写了惊恐障碍伴有广场恐惧症的患者资料（工具表 3.5），参见 Leahy（2009）的《摆脱焦虑》（*Anxiety Free*），并给她呈现了治疗选择的纲要。

药物评估　　　　　药物也是治疗选择之一，Sara 拒绝了这一选择，她坚信靠自己可以解决自己的问题。因为她做家庭作业的依从性很好，拒绝药物治疗，结合她的症状严重程度，商讨决定单独以认知行为治疗（CBT）开始合作治疗。

适应治疗　　　　　之前发现 Sara 对是否治疗感到纠结。因此，治疗师帮助她发现治疗的焦点是减轻惊恐和广场恐惧症的症状，并与她一起合作性地制定治疗目标，这样她就不会觉得治疗转向了自己不想去的领域。治疗师将她对神经症的恐惧正常化：这是患者常见的恐惧，不仅仅是因为对问题的性质有误解，而且是由于对患"精神疾病"感到羞耻。这表明，Sara 将惊恐障碍看作是特定的和有限的躯体易受伤害，代替了所有的诊断。

介绍认知　　　　　帮助 Sara 了解战斗或逃跑反应的功能是保护人类，就像她惊恐发作时缺乏安
行为模型　　全感，由此激发了她的战斗或逃跑反应。她重新学习了焦虑的保护性机制，惊奇地发现激发的焦虑是为了保护焦虑自身。理解了她所体验的呼吸困难是过度呼吸的结果而不是由于不能呼吸，这一点对她极其有帮助。当她开始看到每一个躯体

症状（如心脏剧烈跳动）与它的保护性功能（心脏泵氧气通过血流供给她足够逃跑或战斗的能量）之间的联系时，她对治疗的积极性增加。最终，她明白了两点：当她不顾一切急于从各种不同的地方逃离时，并不意味着她疯了；她只是对大脑发出的信号做出反应。该信号为：她处于危险之中，必须要逃离。Sara 理解了这些之后，双眼满含泪水。

表 3.5　惊恐障碍伴广场恐惧症详细治疗计划

第 1 次治疗

评估

详细询问所有相关症状

规范执行整套的纳入标准（见工具表 3.2），增加适当的焦虑问卷

评估患者的焦虑和回避（工具表 3.3）

评估共病情况（如重症抑郁，其他焦虑障碍）

评估治疗动机和适合度

评估患者在会谈中促使放松的能力

问询药物治疗的评估与需要

评估物质滥用咨询或解毒的需要

评估对安全行为或安全人物的依赖程度

家庭作业

要求患者开始自我监测惊恐和焦虑症状（工具表 3.4）

要求患者开始识别在恐惧场景里的自动思维和情绪（工具表 3.6）

要求患者列出恐惧和回避的场景

第 2 次治疗

评估

检查患者在恐惧场景中的典型思维和感受

检查自我监测列表中的惊恐和焦虑症状

适应治疗

患者的诊断信息

描述惊恐障碍和广场恐惧症

给患者提供有关惊恐障碍和广场恐惧症（工具表 3.5）以及一般性的认知行为治疗的手册

列出治疗目标列表

药物治疗

考虑药物治疗（如果患者未用药），讨论药物副作用和疗效

续表

家庭作业

布置阅读自助资料：Wilson 的书（2009）：《不要惊恐》（*Don't Panic*）或者 Leahy 的书：《摆脱焦虑》（*Anxiety Free*）

要求患者继续按照工具表 3.4 和工具表 3.6 进行自我监测

第 3 次治疗

评估

再次完成自我报告问卷以评估情绪、追踪进步

回顾惊恐的症状，回避 / 逃跑 / 安全行为

干预

教会呼吸训练（谨防以此作为安全行为）

教会渐进性肌肉放松（仅仅是在有慢性过度唤醒症状时应用，谨防以此作为安全行为）

药物治疗

评估药物副作用

评估是否需要调节药物剂量

如果无改善，增加药物剂量，也可以联用其他药物或者换用其他种类的药物（当增加另一种药物时需要逐渐减量或停用原有的药物）

家庭作业

要求患者进行呼吸练习（在暴露治疗时无须练习，防止成为安全行为，其他时间都要练习）

要求患者继续进行自我监测

第 4 次治疗

评估

完成自我报告问卷，评估情绪、追踪进步

回顾惊恐症状，回避 / 逃跑 / 安全行为

行为干预

说明暴露的原理

要求患者从低到高列出恐惧的等级表（工具表 3.8）

向患者介绍如何诱发惊恐、想象暴露和 / 或现场暴露（合适时用）

药物治疗

与第 3 次访谈相同

家庭作业

要求患者在家练习诱发惊恐、现场暴露，和 / 或想象暴露（适当的时候）

要求患者继续进行自我监测

第5—8次治疗

评估

完成自我报告问卷，评估情绪、追踪进步

让患者完成和修正恐惧等级表

认知干预

引出与患者焦虑 / 惊恐有关的自动思维

识别患者对惊恐的错误评价并予以恰当的矫正 / 挑战（见第十章和附录 B）

其他干预

介绍应激管理

药物治疗

与第 3 次访谈相同

家庭作业

继续要求患者在家练习诱发惊恐、现场暴露，和 / 或想象暴露（适当的时候）

要求患者识别并矫正自动思维

第9—10次治疗

评估

完成自我报告问卷，评估情绪、追踪进步

追踪患者在识别并矫正思维方面的进步和进行诱发惊恐 / 暴露方面的进步

认知干预

帮助患者识别自动思维背后潜在的基本证据（如适应不良的假设）

检验假设的优势 / 劣势，检验支持 / 反对假设的证据

帮助患者发展出新的、适应性的假设

帮助患者继续矫正自动思维（聚焦于自我指导，以去除对惊恐症状的灾难化）

帮助患者发展出对焦虑和应激的自我指导方法

行为干预

帮助患者制订应对恐惧等级量表中较高等级的暴露治疗计划并执行暴露治疗

药物治疗

与第 3 次访谈相同

家庭作业

要求患者继续矫正自动思维和适应不良的假设

要求患者继续现场暴露，想象暴露和 / 或诱发惊恐（适当的时候）

要求患者检验评价（写下暴露前的预言，检验暴露治疗完成后预言的结果）

第 11—12 次治疗

评估

完成自我报告问卷，评估情绪、追踪进步

评估目标完成情况以决定是否逐渐减少治疗

追踪患者在识别并矫正思维方面的进步和进行诱发惊恐 / 暴露方面的进步

追踪患者在实施暴露治疗 / 诱发惊恐方面的进步

评估和关注残留症状（包括共病的症状）

评估残留的与惊恐 / 广场恐惧症有关的生活问题

认知干预

帮助患者识别图式

检查图式的维持行为，图式的起源

帮助患者矫正图式

帮助患者继续矫正自动思维和假设

回顾过去的负性预期和结局

行为干预

继续进行惊恐诱发、想象暴露和 / 或现场暴露（按需要 / 适当的）

其他干预

应激管理：帮助患者发展对焦虑和应激的自我指导策略

开始计划结束治疗

评估是否需要进行自信心训练、人际增强技能、共同的问题解决、进行抉择的能力训练

家庭作业

要求患者布置自己的家庭作业

在引起焦虑 / 惊恐的情境中继续进行暴露治疗（按需要 / 适当的）

要求患者写下暴露治疗前的预期，识别认知挑战，记录结局

要求患者监测并挑战与当下日常生活冲突有关的各种类型的歪曲认知

要求患者预见引发焦虑的情境，列出可能的应对策略（行为、人际交往、认知）

第 3 次治疗

呼吸训练　　　　　　　鉴于 Sara 存在慢性的躯体紧张症状和紧张的感觉，此次会谈中训练渐进性

肌肉放松和深度腹式呼吸。通过训练，帮助她了解这些练习可以使她的紧张感减轻，促使全面放松，但不是为了避免惊恐发作。

刚开始进行呼吸训练时首先需要治疗师进行示范，演示缓慢吸气和呼气，在 Sara 胸部、腹部各放一本很小的书，正确吸气时腹部的书抬升（不是胸部的书抬升）。谨防 Sara 进行浅的胸式呼吸，但当她这么做时告诉她这是自然的，因为此时她还没有掌握如何通过腹部进行深呼吸。

放松训练 针对 Sara 慢性肌肉紧张的症状，治疗师也要示范收缩和放松 12 块肌肉群的正确方法，解释此练习的目标是帮助她察觉早期的紧张信号，学会如何放松肌肉。告诉 Sara 此次会谈将会录音，要求她在家中跟着录音进行练习。

接着，让 Sara 背靠在椅子上，调整到舒服的姿势，让她想象放松地躺在某个地方，慢而深地呼吸，用鼻子吸气、嘴巴呼气。并要求她每次呼气的时候，在脑中重复"放松"这个词。进行了 5 ～ 10 分钟慢而深的呼吸之后，治疗师介绍深度肌肉放松练习，帮助她以缓慢、系统的方式交替收缩和放松所有的肌肉群。

会谈结束后，Sara 陈述：与她长时间以来的感受相比，尽管她感到放松多了，但当她体验到惊恐时曾急于想起身在房间内踱步。她的动向说明遭受了躯体感受的威胁，很有可能仍会过度呼吸。告诉她这是正常的感受，只要坚持练习，不适的感受就会过去。

让 Sara 每天一次练习两种类型的放松，直到感觉不到焦虑为止。提醒她深呼吸和放松可能会被作为安全行为以避免惊恐发作，在做暴露治疗时不能进行放松练习。深度肌肉放松练习是为了帮助她减轻慢性肌肉紧张，而不是为了避免惊恐发作。

第 4 次治疗

暴露治疗的原理 再一次向 Sara 介绍通过暴露治疗面对恐惧症状和情境的原理。帮助她发现直面这些恐惧的事物可以帮助她了解：她所害怕的坏的结局并不会发生，因为这些情境和症状并不是固有的危险，不需要利用安全行为，她的焦虑程度会自然地下降，因为大脑意识到并不是真的存在危险。告知 Sara 在此次会谈中将开始直面她恐惧的症状，在接下来的几次会谈中将面对其他她所恐惧的事物。

恐惧等级　　　　恐惧等级是通过向 Sara 提问而获得的，评定最轻到最重的恐惧情境（有人陪伴或无人陪伴）。识别所有的安全行为［如：坐下，带着一个装有阿普唑仑的瓶子和一些能量棒，分散注意力，将视线瞄向某个物体］，排列后看看哪一个安全行为是能够立即放弃的（如能量棒），哪一个必须要写入等级表中（如丈夫陪伴）。

　　　　Sara 列出的最高的恐惧是：没有任何安全行为，独自乘飞机横越大西洋旅行（在飞机上数小时无法逃跑，如果惊恐发作，在公众面前会感到很大的羞耻）。最轻的恐惧情境是：丈夫陪同在街上散步。

诱发惊恐　　　　在此次会谈中帮助 Sara 体验惊恐发作。首先进行评估练习，要求她过度换气，慢跑，围绕着椅子快速旋转，注视明亮的电灯，在练习前、中、后记录她的恐惧程度。过度换气和围绕着椅子快速旋转成功地引发出与惊恐发作相似的症状，引起 Sara 产生了极大的焦虑。评估之后，帮助 Sara 在 1 分钟内反复过度换气，中间暂停时允许呼吸恢复到正常。当过度换气练习引起的焦虑大幅度减少时，可终止练习，在下一次会谈前要求她每天练习。（接下来的几周中，Sara 在过度换气练习中再也没有体验过焦虑情绪）在这次会谈中（第 4 次会谈），她还未准备好引出头晕症状，在第 8 次会谈时，她就愿意这么做了。

现场暴露　　　　下周除了练习过度换气之外，鼓励 Sara 开始由丈夫陪同在街上散步，不能应用任何安全行为。鼓励她继续行走，直到想急于逃离情境的程度明显下降，焦虑明显减轻。安排时间与 Sara 的丈夫会谈，帮助他了解惊恐症状，并让他在暴露治疗中成为一个有效的教练。

第 5—8 次治疗

识别自动思维　　　　要求 Sara 在恐惧感上升的时候记录她的自动思维，引起焦虑的水平，特别要详细记录惊恐诱发的情境，以及认为必须要完成的行为。我们越来越清晰地看到 Sara 最害怕头晕和人格解体症状，在经历这些症状时感到自己快要死了。通过发现引导，Sara 能够明白：如果她没有获得恰当的药物治疗或从经历惊恐的情境中逃出去，她真的相信自己会中风并死去。她也害怕自己的焦虑会让她"失去控制"：她害怕自己会尖叫、哭喊，周围的每个人都认为她疯了。当惊恐时再次识别她的想法，Sara 开始清晰地知道自己也害怕会发疯，惊恐发作时她尽力地将视线瞄向一方以"镇定自己"，这样她才不会疯掉。

矫正自动思维　　　　Sara 开始了解了她对惊恐的错误评价，这样惊恐发作时她就能成功地发现自己的自动思维，治疗师可以帮助她矫正这些思维。特定的自动思维的种类包括：过高估计负性结果（"我就要惊恐发作了"），灾难化（"我就要中风了"），过低估计自己的应对能力（"我很虚弱，无法处理应激事件"）。她还有预言未来的倾向（算命），设想她知道别人正在考虑的有关她的内容（读心术）。帮助 Sara 检查她的思维的证据（如她真的中风了吗），考虑更恰当的可能性（如：过度通气导致头晕，但不会导致中风）。也可以进行诱发惊恐的行为实验以检测特定的评价。逐渐地，Sara 开始远离她的自动思维，每次它们出现的时候，她的信念一点一点地减弱。针对她的焦虑性思维，治疗师帮助她设计了"应对卡"（见表 3.6）。

表 3.6　Sara 的"应对卡"

---

1. 具体地说，我所预言的什么事情将会发生？
2. 我的预言多长时间就不正确了？
3. 最糟糕的可能结果是什么？
4. 最好的可能结果是什么？
5. 最有可能的结果是什么？
6. 难道焦虑和不舒服不是正常的吗？我能容忍这些痛苦的情绪吗？
7. 记住：我从来也没有停止过呼吸。我的心脏从来也没有停止跳动过。我是健康的。
8. 逃避是无意义的，因为没有现实危险。
9. 我有许多的非现实性、"魔术性"想法。这些是害怕的想法，但不是事实。
10. 如果我发生了惊恐发作，我认为它是警觉性的一种变异。它不是危险的。
11. 焦虑是对抗危险的一种保护性反应。它不是危险的。对焦虑的焦虑反应就像你对失火的警报恐惧而不是对火本身恐惧一样。

诱发更多惊恐　　　　在第 8 次会谈中，如果 Sara 开始认为头晕可能是过度换气的症状，而不是即将中风的征兆，她就可以准备诱发头晕症状。但是，在开始练习之前，她极其焦虑（8～10 分），还没开始诱发练习，她就感到眩晕。治疗师让她站起来，沿着屋子快速旋转 30 秒。前 10 秒，她开始哭泣，停止了旋转。她全身发抖，害怕就要昏倒了，害怕会中风，害怕会发疯，她反复请求治疗师让她回家。治疗师反复解释暴露治疗的原理，鼓励她等准备好了继续进行练习。接着，她坚持练习了 15 秒钟，没有再要求离开办公室，尽管这时她的焦虑水平极其高（10 分）。在会谈中该练习重复了几次，重复练习期间可以暂停，以使她的头晕恢复正常。最后，

Sara 能够忍受练习 30 秒钟，焦虑降至 4 分。

反馈时，Sara 说她感到轻松多了，她坚持并忍受了练习。她表示不敢相信自己已经完成了练习，这是数星期以来她一直害怕的练习。她说，她对头晕会导致中风或发疯的恐惧减少，现在她意识到头晕只是让她感到不舒服的症状。治疗师鼓励她在家继续练习，直到能坚持 1 分钟。在接下来的几周，她对头晕的焦虑大幅度减少。

压力管理　　压力管理包括：检验 Sara 现在工作的优势和劣势，接受她感受焦虑的可变性，忍受焦虑的双重标准技术，考虑可利用的职业培训的机会。

想象暴露　　当要求 Sara 面对恐惧的地铁时，她显然还没有做好准备，但她又需要应对地铁以完成日常生活的功能。此次会谈中，治疗师利用想象暴露，在面对真实的生活场景之前，帮助她第一次在想象中面对她所害怕的事物。包括：让她想象独自在拥挤的地铁中，闷热的车厢，她感到焦虑，呼吸急促，感到头晕。让她一步一步地描述她所看到的发生的事情，同时想象她认为的灾难化的后果（惊恐发作，摔倒，虚弱不堪，得不到帮助，中风了，快死了）。要求她一遍又一遍地想象此场景，通过 1 ～ 10 评分来监测她的焦虑水平。

虽然刚开始 Sara 的焦虑分非常高（10 分），但她很快意识到她的恐惧是不合理的，她的错误评价是源于缺乏对惊恐的了解。慢慢地，她的焦虑感逐渐减轻。她主动讲述现在所认识到的恐惧结局与初始想象的结局（如可能会中风）是不一样的。当她习惯了自己的害怕，15 ～ 20 分钟之后，就可以结束想象。帮助 Sara 想象更多类似的结局：在地铁里惊恐发作，变得非常焦虑，忍受痛苦，直到焦虑减轻，然后离开地铁站，回到治疗室。

会谈结束反馈时，Sara 提出了她的疑惑：她对灾难化的想象变得厌烦，这是她以前做梦也没有想到的结局，过去只要提到"地铁"这个词就让她慌乱不已。在接下来的一周，治疗师要求 Sara 在家练习同样的想象暴露。

第 9—10 次会谈

检查自动思维的
模式和识别假设　　Sara 典型的自动思维有：

"我就要焦虑发作了。我不能出去。我的心跳会加快。我将不能呼吸。

我要昏倒了，没有人能帮我。我会中风并死去。"

"我就要惊恐发作了，然后我会尖叫，人人都看着我并认为我疯了。我无法应对这些。"

"每个人都认为我会'与他们在一起'。终究他们会发现我是焦虑的，然后很少会考虑到我。"

"如果我说到有关焦虑的事情，通常都会应验。"

"我的心跳加快，意味着我会心梗。"

通过引导发现，治疗师帮助 Sara 认识到不良的规则和假设的模式开始出现了。她有以下几个假设，这些假设是自动思维的基础：

"躯体症状是一个人生病的征兆。"

"一个人需要时刻小心谨慎。"

"危险无处不在。"

"如果我不能确定是否能被照顾好，我将会崩溃。"

"不需要他人帮助，独自应对是有能力的表现。"

"焦虑无法忍受，是虚弱的征象。"

修正假设　　　　治疗师帮助 Sara 理解每一个想法固有的规则，并帮助她直接修正规则和假设以逐步减少她对惊恐的信念。

增加暴露　　　　在会谈中继续使用暴露治疗。Sara 开始暴露练习，与丈夫一起在街上行走。一旦她能够无须丈夫陪同独自在街上行走（不用分心的方法，将视线瞄向某一个物体，带药和水，等等），她就可以开始面对乘地铁的恐惧了。在想象中面对乘地铁的恐惧之后，她开始乘坐区间地铁，每隔几分钟就会停一次（开始由丈夫陪同，然后独自乘坐），逐渐地增加暴露练习的难度，乘坐高铁。

接下来的几周，Sara 也开始走进餐馆、剧院等。在开始进行暴露等级表上的每一步行动之前，治疗师需要与她一起演练：想象在恐惧情境中的惊恐和焦虑感，在暴露练习前后帮助她挑战负性思维。

第11—12次治疗

识别和修正图式　　　在焦虑发作期间，通过检查 Sara 一系列的负性自动思维，以及作为其基础的适应不良性假设，治疗师开始理解有关她对自我、世界、他人的图式或信念。尽管 Sara 的信念开始发生改变，但在开始治疗时她有着强烈的信念：她是虚弱的、易受伤的、无助的，世界是危险的地方。她认为没有别人的帮助她可能活不了，但她又认为其他人是批评性的、妄加判断的。

- 自我：虚弱的，无助的，易受伤的
- 世界：危险的，不可预测的
- 他人：批评性的，妄加判断的

检查图式补偿和　　　Sara 对自己是"易受伤"的补偿策略是：总是尽力变得理性，尽力控制。
回避　　　她回避可能会陷入困境的场所（地铁），或者对她的焦虑有可能作出负性评估的情景（如公众言谈）。

- 回避："我要不惜一切代价避开危险。"
- 补偿："我不应该焦虑，我应该总是控制得很好。"

挑战图式，检查　　　Sara 对焦虑持有"全或无"（all-or-nothing）的思维方式，她认为"自己很虚
图式的来源　　　弱，需要保护"以及她对控制的需求，可以使用检查成本—收益的技术；她"需要完全控制"可以通过检查支持和反对该观念的证据；检查情绪性图式的起源。Sara 回忆起她的母亲是一个高度情绪化的人（也许有表演性），她感到很尴尬。结果，她出现了有关"虚弱"和"易激惹"的强烈情绪。治疗师和 Sara 比较了"更全面地生活"与"变成完美的人"之间的差别。Sara 发现，当她和治疗师将其应用于焦虑的朋友时，双重标准技术是有用的。

　　　Sara 也承认她母亲的家族中存在易受伤和身体危险性的核心信念。她意识到母亲和外祖母通常处于恐惧中，她的外祖母尤其对尝试新生事物小心翼翼。她也回忆起：当她还是孩子时，一旦生病，母亲就变得警惕和紧张；每年 Sara 去看医生，她母亲的焦虑水平就会增高，她倾向于保护 Sara 以避开世界上的危险，总体

强调感觉上的安全。

另外，Sara 开始通过认知策略来体验增长的认识，她总体的感觉是"有些事做错了"，当她出现克隆氏病的时候，她的关于"虚弱"和"受伤害的危险"的信念就被激发了。

生活中其他领域的压力管理　在治疗中发现 Sara 有其他的压力，尤其受工作中矛盾和愤怒情绪的困扰（因为有社交焦虑而选择的工作）。认知治疗对挑战她工作中自我批评的思维很有帮助，有助于检测她对焦虑和虚弱的"全或无"的思维。

继续暴露　随着治疗的进展，Sara 的生活开始变得正常，她可以乘坐公共交通工具，也可以在市区舒服地散步，并不断地增加距离。在她感到焦虑时，几乎从未用过呼吸练习，因为现在她"知道"她认为的危险的感觉不是真的，而是来自于让她学会了预期的潜在危险无处不在的童年经验。Sara 开始能够熟练地预期自己会如何应对将来的情境，例如，旅行或当众发言时可能会引起焦虑。

坚定信心　Sara 在工作中变得更加自信（工作是"非全日制的"），她开始考虑在毕业的学校进行职业培训的可能性。当她开始接受将躯体感受和感觉当作发现生活中其他问题的有用的信号（特别是她怨恨的情绪和工作中的困扰）时，她对焦虑的完美主义，也就是说，她要消除所有的焦虑的目标，也受到了挑战并被加以矫正。

逐步结束治疗　通过将会谈次数减少到两周一次，然后每月一次，其症状未再反复出现，可以逐步停止治疗。回顾一下 Sara 典型的自动思维、假设、图式，向她提供治疗要点，帮助她舒服地逐步结束治疗。

工具表 3.1　惊恐障碍和广场恐惧症认知行为模型

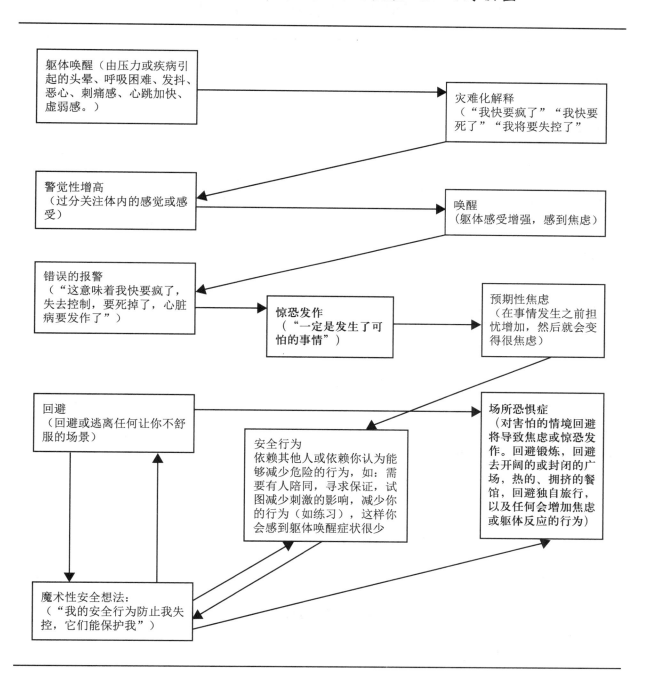

引自《抑郁和焦虑障碍的治疗计划与干预措施》第二版（The Guilford Press，2012）。

工具表 3.2　惊恐障碍和广场恐惧症评估：测验分数，物质使用，既往史，治疗进展，建议

患者姓名：_____　　　　　　　　日期：_____

治疗师姓名：_____　　　　　　　治疗次数：_____

测验数据/分数

DSM-Ⅳ-TR 轴Ⅰ结构式访谈（SCID）_____

DSM-Ⅳ焦虑障碍访谈表（ADIS-Ⅳ）_____

Beck 抑郁量表第 2 版（BDI-Ⅱ）_____　　　Beck 焦虑问卷（BAI）_____

惊恐障碍严重程度量表（PDSS）_____　　　动机问卷_____

恐惧问卷（广场恐惧症子量表）_____　　　大体功能评估（GAF）_____

其他问卷（特定的）_____

药物使用情况

目前服用的药物（包括剂量）_____

_____

既往服用过的药物（包括剂量）_____

_____

现在饮酒或使用其他物质的情况（标出种类和数量）_____

_____

既往饮酒或使用其他物质的情况（标出种类和数量）_____

_____

既往史（仅仅是新入组的患者）

以前惊恐/广场恐惧症发作情况：

发作　　　　　　　持续时间　　　　　　　　突发事件　　　　　　　治疗

主要症状

惊恐发作（标出平均发作频率，持续时间，强度，是局限的还是全部的症状，躯体和认知的症状）：_____

_____

回避/逃避行为和安全行为：_____

_____

焦虑的外部扳机事件（列出地点、情境、回避或害怕的活动）：_____

_____

焦虑的内部扳机事件（列出回避或害怕的惊恐症状）：_____

_____

引自《抑郁和焦虑障碍的治疗计划与干预措施》第二版（The Guilford Press，2012）。

恐惧的结果（如果没有报告，在执行认知策略后再进行评估）：_____

_____

治疗进展（仅在以后评估）

仍然回避的情境：_____

_____

与以前回避的情境接近的情境：_____

_____

_____

建议

药物评估：

增加服务的强度：

行为干预：

认知干预：

人际干预：

婚姻／夫妻治疗：

其他：

工具表 3.3　焦虑和回避评估（患者使用）

患者姓名：_____　　　日期：_____

你会回避下列哪些情境（圈出所有的）

饭店	商店	大厦
地铁	公共汽车	飞机
电梯	楼梯井	火车
在外面行走	锻炼	桥
开车	搭乘小汽车	眺望地平线
独自在外	隧道	开阔的场所
阳光	高处	独自在家

其他回避的情境：_____

我最恐惧的三个情境：

1. _____
2. _____
3. _____

因为你明显感到焦虑而回避过以下在公共场合的情境吗？（圈出）

当众讲话、吃饭、饮酒	不是在自己家里上卫生间或小便
在衣帽间脱衣服	派对
家庭聚会	教室
目光接触	站得离别人很近

其他情境：_____

我在上面列表中圈出的情境中感到害怕，我会变得焦虑和（检查有无下面列出的）：

____我可能会心肌梗死，或者患上躯体疾病

____我会失控、发疯

____我会失控，会很难堪

____我不能及时上厕所

____有人会伤害我

____我不害怕自己的焦虑，我害怕一些情境（如我害怕所乘的飞机突然坠落）

____我会晕倒

____人们会看出来我很焦虑

____其他：_____

____上面没有一条适用于我

你什么时候开始回避下面的这些情境？

以下哪一个症状是在你试图回避场景时经历过的？（圈出来）

心悸	心怦怦跳	胸痛或胸部不适
出汗	发抖	颤抖
呼吸短促	发闷	窒息
恶心	头晕	头昏目眩
发麻	刺痛感	发冷或发热

感到自己不真实

感到场景不真实

其他：_____

在过去的一周中，有同时出现上述列表中的四个症状吗？（圈出来）

没有　　　有　　　哪些症状？_____

在上一周中，你的平均焦虑水平是什么？（圈出来）

没有（0）　　轻度（2.5）　　有一些（5）　　很焦虑（7.5）　　极其焦虑（10）

你从惊恐发作中惊醒过吗？（圈出来）　　有　　没有

你担心过会焦虑发作或惊恐发作吗？　　有　　没有

你现在生活中的应激源是什么？

你每天喝多少咖啡或含咖啡因的饮料？

现在的服药情况（包括剂量）：_____

过去的服药情况（包括剂量）：_____

现在的饮酒或其他物质使用情况（标出种类和剂量）：_____

你曾经被诊断为甲亢、柯兴氏综合征、过度换气、心脏瓣膜脱垂吗？（圈出来）

现在的药物作用是什么？　　　　　　　　　　　　　　谁来治疗这些症状？

_____　　　　_____

_____　　　　_____

_____　　　　_____

当你害怕惊恐发作或焦虑发作时，下列哪项是你为了感到安全而采取的行为？（圈出所有符号项目）

寻求保证

出门时有人陪伴

对自己重复想法或重复说话

寻找周围的危险信号

关注躯体感受以观察自己是否正常

紧抓某物以寻求支持

坐下来

小跑

使身体或双手紧张

深呼吸（尽力使自己平静）

其他行为：_____

工具表 3.4　惊恐发作记录工具表（患者使用）

患者姓名：＿＿＿＿＿＿＿＿＿＿＿＿＿＿＿＿＿＿＿＿＿＿＿＿＿＿＿＿＿＿＿＿

日期／时间／情境	进入情境之前的焦虑水平（0% ～ 100%）	预言／想法和对预言，想法相信的程度（0% ～ 100%）	在情境中的躯体感受	评估在情境中的实际焦虑水平（0% ～ 100%）	结果（发生了什么）

引自《抑郁和焦虑障碍的治疗计划与干预方法》第二版（The Guilford Press，2012）。

工具表 3.5　惊恐障碍和广场恐惧症的知识和信息（患者使用）

什么是惊恐障碍和广场恐惧症？

几乎每个人都感受过焦虑。而惊恐发作则是以严重焦虑为特征，发作时将症状错误地解读成以下问题的信号：就要心脏病发作或有器质性疾病问题，快要疯了，或完全失控。惊恐发作期间，你可能会感到呼吸短促、刺痛感、腹部不适、耳鸣、濒死感、发抖、头昏目眩、窒息感、胸痛、出汗、心怦怦跳。你应该首先去看内科医生，以排除器质性疾病因素，如甲亢、咖啡因成瘾、心脏瓣膜脱垂或其他原因。一旦排除了器质性疾病，就由精神卫生专业人员对你进行评估，以明确是否患有"惊恐障碍"，这一点非常重要。

惊恐障碍常常被称为"恐惧之恐惧"（fear of fear），因为患此症的人开始变得害怕出现恐惧症状（或"惊恐发作"），患者将这些症状解读为：这意味着身体马上就要出问题了。正常情况下，当我们面临真的危险时会感到恐惧，它向我们的大脑发出警报或信号：我们处在危险中，所以我们能够保护自己避开危险。恐惧的症状（心脏怦怦跳，过度呼吸等）能给我们提供能量以帮助我们逃离危险或者与危险做斗争（这称之为"战斗或逃跑"反应）。例如，当我们处于危险中时，心脏快速跳动以泵出更多的血液，泵出的血液是携带氧气的。在我们面临危险时，氧供给我们更多的能量以促使我们逃跑或战斗。这是对实际危险的自然反应，我们称之为"真实的警报"，此理论体系已经建立成千上万年了。

罹患了惊恐障碍，即便实际上不存在危险，你的身体也会认为你处于危险之中。在没有现实危险时你却感受到了恐惧，我们称之为"错误的警报"。就像没有火灾却发出火警的鸣笛一样。时间长了，这些"错误的警报"就变成了"习得性警报"，也就是说你开始害怕那些在面临真实危险时出现的恐惧症状，因为你不能理解为什么要经历这些症状。你开始假设惊恐发作是危险的，这意味着你的身体出了问题。一旦你开始意识到惊恐发作是危险的，就会引发未来有更多的恐惧或更多的惊恐发作，以此来应对你所认为的危险。惊恐障碍具有讽刺意义的是：你开始害怕那些能保护你摆脱危险的症状。"认为"你处于危险之中，大脑开始产生越来越多的恐惧（或者越来越多的惊恐发作），因为从某种意义上讲，它"认识不到"你所害怕的是恐惧症状本身而不是真的存在危险。

一旦惊恐障碍患者相信惊恐发作是危险的，他们就会开始担心未来会出现惊恐发作。他们也开始害怕和回避任何与惊恐相似的症状和感受（发热，锻炼，阳光，愉快或兴奋，性唤起，生气，等等）。惊恐障碍患者开始聚焦于这些内部感受："我的心在怦怦直跳，意味着我的心脏病要发作了"，或者"我感到虚弱和头晕，意味着我快要晕倒了"。很多惊恐障碍的患者在睡眠中也会体验到惊恐发作。

很多惊恐障碍的患者也会经历"广场恐惧症"。广场恐惧症的患者害怕一些特定的地方或情境：他们担心一旦有惊恐发作，难以从这些地方或情境中逃脱（如："我可能会在地铁里焦虑发作，在众人面前失去知觉"）。他们避免独自外出、独自在家，避免去超市、火车、飞机、大桥、高处、隧道、开阔的广场、驾车、电梯，诸如此类。他们害怕在这些情境中会惊恐发作，于是尽力回避或者逃离这些情境（如："我需要离开这儿"）。事实上，回避和逃跑变成了他们主要的处理焦虑的应对机制。一旦无法回避这些情境，患者就想法设法让他们自己感到"安全"（如：随身携带一瓶水）。很多惊恐障碍和广场恐惧症的患者从"安全人物"那儿获得帮助，"安全人物"即陪伴他们、防止他们变得焦虑、帮助他们逃跑的人。

即使他们的回避/逃跑在数月内引起极少的焦虑发作或无焦虑发作，惊恐障碍和广场恐惧症的患者仍然会担心下一次惊恐发作。由于他们的回避行为，世界变得越来越小。因为生活中诸多的限制，很多患者出现慢性焦虑和抑郁，开始用酒精、安定、阿普唑仑来为自己治疗。

此外，尽管患者的各种努力在短期内是成功的，但从长远看，他们实际上强化了这些信念：他们在危险中，需要保护。治疗师为了帮助患者"重新训练"大脑感知：害怕的情境并不危险，惊恐发作是无伤害的恐惧症状，不需要安全行为。

引自《抑郁和焦虑障碍的治疗计划与干预措施》第二版（The Guilford Press，2012）。

惊恐障碍和广场恐惧症的发病因素是什么？

虽然在普通人群中 30%～40% 的人会有一次惊恐发作，但是大多数人不会对惊恐发作赋予灾难化的解释并发展成惊恐障碍。惊恐障碍和广场恐惧症的患者存在易感性。研究表明，他们具有家族聚集性，可能是由于遗传因素、性格因素、生物学因素和心理易感性因素的共同作用。焦虑的人可能具有更易于发展为惊恐障碍的性格。研究也显示焦虑可以遗传，这可能是生物学因素和 / 或早年经历习得性的结果。早年经历与惊恐障碍之间的联系是：早年经历教给患者认为世界是危险的地方，尤其认为身体内部感受是有害的。惊恐障碍患者倾向于将注意力过多聚焦在躯体感受上，对躯体感受赋予灾难化的解释。例如，他们关注到心率，即急于下结论：就要心脏病发作了。

很多引发惊恐和广场恐惧症的情境也是我们的祖先在早期进化过程中真的存在危险的情境。例如，被困于隧道中可能会引起窒息或昏倒；高处是危险的；在开阔的田野里个体更易于遇到肉食动物（如狮子或狼）的攻击而无法逃脱；在公众场合，我们的祖先更可能遇到有敌意的陌生人。因此，我们现在认为很多对广场的恐惧是对早年直觉和适应性恐惧的回忆。不过，这些情境在现实当下是没有危险的。

在易感人群中，最初的惊恐发作也可以在应激性情境中被首次激活，例如，离开家庭，发生人际冲突，外科手术，接新的任务，或者患有躯体疾病。很多惊恐障碍和广场恐惧症患者也会出现抑郁症状，部分原因是由于他们感到失控和对如何处理他们的问题感到无所适从。

惊恐障碍和广场恐惧症常见的误解是什么？

大多数患者的误解是：惊恐症状是危险的躯体状况的信号，是严重的精神疾病或失控的表现。他们认为他们真的患有心脏病或精神分裂症；他们可能与现实失去了联系，是虚弱的，或者要中风了；或者其他可怕的事情将要发生。惊恐障碍和广场恐惧症患者也会害怕有惊恐发作表明有缺陷或弱点，变得抑郁、依赖、容易自我批评。

有人也可能错误地认为惊恐发作是根深蒂固的问题。惊恐障碍和广场恐惧症患者常常对焦虑有不切实际的信念，比如"所有的焦虑都是不好的""我必须立即去除焦虑"。另一些人认为他们永远都不会好转，因为他们的惊恐发作和广场恐惧症已经持续多年，且传统的药物治疗对他们的问题没有帮助。

治疗师要告诉患者：一定要相信惊恐障碍和广场恐惧症治疗的有效性，这一点对治疗的成功非常重要。认知行为治疗，联合或不联合药物治疗，对治疗惊恐障碍和广场恐惧症都极其有效。这种治疗帮助人们修正他们对这些障碍的神话、误解和判断。它还能帮助人们接受：他们所患的疾病可以通过心理治疗策略治愈。同时也能帮助他们理解：没有挖掘患者的童年经历进行长程治疗也会是很有效的。

惊恐障碍和广场恐惧症的认知行为治疗是如何起效的？

很幸运的是，已经有许多研究检验了认知行为治疗对于惊恐障碍和广场恐惧症的有效性。在英国牛津大学、宾夕法尼亚大学、奥尔巴尼的纽约州立大学、其他大学、医学院和临床机构已经做了很多相关的研究。经过 12～15 次会谈，治疗的有效率能达到 85%～90%。而且，一旦治疗结束，大多数患者一年后随访时仍保持着他们的有效性。

惊恐障碍和广场恐惧症的药物治疗

很多药物可以有效治疗惊恐障碍和广场恐惧症。包括广谱的抗抑郁剂（如氟西汀、舍曲林、丙咪嗪），阿普唑仑和其他抗焦虑的药物。这些药物帮助患者减少惊恐障碍和广场恐惧症的症状，但是一旦停药，惊恐症状可能会反复。因此，我们推荐及时用药物治疗，也需要进行认知行为治疗。

认知行为治疗的步骤是什么？

惊恐障碍和广场恐惧症的认知行为治疗有几个目标：第一，帮助你理解焦虑、惊恐和广场恐惧的性质；第二，确定你回避或恐惧的情境范围；第三，评估你的症状的性质、严重程度和频率，评估引起你惊恐的情境；第四，确定是否同时存在其他问题——例如，抑郁、其他焦虑障碍、物质滥用、贪食、孤独、人际问题等。

治疗包括以下所有或部分内容：培训有关惊恐的知识，这样你就会不再害怕它；反复进行呼吸训练；放松训练；引发惊恐（以向大脑显示：惊恐发作是非伤害性的，你没有危险）；渐进性暴露于引起惊恐的情境中；识别和矫正你对惊恐和躯体唤醒症状的错误解读（例如，"我的心脏怦怦直跳，我一定会心脏病发作"），识别和矫正假设（例如"躯体感受是危险的"），识别和修正信念（例如，"我很容易受伤、很虚弱"），这些都是基于患者的错误解释；应对生活应激；自信训练（需要时）；训练惊恐发作时的认知能力，减少惊恐症状。治疗中也需要重视其他问题（如抑郁症）。

对患者的期待是什么？

对患者而言，认知行为治疗不是一个被动的经历。希望你每周进行会谈（有时候一周超过一次），填写表格以评估你的问题，两次会谈期间要做你和你的治疗师计划和布置的家庭作业。绝大多数患者期望在治疗中症状得以改善——有些期待快速改善。即使你的症状得到快速改善，你仍需要完成整个治疗体系。治疗脱落增加了复发的可能性。

计划疗程为 12 次会谈，最初的几次会谈用于评估和解释治疗，之后的会谈用于执行治疗策略。急性期治疗结束后，计划每两周一次、每月一次或更长间隔的随访会谈，以巩固疗效、预防复发。

我们所用的治疗体系联合了牛津大学、宾夕法尼亚大学研究出来的治疗技术，奥尔巴尼的纽约州立大学研究出来的治疗技术。我们认为治疗是学会如何帮助自己的途径，这就是在治疗中为什么要做家庭作业的重要所在。

工具表 3.6　焦虑／惊恐发作时常见自动思维

患者姓名：_____　　　　日期：_____

　　当你开始变得焦虑或惊恐发作时，检查此时你脑子里面的每一个自动思维。排列出前三位的自动思维，用 1 表示最常出现的思维，用 2 和 3 标出之后最常出现的思维。

____我要疯了。　　　　　　　　　　　____我让自己很难堪。

____我要失控了。　　　　　　　　　　____我要开始喊叫了。

____我就要惊恐发作了。　　　　　　　____我就要变得暴力了。

____我的心脏病要发作了。　　　　　　____我要开始哭喊了。

____我要昏倒了。　　　　　　　　　　____我开始发抖了。

____我要昏迷了。　　　　　　　　　　____我会杀死或伤害自己。

____我不能逃跑了。　　　　　　　　　____我的这种感觉永远都无法停止。

____我不能回到家。　　　　　　　　　____我要吐了。

____我要窒息／闷死了。　　　　　　　____我要死了。

____我不能处理它。　　　　　　　　　____我就要神经衰弱了。

其他想法：_____

_____

_____

引自《抑郁和焦虑障碍的治疗计划与干预方法》第二版（The Guilford Press，2012）。

工具表 3.7　应对性陈述语句工具表（患者使用）

正常化焦虑：

　　焦虑是正常的。

　　每个人都会体验焦虑。

　　焦虑表明我是警觉的。

　　焦虑可能存在生物学依据（也就是"在错误的时间出现了对的反应"，其实并没有我必须要逃离的危险）。

去除危险：

　　焦虑是引发的，它不是危险的。

　　以前我曾经体验过焦虑，没有发生危险的事情。

　　焦虑会过去的，焦虑会自行消失。

挑战负性思维：

　　我有一个错误警报。

　　我不会发疯，不会失去控制。

　　这些躯体感受不是危险的。

　　别人看不见我的感受。

　　我不需要 100% 的控制。

从过去经验中学习：

　　我做了很多负性的预期，但没有真正实现。

　　我从来没有发疯过，没有心脏病发作过，没有因焦虑而死过。

　　记住：惊恐时我是过度呼吸，而不是呼吸不足，我不会因此而死去。

计划接受

　　我能像局外人一样观察我的躯体唤醒症状。

　　我可以接受我的躯体唤醒出现和消失。

　　我能够观察到躯体感受增加和减少。

　　我能够接受躯体唤醒并检查我的负性思维。

工具表 3.8　患者恐惧情境等级工具表

患者姓名：＿＿＿＿＿＿＿＿＿＿＿　　　日期：＿＿＿＿＿＿＿＿＿＿＿

　　请列出你恐惧的情境，按照痛苦程度从最小到最大进行排列。在第四栏，记录每一个情境让你不安的程度评分，用 0 ～ 10 分表示（0 表示没有痛苦，10 表示最大的痛苦）。在第五栏，典型恐惧的事情包括：害怕患躯体疾病，昏倒，心脏病发作，窒息 / 不能呼吸，发疯了，失控，让自己尴尬，以及其他（特别是你经历过的恐惧）。

排序	情境	回避（是或否）	痛苦（0 ～ 10）	你恐惧发生什么事情？

引自《抑郁和焦虑障碍的治疗计划与干预措施》第二版（The Guilford Press，2012）。

工具表 3.9　惊恐发作和广场恐惧症新规则说明

惊恐和恐惧障碍的发展阶段	理性看待情境
初始的躯体唤醒 （因为压力或疾病而产生的头晕，呼吸困难，发抖，恶心，刺痛感，心率加快，等等）	**躯体唤醒并不危险** 任何一个人出现一些不适感或意外的体验完全是合理的，如感到头晕、呼吸短促、心跳加快。如果你知道几乎每个人都曾经有过这些经验，那就是正常的。
灾难化解释 （"我要发疯了""我要死了""我就要失控了"）	**现实中没有可怕的事情真正发生** 没有人会因为他们感到头晕或心跳加快而真正发疯。精神错乱是指凭空听到声音，看到鬼怪，或者出现妄想：世界正密谋陷害你。心脏病发作与心跳加快不是一回事。当你兴奋或者性活动的时候也会心跳加快。躯体唤醒并不是指失去控制。
过度敏感 （你过多关注内部感觉或感受）	**不需要检查危险，因为没有现实危险** 也许你认为，关注你的心跳、呼吸、头晕能帮助你失控之前发现蛛丝马迹。但事实上过多关注身体内部感受会让你变得更加焦虑。你可以转移注意力至身外。例如，当你发现自己过多关注心跳时，请把你的注意力转移到你当下所在的情境中。
错误警报 （"这意味着我要疯了，要失控了，要死了，心脏病要发作了"）	**没有可怕的事情发生过，接下来也不会发生** 心率增加和呼吸加快只是焦虑的表现。在你错误解释这些躯体感受之前你有过多少次这样的感受？为什么现在变得危险？你的医生告诉过你你的身体很好吗？人们不会因为焦虑而发疯。你真的因为呼吸加快或头晕而失控过吗？
预期性焦虑 （事件发生前过度的担忧会让你变得更加焦虑）	**你不需要担忧，因为焦虑或躯体唤醒没有危险** 要是在将来焦虑，你会怎样？焦虑是正常的，每个人都有感到焦虑的时候。你认为担心焦虑发作就能阻止焦虑吗？你需要计划忍受焦虑，这样你就能知道没什么好恐惧的。焦虑增加躯体唤醒，非常像你兴奋时的躯体唤醒（比如心率增加和呼吸加快）。
回避 （回避或逃离任何让你感到不舒服的情境）	**你需要面对让你感到焦虑的事情。** 回避让你焦虑的情境只会增加你将来的焦虑强度。如果你面对这些情境，你预见会发生什么？这些可怕的事情真的发生过吗？你真的疯了吗？有心脏病发作吗？或者完全失控？焦虑确实让人不舒服，但它是短暂的、正常的、非致命的。回避这些情境，短时间内会感到舒服很多，但你却让自己认为：世界是危险的地方。你可以列出你正在回避的地方和经历，列出恐惧情境等级表。然后，在治疗师的帮助下进行想象暴露和现场暴露。你会发现，面对恐惧并征服它们，将来会让你的焦虑减轻。

引自《抑郁和焦虑障碍的治疗计划与干预方法》第二版（The Guilford Press，2012）。

惊恐和恐惧障碍的发展阶段	理性看待情境
安全行为 （依赖其他人或者依赖你认为可以减轻危险的行为，例如：需要有人陪伴；寻求保证；试图减少刺激物的影响；减少这些行为（如练习），你会感到轻度的躯体不适）	**你不需要安全行为来控制，因为没有危险发生。** 安全行为使你的信念得以持续：这种情境真的很危险。你认为"我能够闯过难关的唯一方法是因为我有安全行为"。你应该列出所有的让你感到安全的行为，然后练习放弃它们。你预见会发生什么？没有安全行为，你认为自己不能活下来？没有安全行为，你实际上能经历这些情境，意味着什么？真的意味着情境实际上是安全的？放弃安全行为有助于你最大程度地练习暴露于恐惧中。

第四章

广泛性焦虑障碍

描述与诊断

　　在过去十年中，广泛性焦虑障碍（Generalized anxiety disorder，本章缩写为GAD）越来越引起大家的关注，这是因为已经发展出来的几个理论模型都一致主张 GAD 的核心认知特征是**担忧**。GAD 通常是一种慢性疾病状态，在其确诊前经常有几年的抑郁发作史。许多罹患 GAD 的患者都能够把他们的问题"正常化"，他们把自己描述成为一生中都是"担忧的人"。他们对自己的问题也持矛盾的观点：他们认为他们需要担忧来做好准备，但同时他们也感觉到担忧给自己带来了伤害，他们需要阻止这种担忧。

症状

　　罹患 GAD 的个体表现出极端和 / 或慢性忧心忡忡的担忧，同时也表现出相应的躯体症状。这些个体感觉很难控制他们的担忧，他们经常主诉疲劳、心神不定、容易激惹、肌肉紧张和失眠。GAD 与其他焦虑障碍的区别在于，罹患 GAD 的个体总是担忧各种各样的事情，不仅仅担忧一个特定的刺激源或问题。罹患惊恐障碍的个体所恐惧的是惊恐发作，那些社交焦虑症（社交恐惧症）患者害怕的是在公众面前的尴尬和羞耻，强迫性障碍患者担心的是被污染或不能执行仪式的后果。与评估其他焦虑障碍一样，在评估 GAD 的时候，临床医生应该排除担忧是由于一般躯体疾病引起或是由于使用或戒断酒精（药物）所致。

关于最新 GAD 诊断标准的详细描述，请参考 DSM-IV-TR（American Psychiatric Association，2000）。

患病率和生命过程

流行病学研究发现，GAD 终身患病率是 5.8% ～ 9%，比较大的发病危险因素包括女性（男：女，R=2.5∶1），年轻的成年人和黑人（Blazer George，& Winfield，1991；Breslau & Davis，1985；Kessler，Walters，& Wittchen，2004）。罹患 GAD 的个体通常报告是逐渐缓慢发病，而且他们从儿童时期就感到焦虑了。一些研究显示担忧问题在接受治疗前平均持续时间是 25 年（Butler，Fennell，Robson，& Gelder，1991；Rapee，1991），其原因是 GAD 的漫长迁延性病程，自身长期维持的特点，以及大多数情况下 GAD 的治疗效果比较差。一些临床医生和研究者把 GAD 看作终身疾病（类似糖尿病或原发性高血压），另外一些专家认为 GAD 代表了一种人格障碍。

遗传学 / 生物学因素

尽管有一些估算认为 GAD 可能有 30% 的中度遗传性，但是其他的研究发现缺乏疾病传递的特异性（Hettema 等，2001；Kendler 等，1992；Weissman & Merikangas，1986）。GAD 与一些具体的人格特质有关系，比如神经质、神经紧张、抑郁、挫折耐受力低和抑制（Angst & Vollrath，1991）。

共病

大多数罹患 GAD 的个体同时也符合许多其他诊断的诊断标准，包括社交焦虑障碍、特定恐惧症、抑郁症、肠易激惹综合征和人格障碍（Borkovec & Roemer，1996；Brown & Barlow，1992；Brown，Moras，Zinbarg，& Barlow，

1993；Hettema，Prescott，& Kendler，2003；Sanderson & Wetzler，1991；Tollefson 等，1991）。因躯体原因去看内科医生的患者中，有 8.5% 的人符合 GAD 诊断标准。37% 的 GAD 患者同时患有肠易激惹综合征（Roy-Byrne & Wagner，2004；Tollefson，Tollefson，Pederson，Luxenberg，& Dunsmore，1991）。90% 的终身罹患 GAD 的人也会患有另一种精神疾病，大约 42% 的个体符合抑郁症诊断标准（Wittchen，Zhao，Kessler，& Eaton，1994）。GAD 患者发生自杀行为的风险也在逐渐增加（Cougle，Keough，Riccardi，& Sachs-Ericsson，2009）。个体罹患场所恐惧症、惊恐障碍、特定恐惧症、心境恶劣、重性抑郁症、躁狂症是随后 GAD 发病的预测因素（Kessler 等，2002）。已经有研究发现大约 50% 的 GAD 患者都符合一些人格障碍的诊断标准（Sanderson，Beck，& McGinn，1994）。与 GAD 有关的最常见人格障碍是回避型和依赖型人格障碍，有一项研究证实强迫性人格障碍是与 GAD 共病的最常见人格障碍（Nestadt，Romanoski，Samuels，Folstein & McHugh，1992）。最近的威胁性生活事件和生活应激都与 GAD 的发病有关系，尽管 GAD 的慢性迁延性特征可以说明患者应激和危险的知觉可能部分源自 GAD 本身（Blazer，Hughes，& George，1987；Finlay-Jones & Brown，1981）。随着年龄的增加（50 岁以后），GAD 担忧的严重程度倾向于下降，在许多案例中担忧被躯体化症状所取代（Rubio & López-Ibor，2007）。

鉴别诊断

GAD 的特征是患者对许多事情都担忧，担忧的不仅仅是简单的一两件事情。因此，GAD 能够与特定恐惧症相鉴别，后者害怕的是一个确定的刺激物（如动物）。GAD 也能够很好地与社交焦虑障碍做鉴别，后者担心并且回避的是具体情景，并且伴有负性认知评价和期望。此外，GAD 也能与强迫性障碍、惊恐障碍、其他焦虑障碍和 DSM 分类中其他精神障碍鉴别开来。许多躯体疾病也能导致焦虑症（例如，甲状腺功能亢进、低血糖、肾上腺皮质瘤、艾滋病等），这时候诊断应写为躯体疾病所致焦虑障碍，并标出具体的躯体疾病名称，治疗相应的躯体疾病应该是最优先考虑的事情。最后，焦虑还有可能来源于使用或戒断特定的物质（比如抗焦虑药，酒精等），而且这种类型的焦虑症也应与 GAD 做出鉴别诊断。图 4.1 是一个诊断流程图，它提供了更多关于 GAD 鉴别诊断的内容。

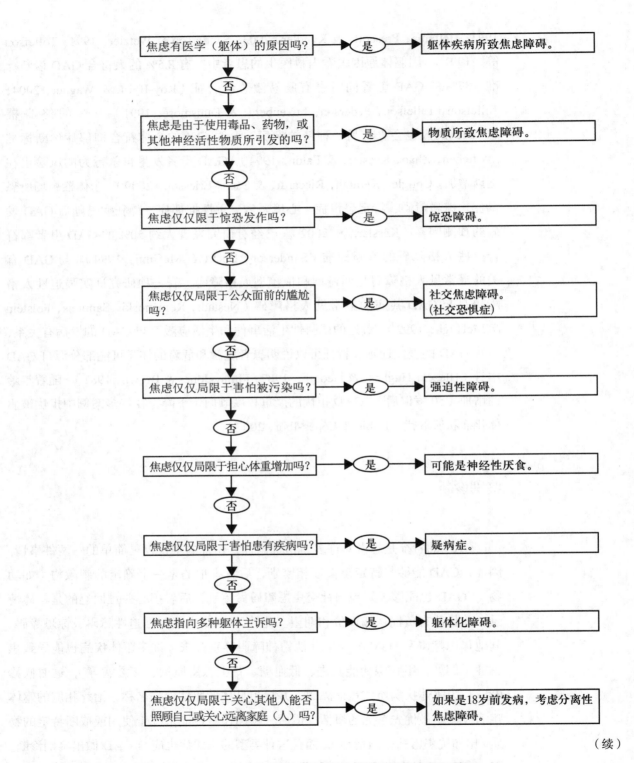

图 4.1 广泛性焦虑障碍的诊断流程图

（续）

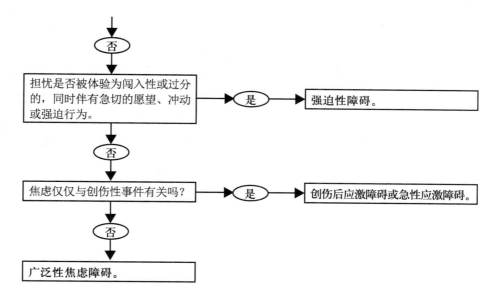

图 4.1 广泛性焦虑障碍的诊断流程图（续）

认知行为对广泛性焦虑障碍的理解

有几个关于 GAD 的认知行为概念化模型对于临床医生来说是有价值的。在这一节中，我们首先讨论几个行为模型，它们强调条件反射性焦虑。然后我们讨论几个认知模型，它们强调信息加工处理和对应激的评价。最后，我们讨论几个认知和行为原理相结合的模型。人际模型已经被合并到认知行为取向治疗中，或者它是一个独立使用的模型。

行为因素

Wolpe（1990）提出中性刺激被习惯化成为一个非条件性恐惧 - 唤醒刺激，最后导致了习得性恐惧。他的交互抑制（reciprocal inhibition）模型认为恐惧是可以被"去学习化"（unlearned）的，方法是通过为恐惧刺激或反应配对出现一个与恐惧不兼容的反应，诸如放松、自信和性唤起。其他的恐惧减轻模型包括消退、习惯化、暴露、改变期望值和自我效能。正如本书第九章中描述的那样，临床医生可能会使用各种各样的行为技术：恐惧等级的构建（记录主观痛苦的单位，SUDs），针对恐惧情景、意像或观念的暴露、为恐惧刺激配对放松，引导性想象放松（例如，自我引导性脱敏），示范，替代性强化和惩罚），自信（果敢）训练，自我效能训练，问题解决训练，以及其他多种技术。因为回避是 GAD 的一个核心特点，识别出回避体验和增加暴露或直接应对这些体验是治疗策略中本质的部分和原则。

认知因素

按照 Aaron T. Beck 及其同事的观点，在人类种族进化过程中，焦虑反应具有适应性价值。诸如动员，抑制和解除动员，反映积极防御，危险行为回避和崩溃，焦虑反应分别在个体面临危险的时候起到了保护作用（Beck & Emery with Greenberg，1985，2005）。积极防御，包括警觉性增高，敏感探测，心率提高都有助于个体的战斗或逃跑反应。抑制反应，诸如思维中断，意识不清晰，肌肉强直都防止个体做出不必要的冒险行为（这些在恐高症和社交焦虑症的患者中得到了证实）。动员解除反映在个体的虚弱、疲劳、血压降低、心率减慢上，这会导致个体崩溃或僵持在一个地方，大大降低了被敌人发现的可能性（Beck 等，1985，2005；Marks，1987；Nesse & Ellsworth，2009）。

对危险的反应方式包括战斗、逃跑、僵住、晕厥（崩溃）、退缩、躲避、依附、呼救，及其他反射性反应（眨眼，呕吐，咳嗽），同时还有相应的认知意义："我得逃离这里""我不能动弹了""我发生了什么事情"或者"不要离开我"。认知模型强调信息加工歪曲的各种方式，在特定焦虑、警觉性增高、错误预警、客观性丧失、对其他刺激危险的泛化、灾难化、过分关注负性结果、不能忍受不确定性和"习惯化缺乏"当中存在着各种各样的信息加工歪曲方式（Beck 等，1985，2005）。

Lazarus 和他的同事曾经提出了一个评价和应激的模型，这个模型认为应激体验是被应激源（事件）与一个人对能否应对危险或事件负荷的评价之间的互动所决定的（Lazarus & Folkman，1984）。认知评价决定了事件的情绪冲击力，而且无力应对的评价和巨大的危险性应激源是认知取向方法治疗焦虑症的目标关注点。

认知模型承认，在焦虑症状激活和危险知觉方面，可能存在生物学易感程度上的个体差异。然而，一旦焦虑反应被唤起，个体特有的认知歪曲方式就会增加焦虑水平并维持焦虑的存在。下面的表 4.1 举例并列出了 GAD 常见的三种认知歪曲方式。

表 4.1　广泛性焦虑障碍的三种认知歪曲方式举例

歪曲的自动思维

灾难化："一些可怕的事情就要发生了。""我就要失败了。"

贴标签："我是个失败者。""我的老板是个暴君。"

黑白思维："我总是焦虑的。""我从来就没有好过。"

过度概括化："我一点也不能处理我的焦虑。""我处理不了任何事情。"

适应不良的假设

"我必须马上和永远去掉所有的焦虑。"

"焦虑和担忧是危险的。"

"如果有人知道我是焦虑的，他们就会拒绝我。"

"焦虑是软弱的表现，我不应该表现出软弱。"

"我不应该焦虑。"

"我必须时刻当心焦虑，这样焦虑就不会突然袭击我。"

功能失调性图式

生物学危险性："焦虑意味着我生病了。"

耻辱性："人们会嘲笑我。"

控制性："我不能完全控制的话就会失控。"

自主性："焦虑意味着我是软弱的和依赖的。我靠自己不能生存。"

抛弃性："我会被抛弃的。"

注：改编自 Leahy（1996）.

其他认知行为模型

Barlow 的模型

Barlow 针对几种焦虑障碍提出的模型整合了有关学习和经验的多种模型。Barlow 的 GAD 模型主要集中在对唤醒、警觉性增高和担忧方面的解释，GAD 被解释为是以下五个因素彼此之间相互作用的结果（Barlow，1988）：负性生活事件，生物易感性，弥散性应激反应，心理易感性（伴随着缺乏控制和预期的感觉），拥有或缺乏能够缓和失控感的应对技能或支持。在"焦虑性担忧循环"（anxious apprehension cycle）期间，可能伴随着"错误预警"，后者加强并恶化了患者难以掌控和脆弱的感觉。由于患者（有时候）聚焦于较小的生活事件和伴随着对担忧失去掌控的感觉，焦虑可能泛化到各种各样根本没有危险的情境，同时焦虑水平也会上升。Barlow（2000）已经把他的模型扩展到了"情绪理论"，他提出焦虑起因于"普遍的生物学脆弱性，基于发展出掌控感的早期生命体验的普遍的心理脆弱性，以及个体学习把焦虑聚焦于客体或事件上的更加具体的心理脆弱性三者之间的交互作用"。由于总体上承认了焦虑和心理问题的遗传成分，Barlow 提出，这些生物学决定的特质也与焦虑的敏感性和普遍的神经症特质有关。错误预警通过内部与外部刺激的关联而习得，然后通过增高的警觉性和回避导致了不适应的应对。被推荐的治疗方法包括通过放松技术，改善应对技能和认知重建等技术来降低自主性唤起。近来，接受和正念技术已经被纳入并作为治疗程序包的一部分内容了（Orsillo，Roemer，& Barlow，2003）。

Borkovec 的模型

Borkovec 的担忧（worry）和 GAD 模型已经发展了好多年，该模型开始于他对把试图压制负性意象作为一种回避来使用的描述。焦虑是通过逃离和 / 或回避的负性强化而得以维持的，这个过程使个体持续相信这就是唯一的应对方式。焦虑的个体，由于被关注负性和灾难性结果的担忧所困扰，他们试图努力通过预期的逃跑或回避（可能是压制负性结果的意象出现在意识中）来阻止这些结果的发生。例如，一个个体开始担忧自己将面临财政困难，然后他就会检查所有他 / 她将付不起账的迹象，试图弄明白这些问题是怎么发生的和如何可以被回避或解决。Borkovec 的模型强调了一个事实，担忧起到了焦虑唤起暂时"情绪性回避"

的功能（Borkovec，Alcaine & Behar，2004）。近来，Borkovec 和同事把人际和情绪性应对因素已经整合到更加综合的 GAD 模型和治疗中（Newman，Castonguay，Borkovec，Fisher，& Nordberg，2008）。

Wells 的模型

Wells 和同事新提出一个很优美的 GAD（和其他精神障碍）模型，该模型认为担忧是通过一套担忧功能和危险信念而得以维持的（Wells，1997，2004，2008）。"元认知"（Metacognition）是指一个人关于他／她的本质和思维功能的信念。Wells 已经识别出五个一般因素能够反映担忧的元认知，比如，担忧的积极信念（担忧可以帮助我解决问题）和认知性自体意识（我时常能意识到我的思考）。Wells（2009）编制了一个调查问卷，即本章节表格 4.4，它从五个维度来评估元认知的各个因素。

Wells 和 Butler（1997）指出，GAD 患者过高估计了负性事件的发生可能性，把危险性事件的代价评估得很高，同时把模棱两可的事件解释为更危险的事情。Wells 和 Butler 辨别出 Ⅰ 型担忧和 Ⅱ 型担忧的区别。Ⅰ 型担忧是指对外部或内部（例如身体健康）危险的担心或警觉。Ⅱ 型担忧，或 "元担忧"（metaworry），是指个体对自己认知处理过程的负性评价，例如："担忧会让我发疯。"按照这个模型，焦虑的个体是被 "担忧是失控的" 与 "担忧能够保护自己的" 两个信念之间的冲突套住了。

治疗模型来自于有关患者对于担忧的成本和收益信念的鉴别和判断的理论，设计行为实验，让患者 "听任" 担忧或延迟担忧，来挑战回避活动或患者关于担忧的想法，和在想象中构建积极的结果（Wells，2004，2008；Wells & Butler，1997）。元认知治疗取向的其他方面包括：（1）通过告知和让患者意识到自己 "试图变得疯狂" 来检验患者的 "担忧将会导致精神失常" 的信念；（2）运用正念训练来证明患者能够观察担忧而不用去控制它，能够站在观察的立场上来对待个人的思维处理过程而不是去进行评判和专注它们。

缺乏容忍不确定感

Dugas、Ladacoeur、Freeston 和他们的同事认为 "缺乏容忍不确定感的能力" 是隐藏在担忧和 GAD 背后突出的素质性加工过程的特点（Dugas，Buhr，& Ladouceur，2004；Ladouceur 等，2000）。这被定义为一个潜在的信念："不确定感与负性结果，不能负责和其他问题相关。"增强对不确定感的容忍能力可以减轻担忧的程度和缓和 GAD 的症状。Dugas 及其同事提出的治疗办法能够帮助患者识别和意识到他们自己对不确定感的不能容忍性，他们拥有的对不确定感的负性意义，以及他们无止境地寻求完美解决问题的方法来降低不确定感。容忍不确定感能力缺乏的个体试图通过以下应对方法来减轻不确定感：产生可能的问题，检查可能的解决办法，以确定和完美的结果标准来考量这些解决办法，拒绝这些解决办法，然后利用担忧的方式来获得确定感。寻求确定感也能解释"反复保证性探寻"（reassurance seeking）是担忧的患者极具特性的行为。因为寻求确定感是担忧背后的一个潜在处理过程，它是通过担忧各种各样没完没了的主题来获得自我永久的存在感。Dugas 和同事已经发展出了治疗 GAD 的认知模型，这个模型把对不确定感的忍受训练与问题解决实践整合在一起。

其他几个模型

人际和情绪的加工过程

有几条研究脉络都汇聚到这样的观点，GAD 是与情绪性回避和人际关系的困难有关系的。担忧者更多是集中于抽象的语言内容而不是集中于负载情绪的视觉想象；担忧转移了情绪性问题；担忧者对情绪有负性的观点，而且在命名和表达情绪的工作中存在很大困难；担忧可能暂时性压制情绪唤起（Borkovec 等，2004；Borkovec & Hu，1990；Mennin, Turk, Heimberg, & Carmin，2004；Newman 等，2008）。整合性人际—情绪加工取向的治疗方法强调对人际冲突和意义的询问和表达，同时也很注重对困难情绪的唤起和接受（Safran & Segal，1990）。人际—情绪取向的方法可以被增加进入更加传统的认知行为取向治疗中（Newman 等，2008）。

发展史

慢性担忧患者报告他们都有着被父母过度保护、角色反转和反转抚养、缺少父母的爱、父母离婚或分居的成长史，而且他们对童年经验的回忆也是非常困难的（Cassidy, Lichtenstein-Phelps, Sibrava, Thomas, & Borkovec，2009）。在需要较高掌控的情境中，患者表现出掌控感的缺乏涉及慢性担忧者早年发展史的问题（Chorpita & Barlow，1998）。然而，并没有某一个养育风格或发展史显示出与 GAD 的发生具有高度相关性。

表 4.1 是一个对潜在 GAD 个体的各种早期发展经历和过程的总体概括性描述，这可以作为父母养育手册的一部分内容。

广泛性焦虑障碍治疗结果研究

考虑到 GAD 明显的慢性化过程和很低的自然缓解率，目前有几个治疗研究显示出明显的研究效力，这给了我们一些希望。如上所示，这些研究涉及多种认知行为取向的方法来治疗 GAD，但是在结果和效力的评估方面各有不同。这里所描述的每一个临床认知行为模型都被认为在减轻 GAD 的担忧和其他症状水平方面是有临床疗效的（Covin，Ouimet，Seeds，& Dozois，2008；Norton & Price，2007）。另外，在一个研究中（Stanley 等，2009），认知行为治疗被认为在减轻年长成人（平均年龄：66.9 岁）的担忧水平是有临床疗效的。然而，尽管在研究中被这些治疗方法干预的患者获得了显著的改善，但是许多患者在治疗完成后都仍然存在一些症状。

Borkovec and Whisman（1996）指出，心理社会治疗方法（特别是认知行为治疗）已经被证明要比非指导性治疗方法、安慰剂或苯二氮卓类药物更加有效；认知行为治疗或行为治疗能够维持疗效的改善；认知行为治疗还可以导致苯二氮卓类药物使用的减少；患者的这些获益具有临床的显著性；而且，有些患者甚至在治疗终止以后，其改善还在不断发生。Butler 等（1991）发现，认知行为治疗与行为治疗相比较，在治疗结束后 6 个月患者产生"好结果"的指标上，前者显然要比后者好得多（分别是 42% 和 5%）。但是另外一个研究发现，认知行为治疗与行为治疗在统计学上具有同样的结果（分别是 58% 和 38%）（Durham 等，1994）。Ladouceur 等（2000）的研究也发现，经过针对提高对不确定性忍耐能力和增加主动性以及问题解决性应对而进行的认知行为治疗干预，77% 的患者不再符合 GAD 的诊断标准（Mennin，2004；Wells，2009）。开放性研究显示元认知取向和情绪管理的治疗方法具有研究效果（Mennin，2004；Wells，2009）。当与精神分析取向的治疗相比较的时候，认知行为治疗的表现非常好——"好结果比率"分别是 72% 和 31%（Durham，1995）。

评估与治疗建议

基本原理与治疗计划

　　一个罹患 GAD 的患者可能表现出生理性唤醒（坐立不安，肌肉紧张，睡眠紊乱）的症状，同时也可能具有认知症状（担忧，控制担忧的困难，不能集中注意力）。治疗的目标是降低自主唤醒的总体水平，减轻对担忧的关注，帮助患者把担忧减轻到一个合理的水平。另外，治疗目标也包括改善生命质量，改善人际关系，减少回避行为，减少保证性寻求，以及更好的情绪性安慰和更有效的情绪处理能力。由于患者担忧多种情境和主题，治疗使用了更多 "一般性" 的干预方法。换句话说，治疗师将会使用诸如以下的干预方法：放松、生物反馈、呼吸训练和失眠的行为治疗方法，其目的是降低焦虑唤起的总体水平，同时也会使用多种认知干预方法来处理担忧。这些认知干预包括帮助患者辨别和区分建设性担忧和非建设性担忧，处理患者对 "担忧具有太多伤害性" 这一信念的关注，评估患者直接得出结论和灾难化可能结果的倾向性，帮助患者学会区分焦虑性愿望（想法）和现实事件。我们也开发出了大量的自助材料和形式，被称为 "如果你担忧了，请您问自己这些问题"（参见下面的表 4.9），这个工具可以根据患者的具体情况进行适当调整。另外，因为 GAD 患者往往整天都在担忧，临床医生将会帮助患者把担忧限定在一定的 "担忧时间" 里面，同时帮助患者自我监测担忧的不同主题。最后，治疗将会帮助患者认识到，如果他们愿意开始尝试的话，就一定能够应对许多问题。

　　这里所描述的整合取向方法也认为，增加对不确定感忍受能力，修正功能失调性情绪图式和应对情绪的策略，以及帮助患者提高人际功能，都具有治疗价值。关于患者潜藏在担忧背后的对闯入性想法的病理性评价，我们制订了使用元认知和接受 / 正念冥想技术的治疗计划。临床医生可能需要根据对具体患者情况的判断，来决定使用哪些治疗策略或着重使用哪些技术。

　　GAD 患者的治疗通常会涉及处理多种精神障碍，因为 82% ～ 90% 的患者符合多个诊断标准（比如，社交焦虑障碍，特殊恐惧症，心境恶劣，或抑郁症）。GAD 的治疗程序包中的各种策略基本都概括在表 4.2 中。在临床操作过程中，表中所列的内容顺序是可以变化的，它们可以根据治疗师通常同时使用多个技术的情况而进行灵活的调整。由于 GAD 经常与抑郁症和其他焦虑性障碍共病，临床医生可能需要使用多个治疗程序包，尽管 GAD 的缓解，特别是担忧的缓解，可能导致其他共病障碍的改善。

表 4.2　广泛性焦虑障碍总体治疗计划

- 评估
  - ❑ 测试和临床访谈
  - ❑ 考虑使用药物
- 适应治疗
- 放松训练
- 正念训练
- 评估和对质回避：暴露和其他技术
- 监测担忧和设定"担忧时间"
- 担忧的认知评价和治疗
  - ❑ 步骤 1：区别建设性和非建设性担忧
  - ❑ 步骤 2：接受和承诺
  - ❑ 步骤 3：挑战担忧的自动想法和适应不良性假设
  - ❑ 步骤 4：检查关于自体和他人的核心信念
  - ❑ 步骤 5：检查失败的恐惧
  - ❑ 步骤 6：利用情绪而不是对它们充满担忧
  - ❑ 步骤 7：把时间放在患者一边
- 人际干预
- 问题解决训练
- 结束治疗

评估

测试和临床访谈

在治疗开始和以后的时间里，对患者的焦虑评估可能涉及使用很多自我报告和访谈的工具。在第二章和第三章中提到的 BAI（贝克焦虑问卷）在结构上与 BDI-II 相似，该问卷一共包含 21 个问题，每个问题评分为 0～3，最后产生一个范围为 0～63 的总评分，总分越高说明焦虑水平越高。Brown 等人的 ADIS-IV（2005）工具可以让临床医生评估焦虑、抑郁、物质滥用和其他精神障碍。单靠这些工具本身不足以做出临床诊断（当然更不能够做出鉴别诊断），他们确实为临床医生提供了基线测量数据以便以后用来评估治疗效果，而且他们评估了许多症状，这些症状对做出诊断是有帮助的。其他的评估工具包括状态-特质焦虑问卷（Spielberger, Gorsuch, Lushene, Vagg, & Jacobs, 1983）。我们也为患者提供了 Leahy 焦虑检查清单（the Leahy Anxiety Checklist）作为评估焦虑水平的指标（参见工具表 4.2）。

因为担忧是 GAD 的核心特征，临床医生特别想评估担忧的水平和担忧背后的潜在过程。有三个自我报告问卷是非常有用的。首先是滨州州立大学担忧问卷（PSWQ，参见工具表 4.3），该问卷评估担忧的总体水平（Meyer, Miller, Metzger, & Borkovec, 1990）。实际上，PSWQ 完全是由一个普遍的担忧因子所组成（Ladouceur 等, 1992）。然而，PSWQ 得分不仅仅与总体焦虑水平相关，还与问题解决风格相关，比如自我责备、担心、愿望性思维和回避问题（Molina & Borkovec, 1994）。第二个工具是元认知问卷（MCQ-30，参见工具表 4.4），该问卷评估了担忧的潜在结构和加工过程的 5 个一般因子（Wells, 2009）。第三个工具是不确定感忍受量表（IUS，参见工具表 4.5），该量表评估了个体对不确定性或不完整信息的忍受能力。

工具表 4.6 是以上这些工具得分的总计分工具。它也能让临床医生记录患者的药物和酒精 / 其他物质的使用情况，记录既往焦虑发作史，也可以记录治疗过程，还可以用来标示出治疗建议。最后，第二章中的工具表 2.1 应该是通常使用的治疗开始的记录表。

考虑使用药物

使用药物的治疗方法可能涉及急性和慢性（或维持）治疗。苯二氮卓类药物和选择性五羟色胺再摄取抑制剂（SSRIs）是常用的药物，也是治疗 GAD 有效的药物，它们可以同时和认知行为治疗联合使用。

适应治疗

我们会建议 GAD 患者去阅读《担忧的治愈：阻止担忧的七步法》（*The Worry Cure：Seven Steps to Stop Worry from Stopping You*，Leahy，2005）和《摆脱焦虑：在恐惧击败你之前解决它》（*Anxiety Free：Unravel Your Fears before They Unravel You*，Leahy，2009）。《担忧的治愈》这本书详细地解释了如何使用七个不同的策略来处理担忧和概括了具体主题担忧（比如关系，健康，财政，工作和其他主题的担忧）的特殊治疗计划。这本自助书籍把传统的认知与行为治疗方法整合在一起，同时也整合了元认知、接受/正念冥想和其他模型。

我们应该告知患者，他们所患的焦虑障碍被称作"广泛性焦虑障碍"或"GAD"。这种精神障碍的特点是患者担忧多种事情，并且可能体验到肌肉紧张、失眠、生理性唤起、疲劳和其他症状。我们发现向患者作出以下解释是很有帮助的：任何人在某个时间里都会担忧，一些担忧是建设性的（有用的）。同时，其他的担忧可能是非建设性的，会引发不必要的焦虑。我们认为，药物的使用可能被包含在治疗计划中，治疗计划可能更多的是强调教会患者如何放松，强调提高他们处理应激的能力，强调增强他们应对人际问题的能力，强调评估他们是如何思考担忧和其他问题的，强调提供给患者有用的自我帮助技术。工具表 4.7 是可以拿给 GAD 患者学习的自助资料。我们关于认知行为治疗的资料总体上（第十章的工具表 10.1）也是可以拿给患者使用的。

放松训练

治疗师可以向患者阐明，当你有生理性唤起的时候，焦虑的想法和感受就极有可能发生。因此，患者可以学会很多放松的技术（比如渐进式肌肉放松、呼吸放松，参见第九章），而且治疗师要鼓励患者去练习多种放松技术。

治疗师也可以协助并指导患者针对他们的恐惧情景或躯体生理症状进行想象

性暴露。另外，不鼓励患者使用兴奋性物质（诸如含咖啡因的饮料），也不鼓励患者过度使用酒精。对于主诉失眠的患者，治疗师要提供一些关于睡眠卫生和失眠的宣教资料（参见第二章，表 2.11），治疗师要强调床铺只有用作睡眠和性生活的时候才可以使用。最后，如果患者还能够规律地进行一些有氧活动，就会提高整体放松的水平。

正念训练

就像治疗其他焦虑障碍一样，正念训练可以被用作治疗 GAD 的技术之一。使用这一训练技术治疗 GAD 的具体目标是，训练患者觉察和观察自己的内部想法和感受以达到不去试图对它们进行控制和判断的状态。因此，被闯入性担忧所困扰的患者可以练习观察这个担忧，把担忧看作"仅仅是一个想法"，同时把注意力集中到冥想呼吸的气息上来。这个方法同时顾及并训练患者对闯入性和令人烦扰的想法的接受和元认知性觉察（Hayes 等，1999；Wells，2008）。

评估和面质回避：暴露和其他技术

罹患 GAD 的患者实际上有可能表现出很少的焦虑症状。然而，更进一步的研究表明，患者回避了很多可能引发其焦虑的情境，而且患者在工作或个人人际关系上都表现不佳，这是因为患者害怕在这样的情境中会增加焦虑水平。当面对这样的案例时，治疗师和患者要构建一个回避情境的等级，评估每个级别情境的SUDs，而且要识别出与这些情境相关的负性自动想法（第三章中有相应的工具表格可以使用）。治疗师也可以使用行为排演、认知预演，和 / 或示范法来面对所回避的情境。或者，治疗师还可以指导患者使用想象暴露技术来处理恐惧的情境。可以使用家庭作业来对回避的情境进行现实暴露（参见第九章对暴露技术的全面讨论）。

脱敏：暴露配对（或不配对）放松

前面叙述的干预方法可能被认为是一种脱敏的治疗形式。治疗师也可以训练患者把放松反应与对恐惧性刺激进行想象暴露配对结合在一起练习，患者的练习需要从对低水平到高水平的恐惧性想法或意象的暴露逐渐升级。另外，患者也可以在现实情境中同时做暴露和放松的配对练习。还有一种选择是，治疗师可以指导患者只对刺激情景作暴露而不配对放松训练，让患者在恐惧的意象或情境面前仅仅练习体验焦虑的唤起，并感受和体验随着暴露时间的增加，焦虑唤起的水平是如何自行下降的。我们目前推崇的做法是，放弃把放松与厌恶刺激或恐惧情景配对的比较老旧的方法，因为这样做可能会强化"没有放松干预措施焦虑不可能减轻"的信念。有人可能有不同的观点，一方面是 Wolpe 主张的"交互抑制"模型，另一方面是 Beck Wells 和他的同事提出的"认知不确认"（cognitive disconfirmation）模型，或者是 Hayes 和同事提出的"接受"（acceptance）模型。然而，放松治疗被证实在减轻 GAD 症状方面是有效的（Siev & Chambless，2007）。

评估担忧

当患者完成了评估担忧的工具表之后，临床医生要回顾患者的焦虑水平、元认知因素和不确定性容忍能力。患者焦虑的初始水平可以用作治疗的基线评估指标，在治疗过程中可以做几次重复评估。MCQ-30 能够帮助临床医生与患者一起识别出担忧背后具体的问题性因素。最后，针对不确定性容忍能力的评估能够帮助患者认识到真正的问题很少是担忧的内容，更多的是担忧内容背后潜在的、无止境的、无效的对确定性的尝试。安排对患者焦虑和担忧的重复测量的工作也要贯穿整个治疗过程。

在评估担忧的过程中，治疗师可以通过询问患者来识别出担忧的积极和消极方面。例如，患者可能会相信担忧的积极方面是他将可以回避一些意外之事，而且能够事先有所准备。担忧的消极方面可能是患者感受到了焦虑、担忧和悲观的心情，在不断地寻求确定的保证，不能享受当下的状态。治疗师更加进一步的询问可能会帮助患者检查证据，是否担忧在患者做准备当中能起到现实的帮助，或者是否担忧在很大程度上是无用的和使人泄气的。患者通过把担忧作为一个"工具"或"策略"学会放弃无益的追寻确定感，能够提供动机来使用这个治疗工具包中的其他技术。

监测担忧和设定"担忧时间"

大多数罹患 GAD 的患者具有两个突出的特点：一个是他们的担忧不仅仅局限在一个主题上，另一个是他们的担忧似乎弥散在日常生活中的各个方面。临床医生和患者应该评估担忧的各种各样的特征：担忧的内容范围和扳机情景，担忧必然导致的具体预言，这些预言产生的焦虑水平以及患者对这些预言相信的程度。患者担忧日记（工具表 4.8）这一技术对评估担忧的具体特点和帮助患者认知到他们做出"错误预言"的倾向方面是非常有用的。正像 Borkovec 和 Wells 认为的那样，担忧是被两种情况所强化的：一种是担忧的负性事件没有发生的情形，另一种是患者的魔术性信念——担忧具有保护和准备应对的作用。

另外，治疗师应该向患者指定"担忧时间"。也就是说，患者应该被要求在被指定的具体时间段（比如 20 分钟）内担忧。发生在一天中其他时间的担忧应该被克制和延迟直到担忧的时间段。患者可以记录下除了担忧时间之外其他时间段的担忧，并且保留这些记录以便制定指定的担忧时间。这就达到了担忧的刺激控制作用，也会帮助患者认识到担忧实际上是关于有限主题的。此外，担忧时间可帮助患者意识到能够被延迟到担忧时间的担忧似乎是无关紧要和没必要的，而且这个认识可能会降低患者对担忧做出反应的紧迫感。

担忧的认知评估和治疗

我们可以利用七步程序从认知层面来处理担忧，这个治疗方法是基于多种理论取向的综合干预策略（比如，元认知治疗、对建设性担忧的评估、接受 / 承诺、情绪性调整、标准的认知治疗、忍受不确定性的训练和其他治疗取向）。患者在接受本治疗程序过程中，也可以同步使用自助书籍《担忧的治愈》（Leahy，2005）。

步骤 1：识别和区分建设性和非建设性担忧

多数担忧的个体相信，他们的担忧将会让他们对危险有所准备，预防意外的发生，而且可以帮助他们在失去控制之前解决问题。的确是这样的，有些担忧可能是有用的。例如，如果我需要从纽约到加利福尼亚州圣地亚哥市去做个演讲，对我来说"担忧"飞机票和旅馆的预定以及在加利福尼亚的地面交通问题是有用的和必要的。关键的问题是这种担忧需要持续多长时间。建设性的担忧是一系列的疑问导致解决**今天**所面临的问题（Leahy，2005）。比如，我今天可以预定飞机票、旅馆和出租车。非建设性担忧涉及一系列有关问题的"要是……怎么办呢"的疑问，而今天这些问题我是控制不了和不能真正解决的。就上面这个例子而言，这些疑问可能包括"要是我的车在加州抛锚了怎么办呢？"或者"要是我的演讲进展不顺利怎么办啊"，治疗师和患者要一起归纳和整理出患者建设性和非建设性的担忧，下面所列出的内容可以指导这个工作：

非建设性担忧的征兆：
- 你在担忧无法回答的问题。
- 你在担忧事件的连锁反应。
- 你拒绝解决方案，因为这个解决方案不完美。
- 你认为你应该担忧直到你感觉到焦虑减轻为止。
- 你认为你应该担忧直到你能控制一切为止。

建设性担忧的征兆：
- 你在担心有办法解决的问题。
- 你的担心聚焦于单一事件，而不是事件的连锁反应。
- 你愿意接受不完美的解决方案。
- 你不会被焦虑所左右。
- 你能认识到哪些是你能够控制的和哪些是你不能够控制的。

步骤 2：接受和承诺

治疗程序的第二个步骤涉及患者对局限性的接纳，诸如不确定性、不完美性和缺乏完全的控制能力。治疗师要邀请患者一起来发现和接纳这些局限性的利和弊，并给出一个当下接纳局限性的例子，并且判定局限性的接纳是否意味着缺乏责任感或坏的结果。不能容忍不确定性的特点可以通过以下的方式来展现给患者：

1. 询问一下你自己，"接受不确定性的利和弊是什么？"
2. 目前在你生活的哪些方面，你正在接受不确定性？
3. 你是不是把不确定性等同于负性的结果？
4. 假如你不得不赌一把，你将怎么赌？例如，如果你认为，"这点损害有可能恶化和蔓延"，你愿意为这个预言赌多少钱？
5. "对于我来说这样做已经足够好了。"这种说法的有利之处是什么？
6. 反复地对你自己说，"一些坏的事情发生是有可能的。"慢慢地重复这句话，一遍又一遍，每天对自己反复说 20 分钟。同样，你也可以对你自己重复说出你具体的担忧。
7. 询问你自己，"是否我确实需要一些不确定感？"生活将会在其他方面烦扰我们。假如完全能够预测到结果，你还需要看相同的电视节目吗？或者，如果你总是能在比赛之前知道最后的比分，以及你在比赛之前就知道了究竟会发生什么事情，你还需要看体育比赛吗？

此外，一个担忧的想法可以被当作一个闯入性的、被患者评价为负性的想法。例如，患者可能认为一个可能是坏结果的闯入性想法需要马上被处理，需要预测未来的结果，是和个人有关系的，而且需要被压抑或感到畏惧（Clark，2005；Purdon，Rowa，& Antony，2005；Wells，2003）。许多的干预措施可能是有效果的。其中一个措施是使患者沉静和淹没在这些负性的想法中大约 30 分钟，直到患者对这些想法感到厌烦为止。另一个措施是练习正念觉察和中立（非评判）性态度，以及对闯入想法的非控制性观察能力（例如，观察"这只是个想法"或"我能看到这里有个心理事件"）。担忧的想法可以被认为是走出患者头脑的一个小人物，或者我们可以使用其他一些逐渐缩小／外化担忧想法的接受技术。

恪守"发生变化"的承诺涉及两个过程：①"成功的不完美"是指个体愿意接受低于 100% 的水平，目的是为了取得进步；②"建设性的痛苦"是指个体能够忍受不愉快的情绪和感受，目的是为了把事情做完（Leahy，2005）。担忧是情绪性或经验性回避的一种形式，这些对担忧的理解和应对指导能够使患者从适应不良的信念束缚中解放出来，诸如这样的适应不良性信念："我不能开始做任何事情，除非我准备好了。"或"我不能做这件事，因为我感觉到了焦虑。"

步骤 3：挑战担忧的自动想法和适应不良性假设

绝大多数以担忧为特征的想法都是负性自动想法或适应不良性假设（参见表 4.1，GAD 患者认知歪曲形式的一些具体举例）。治疗师和患者可以利用工具表 4.9，询问你自己一些正在担忧的问题：评估具体的预言，过早下结论的倾向，可能性和概率之间的区别，可以利用的安全或保护因素，灾难化结果的倾向，以及可能意味着消极感觉、迫近的危险性和夸大性后果的其他反应（这个工具表可以被治疗师简化、扩展或修改以便适应个体患者的需要）。此外，治疗师可以安排患者写一个故事，把故事发生的消极结果替换为积极的结果，而且要求概括出现实的每一步，患者有可能会按照故事发生一些现实的变化。治疗师也可以对担忧背后的负性自动想法进行具体的分类，诸如"贴标签"（我没有能力处理应激），"灾难化"（我一切都完了），"预测未来"（我将会被拒绝），"黑白思维"（没有任何解决办法），以及"低估正性事情"（我一点也不值得被喜欢）。治疗师也要聚焦患者特殊的适应不良性假设（被肯定的需求，完美和确定的事情；原发的和紧急情况下的假设；等等）。最后，向患者提一些能反映出担忧的反诘问题，诸如，"假如这个事情不能被解决会怎么办？"或者"我错在哪里？"治疗师和患者一起探索和检验这些问题，而且把这些假设改述为能够被验证的提议性陈述句，诸如："这件事情不可能被解决。"或者"所有的错都在于我。"在本书第十章中，我们详细描述了检查和挑战这些担忧的具体技术，Leahy（2003）所写的《认知治疗技术：从业者指南》（*Cognitive Therapy Techniques：A Practitioner's Guide*）和 Beck's（2011）所写的《认知行为治疗：基础与提高》（*Cognitive Behavior Therapy：Basics and Beyond*）两本书中也描述了这些技术。

步骤 4：检查关于自我和他人的核心信念

核心信念或个人图式通常是担忧的基本根源。例如，那些认为他们自己是无助的和无能力自我照顾的患者可能会担忧被抛弃。那些过度勤奋的个体可能担忧他们不能把工作全部做完。那些拥有过高被赞赏要求和被特殊对待需求的自恋性患者可能会担忧挫败、羞辱或平庸。表 4.3 提供了几个例子来说明核心信念与担忧之间的关系，以及如何与患者一起探索和检验这些核心信念。

表 4.3　与患者一起检验核心信念与担忧之间的关系

个人信念	举例	担忧	你如何应对你的信念
有缺陷的，不完美的	你认为你是不胜任的和卑劣的。	"假如他们了解了我，他们将会拒绝我。没有人喜欢有缺陷的人。"	你会回避让别人真正了解你。你会回避承担或面对具有挑战性的任务或人际关系。你试图讨好别人以便让他们看不到你真正的"卑劣"。
被抛弃的	你认为他人会离你而去，你最终会变得很孤独和悲惨。	"我的伙伴不再会对我感兴趣了。其他人比我更有吸引力。假如我靠自己，注定不会幸福的。"	你会无止境地寻求保证你是可爱的和被接受的。你会不断地向伴侣核实和检验你的猜忌是否真实。你不能表达你的真实意见，因为你害怕他们会离你而去。
无助的	你认为你没有能力照顾好你自己。	"假如某某人离开我，我不能让自己幸福或者我照顾不了自己。我将不能够靠自己活下来。"	你将会长期停滞在一种无回报的关系或工作状态中，因为你害怕发生任何变化，变化会导致你的孤独和无助。
特别的，优越的	你认为你是优越的和特别的，你应得到许多关注和赞扬。	"如果我不能卓越超群，那么我就是差的和无价值的。""如果他人不尊重我杰出的品质，那么我将无法忍受。""也许我最终是平庸的，但那将让我蒙羞和丢脸。"	你会让那些需要你的人围着你转，因为他们会让你感到你有多么的伟大。你会破坏规则，因为你可以为所欲为。你会要求其他人为了你的需要而让步和屈服。
有责任的	你非常自豪地认为只有你是合理的和勤奋的，而且只有你的选择和做法是对的。	"假如我犯了错误，就意味着我是失职和粗心的。我可能是忘记了一些事情，情况将会变得失去控制。"	你会被工作耗竭，因为你总是感觉到你正在做正确的事情。你会反复检查你所做的事情以便确认你没有犯错误。
有魅力的	你的关注点总是集中在他人是否关注你和喜欢你。	"如果我的表现有任何的不完美或瑕疵，那么我就是不可爱的和不被夸赞的。"	你会花费相当大的精力努力去设法让自己的身体变得具有吸引力或变得迷人。你可能会和他人调情而诱惑他们。你总是会检查或欣赏镜子中自己的形象。
自主的	你很重视你用自己的方式做事的自主权。	"假如有人干涉我的时间和空间，那么我将一点自由都没有了。"	你会竖起障碍而不让其他人掌控你。你拒绝服从其他人的要求。你坚持用自己的方式做事情。
照顾的	你认为你有责任使其他每一个人感到快乐和幸福。	"是不是我说了什么话伤害了别人的感情？是我令他们失望了吗？我能做一些什么事情来照顾他们呢？"	你时常不断地通过牺牲自己的利益来满足其他人的需求。你总是赔不是，并习惯扮演那些总是快乐和很好合作的人。

关于缺陷、抛弃、过度责任等主题的核心信念可以通过标准的认知治疗技术来探索和检验。例如，治疗师可以邀请患者用以下的方式来检验这些信念。

1. 请寻找和识别出你对自己和他人的核心信念。

2. 请检验一下这些信念的成本和效益。

3. 你的这些信念在过去是如何影响你的？

4. 你在"全或无"的角度上看待你自己吗？

5. 支持和反对你信念的证据都是什么？

6. 你愿意像这样批评他人吗？

7. 你的信念中有一些真实的东西吗？

8. 你能违背你的信念吗？

9. 你能发展出更加积极的信念吗？

讨论完这些问题之后，治疗师可以利用工具表 4.10 为患者安排家庭作业。

步骤 5：检查对失败的恐惧

担忧通常试图以全部的代价回避失败，因为失败可能被认为是灾难性的、羞辱的、永远的、过度概括化的，以及对自体是唯一的选择。治疗师要帮助患者"解构"失败的意义和"挑战失败是无法忍受的"这一自动想法。一旦患者对失败的恐惧减轻，那么担忧被作为一个回避策略的急迫感就变得不那么强烈了。表4.4 中列出的挑战对失败的恐惧的例子可能对我们是有帮助的。

表 4.4　帮助患者克服失败恐惧的建议

1. 你没有失败，你的行为失败了。
2. 你可以从你的行为失败中学习。
3. 你可以接受你失败行为的挑战。
4. 你可以试着更加努力和勤奋一些。
5. 也有可能这不是一种失败。
6. 你可以关注于那些能成功的其他行为。
7. 你可以关注那些你能控制的事情。
8. 在那方面的成功不是必须的。
9. 有一些行为是需要付出代价的。
10. 每一个人都有失败的事情。

11. 有可能没人会注意这事。
12. 你有正确的目标吗?
13. 失败不是命中注定的。
14. 你的标准太高吗?
15. 你比以前做得更好了吗?
16. 你仍然可以按照你的习惯做任何事情，即使它是失败的。
17. 某些事情的失败意味着你在努力尝试，不尝试更糟糕。
18. 你刚刚开始了。
19. 明天是又一个成功。
20. 明天会和今天一样。

注：引自 Leahy（2005）

步骤 6：利用情绪而不是担忧它们

Borkovec 提出的关于担忧的情绪性回避理论强调，担忧本身可以暂时阻断情绪的唤起。关于情绪性图式的研究表明担忧与对情绪的负性看法有关系。 Leahy（2002b，2007a）认为，每一个体对他们的情绪体验都有独特的解释、不能容忍性和应对策略。使用这个情绪性图式模型来解释担忧的话，担忧的个体通常会认为他们的情绪将会无限期地持续下去，并且情绪会淹没他们，他们也会认为他们是无法理解自己的情绪的，而且那些混合性的感受是无法被忍受的。在这处理担忧和 GAD 的第六步中，治疗师可以帮助患者确证他们自己拥有感受的权利，而且使用情绪聚焦的技术来帮助患者识别、命名和区分情绪，把情绪与需要和较高的价值联系起来，可以帮助患者意识到情绪持续的暂时或短暂的特征，也要鼓励患者为了获得有价值的目标或满足需要而训练自己控制情绪的能力。

步骤 7：把时间放在患者这一边

担忧的个体通常会报告关于他们担忧的时间紧迫的感觉。也就是，他们感觉到对于他们的问题需要即刻给出答案或解决办法。担忧者对不确定性的无法容忍伴随着危险正在隐约逼近的感觉，驱动着患者进入了灾难性预言的漩涡，这种情况下，患者就要求即刻给出解决问题的答案（Riskind，1997）。这样的加工处理过程也驱动着患者不断寻求保证，导致患者可能完全疏离生活中能够支持他们的人。我们可以使用以下几个技术来处理这个问题：治疗师要鼓励患者：①通过认识到解决问题的答案不可能即刻获得，而且要学会延迟等待的能力来关闭急迫的冲动；②接受想法和感受的无常性，因为它们在一天当中会发生多次改变；③留在当下并欣赏此刻；④提高当下的价值；⑤认识到时间是变化发展的，并认识到现在困扰患者的一切终将会过去；⑥要对时间作出合理的计划，避免患者被太多的任务淹没（Leahy，2005）。

人际干预措施

焦虑的患者通常都有导致他们担忧和普遍不舒服的人际关系问题。甚至对于罹患慢性 GAD 的个体来说，担忧人际关系和人们怎么评价自己是他们最普遍的主题。

临床医生要帮助患者学会更加有效的应对方式来代替抱怨和其他负性的补偿策略——那些恰当的、果敢自信的社交技巧（例如回报和关注他人），互助的问题解决方法，积极地倾听和其他沟通技巧，对他人的接纳，协商的技巧和解决冲突的技巧。具体的认知干预策略可能聚焦于那些存在关于他人的认知歪曲（共有三个水平）的倾向。临床医生要通过示范模仿和行为预演技术帮助患者学会恰当合适的行为，同时也要学会构建具体的人际关系目标。（例如每天要向 5 个人表示敬意，或每周要给 3 个人打电话，来维持回报他人的行为）

最后，许多患有 GAD 的个体会经历婚姻/夫妻的冲突，部分原因是因为他们倾向于把中性事件看作潜在的负性事件，甚至是危险事件。在亲密关系中持续不断的担忧导致了过度专注于对潜在中性事件最大程度的负性解释（例如，"她正在读报纸，因为她可能感觉我是无趣的"），过分地追寻保证，以及退缩行为（例如撅嘴生气）。如果有必要的话，患者的配偶或伴侣有可能需要参加治疗，在治疗中要强调增加夫妻相互积极的强化，强调夫妻要相互看到对方的积极之处，强调修正歪曲的思维方式，以及鼓励患者避免表达太多令人不安的想法。

问题解决训练

担忧的个体通常依靠对问题的预期来试图消除不确定性，而不是去解决具体的现实问题。就像上面所描述的，出现在治疗工具包中的两个认知部分是：①区分建设性和非建设性的担忧；②处理能够被解决的现实问题。但是这两个部分可能会被回避掉，因为个体对负性情感的恐惧、对结果的恐惧或者因为依赖担忧的经验性回避（Dugas & Robichaud, 2007）。认知行为取向的问题解决可能会被作为治疗计划的一部分（Dugas, Freeston, & Ladouceur, 1997; Nezu, Nezu, & D'Zurilla, 2007）。这个技术包含以下内容：界定问题，澄清如何定义一个解决方案，评估资源，头脑风暴找出可能的办法，选择等级排序，设置一个行动计划，约定行为，执行计划并观察发生的现象。另外，时间管理（要强调循序渐进而不是计划太多的事情）、压力间断的介绍、自我预防合同（self-contingency contracting）（例如，建立积极的奖赏和其他强化措施）愤怒控制以及其他的技术等都是有用的（Leahy, 2004; Novaco & Taylor, 2006）。

干预措施的总结

工具表 4.11 中提供了一个全部干预措施的总结，它可以作为自助性指南。你可以使用其中的一部分，也可以全部使用。为患者提供的自助指南可以在 Leahy（2005, 2009）的书中找到详细的描述。

逐步结束治疗

就像惊恐障碍和广场恐惧症的案例那样，对于 GAD 的患者的治疗结束问题，我们更要小心谨慎，避免提前终止治疗，因为许多 GAD 案例已经变成了慢性病迁延好几年了，而且他们对治疗有很大的阻抗。因此，本章所描述的治疗计划要求 20 次的治疗，尽管有些时候有可能更少的治疗次数更为恰当。当患者在治疗中表现出一些改善之后，后期治疗频率变为两周一次或每月一次，可以帮助患者开始实践不依赖于治疗的自我功能。在治疗的结束阶段，与其他章节中有关的其他心理障碍所注意的一样，治疗师应该鼓励患者自我设计家庭作业，这样的做法可以关注到一直对于患者具有特别挑战性的治疗的各个方面。

治疗中的疑难问题与处理方法

罹患 GAD 的个体在生命的大部分时间里一直体验着明显的焦虑情绪（从焦虑障碍首次发作到首次接受治疗之间的平均时间是十年或十多年）。因此，这些患者可能是没有耐心的、苛求的、不信任的、绝望的或对治疗的依从性比较小。另外，如果患者在心理治疗的同时还使用酒精或其他物质进行自我治疗，那么治疗的效果会大打折扣。以下所列出的内容通常是在心理治疗中需要面对和处理的问题。

相信担忧就是现实

一些患者可能会断言他们所担忧的内容都是"现实的"，因为"它们有可能发生"。这种信念是通过这类患者的两个认知加工过程得来的，一是把主观可能性等同于恐惧的事件，二是不断评价这些是否与真实的事实有关系。例如，在新闻中听到一起飞机失事的消息，一个患者就估计她乘飞机失事的显著可能性是10%。她吃惊地得知事实是一个人每天飞一圈商业航班的话，需要 45000 年才能遇上一次飞机失事。伴随焦虑的个体对可能性的混乱不清的主观感觉通常会导致对危险的极端估计。此时，治疗师可能会要求患者估计那些恐惧事件发生概率的先后顺序。几乎总是这样的结果，因为所有优先概率的事件（这些事件的发生概率通常是非常小的）都必须要求发生，所以这种估计将会导致一个最终事件发生的极小概率数值。

相信担忧具有保护性

正如本章一贯表明的那样，许多担忧患者都相信担忧是一种自我保护性策略。这样的信念能够通过很多干预措施来处理。例如，使用延迟担忧的"担忧时间"技术能够验证，当患者推迟担忧的时候是否可怕的事情就会发生了。或者，治疗师也可以询问患者这样的问题："假如担忧与焦虑和抑郁有关系，难道你得出的结论是把你自己变得焦虑和抑郁是处理问题的最好办法吗？"另一个需要探寻的焦点是幻想中的相关性——因为坏的事情总是很少发生，患者会把安全的现实归因于担忧的结果，而不是归因于真实的和外在的世界。此外，区分开建设性和非建设性的担忧可能是有用的。

识别自动想法的困难

由于患者感受的强度，或者由于他们很专一地聚焦于自己的痛苦，大多数焦虑的患者都断言他们不能识别出自己的想法。治疗师可以要求这类患者在治疗中通过引导性想象技术来放慢识别自动想法的过程，在这个过程中患者描述触发焦虑的情景，同时慢慢地详细检查和体会自己内心的各种感受、意象和想法。如果患者描述了视觉意象，那么这个意象可以被作为找到自动想法的开始信息。下面是一个例子：

治疗师：你刚才说到你头脑要爆炸的一个意象。请你完成一个句子："当我想到我的头脑要爆炸的时候，这让我很焦虑，因为我想到正在发生的事情是——"

患　者：我马上要失控了。我马上要发疯了。

另一个很有用的技术是治疗师先给出患者可能有也可能没有的自动想法，并询问："这是你正在想的吗？"（Beck, 2011）

苛求即刻结果

焦虑患者通常都苛求从他们的负性感受中立即而完全彻底地解脱出来，希望被一颗"魔法子弹"击中。以下技术方法可以处理患者的这种要求：澄清焦虑是会持续终身的问题，因此需要每个人花时间和精力去对待和处理；强调既往旧的思维、感受和行为的习惯不可能在一夜之间发生改变；检查要求即刻结果的成本和收益；检查如果不能获得即刻结果将会发生什么？检查如果是逐步获得结果将会发生什么？评估患者对即刻结果的苛求（低的挫折忍受能力）实际上是如何导致了对焦虑的极度不能忍耐的状态；分析和指出这些苛求是如何对患者的绝望感做出贡献的。确实，潜藏在担忧下面的可能是对时间的急迫感（"我需要马上就有答案"），缺乏明确答案对于患者来说可能等同于危险和失控的状态。

减轻焦虑的完美信念

与对即刻结果的苛求一样的是，减轻焦虑的完美信念是一个关于焦虑的二分对立信念："要么我是完全焦虑的，要么我应该一点也不焦虑。"我们会告诉患者完全消除焦虑是不可能的，除非是死人！减轻、缓和、应对和不要灾难化焦虑被认为是可以选择的合理目标。此外，患者要去探索和检查触发自己以下两个过程的最低焦虑水平分别是多高；这有助于推动自己的行动和预示着一些事情可能出问题了。另外，患者可能认为他们仍然能够进行建设性的活动，既便是正在感受焦虑或痛苦的时候。

苛求确定性

总是使用问句"要是……将会怎么样"的患者会要求并期望恐惧事件或治疗结果是确定的。在治疗中，这些对不确定世界要求确定的苛求将会被修正为对可能性的陈述和表达："你将会失败、被拒绝、被诊断为癌症的可能性有多大？"治疗师将会要求那些总是想着"要是……将会怎样"的问题的患者检查苛求任何幻想中事件确定性的成本和收益。治疗师可能指出有很多情境，诸如驾驶汽车、在饭馆吃鸡肉或穿越街道，都可能是具有危险的事情，但是这些危险的焦虑通常都是可以通过忍受而成为可以接受的风险。我们将会评估患者关于疏忽和责任的魔法性和绝对的信念，因为这些信念对苛求确定性的病理是有贡献的。治疗师要向患者指出，责任并不是个体要对全部可能发生的事件负责，责任应该是由理性的个体而承担的合理预防措施。

放松的困难

一些患者报告了放松的困难，甚至在放松训练的时候也感觉很难做到放松。治疗师可以通过在每次治疗中增加进行放松训练的内容，一直持续几周来评估患者放松训练时是否操作过快或操作不正确，就可以增强患者放松的能力。另外，训练患者学会多种放松操作形式是非常有用的，这能保证患者在进行放松训练的时候不会有时间上的困难，同时要检查患者在放松练习的时候是否伴随着分散刺激（诸如听音乐或看电视）。一些患者害怕放松将会使他们变得更加脆弱和对危险不能及时觉察，这些想法一旦被引发出来，我们就可以通过之前描述的认知治疗技术对其进行评价。对于那些伴随惊恐障碍的患者，紧张程度的减轻实际上可能触发惊恐发作（参见第三章）。治疗师要告知患者这种情况可能在一些案例中会发生，但是放松引发的惊恐通常会随着进一步的放松训练逐渐消退。

拒绝暴露

一些患者由于害怕暴露的强烈性，以至他们拒绝面对恐惧的情境。在进行现实暴露操作之前，先在治疗中使用引导性想象的技术可能是非常有效的。把暴露的等级情境延伸到包括较低水平焦虑触发的事件，治疗师示范暴露，在恐惧情境中陪伴患者，在治疗中对应对方法进行认知预演，引发和挑战（通过角色扮演和角色转换技术）恐惧的暴露，以及使用时间规划技术（"当你完成这项任务之后 30 分钟、1 个小时、2 天，你的感觉如何"）。大多数焦虑患者都具有关于焦虑的负性情绪性图式，一旦焦虑发生，焦虑就会毁灭他们的日常生活和掌控能力，使他们变得悲惨和苦难。我们可以设计行为实验来评估，是否暴露能导致患者的整个生活变得糟糕或者是否暴露能导致焦虑唤起的一个短暂增加，暴露之后焦虑水平是否会逐渐下降（Leahy, 2007a; Sookman & Leahy, 2009）。

广泛性焦虑障碍详细治疗计划

治疗报告

　　表 4.5 和表 4.6 被用来帮助书写 GAD 患者的管理个案治疗报告。表 4.5 呈现了症状的举例，治疗师要根据患者的情况选择合适的症状。也要确定患者功能损害的具体特征，包括任何在学业、工作、家庭或社会功能方面的功能失调。表 4.6 列出了治疗目标和相对应的干预措施的范例。要为患者选出适合他的症状和功能损害。

表 4.5　广泛性焦虑障碍症状举例

焦虑心境
过度担忧
易激惹心境
坐立不安
烦躁感
疲乏无力感
注意力损害
胃肠道问题
肌肉紧张感
失眠
以上症状表现时间明显持续迁延

表 4.6　广泛性焦虑障碍治疗目标和干预措施举例

治疗目标	干预措施
减轻焦虑的躯体症状	放松或呼吸训练
降低思维和感觉的兴奋水平	正念、冥想训练
减少担忧的时间（<30 分钟 / 每天）	分散注意力，担忧时间，活动计划表

治疗目标	干预措施
减少负性自动想法	认知重建
提高接受能力	认知重建，正念冥想训练，元认知技术
消除回避（特定对象的）	暴露，行为激活
消除关于焦虑是危险的假设	认知重建，行为实验
消除关于担忧的积极价值的假设（或者其他特定的假设）	认知重建，元认知技术
修改苛求确定感	不确定性训练（忍受不确定性的成本—收益分析，让不确定性充满自己，针对性情绪意象做工作，问题解决训练）
修改危险/脆弱/控制需求的图式（或者其他特定的图式）	认知重建，发展性分析，其他针对图式的工作技术
消除功能损害（特别是对功能损害的依赖，这可能有几个工作目标）	认知重建，问题解决训练或其他技巧训练（特定的）
习得预防复发的技巧	回顾、复习和练习所需要的技术

干预策略顺序

对于 GAD 的长期迁延、慢性、经常性治疗阻抗的特点，我们提倡的治疗计划应该包括至少 20 次个别认知行为治疗，并且在常规治疗结束后要安排周期性的随访机会。表 4.7 列出了针对 GAD 患者的 20 次治疗计划的干预措施的先后顺序（就像前面提到的，这里呈现的干预措施顺序比较多样化，具体的实施取决于患者的个体需求）。

表 4.7　广泛性焦虑障碍详细治疗计划

第 1—2 次治疗
评估
评估现在的问题
使用 Leahy 焦虑检查清单（工具表 4.2）评估具体的焦虑问题，使用其他合适的焦虑工具表
进行担忧评估（PSWQ，MCQ-30，IUS；参见工具表 4.3—4.5）

续表

进行标准的纳入治疗常规系列（参见工具表 4.6）
识别担忧的具体内容，同时也识别元认知因素
做出鉴别诊断和评估任何其他共病性诊断
评估物质滥用，咖啡因或烟草的使用，睡眠障碍

适应治疗
为患者提供关于 GAD 的学习手册（工具表 4.7）和关于认知行为治疗的一般知识手册（第十章中工具表 10.1）
读书疗法：指定学习《担忧的治愈：阻止你担忧的七步法》（Leahy，2005）或者《摆脱焦虑：在恐惧击败你之前
　　解决它》（Leahy，2009）
解释和说明 GAD 是如何参与肌肉运动性紧张和唤起的
解释和说明担忧是 GAD 的中心部分，而且担忧会被担忧的事情不发生所强化
协商和制定出短程和长程目标

行为干预措施
识别触发焦虑和回避的扳机事件
评估和减少使用导致焦虑的物质（比如咖啡因，安非他命）和自我治疗物质的滥用（比如酒精，苯二氮卓类药物）

认知干预措施
正常化担忧——评估建设性与非建设性担忧
判定患者是否具有"对担忧的担忧"（比如，"担忧说明我将要疯掉了或者意味着我不能控制我的想法和感受了"）
介绍患者的担忧日志（工具表 4.8）

使用药物
考虑使用 SSRIs 或者苯二氮卓类药物
家庭作业
指定患者开始阅读 Leahy（2005）或 Leahy（2009）的书籍
指定患者使用患者担忧日志来自我监测担忧

第 3—5 次治疗
评估
评估焦虑（BIA）和抑郁（BDI-Ⅱ）
继续识别患者担忧的主题内容
复习患者的担忧日志——频率、持续时间、情境（扳机事件）、预兆和担忧的结果

行为干预措施
训练患者学会渐进性肌肉放松和 / 或呼吸放松技术，和 / 或学会使用正念训练技术
使用奖赏计划 / 活动安排表来监测满意度、掌控感和焦虑
描述和鼓励使用"担忧时间"
评估对回避情景的暴露需要，与患者讨论实施暴露技术
评估果敢自信训练、沟通训练、冲突解决、夫妻治疗的需要。

鼓励患者参加体育锻炼。

如果有必要的话，治疗失眠。

认知干预措施

介绍担忧者自我帮助问卷（工具表 4.9）。

开始与患者参加一起识别和分类自动想法 [特别强调：算命术（预测未来），灾难化，低估正性信息，个人化等]

通过评估担忧的成本和收益开始挑战自动想法，或者使用其他认知性技术（参见第十章和附录 B）。

运用接受策略（接受局限性和不确定性的利和弊，接受的现在例子等）。

运用元认知策略（识别患者关于担忧的理论，增加患者对担忧是一种内在精神现象的认识，修改患者认为担忧需要被控制的想法）。

药物使用

评估药物的副作用。

评估是否需要增加药物剂量。

如果患者没有改善，或者增加药物剂量，增加其他种类药物，或者改变药物类型（当增加另外一种药物的时候，要考虑到是逐渐减少原来药物剂量还是突然停用原来的药物）。

家庭作业

安排呼吸训练，渐进性肌肉放松，正念冥想训练。

安排患者遵守失眠的自助技巧（第二章中工具表 2.11 ）。

设置担忧时间。

安排患者增加体育锻炼。

安排患者从事奖赏性日常计划 / 活动安排。

安排患者继续监测担忧，检验预言假设，监测负性想法和对这些想法进行分类。

安排持续的自助材料的阅读。

第 6—8 次治疗

评估

同第 3—5 次治疗。

复习家庭作业。

行为治疗措施

引导患者把放松和 / 或正念训练推广到新的情境。

鼓励患者减少反刍时间，发展出对抗反刍的脚本。

检查情景性 / 人生性应激源（例如财政，人际，工作，家庭等）。

介绍问题解决技巧，运用它们来处理情景性应激源。

指导患者面对所回避的情境。

认知治疗措施

识别出患者潜在的适应不良性假设。

运用成本—收益分析，或其他认知性技术挑战假设（参见第十章和附录 B）。

继续挑战自动想法。

介绍患者日常功能失调自动想法记录表（第二章工具表 2.10）

针对担忧使用垂直下降技术。

患者预期的或害怕的最终结果是什么？

区别可能性与可能的结果。

检查担忧事件发生的概率，和貌似可信的道理。

药物使用

同第 3—5 次治疗。

家庭作业

同第 3—5 次治疗。

开始与患者一起使用工具表 2.10。

鼓励患者按计划实施压力中断，自我奖赏行为。

安排运用问题解决策略。

鼓励患者通过分散注意力，活动安排，理智性响应来减少反刍思维。

第 9—15 次治疗

评估

同第 6—8 次治疗。

行为干预措施

继续与患者进行果敢自信训练，并且介绍愤怒控制训练（如果需要的话）。

继续与患者进行问题解决训练。

与患者一起开始自我效能训练：让患者列出自己的积极特点，给予这些积极特点以赞扬，继续进行自我奖赏。

认知干预措施

继续评估和挑战自动想法。

识别、评估和修改功能失调性个人图式（参见第十章和附录 B）。

检查担忧在多大程度上与图式相关（关于缺陷、失败、生物易感性、被抛弃、责任等的图式）。

继续评估和修改适应不良性假设（关于控制、过度责任、时间急迫性、"灾难"的"必不可少性"和迫近的危险是什么）。

识别关于失败的信念，介绍对失败恐惧的理性反应。

识别和修改情绪性图式（关于危险、失控、困惑和羞耻等情绪的信念）。

鼓励患者实践对情绪痛苦的自我见证。

关注那些把时间和精力放在当下的现实角度，正念、拉伸时间、逐渐接近脆弱性的干预措施（放慢即将发生危险的意象，识别困扰或可能发生的事件）。

药物使用

同第 3—5 次治疗。

家庭作业

同第 3—5 次和第 6—8 次治疗。

安排患者适当地增加对恐惧情景的暴露。

安排果敢和危险控制练习。

安排患者增加自我奖赏行为。

安排患者识别和挑战适应不良性假设和功能失调性图式（包括关于控制、责任和迫近危险的信念）。

第 16—20 次治疗

评估

同第 6—8 次治疗。

行为干预措施

计划逐渐结束治疗。

与患者一起确定短期和长期的自助目标。

确定在将来如何使用行为治疗技术。

认知干预措施

复习关于自动想法、假设和图式所学习到的东西。

使用理性反应技术让患者扮演"故意唱反调的人"。

帮助患者发展出新的，更加现实的假设和图式。

家庭作业

安排患者自我安排家庭作业，作业要针对发现和解决未来的问题。

治疗案例

第 1—2 次治疗

评估　　　　患者，Jacob，男性，34 岁，单身。主诉自己是一个担忧所有生活细节的人。进入治疗时，BAI（23）、BDI- II（18）、MCQ-30（关于积极担忧信念、认知性自我觉察和对控制的需求）和 PSWQ 量表评估得分升高。他在评估依赖性人格问卷 MCMI- III 的得分也有轻度升高。他的担忧集中在关注他的父亲如何看待他，他是否能够独立谋生，他的亲戚和女友会如何评价他，以及他是否会进步。患者在青春期表现出的性格特征是：对学校漠不关心，滥用酒精和大麻，轻型抑郁症和慢性的担忧。他描述自己总是想方设法让他的家人们高兴，这又导致患者对他们的不满，因为患者认为他们都在利用自己。

读书疗法

认知／元认知概念化：

识别自动想法、假设和核心信念

治疗师为 Jacob 提供了一本 Leahy 的自助读物（2005）《担忧的治愈：阻止担忧的七步法》。治疗前的量表评估显示，Jacob 对于担忧的信念是认为担忧具有保护和使自己对危险有所准备的作用，但是担忧是不能控制的；较高的认知性自我意识；以及认为自己的认知能力是低的。监测到的这些元认知因素提示了 Jacob 的核心信念是相互冲突的，他一边认为担忧充当了积极的功能，但是在某种程度上又相信担忧需要被控制或消除掉。他关于自己的核心信念是他是个不胜任的和无价值的人，而且如果他坚持主张自己的需要，别人将会拒绝他。他也承认他在使用酒精和大麻来应对自己的担忧。

第 3—5 次治疗

正念呼吸

治疗师指导 Jacob 进行正念呼吸训练，要求他关注自己的呼吸气息，而且进行缓慢、平稳、自主的呼吸，同时也要觉察自己的注意力在初期是如何逐渐离开呼吸的。可以把引导语录在磁带上，患者可以听着磁带的引导，每天坚持练习正念呼吸 20 分钟。贯穿整个治疗过程的正念呼吸训练，可以帮助患者认识到他的思维是如何活动的以及是如何被分散注意力的，也可以帮助患者认识到他是有可能做到只去注意一个想法而不必非要对它产生反应或压抑它。

设置担忧时间

另外，当担忧在白天或晚上出现的时候，治疗师要求 Jacob 把他们记录下来，并且留出下午 4:30 为"担忧时间"。开始，他认为设置担忧时间是不可能的事情，"因为担忧都是突然来到自己身上的。"然而，通过一段时间的训练，他认识到担忧可以被延迟，并且也认识到通过设置担忧时间，在很大程度上担忧看起来似乎不是那么重要了。设置担忧时间也能帮助他挑战关于要求发现答案的急迫感觉，因为对担忧的延迟最后变成了对担忧的否定。

检查关于担忧的信念，评价担忧的成本和收益

治疗师与 Jacob 一起检查并分析了担忧的利与弊。Jacob 看到，担忧的有利方面是让他对危险有所准备并能避免意外发生，担忧的不利方面是其带来了焦虑、沮丧、易激惹和普遍的失控感。他也表达了对担忧的信念："如果我不能阻止担忧，我大概最终会发疯。"

这与他的如下信念是关联在一起的，他总是告诉自己停止担忧将会对他有帮助，尽管这样的想法通常会使他感到更加挫败。

从非建设性担忧中区分出建设性担忧

治疗师建议 Jacob 区分开建设性和非建设性担忧，因为建设性担忧可能导致产生一个"今天的待办事项清单"。他认识到几乎没有任何他所担忧的事情能够产生待办事项清单，所以他的这些担忧都被分类列为非建设性担忧。

忍受不确定性训练

然后，Jacob 与治疗师一道检查了接受某些不确定性和某些控制不足状态的利和弊。他承认他已经能够接受他正在做的工作和在公路上驾驶中的某些不确定性了。他也认识到接受某些不确定性可以把他从担忧的负担中解放出来，并且他可以更多地享受当下的生活了。治疗师与 Jacob 一起检验了他是如何把不确定性等同于一个坏结果，而不是把不确定性看作是中性的。

让恐惧想法充满头脑

为了"实践接受不确定性"，治疗师要求 Jacob 把后面的一句话重复说 10 分钟，"有可能我会失去工作。"开始他的焦虑增加到 8 个 SUDs 的水平，随后他的焦虑水平逐渐平息到 2 个 SUDs。治疗师要求他"像一个木讷的人"那样每天重复说出恐惧的想法 20 分钟。治疗师也会邀请他进行一个名叫"在我脑海中"的想象练习，在这个想象练习中，一个闯入性的想法被描述为来拜访治疗师的一个人。治疗师要求 Jacob 关注以下这个事实：想法被他接受了，就像治疗师接受了患者一样，或者像一个人接受了来参加晚宴聚会的亲戚一样。

检查关于控制的信念

接下来，治疗师与 Jacob 一起检查他关于控制的信念。首先，他们选取了他必须"控制"或"消除"他的担忧想法这个信念作为工作目标。处理这个信念的第一步是通过对这个信念进行成本和收益的检查和评估，考察这个信念是否可能是真实的证据，检验"不去想北极熊"的基本原理，停止努力控制你内在想法和感受的徒劳。其次，治疗师对他使用了以上所描述的"恐惧想法充满大脑"技术。最后，他和治疗师一起检查了他拥有的以下信念：当他和家人在一起的时候，"他必须要使他们平静下来。"他被治疗师要求他要像一个正在收集有趣故事信息的新闻工作者一样来看待他的家庭及其成员。这种从新角度看问题的

实践接受和正念观察

目的是要学会去观察，而不是评判和控制。在一次家庭假日聚会后他报告说，这次聚会对他来说是这几年以来最好的时刻，因为"我不再需要卷入他们烦乱的事情了"。

患者担忧日志

然后，Jacob 开始定时地使用患者担忧日志技术（工具表 4.8）来监测他的担忧。最初，目标仅仅是记录下遇到的情景和实际的担忧。随着治疗的进展，患者担忧

日志技术也被用来挑战他的担忧想法。

分类自动想法　　　在回顾复习他的担忧和使用歪曲的自动想法清单工具（参见第十章，工具表10.2）当中，他能够认识到一直在反复不断地使用着相同类型的思维方式：读心术，个人化，预测未来（算命术），灾难化，"全或无"思维以及为自己贴标签。他的担忧似乎遵从一个模式，这个模式能够给予他一些舒服感受，自从他能够认识到这个模式的局限性之后，他的态度因此就会有可能变得开放并开始修改它们。

第6—8次治疗

对担忧的具体挑战，使用担忧者自评问卷—自助工具表　　　Jacob 继续使用患者担忧日志来监测他的担忧。担忧日志的记录表明，他担忧的事情都是超越他控制能力的事情，担忧失业，担忧家人怎么看待他，担忧他的经济，甚至担忧他担忧得太多。治疗师引用了大量的挑战和质疑技术来询问他是什么时候注意到担忧的。在使用自助工具表 - 担忧者自评问卷（工具表4.9）的时候，Jacob 仔细通过了工具表的每一步，并给出了反应。我们在下面列举了一些这些反应的例子（本工具表中的每个问题用斜体字呈现，引号中的内容是Jacob 给出的每个反应答案）。

具体地说，你正在预测将要发生的事情是什么？ "我的姑妈马上就要对我生气了，因为我不再与他们在一起干活了。"

这个预言将会真实发生的可能性是多大？（0% ～ 100%）"可能性是80%。"

你正在预言事情的结果有多么坏？（0% ～ 100%）"坏的程度：80%。"

最坏的结果会是什么？ "她对我很生气以至永远都不会再与我讲话了。"

最有可能的结果会是什么？ "她会生一会儿气，然后就没事了。"

最好的结果会是什么？ "她找到另一个人代替我，而且与那个人在一起干活很快乐。"

你正在预言不可能发生的灾难（可怕的事情）吗？ "是的——我认为

如果有人对我生气了，那是件可怕的事情，那将会导致关系破裂。"

你能给出一些你预期灾难的例子吗？"我预期我的整个家庭将都会生我的气，对我来说我将不可能再见到他们了。我将会被解雇，身无分文，最后会变得非常孤独。"

对于你担忧会有一些坏事真的将要发生的想法，有哪些支持和反对的证据？"支持证据：在我的家族中仍然存在着冲突。我们都需要接受治疗。反对证据：我的家族成员之间总是有许多冲突，但是我们仍然设法相处。我们就是一群大喊大叫甚至咆哮的人。我的工作成绩很好——而且也很赚钱。很难找到替换我的人。"

如果支持和反对证据加起来是 100 分，你如何为支持和反对证据分配得分。（例如，是 50～50 或 60～40）"得分：支持证据 =10，反对证据 =90。"

你正在被你的情绪（焦虑）引导着吗？你是否正在对你自己说："我感觉很焦虑，因此，一些坏事情真的将要发生了？"这样的预言是合理的或符合逻辑的方式吗？为什么是 / 为什么不是？"我正在使用大量的情绪推理方式，似乎绝大部分时间里我都是这样做的。我的情绪似乎是决定我预测一件事情的一个坏方式，其他人是不会根据我的情绪做出他们的决定的。他们有他们自己需要处理的问题。"

在过去，有多少次你所担忧的事情最后被发现是错误的？它们最后确实发生了吗？"我的预测屡次犯错误。我一直担忧我将会被解雇，我的家人将会与我断绝关系，而且我最后将会穷困潦倒。事实是我可能是我家族中最受欢迎的人之一。他们遇到问题的时候都会向我求助。问题在哪里呢？"

担忧这些事情对你来说成本和收益是什么？"成本：焦虑，愤怒，无助，挫折和困惑。收益：我认为我有可能阻止事情变糟糕，我一直在想我可以防止别人对我不满意和生气。"

从过去发生过的证据来看，担忧对你一直是有帮助的，还是对你一直是有害处的？"有些时候我认为人们喜欢我，因为我能够知道如何避免让他们生气。但是现实是我的一些家人还是感到了愤怒和挫败，因为他们是不现实的。不过他们的不愉快很快就过去了。"

Jacob 用相同的方式完成了本治疗工具表余下的部分内容。他发现这些对他的负性想法的挑战技术都非常有用。

第 9—11 次治疗

识别适应不良性假设　　Jacob 相当多的担忧是与他关注别人是如何看待和感受自己有关。现在他与治疗师一起聚焦于识别他的适应不良性假设——他的"假如——那么"条件假设和"应该"规条。这些适应不良性假设包括"我应该始终让其他人喜欢我""假如人们不喜欢了，那么我一定是做错什么事情了""不被别人喜欢是不能忍受的"和"我必须要知道一个人为什么沮丧或心情不好"。他这种对拒绝的敏感，和他把责任个人化的思维倾向，以及灾难化不被赞赏之结果的思维倾向都是他担忧的本质核心。

修改适应不良性假设　　然后，治疗师与 Jacob 一起针对如何修改他的适应不良性假设进行了工作，他们一道检验了这些规条的成本和收益，询问是否他仅仅把这些规条用于对待其他人（双重标准技术），记录不可能获得别人赞赏的情景，以及使用了空椅子技术（驳斥负性信念的声音）。他认识到关于获得赞赏的负性假设是导致他产生挫折感、愤怒感和焦虑情绪，甚至多年来使用酒精和大麻的主要因素。他也认识到了修改自己对赞赏的需求将会在很大程度上解放自己。

Jacob 领悟了他使用这些规条来对待其他人："一些人期待获得每一个人的赞赏是不公平的，而且无论如何也是不可能的。有时候你不得不坚信和欣赏自己。"我们也检查了他这样一个假设：假如他不顺从其他人或者坚持自己的主张，那么他将会被忽视、孤立或者被完全拒绝。他设计了一个行为实验，在与父亲沟通的时候，他婉转地并且坚定地主张了自己的需要。行为实验的结果是，父亲开始并不同意他的做法，但是最后父亲终于向儿子做出了妥协。

检查核心信念　　接下来，治疗师与 Jacob 一起把工作的重点转向他的核心信念或个人图式。这些信念包括他认为自己"不够好"："我虽然进入了家族企业工作，可是我从来也没上过大学。"另外一个核心信念是他必须要牺牲自己的需要才能被他人接受，因为他自己的需要是不重要的。这些关于自己有缺陷和自己是无价值的核心信念与他过度需求讨人喜欢和他的担忧相关联。

核心信念的发展
性起源
　　Jacob 与治疗师进一步检查了他这些核心信念的发展性根源："我的哥哥总是因吸毒闹事。他有几次被警察拘捕的经历，我的父母总是能让他摆脱困境。所有的麻烦事都是他造成的。我不得不做一个'好孩子'。我必须要让父母省心，不能给他们添麻烦，因为他们已经为我哥哥的麻烦事操够了心。"这样的家庭背景对他形成以下的核心信念有着重大的影响：他自己的需要是不重要的，他必须"赢得别人的爱"，以及自己做的任何事情都必须要被家庭（或他人）所认可，因为他自己不是很重要。

针对核心信念的
图式治疗
　　治疗师和 Jacob 一起主要使用图式治疗技术来改变他的这些核心信念。治疗师询问了这样的问题："关于你自己——特别是你自己需求的这些信念的成本和收益都是什么？""你自己的需求与其他人的需求同等重要的原理是什么？"以及"你是在告诉别人你无足轻重吗？如果你能主张你自己的需求，你能告诉别人和自己你是重要的吗？"治疗师也与他做了一个角色扮演，治疗师扮演他那"评判性的父亲"，患者扮演他自己，Jacob 能够坚定地说："你们总是想当然地对待我。你们总是认为我应该按照你们想要的去做，因为我的哥哥是那么糟糕。但是，我自己的需求也很重要。我不能总是按照你们的想法做事情啊。我要按照我的想法做事情。"

修改关于失败的
信念
　　Jacob 的"失败"感是这样的：如果有人对他表示不满意，他就感觉自己是失败的人。这个分析帮助他认识到其他人可能对他抱有不现实的期望，但是这并不意味着他是个失败者。事实上，通过坚持和主张自己的需求（现在把这个归类为成功的行为），他能够认识到这样做只会偶尔导致别人对他不满意。换句话说，别人对他不满意的问题可能是 Jocab 个人成长经历所导致的。"我不可能让对我抱有不现实期望的人感到满意"成为了 Jocab 重新建构将要发生什么的一个新的思维方式。

检查关于情绪的
信念
　　此外，Jocab 和治疗师一道检查了他关于焦虑和不舒服的信念。这些想法包括：他的感受是不能被理解的，其他人不会理解他的焦虑，以及他必须马上去除不舒服感。正念呼吸训练变成了理解感受和想法的到来和离去，以及它们无常性的模拟替代方式，这个技术让 Jocab 领悟到了为什么我们没必要去回避或控制它们。另外，认知的评价（自动想法，假设和核心信念）帮助他理解了他的全部情绪（愤怒，焦虑，挫折，无助感）是如何被赋予意义的，是如何影响他思考问题的方式的。

第 12—16 次治疗

果敢，自信训练　　　随着 Jocab 继续检查他的假设和核心信念，他认识到他一直以来有种来源于父亲的自我压制感，甚至是羞耻感，以及来源于其他家人的被控制感。除此之外，他也认识到了他是家族企业中不可缺少的部分，而且事实上他们对自己的需要远远超过自己对他们的需要。然后，他和治疗师一起决定针对他的人际关系做些工作。这包括在对待父亲的时候他需要变得更加坚定，要扩展他的社交网络，其中包括与女友约会（他刚刚与自己的女朋友分手）。他越能认识到他可以在家庭之外获得回报、欣赏和尊重，他就越能从别人的评价中变得自由。另外，治疗师与 Jacob 一起检查了与家族成员工作的其他可能方式，包括有可能在城市之外启动他自己的生意。一旦他构建出了自己的选项，他就开始感觉到不像之前那么受限制和愤怒了。他的担忧变少了，因为让别人高兴现在变成了仅仅是一种选择，他还可以让自己开心。

检查不自信的过去史　　　Jacob 还回顾了他的亲密关系史，他认识到他过去与女人的关系一直是一种单边关系。也就是说，他过去一直拖延女友需要的满足，也一直不能主张自己的需要满足，而且一直对自己令女友失望而深深地感到内疚。因此，他一直停滞在一段不能获得回报的感情关系中，有好多年不能走出来。然后，他与治疗师一起仔细检查了他对投入当下此时此刻的恐惧感，因为他害怕自己由于缺乏果敢和自信而被"限制和束缚"。他目前的目标是自由地表现自己的果敢和自信，而不是去担忧他能否负有责任每时每刻让其他人感到高兴。他能够通过与他将要开始约会的"新的"女友交往时设置一些界限来表现自己的果敢和自信。也就是说，他能够表明如果他不愿意，他就没有来见她的义务。刚开始的时候，他总是感到内疚，并且为此担忧，但是之后他开始认识到他有权利说"不"，有权利主张他自己的利益，而不是对方的利益。

发展出"人权法案"　　　为了继续增强他的果敢和自信，治疗师要求 Jacob 发展出一个"人权法案"："你与其他人交往时，你的权利是什么？你在过你自己的生活中，你的权利是什么？"他认识到他有权利过自己的生活，有权利说"不"，以及有权利让别人失望。

第 17—20 次治疗

逐渐结束治疗 Jacob 在接受关于每时每刻获得别人赞赏的需求是有局限性的方面不断取得进步。他开始重视成为一名"观察者"的思想，甚至他称自己为"禅宗修行者"。成为一名禅宗修行者的思想是观察和体验其他人，而不去试图控制他们，不去试图与他们发生对抗，以及不去试图感受战胜他们。换句话说，他就在"那里"，不偏不倚，不"对抗"。他也能够接受别人的失望，而不去非要做些什么。

  逐渐结束治疗开始的标志是治疗频率变成每两周一次，然后治疗频率变为每个月一次，一直到三个月以后变为后续随访性强化治疗。结束治疗的过程开始于治疗师和 Jacob 一起总结在治疗中学习到的以下内容：关于建设性与非建设性担忧，接受局限性和不确定性，检查负性自动想法，设置担忧时间，认识到他没有必要去除担忧，而是要尽可能大地为担忧留出空间，检查和修改他的假设和核心信念，尝试果敢和自信的行为，认识到自己的权利，以及构建出与家族成员的其他关系选项和创造出其他可能的工作场所。

工具表 4.1　广泛性焦虑障碍：早年经历和潜在过程

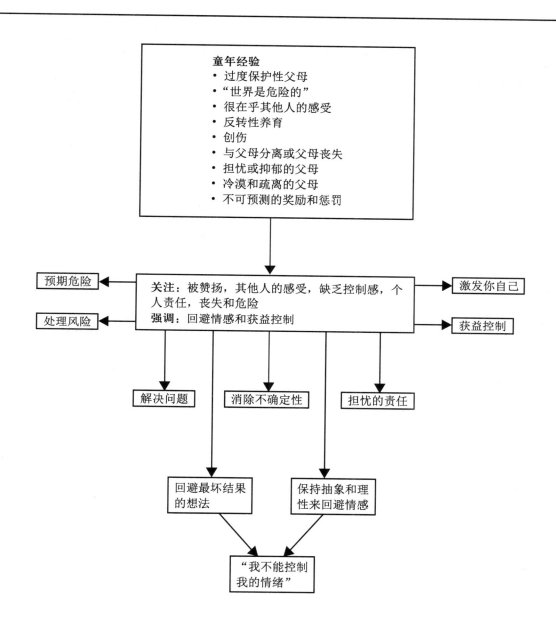

引自《抑郁和焦虑障碍治疗计划与干预方法》第二版（The Guilford Press，2012）。

工具表 4.2 Leahy 焦虑检查清单

患者姓名：_____ 检查日期：_____

对照下面 17 个条目的描述，评估你过去一个月中的普遍感受，在后面的横线上填上最符合你的数字。

使用下面的 4 级评分：

        1＝完全没有   2＝很少符合   3＝有些符合   4＝完全符合

1. 感觉虚弱_____

2. 不能放松_____

3. 感觉坐立不安_____

4. 容易疲劳_____

5. 头疼_____

6. 气短_____

7. 头晕目眩或有点头疼_____

8. 尿频_____

9. 多汗（与气温无关）_____

10. 心跳_____

11. 烧心或胃痛_____

12. 容易激惹_____

13. 容易惊吓_____

14. 睡眠困难_____

15. 担忧太多_____

16. 很难控制担忧_____

17. 注意力集中困难_____

引自《抑郁和焦虑障碍治疗计划与干预方法》第二版（The Guilford Press，2012）。

工具表 4.3　Penn 状态担忧问卷（PSWQ）

患者姓名：_____　　　　**检查日期：**_____

　　对照以下描述你的特点的 16 个条目，评估每个条目的描述在多大程度上符合你的特点，按照以下 5 级评分法，填上最符合你的分数。

1	2	3	4	5
完全不符合		有些符合		完全符合

_____　1. 如果我没有足够的时间做事情，我就不会担忧它。（R）
_____　2. 担忧淹没了我。
_____　3. 我没有担忧的倾向。（R）
_____　4. 许多事情让我担忧。
_____　5. 我知道我没有必要担忧，可是我控制不了它。
_____　6. 当我遇到压力的时候，我就会有很多担忧。
_____　7. 我总是担忧一些事情。
_____　8. 我很容易消除那些令人不安的想法。（R）
_____　9. 一旦我做完了一件事情，我就开始担忧需要我做的其他事情。
_____　10. 我从来不担忧任何事情。（R）
_____　11. 当不再有任何让我能关心的问题的时候，我就一点也不担忧了。（R）
_____　12 我这一辈子就是一个担忧的人。
_____　13. 我感觉到我一直在担忧着。
_____　14. 一旦我开始担忧，就停不下来。
_____　15. 我每时每刻都在担忧。
_____　16. 在一件事情完成之前，我会一直担忧着。

你的总分数：_____

　　注意（R）所标记的问题是反向计分条目。因此，需要反转这个条目的得分，如果得分是 1 分（完全不符合），那么该条目计分应该为 5 分（完全符合），其他类推。

　　把问卷中所有条目的计分累加，同时确保反向计分条目的得分已经被反转计分（参考上面如何反转计分的方法）。一般来说，有一些担忧问题的人总分在 52 分以上，真正的慢性担忧者总分超过 65 分。"没有焦虑"的人一般总分在 30 分左右。非常有可能你的总分低于临床标准的范围（有时候在 30 ～ 52 分之间），但是你仍然会感觉到担忧在困扰着你。

PSWQ（不包括计分方法）引自 Meyer, Miller, Metzger, and Borkovec（1990）。版权 1990 属于 Pergamon 出版社，复印需经 Elsevier B.V. 的允许。

计分方法基于表 11-2 引自 Molina and Borkovec（1994）。
引用自《抑郁和焦虑障碍治疗计划与干预方法》第二版（The Guilford Press，2012）。

工具表 4.4　元认知问卷（MCQ-30）

患者姓名：_____ 　　　　　检查日期：_____

　　这是一个关于个体看待自己思维和想法的信念的问卷。下面的条目列出了许多人们表达过的信念。请你阅读下面每一个条目，同时想一想你通常在多大程度上同意本条目的描述，然后圈出符合你的答案的数字。请答完所有的条目，条目的答案没有对与错。

对元认知的描述	不同意	稍微同意	基本同意	非常同意
1. 担忧有助于我回避掉将来的问题。	1	2	3	4
2. 我的担忧对我来说是个危险。	1	2	3	4
3. 关于我的想法我想得太多。	1	2	3	4
4. 我有可能让我自己患上担忧的病。	1	2	3	4
5. 当我思考一个问题的时候，我能意识到我的思维方式。	1	2	3	4
6. 如果我不能控制住担忧的想法，一旦担忧的事情发生了，那就是我的错误。	1	2	3	4
7. 为了维持我的条理性，我必须担忧。	1	2	3	4
8. 我对记住某些单词和名字的信心不够。	1	2	3	4
9. 不管我如何努力阻止，我的担忧想法仍然会持续不断。	1	2	3	4
10. 担忧可能帮助我把头脑中的事情理清楚。	1	2	3	4
11. 我不能忽视我的担忧想法。	1	2	3	4
12. 我监控我的担忧想法。	1	2	3	4
13. 我应该时刻控制住我的想法。	1	2	3	4
14. 我的记忆有时候会误导我。	1	2	3	4
15. 我的担忧可能使我发疯。	1	2	3	4
16. 我时刻能意识到我的思维。	1	2	3	4
17. 我的记忆力很差。	1	2	3	4
18. 我密切关注着我头脑工作的方式。	1	2	3	4
19. 担忧帮助我应对。	1	2	3	4

续表

对元认知的描述	不同意	稍微同意	基本同意	非常同意
20. 我控制不住想法意味着我是软弱的。	1	2	3	4
2I. 一旦我开始担忧，我就控制不住它。	1	2	3	4
22. 我将会因为控制不住某一想法而受到惩罚。	1	2	3	4
23. 担忧可以帮助我解决问题。	1	2	3	4
24. 我对记住某些地方的信心不够。	1	2	3	4
25. 思考某些想法是坏事情。	1	2	3	4
26. 我不相信我的记忆。	1	2	3	4
27. 假如我不能控制我的想法，我将无所作为。	1	2	3	4
28. 为了把工作做好，我必须担忧。	1	2	3	4
29. 我对记住某些活动的信心不够。	1	2	3	4
30. 我持续不断地检查我的想法。	1	2	3	4

本问卷准确地定位了有关担忧的信念最普遍的五个类型。它们包括以下五个因子维度：① 积极的担忧信念（比如，"担忧能帮助我回避掉将来的问题"），② 失控的状态和危险：负性信念（比如，"我的担忧对我来说是个危险"），③ 认知性信心（或者认知性信心的缺乏，"我对我记住某些单词和名字的信心不够"），④ 控制需求（比如，"如果我不能控制住担忧想法，一旦担忧的事情发生了，那就是我的错误"），⑤ 认知性自我意识（比如，"关于我的想法我想得太多"）。

这五个因子反映了你相信担忧具有的相矛盾的功能。举个例子，你可能感受到在认为担忧是积极的信念的同时与你相信担忧是失控的和危险的信念之间是冲突的。你也可能不相信你自己的记忆，同时你又相信有些事情被你忽视了。你对你记忆的不信任可能会让你担忧你将会忽视某些事情。你可能会搜肠刮肚地监测你自己的各种想法，持续不断地聚焦于你正在思考的想法，也许是因为你相信你的担忧想法是危险即将来临的信号。

我们可以使用以下的计分表格来计算 MCQ-30 问卷中 5 个因子的每个因子得分。例如，为了计算"积极担忧信念"因子分，需要累加属于该因子的 6 个条目问题的得分（1，7，10，19，23，28）便得出了该因子分。按照这样的方式逐个累加计算每个因子包含的条目得分，最后就可以得出每个因子分。虽然我们没有为这个量表建立常模，但我们可以比较你和其他人在某个因子上的得分是相对升高或降低。

每个因子得分

因子 — "关于你担忧的假设"
积极担忧信念（条目编码：1，7，10，19，23，28）
失控的状态和危险：负性信念（条目编码：2，4，9，11，15，21）
认知性信心（条目编码：8，14，17，24，26，29）
控制需求（条目编码：6，13，20，22，25，27）
认知性自我意识（条目编码：3，5，12，16，18，30）

工具表 4.5　不能容忍不确定性量表（IUS）

患者姓名：＿＿＿＿＿＿＿＿＿＿＿＿＿＿　　　　　检查日期：＿＿＿＿＿＿＿＿＿

　　本量表总共包括 27 个条目，它们分别描述了人们对生命的不确定性所作出的可能反应。请你使用下面所列出的评分标准来标定量表每个条目的描述在多大程度上反映了你的反应特征（请对照每个条目的描述，把最符合你反应特征相对应的得分填在前面的横线上。）

1	2	3	4	5
完全不符合 我的特征	有一些符合 我的特征	基本符合 我的特征	大部分符合 我的特征	完全符合 我的特征

＿＿＿＿＿＿　1. 不确定性让我不能有坚定的主意。

＿＿＿＿＿＿　2. 处在不确定状态中意味着一个人是混乱的。

＿＿＿＿＿＿　3. 不确定性使生活变得不能忍受。

＿＿＿＿＿＿　4. 生活中没有保证是不公平的。

＿＿＿＿＿＿　5. 如果我不知道明天将发生什么，我的头脑就不能放松。

＿＿＿＿＿＿　6. 不确定性使我变得不安、焦虑或紧张。

＿＿＿＿＿＿　7. 无法预料的事情让我感到极度烦恼。

＿＿＿＿＿＿　8. 得不到我需要的全部信息让我感到很挫折。

＿＿＿＿＿＿　9. 不确定状态让我提前预知结果并为之做准备。

＿＿＿＿＿＿　10. 一个人应该总是能预测未来，以避免意外发生。

＿＿＿＿＿＿　11. 一个不可预见的小变故能导致满盘皆输，既使有最好的计划。

＿＿＿＿＿＿　12. 每当面临不确定性需要我做出抉择的时候，都会使我感到软弱无力。

＿＿＿＿＿＿　13. 处在不确定状态意味着我不是第一流的人。

＿＿＿＿＿＿　14. 当我不能做出抉择的时候，我就不能前进。

＿＿＿＿＿＿　15. 当我不能做出抉择的时候，我就不能做得很好。

＿＿＿＿＿＿　16. 与我不一样的是，其他人似乎总是明确地知道他们的生活方向。

＿＿＿＿＿＿　17. 不确定性使我变得脆弱、不快乐或悲伤。

＿＿＿＿＿＿　18. 我总是想知道我的未来为我准备了什么。

＿＿＿＿＿＿　19. 我讨厌猝不及防的意外。

＿＿＿＿＿＿　20. 极小的怀疑都会阻止我的行动。

＿＿＿＿＿＿　21. 我应该能够提前掌控所有事情。

＿＿＿＿＿＿　22. 不确定状态意味着我缺乏自信。

＿＿＿＿＿＿　23. 看到其他人似乎对他们的未来有把握，我认为这是不公平的。

计分方法来源于 Dugas 等人（2004）和 Ladouceur 等人（2000）。

引自《抑郁和焦虑障碍治疗计划与干预方法》第二版（The Guilford Press, 2012）。

_____ 24. 不确定的状态使我睡眠不好。

_____ 25. 我必须远离不确定的情景。

_____ 26. 生活中的含糊和不明确使我感到紧张。

_____ 27. 我不能承受对我未来的不确定状态。

总分数（以上 27 个条目得分总和）_____

IUS 包括以下五个不同的因子。它们分别反映了如下的信念：

1. 不确定性是不能接受的，而且应该被回避掉。

2. 不确定性反映了人的坏运气。

3. 不确定状态是挫折的。

4. 不确定性会引发应激。

5. 不确定性会阻止行动。

只需要简单地累加你在每个条目上的得分就能获得你的总得分。总体上来说，总分在 40 分以下表示基本能容忍不确定性，总分 50 分以上表示忍受不确定性有困难，总分 70 分以上表示掌控不确定性方面有很大的困难。GAD 患者的 IUS 平均总分是 87 分。然而，既使总分在 87 分以下，你的不能容忍不确定性能力对你的担忧和焦虑来说，仍然是个脆性因子。

工具表 4.6　广泛性焦虑障碍评估：
测验分数、物质使用、既往史、治疗进展和建议

患者姓名：＿＿＿＿＿＿＿＿　　　　检查日期：＿＿＿＿＿＿＿＿

治疗师姓名：＿＿＿＿＿＿＿＿　　　已完成治疗次数：＿＿＿＿＿＿＿

测验数据 / 分数

Beck 抑郁问卷第 2 版（BDI-Ⅱ）　　　　Beck 焦虑问卷（BAI）

总体功能评估（GAF）　　　　　　　　Leahy 焦虑检查清单

Penn 状态担忧问卷（PSWQ）　　　　　元认知问卷（MCQ-30）

不能容忍不确定性量表（IUS）

DSM-IV 焦虑障碍访谈清单（ADIS-IV）

其他问卷或量表（指出具体名称）

药物使用

目前药物使用情况（包括剂量）：

既往药物使用情况（包括剂量）：

目前酒精或其他物质使用情况（记录物质种类和使用总量）：

既往酒精或其他物质使用情况（记录物质种类和使用总量）：

既往史（仅首次填）

既往焦虑发病的情况（描述发病特征）：

起病情形　　　　　病程　　　　　　触发事件　　　　　治疗经过

治疗过程（只记录最后的评估结果）

仍然回避的情形：＿＿＿＿＿＿＿＿＿＿＿＿＿＿＿＿＿＿＿＿＿＿＿＿＿

＿＿＿＿＿＿＿＿＿＿＿＿＿＿＿＿＿＿＿＿＿＿＿＿＿＿＿＿＿＿＿＿＿＿

对过去回避的处理情形：＿＿＿＿＿＿＿＿＿＿＿＿＿＿＿＿＿＿＿＿＿＿＿

引自《抑郁和焦虑障碍的治疗计划与干预方法》第二版（The Guilford Press，2012）。

续表

建议

药物使用的评估或再评估：

增加服务的强度：

行为技术干预：

认知技术干预：

人际干预：

婚姻／伴侣治疗：

其他：

工具表 4.7　广泛性焦虑障碍的知识和信息（患者使用）

什么是广泛性焦虑障碍？

　　罹患广泛性焦虑障碍的人们会持续不断地、痛苦地担忧日常生活中的事情。他们也会表现出一些躯体症状，诸如坐立不安、气短、心悸、肌肉疼痛、多汗和失眠。通常患有 GAD 的个体将会合并其他类型的焦虑障碍，例如，许多 GAD 患者也同时患有社交焦虑障碍，他们担忧在社交交往中别人会看出他们的焦虑状态。如果得不到合理的治疗，GAD 通常会导致抑郁症。

广泛性焦虑障碍的发生原因是什么？

　　有很多因素可以解释 GAD 的发生原因。遗传因素可能占 30% ～ 50%，但是近来我们强调患者早期童年的生活经验（诸如父母的丧失、对父母的安慰和保护需要的挫折、与父母的分离 / 父母离婚、父母的过度保护、父母认为这个世界是危险的等）在发病中的作用。对自己和他人不现实的期望、关系的冲突、使用酒精或咖啡因、缺乏应对技巧以及其他因素都与患者的焦虑经验有关。研究发现，过去的 50 年来，一般人群的焦虑水平逐渐增高，极有可能的原因是人与人之间的社会联接性和社交群体性都在下降、对于生活的非现实性期望、过分关注媒体中负面的新闻以及其他社会文化因素。

想法如何影响广泛性焦虑障碍？

　　焦虑的个体经常被一个接一个的不合理想法所困扰，这些不合理想法进而提高了他们的焦虑水平。"人们能看到我是焦虑的。他们很少关心我。我是唯一有这个问题的人。我不能忍受被反对。这个事情发生将是很可怕的。"许多罹患 GAD 的人被以"要是……会怎么样"之类的想法而形成的连续不断的担忧所困扰着。比如，"要是我失控了 / 发疯了 / 作弄了自己，那将会怎么办呢？"他们也会担忧他们正在的担忧。例如，"我必须马上消除这个焦虑（强迫想法，行为，等等）。我将要失败了。我的担忧失控了，我马上就疯了。我应该永远也不担忧才对。"慢性的担忧者通常拥有针对他们担忧的混合矛盾的感受和信念。一方面，他们相信担忧能够使他们有所准备和保护他们免于危险。另一方面，他们又认为担忧使他们遭受痛苦和烦恼，而且他们需要完全停止担忧。担忧的人也通常对不确定性的忍受能力较低，他们通常认为如果他们不能确切地知道一些事情，那么结果是糟糕的。感受高焦虑的人们倾向于做出最坏的预言，预期他们将无力和无能应对应激事件，而且还在这个本来就不确定的世界中要求确定。如果你是一个担忧的人，你可能很难活在当下的此时此刻并且享受当下的生活。你会持续不断地寻求那些你永远不可能得到的答案和保证。

人格如何影响广泛性焦虑障碍？

　　患有 GAD 的人们对那些与他们个人有关的顾虑感到焦虑不安。根据人格的不同，他们可能会担忧被拒绝、犯错误、不能获得成功、患上疾病或者被抛弃。进而，他们可能回避或远离使他们感到焦虑的情景，或者他们可能试图通过一些补偿策略来减轻焦虑水平。常见的补偿策略是：努力尝试过度控制，过度关注被认可或被赞同，努力追求完美。他们的个人担忧和应对焦虑的风格实际上促使他们更容易感受到焦虑。

治疗是如何给予你帮助的？

　　认知行为治疗和 / 或药物治疗通常对于治疗 GAD 是有显著效果的。无论是在心理治疗期间，还是作为自助部分的家庭作业，治疗师可能教会你大量的技术来减轻焦虑。让我们看看以下列出的部分技术。

引自《抑郁和焦虑障碍治疗计划与干预方法》第二版（The Guilford Press，2012）。

• **降低唤起水平**。当你的身体被唤起的时候，你极有可能感受到焦虑。你应该检查你每天使用多少咖啡因（咖啡，茶，苏打）和酒精。你的治疗师可能会教你呼吸和放松训练，这个技术帮助你的一般唤起变得平缓。冥想和瑜伽通常对于放松你的身体和精神非常有效。另外，规律的练习和训练可能对你有所帮助。冥想也能帮助你降低身体的唤起水平。

• **识别和面对恐惧**。治疗师将会帮助你识别和理解那些烦扰你的具体情境、感觉或想法。治疗师可能会邀请你把这些恐惧的事情从最轻度到最严重的恐惧进行等级排序，并且帮助你准确地识别你所害怕的哪些事情将会发生。在治疗师的帮助下，通过对这些恐惧事件渐进性和引导性的暴露，你可能开始重新修改面对这些情境的内在体验方式。

• **修正思维方式**。治疗师将会帮助你识别和修改你的负性思维方式。你可能考虑问题和做事情太个人化，习惯为永远不可能发生的事情而算命，或者经常预言的灾难到头来却是一件小事情。许多担忧者都拥有一套关于生活的规条，诸如"如果我不完美，我就是个失败者"或者"如果有人不喜欢我，这将是一场灾难"。其他的规则可能是"我必须知道这是确切的"或者"我应该永远不感到焦虑"。你可以学会使用认知治疗的技术来识别和修正你的思维方式，使之变得对你更加现实和更加公平。

• **学会如何处理担忧**。与大多数担忧者一样，你可能认为担忧让你对危险有所准备和能够保护你免于意外。你可以学会如何区分建设性与非建设性担忧，学会如何接纳局限性和与合理的不确定性在一起，学会如何以一种非评判的方式欣赏当下的此时此刻，以及学会如何把你的"担忧"看作不是非要控制你的"背景噪声"。你还可以学会如何关闭掉让你时常处于压力之下的急迫感觉。

• **发展"情绪智力"**。许多担忧者在处理他们的情绪时感觉非常困难。他们通常认为情绪将会淹没他们，情绪将会无限期地持续下去，或者无法理解自己的情绪。其实生命过程本身的目的不是消除情绪，生命过程的使命是要你学会与你的情绪有意义地在一起。认知行为治疗能帮助你向情绪妥协并忍受它们，因此情绪会给你的生命带来极大的丰富性和意义。

• **改善人际关系**。你的焦虑通常与你人际关系中的冲突和误解有关系。心理治疗能够帮助你识别出这些有问题的主题，发展出更加有效的思考人际关系的方式，并且积极地应对以使人际关系质量变得更好。沟通、倾听、坚定、彼此解决问题和增加积极的经验都是你心理治疗的重要部分。

• **成为问题解决者**。担忧者通常会制造出大量并不存在的问题，但是通常他们又回避去解决他们可以处理的问题。这种情况的原因是基于能让他们感受到焦虑的回避性经验所制造出来的大量焦虑。治疗师能够帮助你成为一个注重现实的和建设性的问题解决者，这将使你在面对"潜在"问题时更有信心。

使用药物

根据你的 GAD 的严重程度和是否伴有抑郁的情况，你的医生可能会开出一些药物的处方，这些药物已被证明对这些精神障碍是有效的。对于焦虑障碍来说，认知行为治疗有可能增加药物的疗效。我们发现苯二氮卓类药物和一些抗抑郁剂对治疗 GAD 有效果。你的医生会帮助你使用药物。你永远也不要进行自我物质治疗。

治疗是如何起效的?

大约在 10 年前,GAD 的治疗不是很成功。然而,今天对 GAD 和其他焦虑障碍的治疗效果是非常令人鼓舞的。新的认知行为治疗方式已经得到验证对慢性担忧者疗效显著。

对患者的要求是什么?

GAD 的治疗要求你能定时和规律地出席治疗,并且你愿意完成自我帮助的家庭作业,而这些要求的家庭作业能够非常有效地帮助你应对你面临的焦虑。许多患者也从药物治疗中获得了益处,但是这些药物要严格按照医生的处方进行使用,不能够自己随便使用。

工具表 4.8 患者担忧日志

患者姓名：_____

每个担忧的内容范围	引发担忧的情境因素	预言的事情（详细地叙述你所想到的将要发生的事情和它们将在什么时候发生）	评估每个预言所致焦虑的分数（0～10）	评估对预言的相信程度（0～10）	实际发生的结果（究竟发生了什么？）	对结果的焦虑评估（0～10）

引自《抑郁和焦虑障碍的治疗计划与干预方法》第二版（The Guilford Press，2012）。

工具表 4.9　担忧者自评问卷：自助工具表

特定的担忧：

自我提问	你的回答
具体地说，你正在预测将要发生的事情是什么？	
这个预言真正发生的可能性有多大？（0% ~ 100%） 你正在预言的事情的结果有多坏？（0% ~ 100%）	发生可能性： 坏的程度：
最坏的结果是什么？ 最有可能的结果是什么？ 最好的结果是什么？	最坏结果： 最可能结果： 最好结果：
你正在预言不可能发生的灾难（可怕的事情）吗？你能给出一些你预期灾难的例子吗？	
对于你担忧的会有一些坏事将要发生的想法，有哪些支持和反对的证据？ 如果支持和反对证据加起来是 100 分，你如何为支持和反对证据分配得分。（例如，是 50 ~ 50 或 60 ~ 40?）	支持证据： 反对证据： 得分：　　　　支持证据得分： 反对证据得分：
你正在被你的情绪（焦虑）所左右吗？你是否正在对自己说："我感觉很焦虑，因此，一些坏事情真的将要发生了？"	
这样的预言是合理的或符合逻辑的吗？为什么是 / 为什么不是？	
在过去，有多少次你所担忧的事情最后发现是错误的？它们最后确实发生了吗？	

引自《抑郁和焦虑障碍治疗计划与干预方法》第二版（The Guilford Press，2012）。

续表

自我提问	你的回答
担忧这些事情对你来说成本和收益是什么？如果成本和收益加起来是 100 分，你如何分配成本和收益的得分？（例如，是 50—50? 60—40?）	成本： 收益： 得分：　　　（成本） 　　　　　　（收益） 从收益中扣除成本：—＝
从过去发生过的证据来看，担忧对你一直是有帮助的，还是对你一直是有害处的？	
你能为了减少担忧而放弃所有的控制吗？	
无论如何担忧真的会给你一些控制感吗？或者因为你如此的担忧，让你感觉到了更多的失控感？	
假如你预言的事情发生了，那对你将意味着什么？接下来将会发生什么？	
你将如何应对你正在担忧的各种各样的问题？你能做些什么呢？	
曾经有你没有担忧过的坏事发生吗？你是如何应对和处理的？	
你通常低估自己处理问题的能力吗？	
考虑一下你正在担忧的事情。如果从现在开始你将感受和体验这些担忧两天、两周、两个月和两年，你会怎么想？为什么你会有不一样的感受？	
如果是其他人正在面临你所面临的事情，你是否鼓励那个人像你一样去担忧？你将会给他一些什么建议？	

工具表 4.10 挑战核心信念工具表

1. 识别出你的关于自己和他人的核心信念。

2. 检查这些信念的成本和收益。

3. 这些信念在过去是如何影响你的?

4. 你会用"全或无"的概念来看待自己吗?

5. 支持和反对你的信念的证据是什么?

6. 你会对别人不满意吗?

7. 你的信念中有现实的成分吗?

8. 你能违背自己的信念吗?

9. 你能发展出更加积极的信念吗?

结论:

引自《抑郁和焦虑障碍治疗计划与干预方法》第二版（The Guilford Press，2012）。

工具表 4.11　担忧干预措施：患者自助指南

1. **放松你的精神，放松你的身体**。进行肌肉放松和正念呼吸训练。学会怎样专注于当下的此时此刻，放下你的想法和不安。

2. **检查放下担忧后的益处**。诚实地对待自己关于担忧的矛盾心理（动机）。其中部分动机想减少担忧，另一部分动机需要担忧来防备意外发生。这里最关键的是要知道你的担忧是否将会导致具有建设性的行动。如果不是，那么你的担忧就是一个无价值的精神能量。

3. **请记住：想法就是想法，它不是现实**。把你的想法留在头脑中，并且要认识到现实不像你想的那样。当你变成一个正念呼吸的观察者时，你就会有能力简单地观察自己的各种想法了。你就有能力介入并且说，"那只不过是又一个想法。"这时候，你就具备了"放下"的能力，并且说："让它去吧。"

4. **问问自己你的担忧是否是真实合理的？** 使用你已经学习到的认知治疗技术。检查你的担忧信念的支持和反对证据，问问自己你将给你担忧的朋友什么建议，回顾一下过去，有多少次你所担忧的是错误的，等等。

5. **为你留出"担忧时间"，写下你的预言，并坚持写担忧日志以便检验真正会发生什么？** 最后你将发现你所担忧的事情几乎都是错误的预言，而且你可以把你的担忧放在所设定的"担忧时间"里面，我们希望最终是你只在"担忧时间"里面被烦扰。

6. **见证你的情绪**。坚持每天都记录你的情绪，包括积极的和消极的情绪。确认你的情绪为什么是有意义的，为什么它们不是危险的，而且为什么其他人也会有许多同样的感受。见证你自己。

7. **接受不确定性，同时接纳你的局限性**。你不可能控制或知道任何事情。不是全部事情都会依着你。你在多大程度上能接受自己所做不到的事情，你在现实世界中就会拥有多大的掌控感。

8. **要认识到凡事都不能着急**。你不需要马上知道。如果你不知道，也不会发生什么事情。你要关注并欣赏当下的每时每刻，并且充分利用你面前的每时每刻。

9. **训练自己习惯不去控制**。与其竭尽全力阻止或控制你的担忧，不如让担忧充满你自己。让自己陷入担忧，反复担忧，容许同样的担忧想法持续不断地、反复地烦扰你。你将会厌倦担忧并很少担忧了。

10. **同样的，尝试变得不理智**。你认为担忧不会让你发疯。但是你要知道"放下控制"可以让你克服对失控的恐惧。

11. **直面你最严重的恐惧**。想象最坏的结果，而且反复想象它。随着时间的发展，你将会发现你的意象和想法逐渐变得无聊和无趣。反复思考和想象它们：所谓"治愈"就是产生对它们的厌倦感。

引自《抑郁和焦虑障碍治疗计划与干预方法》第二版（The Guilford Press，2012）。

第五章

社交焦虑障碍（社交恐惧症）

描述与诊断

症状

社交焦虑障碍（Social anxiety disorder，在后面的章节中简称为 SAD；同时指代旧时的名称"社交恐惧症"）指的是对一个或多个社交场合的过度恐惧。通常引起焦虑的情境包括演讲以及其在公共场合的表现，如聚会、结识陌生人、在公共场合吃饭、用公共卫生间、与别人的意见相冲突、与权威人物说话等。在面对这样的情境时，受 SAD 折磨的人们预先设想了别人会对他们做出负面评价。他们害怕由于表现不好而被别人负性评价，或者只是表现得很焦虑。

有些人仅恐惧一两个社交情境，这种障碍称为"不连续型"或者"操作型"SAD。"广泛性"SAD 是指对很多不同社交场合均感到恐惧。许多不连续型 SAD 也会发展成广泛性 SAD。事实上，大于 2/3 的 SAD 患者都有广泛性恐惧（Belzer, McKee, & Liebowitz, 2005）。在一项研究中，超过 93% 的人报告了三种或更多种的社交恐惧情境（Grant 等，2005）。

患有 SAD 的人不是逃避令他们恐惧的情境，就是在那些情境中体验到严重的焦虑。他们的躯体症状包括心悸、发抖、出汗、肌肉紧张、胃痛、咽干、忽冷忽热和头疼。对于有些患者，躯体症状可以达到惊恐发作的级别（Heckelman & Schneier, 1995; Judd, 1994）。

SAD 可以导致学业、工作和社会功能方面的严重损害。SAD 患者的受教育程度和社会经济地位一般低于平均水平，他们的婚姻状况较正常人群更有可能是单身、离异或分居状态（Belzer 等，2005；Judd，1994）。

一些研究者提出 SAD 和特定群体中典型社会焦虑相关。有 20% ～ 40% 的非临床样本报告了害羞这一特征（Rapee，1995）。在这样的观点下，SAD 是这些普遍恐惧更加极端的表现（Belzer 等，2005）。

详细的 SAD 诊断标准，请参考 DSM- Ⅳ -TR（American Psychiatric Association，2000，pp.450-456）。

患病率和生命过程

SAD 的患病率大约为 3% ～ 13%（Ponniah & Hollon，2008；Rowa & Antony，2005）。美国国家共病调查结果（Kessler，Berglund 等，2005）发现 12.1% 的美国人口在一生中的某个阶段达到了 SAD 的诊断标准，SAD 称为第四个最常见的精神障碍。女性罹患 SAD 的概率是男性的 1.5 ～ 2 倍。然而，男性在临床样本中的数量与女性相同或更多，说明 SAD 的症状很可能对男性的负面影响更大（Belzer 等，2005；Chapman，Mannuzza，& Fyer，1995；Figueira & Jacques，2002）。

SAD 的平均发病年龄在 11 ～ 16 岁。然而，很多患者在儿童早期就发病了，很少有在 20 岁以后才发病的，除非有其他临床疾病或重大的生活事件改变（Belzer 等，2005；Grant 等，2005；Rapee，1995）。

SAD 的病程通常是慢性和持续的。如果没有得到治疗，广泛性 SAD 患者的社会功能会呈现螺旋式下降，在学习、同伴关系、事业和婚姻上均有表现。与诊断为其他类似严重程度的精神障碍患者相比，SAD 患者较少寻求治疗；满足诊断标准的患者获得治疗帮助的比例少于 20%。患者寻求治疗的平均年龄是 27 ～ 30 岁，大部分 SAD 患者在第一次接触心理健康服务之前经历这种障碍折磨 15 年甚至更久。那些把社交焦虑和困难归咎于"正常的害羞"或者是一些稳定的性格缺陷的 SAD 患者更难主动寻求治疗（Belzer 等，2005；Curtis，Kimball，& Stroup，2004；Rapee，1995）。

遗传学 / 生物学因素

SAD 有家庭聚集的现象。有近亲满足 SAD 诊断的人比一般人群罹患 SAD 的概率高 2 ~ 3 倍，广泛性 SAD 患者的家属有 10 倍的概率罹患 SAD（Merikangas, Lieb, Wittchen, & Avenevoli, 2003）。然而，遗传仅仅解释了 30% 的 SAD 发病因素。如果父母患有 SAD，其子女罹患 SAD 的概率比仅仅用基因解释的比率要高（Brook & Schmidt, 2008）。所以父母养育方式和其他学习经验在 SAD 的发病中扮演着重要角色。

过度控制和过度保护的父母、批评型和拒绝型的父母，其子女更有可能罹患 SAD。 父母的焦虑常常引发了子女的焦虑。最近有研究提出母亲孕期的紧张水平和随后孩子的焦虑水平相关，包括社交恐惧。其他导致 SAD 发病的因素还包括与父母的分离以及父母的死亡、夫妻不和、家庭暴力、性或身体虐待、童年疾病、被同伴欺负。女性、教育程度及收入相对低的人，更有可能发展出 SAD（Brook & Schmidt，2008；Merikangas 等，2003）。

与神经内分泌机制相关的下丘脑－垂体－肾上腺（HPA）轴对 SAD 有一定影响，包括去甲肾上腺素激活升高、5－羟色氨受体敏感性得到强化、γ－氨基丁酸受体失调、多巴胺活性降低、皮质醇释放增加。 脑成像研究发现前额叶皮质、杏仁核和海马体的功能有改变。前额叶皮质的功能降低被认为与恐惧反应的调节功能下降有关，而杏仁核的过度反应与焦虑反应有关。海马的改变与对恐惧的记忆及其反应有关（Antai-Otong, 2008）。

素质—应激模型可以很好地解释 SAD 的发生与发展。遗传 / 生物因素上的易感体质被应激性生活事件激发（包括孕期母体的紧张、疾病、控制型和 / 或拒绝型的父母养育方式、家庭冲突、虐待、与同伴的消极互动等）。与 HPA 相关的焦虑反应系统被持续性激活，通过前额叶皮质、杏仁核和海马体的调节，个体学会了对社交情境的恐惧反应（Antai-Otong，2008；Brook & Schmidt，2008）。

共病

共病在 SAD 中很普遍。大约 50% ~ 80% 的 SAD 患者都同时患有另外一个符合 DSM 诊断标准的精神障碍。最常见的轴 I 共病是抑郁障碍（41% ~ 56%）、其他焦虑障碍（50% ～ 54%）、物质滥用（39% ～ 48%）（Belzer 等，2005；Curtis 等，2004；Figueira & Jacques，2002；Grant 等，2005；Zaider & Heimberg，2003）。在大多数案例中，SAD 往往是共病最先出现的症状，抑郁和物质滥用经常是 SAD 的继发症状（Schneier，Johnson，Hornig，Liebowitz，& Weissman，1992）。

超过 50% 的 SAD 患者会共病轴 II 人格障碍。最常见的就是回避型人格障碍（APD）。事实上，56% 的 SAD 患者也符合 APD 的诊断标准，争论的焦点是 APD 是否是一种更加严重的 SAD 而非一个独立的障碍单元。SAD 患者也常常表现出依赖型、强迫型、偏执型和分裂型人格障碍（Belzer 等，2005；Grant 等，2005）。

共病可影响治疗效果。与其他焦虑障碍共病的 SAD 患者和单纯的 SAD 患者有相似的治疗效果，然而，与重性抑郁症共病的 SAD 患者疗效较差。伴有 APD 的 SAD 患者治疗效果更加不理想。然而，应该注意到的是，任何共病的 SAD 患者都能从认知行为治疗中受益并且在随访中保持这些进步（Rodebaugh，Holaway，& Heimberg，2004；Zaider & Heimberg，2003）。

鉴别诊断

SAD 需要与惊恐障碍和广场恐惧症做鉴别。尽管一些 SAD 患者有惊恐发作，但其恐惧是由社交情境或者自己的表现所激发的，在惊恐发作期间，SAD 患者恐惧别人注意到和评价他们的焦虑症状，而惊恐障碍的患者害怕自己的身体出现了危险。如果惊恐发作出现在非社交的场合下，应考虑共病惊恐障碍的可能性。

SAD 患者可能由大量的回避致使他们的功能受限制，并类似于广场恐惧症。然而，在 SAD 中那些回避的情境总是与社会交往及害怕被评价相关，然而在广场恐惧症患者中那些难以预测的惊恐发作和其他不舒服的症状在特定的场所中是无法逃脱和得到帮助的。因此，SAD 患者总是在一个人的时候感觉舒服，而广场恐惧症的患者则在别人在场时感到舒服。

广泛性焦虑障碍的患者可能对许多问题有过分的担忧，包括社交场合。如果有对尴尬或被羞辱的恐惧时，应该给予共病 SAD 的诊断。社交退缩和对批评的过度敏感可在重性抑郁症和双相障碍中的抑郁相患者中出现。然而，这些症状是由心境决定的并在抑郁状态减轻时消失。在精神分裂症和其他精神病性障碍，以及在分裂样和分裂型人格障碍患者中，回避社交接触是由于缺乏对他人的兴趣和 / 或者受伤害性幻觉的影响。SAD 和 APD 患者有对社会交往的渴望，然而这种渴望被患者对羞辱和尴尬的恐惧抑制了（Donohue，Van Hasselt，& Hersen，1994；Heckelman & Schneier，1995）。诊断流程图（图 5.1）展示了更加详细的鉴别诊断。

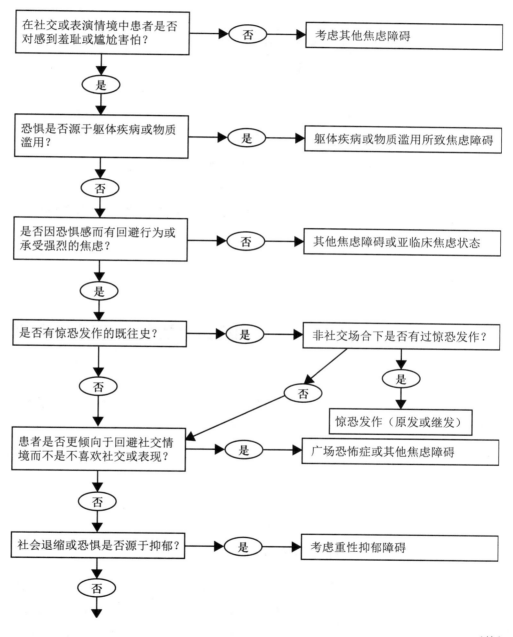

图 5.1　社交焦虑障碍的诊断流程图

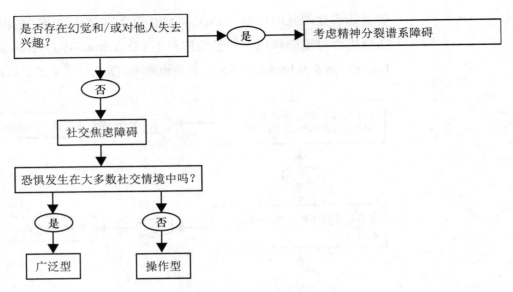

图 5.1　社交焦虑障碍的诊断流程图（续）

认知行为对社交焦虑障碍的理解

工具表 5.1 的内容阐述了关于 SAD 的认知行为整体概念。下面我们将讨论引起和维持 SAD 的多种因素。

行为因素

条件作用模型

同其他焦虑障碍一样，Mowrer（1960）的二因素理论提供了一个可以用来理解条件作用在获得和维持 SAD 的模型。 创伤性的或者让人窘迫的社交互动可能会导致一个人习得对焦虑、窘迫和 / 或羞辱的条件性回应。于是这些条件性回应便可以被未来类似的社交情境所激活。社交情境随时间推移可以泛化，并且，社交恐惧可以通过观察其他人的恐惧反应而间接习得（Öst & Hugdahl，1981）。SAD 患者经常可以回忆起许多被养育者和 / 或同伴拒绝、遭受尴尬的经历。

"准备"的概念也用于解释社交恐惧的形成（Seligman，1971）。Seligman 提出物种在基因上经由过去进化的生存危机预设了对刺激物的恐惧。这种"有准备"恐惧的特征是能够快速获得、对于灭绝有强烈的抵抗和明显的非理性（Mineka & Zinbarg，1995）。在 SAD 的解释中应用这一概念，Baumeister 和 Tice（1990）指出人类总体来讲是不能在孤立中生存的，所以需要有一个机制用于抑制可能会导致社交孤立的行为。这样的机制包括焦虑可以作为一个信号来结束这种有问题的行为。 Leahy（2009）提出 SAD 是与人类和其他物种的统治阶层相关的。SAD 患者的典型行为，比如目光回避和避免不同意见，可能是被当作避免受到地位高的人攻击所做出的行为努力。关于动物的相关研究支持社交恐惧可能是"有准备的"这一假说（Mineka & Zinbarg，1995）。

不论对社交情境的条件性恐惧是如何获得的，回避对保持它们起到了相当大的作用。当 SAD 患者回避恐惧的情境时，他们体验到了焦虑水平的暂时性降低，这也强化了他们的回避行为。 同时，这样的回避行为也使得这些患者无法体验到没有消极结果的社交场合，从而也阻止了他们条件性恐惧的消退。

技能缺乏模式

第二个帮助理解 SAD 的行为因素与社交技能异常有关。一些研究调查了 SAD 患者的社交表现，发现他们被外在的观察者评定为比非障碍人群具有更低的竞争力。然而，这个研究结果与其他所有的研究结果并不一致，比较一致性的结果却是在与他人对其社交表现的评价做比较时，SAD 患者低估了他们自己的竞争力，并且高估了其在社交情境中的焦虑等级（Herbert 等，2005；Rapee，1995）。

即使是 SAD 患者被评估为具有比平均值更低的社会竞争力，也不能够说明其社交焦虑的原因是缺乏社交技能，因为其社交表现可能被焦虑抑制或者被适应不良的应对方式所干扰，例如"安全行为"（见下文）。 事实上，SAD 患者可以表现出许多的社交知识和社交竞争力（Heimberg，2002；Herbert 等，2005；Marks，1985）。

认知因素

D. M. Clark 和 Wells（1995）、Rapee 和 Heimberg（1997）提出了相似的 SAD 认知作用的模型。这两个模型的核心都是"观众评价"（perceived audience）的概念。根据这些模型，SAD 患者头脑中有一个观众或者一组观众在观察和评价他们的社交表现。患者的核心信念如下：

1. 目标观众在观察这个人的行为。
2. 这些观众对于赞同有着很高的标准。
3. 这个人没有能力达到这个标准。
4. 这个人不能够控制引发的焦虑，这会被观众注意到并且导致更多的负面评价。
5. 被观众作出消极评价的代价将会很高。

最核心的观点是，患有 SAD 的人认为他们自己是不够好的、有缺陷的和 / 或不够理想的。

这些功能失调性信念在事件前、事件中和事件后均被歪曲的认知过程保持着。SAD 患者对于将要发生的事情有着多余的、负面的、灾难性的预期。他们担心自己表现不好，并且试图为自己的表现积极演练和准备。事实上，把注意力放在可能发生的消极结果上反而强化了他们自己的预期性焦虑。

在事件过程中，社交焦虑的个体会选择性地关注那些自己表现不佳的信号。任何消极的或者含混不清的社交不佳信号反馈都会被其注意到并且被当作即将失败的标志，这又反过来强化了自己的焦虑。同时，患有 SAD 的个体也会关注自己的内在体验，监控他们自己的表现并且特别关注焦虑的信号，包括身体的症状。认定自己几乎注定是会焦虑的，这个自我监测的结果会导致更大的焦虑。更严重的是，分配如此多的注意力到内在信号上意味着会更有可能错失很多重要的外在社交信号。这会导致患者有更糟糕的社交表现。这种情况也会妨碍他人给予患者积极的社交反馈信息。

除了在社交场合把注意力放在危险信号上，SAD 患者经常会表现出所谓"安全行为"。这些行为意指保护人们免受尴尬或失败的情景。这些行为可能包括委托行为（acts of commission），例如紧紧握住一个杯子以防止手的抖动，或者忽略行为（acts of omission），例如为了不让自己看起来犯傻而避免提问。这些安全行为，如同其他形式的回避一样，阻碍了 SAD 患者去验证并且否认他们的消极信念。安全行为如过多的内在注意，可以抑制有效的社交表现。

在"事后"，SAD 患者在他们的脑海中一遍又一遍地重播这个事件，评价他们的表现，仍然受到事前和事中同样的消极偏见所影响。结果是，"之后"的过程只是加强了他们的消极信念，导致预备下次社交事件时产生相同或者更大的焦虑。

认知模型中的因素都有很多的实验证据。罹患 SAD 的个体有更高频率的消极信念。在社交场合中，他们更有可能做出消极的自我评价，更可能报告他们在别人眼中的形象。他们经常在社交行为中使用完美主义的标准。SAD 患者也会预期社交中有更高的消极性结果，经常会估计消极结果将会付出更高的代价，并且认为他们自己无力处理消极的事件。他们更可能以消极的方式来理解和解释含混不清的或矛盾的状况。在面对消极结果时，他们更可能理解为是自己的责任并且归因于自己内在的、全部的、稳定的因素。SAD 患者对社交威胁有更多的注意力偏差。他们更有可能在完成任务时关注内在焦虑信号，并且低估他们的相对于观察者评价的现实表现（Heimberg & Becker，2002；Hofmann & Otto，2008；Ponniah & Hollon，2008；Rowa & Antony，2005）。

表 5.1 展示了 SAD 患者在社交事件前、事件中、事件后典型的消极自动想法。表 5.2 展示了 SAD 患者典型的认知歪曲形式和功能失调性图式。

表 5.1　社交焦虑障碍在不同社交阶段典型认知歪曲性自动思维

认知歪曲	进入社交前的想法	社交中的想法	社交后的想法
读心术	人们会发现我的紧张。	她看到我在紧张，她看到我的手发抖。	每个人都看到了我紧张，看到了我思路不清晰。
算命术	我大脑会空白。	我从未插进话去。	每次见人都会把事情弄糟。
消极过滤	我的手会发抖。	我思路很乱。	我不能正确地讲故事。
打折思维	尽管有些人爱我，还是有人不喜欢我。	尽管我现在做得好，我依然会把事情做糟糕。	尽管人们对我的谈话感兴趣，还是没有人邀请我。
灾难化	如果我显示出焦虑，就太可怕了。	如果我再多一些焦虑，我会说不出话的。	我难以承受她对我不感兴趣。

续表

个人化	我打赌没有人像我一样害怕说话。	我感到每一个人都在注意我的紧张。	我是聚会中最不受欢迎的人。
贴标签	我很无能。	我一定会失败。	我是个失败者。
"全或无"思维	会见人的时候，我总是会把事情弄糟糕。	我的全部表现很糟糕，是一个灾难。	我彻底搞砸了，一点积极的表现都没有。

注：摘自 Leahy（2009）。

表 5.2　社交焦虑障碍三种认知歪曲举例

歪曲性自动思维

"我不会讲话。"

"我会说一些很愚蠢的话。"

"我会僵住的。"

"我很无趣。"

"我的脸很热，发红。"

"我的手发抖。"

"我会失去控制的。"

"每个人都在看我。"

"人们都会发现我紧张。"

"我是个失败者。"

"他们会认为我很愚蠢。"

"他们比我更优秀。"

"他们认为我是个傻子。"

"这太可怕了。"

"没有人喜欢我。"

"我又搞砸了。"

适应不良性假设

"如果我保持安静，人们会认为我很无聊。"

"我必须说些聪明的和妙趣横生的话。"

"如果我不够优秀，他们就会拒绝我。"

"如果他们不喜欢我，意味着我做错了什么。"

"如果他们看到我紧张，他们会觉得我没有竞争力。"

"我必须给人们留下好印象。"

"我必须赢得每个人的同意。"

"我不能显示任何一点儿弱点。"

"如果我不同意，他们会认为我疯了或觉得我很愚蠢。"

续表

功能失调性图式

"我很奇怪。"

"我与任何人都不同。"

"我很荒谬。"

"我很令人讨厌。"

"我很蠢。"

"我很傻。"

"我很弱。"

"我不会成功。"

"我不值得爱。"

"我没有能力。"

社交焦虑障碍治疗结果研究

基于以上概述的概念化模型，大量的治疗社交焦虑障碍的行为技术和认知技术被发展出来。

暴露

暴露疗法可用于平息对社交情境的条件性恐惧反应。让患者反复暴露在令其恐惧的社交情景中直至焦虑减轻。与其他焦虑障碍一样，SAD 患者的暴露可以是想象的，也可以是现实的。还可以采取角色扮演的形式，患者设计出恐惧的情景，与治疗师或其他小组中的人一起完成。鼓励患者关注自己恐惧的情境和他们的焦虑反应，避免使用分散注意力或其他应对技巧。

通常情况下，要求患者涉及一个恐惧程度从轻到重的社交等级。暴露从一个中等刺激强度的情境开始。一个治疗时段通常涉及一个社交情境，直到患者开始习惯（即焦虑开始减轻）。随后，要让患者在两次治疗期间真实的生活中练习同样的社交情境。如果患者在现场暴露中有困难，治疗师也可以陪同。一旦患者对第一个社交情境的恐惧明显地减轻了，就要进入更高恐惧级别的暴露。这样一直持续下去，直到患者能够以最低程度的恐惧完成所有级别的恐惧情境。

放松训练

放松训练（Öst，1987）试图用一种新的条件反射（放松）来代替旧的条件反射（恐惧）。训练患者学习渐进式的肌肉放松技术（见第九章和附录 A）。他们一旦掌握了全套的放松训练技术，就要教给他们一系列更短暂的方式进行训练并让他们在治疗之外进行训练，直到他们能较快地放松下来并且自动地对社交情境性语言做放松的反应。然后让患者在不焦虑的社交情境下练习放松训练，最后在引起自己焦虑的社交情境下练习。

社交技能训练

社交技能训练是基于 SAD 患者缺乏社交技巧的假设提出的。其内容随着训练项目的不同而有很大变化（Stravynski, Marks, & Yule, 1982；Turner, Beidel, Cooley, Woody, & Messer, 1994，等），但通常都包含以下技巧，如自我介绍、选择合适的话题、积极倾听、共情、自我暴露、发起社交活动、建立和维持友谊、表达不同意见、提出主张、公众演讲。治疗师通过提供具体的指导、示范、角色扮演、提供反馈、让患者在治疗之外练习等形式来提高其社交技能。

认知重建

认知重建技术试图修改患者关于社交情景的功能失调性思维模式。有以下几个认知重建的方法，包括理性情绪疗法（Ellis, 1962）、自我—指导训练（Meichenbaum, 1977）、认知治疗（Beck, 1976）。尽管这些方法强调的重点有所不同，但三者都是指导患者学习用新的适应性的想法代替旧的消极的想法。认知治疗是治疗 SAD 应用研究最多的疗法，包括教会患者识别为应对诱发焦虑的情景而出现的非适应性自动思维。通过一系列的技术对这些想法加以挑战，包括苏格拉底式对话、证据收集、行为实验（见第十章和附录 B）。患者学习以更加现实的、合理的反应代替最初消极的自动想法（Beck，1976）。

正念

正念也可以治疗 SAD。该理论认为对体验的非批判性觉知可能会帮助社交恐惧症个体对抗消极自我评价的专注并可能降低躯体反应程度。有一个卡巴金的冥想训练的项目专门用于 SAD 患者的治疗（1994）。该项目对患者进行关于应激和正念冥想的心理教育，学习一些正念冥想的技术，比如身体扫描（body scan）、冥想性瑜伽（mindful yoga）、坐式冥想（sitting meditation）。参与者要每天练习这些技术（Koszycki, Benger, Schlik, & Bradwejn, 2007）。

联合治疗

有几个研究把上面几种疗法进行了不同的结合，包括社交技巧训练和认知重建，暴露疗法和焦虑管理训练，暴露疗法和认知重建，暴露疗法、认知重建和社交技巧训练（Ponniah & Hollon, 2008）。

Heimberg 及其同事开展了一项叫作"认知行为小组治疗"（CBGT）的项目，包括三个基本的内容：小组内暴露、基于 Beck 的认知重建（1976）、自我指导的现实暴露和认知重建，作为每周一次的家庭作业。参加者制定了社交恐惧的不同级别，在每一个级别的训练项目中，第一项都是通过角色扮演进行社交暴露。提前制定角色扮演的行为目标，除非某个患者存在社交技能缺陷，一般不做明确的社交技巧训练。小组内暴露通常持续 5 ~ 10 分钟，并持续进行直至焦虑下降且达到行为目标。在小组暴露之前、之中和之后均要引出和挑战患者的负性思维并发展出合理的反应。随后，小组成员帮助患者设计出检验负性思维的行为实验并在治疗期间进行现实暴露。在现实暴露之前、之中和之后要告知患者使用认知重建技术。认知行为小组治疗持续 12 周，每周 1 次，每次 2.5 小时（Heimberg & Becker，2002）。该治疗策略也适合于个别治疗的形式（Hope，Heimberg，& Turk，2006）。

D. M. Clark 及其同事设计了一个治疗项目，整合了认知重建技术和暴露疗法，包括一个额外的程序处理患者有问题的认知加工过程，Clark 和 Wells（1995）认为正是这些有问题的认知加工过程是 SAD 的维持因素。他们采取小组和个别治疗的形式，具体来讲，该项目聚焦于：① 社会交往中过度自我专注；② 运用内在线索对真实的社交行为进行非现实的负性评价；③ 使用安全行为；④ 事前事后都强化负性思维。其中关键的干预是行为实验，通过角色扮演，患者使用他们习惯的内在自我关注和安全行为，随后重复角色扮演但放弃自我关注和安全行为。实验的目的是展示自我关注和安全行为的负面影响。在第二个实验中，患者评估他们对于第一个练习中表现的想法，并且看角色扮演的录像。这可以帮助患者看到他们基于内部体验的自我评价比外在表现更加负面。另外，患者学习把关注的焦点从内部转向外在，鼓励患者在角色扮演和实际的现实暴露中练习这一技术。

在治疗中及治疗期间作为家庭作业，都要开展行为实验，以此测试患者关于负性结果的负性思维。尽管这些练习采取暴露的形式，要向患者解释强调的是信息收集和验证假设而不是强调习惯。例如，要求患者故意夸大或关注他们通常试图隐藏的焦虑症状（如脸红或者出汗），以让他们知晓人们不可能注意这些，或者即使注意到了后果也非常微乎其微并且可以承受。教育患者在事前或事后都要放弃过多的焦虑。

最后，功能失调性核心假设，如对个体能力不足的想法或者完美主义标准通过行为实验和认知重建得以发现和修改（Clark 等，2006；McManus 等，2009；Mörtberg，Clark，Sundin，& Wistedt，2007）。例如，运用形象改写技术修改个体早年形成的与消极的自我形象有关的记忆。最开始使用标准的认知技术进行调整，随后要求患者通过三个阶段再现这些记忆。首先患者从事件发生时他们还是孩子的自我角度回忆事情的发生；其次，从成年的自我角度回忆事情的发生；最后从孩子的角度回忆事情的发生，同时有一个成年的自我伴随着。儿童的自我也被问及需要从成年的自我得到什么帮助会感觉更好（Wild，Hackmann，& Clark，2008）。

Hofmann 和 Scepkowski（2006）对一个针对 SAD 患者的"社交自我再评价治疗"项目进行了测试。这一项目整合了小组治疗和个别形式下的治疗师辅助暴露疗法。顾名思义，社交自我再评价治疗强调的是修正患者关于自己社交能力的观念。过程与 D.M.Clark 模式相同，也使用类似的技术，包括把关注点从内部转到外部；运用录像、录音、镜子训练（mirror exercises）、其他成员加盟，针对患者真实的社交表现给予反馈；帮助患者放弃安全行为；通过引导性问题修改患者事后加工过程，尤其是评估对事件的任何负性觉知所产生的代价。其他技术包括帮助患者识别具体的社交目标和达到目标的解决方案；帮助患者把对自己表现的评估建立在目标的达成上，而不是建立在焦虑的水平上；延长躯体焦虑的暴露时间，从而增加患者对焦虑的承受能力，提高患者在社交中的情绪管理能力（Hofmann & Otto，2008）。

结果

有几个元分析研究评估了认知行为治疗对 SAD 的疗效结果（Chambless & Hope，1996；Federoff & Taylor，2001；Feske & Chmabless，1995；Gould，Buckminster，Pollack，Otto，& Yap，1997；Taylor，1996）。这些研究发现当患者接受放松训练、社交技能训练、暴露、认知重建、暴露合并认知重建后，其疗效均优于未处理对照组。不同治疗组间无明显差异。在 12 个月的随访中，疗效一般都能维持。个别治疗和小组治疗疗效相当。

以上元分析研究完成于 2001 年前，此后还有几个临床试验。Ponniah 和 Hollon（2008）回顾了从 2005 年开始发表的 30 个随机对照研究。他们发现暴露疗法联合认知重建技术是 SAD 最有效和最具体的治疗方法，优于安慰剂组和任何单独的治疗组。引用的研究包括暴露疗法合并理性情绪疗法，Heimberg 认知治疗技术（Heimberg & Becker，2002），Clark 等的认知治疗（2006）。暴露合并认知重建优于安慰剂、安慰剂合并自我引导暴露、氟西汀合并自我指导暴露以及教育支持性小组治疗。Ponniah 和 Hollon（2008）也发现单独的暴露对 SAD 也是有效的，这意味着比没有治疗效果要好，但不比其他治疗更有效。他们没有发现社交训练是有效的，却发现个别治疗要优于小组治疗。

关于单独使用暴露治疗与暴露治疗联合认知重建治疗的对照研究结果不一，某些研究未发现二者存在差异，某些研究显示联合治疗效果更佳（Ponniah & Hollon，2008）。在最近的研究中，Clark 等人（2006）发现暴露合并认知重建治疗优于暴露合并放松治疗。另外，Nortje，Posthumus 和 Moller（2008）发现认知行为小组治疗和暴露技术在单独治疗 SAD 时具有相同的疗效。有几个学者指出暴露和认知重建其实是很难区分的，因为二者的目的都是提供新的学习体验来挑战患者关于社交的负性认知（Hofmann & Otto，2008；Rodebaugh 等，2004）。暴露可以带来认知改变（Ponniah & Hollon，2008），认知技术，尤其是行为实验常常涉及类似暴露的体验。

Heimberg 的认知行为小组治疗（Heimberg & Becker，2002）设计了更具有临床性质的实验，并被定为治疗 SAD 的"金标准"。研究发现认知行为小组治疗组优于非治疗组以及安慰剂组，并且在 6 年的随访中依然保持疗效（Heimberg，2002；Hofmann & Otto，2008；Rowa & Antony，2005）。

Clark 和 Hofmann 最近的实验，包括针对患者的自我指导性关注、信赖于安全行为、关于社交表现的扭曲认知的其他技术，显示出比早期的认知行为小组治疗具有更加广泛的疗效（Clark 等，2006；Hofmann & ScePkowSki，2006）。Clark 及其同事发现关键干预之后患者的焦虑都会有即刻缓解，如训练放弃自我关注和安全行为，结合录像进行反馈（McManus 等，2009）；社交恐惧相关的记忆改写（Wild 等，2008）。RaPee、Gaston 和 Abbott（2009）比较了认知重建合并现实暴露与认知重建合并现实暴露及另外两个技术（暴露中放弃安全行为，录像反馈），研究结果显示后者效果更好。

尽管这些研究结果令人振奋，但需要指出的是，还未有一项研究作为一种新的治疗方法与 Heimberg 的认知行为小组治疗进行对照研究。对于最近研究显示出更好的疗效，有几个可能的解释，包括测量方法的改进和更严重的被试（Rodebaugh 等，2004）。在最近的元分析中，Aderka（2009）关注录像反馈是否促进疗效。他回顾了 2000 年以来的临床试验，发现录像反馈并没有显著的疗效，却发现个别治疗稍优于小组治疗。尚需要进一步研究来确定最近的创新性治疗技术是否能促进暴露联合标准的认知重建的治疗效果。有人比较了基于减少应激的正念技术和认知行为小组治疗，发现认知行为小组治疗具有更好的疗效（Koszycki 等，2007）。

Herbert 等（2005）比较了认知行为小组治疗和认知行为小组治疗联合社交训练，研究显示联合治疗组效果更佳。然而本研究中的认知行为小组治疗不是标准的认知行为小组治疗，因为它排除了任何社交训练的成分。初步研究显示现实就是一个有效的社交恐惧的暴露因素，然而，没有证据表明实际的现实过程优于标准的暴露过程（Anderson，Rothbaum，& Hodges，2003；Klinger 等，2005）。

对于儿童 SAD 的研究相对较少。已有研究显示认知行为治疗是有效的，且父母一同参加治疗会促进疗效（Curtis 等，2004；Rodebaugh 等，2004）。

尽管研究一致显示认知行为治疗对于 SAD 是有效的，但还需注意到有相当比例的患者治疗效果并不理想。例如，Eng、Roth 和 Heimber（2001）报道经过认知行为小组治疗后，有 65% 的患者症状得到改善，教育支持组有 35% 的患者的症状得到了改善。这意味着有 1/3 的患者经过认知行为小组治疗后没有效果。尽管有些研究显示患者症状得到改善（Clark 等，2006），但许多患者还是残留了一些症状导致社会功能受到损伤（Heimberg，2002；Rodebaugh 等，2004）。

认知行为治疗和药物治疗

关于认知行为治疗和药物治疗疗效的比较研究，在结果上不太一致。Gould 等（1997）的元分析研究未发现二者疗效之间有明显的差异。Federoff 和 Tarlor（2001）通过元分析发现，氯硝西泮效果优于认知行为治疗，而 SSRIs 类药物和单胺氧化酶抑制剂与认知行为治疗疗效相当。

Heimberg 等（1998）发现 CBGT 和苯乙肼在短期内有相似的疗效。对参加该实验的患者跟踪 12 个月后，发现用药者效果更好（Liebowitz 等，1999）。Davidson 等（2004）比较了认知行为治疗和氟西汀，发现服药者起效更快，但最终效果一样。Clark 等（2003）发现他们的认知行为策略比氟西汀和自我引导的暴露疗法效果更好。总之，认知行为治疗与药物治疗具有相似的疗效。药物起效更快，但心理治疗的疗效维系时间更长，并且能降低复发的倾向（Rodebaugh 等，2004）。

有较少的证据表明认知行为治疗合并药物治疗具有更好的疗效（Rodebaugh 等，2004）。Davidson 等（2004）联合应用认知行为治疗和氟西汀，并未发现这种方法比单独的治疗更有效果。Morissette 等（2008）研究发现暴露疗法比阿普唑仑和心得安更有效果，且用药组患者在停药后症状很快复发。

结论

以上治疗结果的研究结论对于社会焦虑障碍的治疗具有以下指导：

1. 所有治疗都应该包括对恐惧情境的暴露治疗，包括现场暴露。

2. 指导患者把注意力放在引起焦虑的情境上并放弃安全行为将提高暴露的效果。

3. 将认知重建治疗和暴露治疗结合起来将起到更好的效果。

4. 社交训练并不是最基本的治疗技术，但对于有社交技能缺陷的患者非常有益。

5. 其他针对认知偏差的技术会提高治疗效果，包括焦点训练、对实际社交表现的反馈、修正事前事后思维加工过程、与重要记忆相关的信念再加工。

6. 小组或个别的认知行为治疗都是有效的，但是个别形式的治疗或许更有效。

7. 尽管药物治疗是有效的，但是认知行为治疗可保持更长久的疗效。没有证据表明药物合并心理治疗可以提高疗效。暴露中使用抗焦虑药可能导致更差的疗效。

8. 严重的社会焦虑障碍以及共病情绪障碍的患者治疗效果相对较差。对于这些患者，医生可以采取长程或加大治疗力度，治疗形式更加多样。

评估与治疗建议

基本原理和治疗计划

与文献结果一致，本章所列的治疗策略包括暴露和认知重建，以便改变患者对社会交往的焦虑信念和预期，还包括一些其他技术，如针对维系功能失调性信念的信息加工过程，对于特定的患者还要采用社交技能训练和放松训练。

该治疗计划提供 20 次治疗，包括评估。通常每次 45 分钟，第一二次的暴露治疗可能会持续 90 分钟，以便让患者有足够的时间来适应和习惯。单纯操作型社交焦虑患者可能需要治疗的次数较少，而有严重广泛性症状的患者，尤其是符合社交焦虑人格障碍的患者，需要更长时间的治疗。

表 5.3 列出了 SAD 的治疗计划。

表 5.3　社交焦虑障碍总体治疗计划

- 评估
  - ❏ 测试和临床访谈
  - ❏ 对药物的考虑
- 治疗社会化
- 认知重建
  - ❏ 检查内容
  - ❏ 检查信息加工过程
- 暴露
  - ❏ 意象暴露
  - ❏ 角色扮演
  - ❏ 现实暴露
- 社交技能训练（必要时）
- 放松训练（如果需要）
- 逐步结束治疗

评估

当患者最初来寻求治疗时，他们可能不会得到 SAD 的诊断。对患者来说，在第一次治疗中描述其他问题，例如抑郁、物质滥用或惊恐是很常见的。只有经过仔细的询问，才能明确 SAD 存在于这些症状之前并且影响着这些症状的形成。其他患者会出现对表演情境的特定恐惧。在这样的案例中，去探究其他更一般化的恐惧是重要的，因为这些是经常出现的情形。

测试和临床访谈

　　自评问卷对评估 SAD 患者有一定的帮助。针对患者的社交焦虑问卷（SAQ）是我们为这个目的而制定的一个症状清单。患者对个人条目的反应可以对做出诊断有帮助，并且在之后量表重测时，这也可以用来评估治疗的进展。SAQ 的总分来自各条目的汇总。SAQ 呈现在表 5.2 中，其他测量方法（例如 BAI、BDI-Ⅱ、GAF、DAS 等）与其他焦虑问卷（例如 ADIS-Ⅳ、恐惧问卷）也可使用。表 5.3 为记录其他焦虑测评留出了空间。它还需要治疗师记录患者的药物、酒精或其他物质使用的情况；记录（最开始评估）焦虑病史；注明（在之后的评估中）哪些情境仍然在回避，哪些情境现在可以应对了；指出治疗意见。最后，患者还需要填写参加治疗的表格（见第二章，工具表 2.1a）。

　　然而，正如在之前章节中提到的，深入的临床访谈无可替代。这种最初的评估应该包含涉及所有躯体、认知和行为的焦虑症状。患者应该列出所有他（她）目前回避或感受到焦虑的情境以及与每一个情境相关的压力程度。此外，患者应列出所有的安全行为。工具表 5.4 和工具表 5.5 能帮助患者创建这些清单。要求患者进行自我监控并且记录几个星期的焦虑、回避和安全行为可能是有帮助的，因为某些行为可能已成为自动的，以致意识不到。

　　应该考虑共病情况，此外，还要评估患者的人际、教育和职业功能，因为许多 SAD 患者在这些方面有实质的缺陷。

考虑使用药物

　　SSRIs 被普遍认为是 SAD 的一线药物，因为在许多研究中发现该药物是有效的，并且与其他药物相比它有着较少的副作用和较低的滥用风险。有些患者在 4 周后对 SSRIs 有反应，而对于有些患者需要 8～12 周才能获得全面的疗效。治疗通常需持续至少 12 个月（Antai-Otong，2008；Blanco 等，2003；Muller，Koen，Seedat & Stein，2005；Rodebaugh & Heimberg，2005；Rodebaugh 等，2004）。氟伏沙明（Luvox）、帕罗西汀（Paxil）和舍曲林（Zoloft）经美国食品及药物管理局许可用于 SAD 的治疗，5-羟色胺-去甲肾上腺素再摄取抑制剂文拉法辛（Effexor）也可用于 SAD。一些作者认为 β 受体阻滞剂［例如阿替洛尔（Tenormin）、普萘洛尔（Inderal）］和苯二氮卓类药物［例如阿普唑仑（Xanax）、氯硝西泮（Klonopin）］可作为非连续性的表现型社交焦虑的一线药物（Belzer 等，2005）。

研究者发现其他药物也有效，并且推荐用于对一线药物疗效不佳的患者。这些药物包括单胺氧化酶抑制剂［例如苯乙肼（Nardil）］、可逆的单胺氧化酶抑制剂［例如吗氯贝胺（Manerix）］和抗惊厥剂［例如加巴喷丁（Neurontin）、普瑞巴林（Lyrical）］（Antai-Otong，2008；Belzer 等，2005；Blanco 等，2003；Muller 等，2005；Rodebaugh & Heimberg，2005；Rodebaugh 等，2004）。

Rodebaugh 和 Heimberg（2005）试图提供药物合并心理治疗的临床指南。对于在治疗之初已使用药物的患者和计划在某种情况下停药的患者，他们建议在心理治疗的过程中逐渐减少药量。应告知患者，当药物中断时会有一些症状复发，并且他们可能需要重复一些暴露。尚未用药但希望开始用药的患者应该给予足够的时间来稳定其用药剂量，然后开始心理治疗，否则，患者可能会将进展归功于药物而不是暴露和认知重建所提供的学习上。对认知行为治疗反应不佳的患者不应在治疗的中期开始药物治疗。恰恰相反，应该完成整个治疗方案以观察全面的效果之后，再考虑是否使用药物。一旦患者获得稳定的反应，更深入的认知行为治疗或许就可以开始了。

尽管这些建议体现出区分药物和心理治疗效果的理想情况，但应该注意的是，患者常常选择同时开始药物治疗和心理治疗，或者在治疗的过程中改变药物。当患者评估他们的治疗进展和疗效时，临床医生应讨论这些可能的混杂因素。

适应治疗

一旦诊断明确，应该教育 SAD 患者认识该病的本质、关于"认知—行为"的概念、干预的基本原理和可供选择的治疗方法（包括药物治疗）。运用患者自身经验中的例子来阐明该障碍是如何发展和维持的。患者在得知他们的症状是常见的并且经过有效的治疗能够获得缓解时，常常会感到宽慰。

工具表 5.6 是一份关于 SAD 的教育性文字资料，与工具表 5.1（阐述 SAD 的发展）和第十章的工具表 10.1（介绍认知行为疗法）都可以发放给患者作为教育过程的一部分。表 5.4 罗列了在社会交往事件发生之前、之中、之后维持社交焦虑的信息加工过程和行为的"规则"，（Leahy，2009）；治疗师应该与患者一起讨论这些适应不良的"规则"。

表 5.4　社交焦虑障碍适应不良性"规则"

在你与人们交往之前：
1. 想象所有会让你看起来愚蠢而焦虑的事。
2. 在脑中预演你会感到非常焦虑。
3. 尝试准备所有的安全行为来隐藏你的焦虑。
4. 如果可能的话，想出一个借口来回避他人。

当你与其他人在一起时：
1. 假想人们能发现你的每一个焦虑的感受和想法。
2. 将注意力集中在你感到非常的焦虑。
3. 试图隐藏你的焦虑感受。

在你与他人交往之后：
1. 回想一下与人交往时的感觉是多么可怕。
2. 假想人们现在正在谈论你看起来多么笨拙。
3. 将注意力集中在你看起来不完美的任何迹象上。
4. 为做得不完美而批评自己。

注：摘自 Leahy（2009）。

认知重建

认知重建针对的不仅是患者关于他人负性评价的不良信念，还有维持这些信念的错误的信息加工过程。

检查内容

首先，通过回顾最近一次社交活动，挖掘患者感受到的情绪和大脑中浮现的想法来识别其扭曲的自动思维。可以利用自动思维日常记录表（工具表 2.10）和事件—情绪—想法记录表（工具表 10.4）完成这一过程。

然后，指导患者对待他们的消极想法像对待需要验证的假设一样而不是将其看作现实。教育患者运用识别扭曲思维的技巧、收集证据、探索其他的解释，从而发展出理性反应。要求患者在社交之前、之中和之后均使用这些技巧并做暴露练习。

附录 B 呈现的许多认知技术可以用来挑战患者的自动思维。以下列出的是我们发现的一些对 SAD 人群非常有帮助的技术。

1. **观察他人的行为**。患者观察他人的行为是挑战其消极想法的有效途径。它还能帮助患者将注意力由内部线索转向外部线索。例如，可以请害怕他人发现自己焦虑的患者在特定的时间观察有多少人是真的在看着他。通常答案会是"如果有也是非常少的"。对于担心在谈话时令人感到无聊的患者，可以要求他们听听他人的谈话，通常他们会发现大部分的社会交谈都是平淡的。对于觉得其他人都不会感到焦虑的患者，可以要求他们在社交情境中或电视、电影里寻找其他人身上的焦虑迹象。他们可能会注意到其他人有时看起来也是焦虑的，而结果并没有什么不好。

2. **验证预言**。在每一件社交事件之前（自然发生或指定的暴露），要求患者写下他们对即将发生的事情的预测和他们认为他们会如何表现以及其他人将如何反应，然后与现实发生的实际情况做比较。这有助于患者忽视或遗忘与其个人图式不相符的信息，并且在下一次社交时能够帮助他们记起与其消极想法相反的证据。

3. **双重标准**。如果患者害怕当犯错或表现出焦虑迹象时别人会消极地看待他们，可以问他们如果看到别人做了同样的事情，他们会怎么想。许多患者预期自己被评价要比评价他人严厉得多。接下来可以探索这个差异的原因。注意：一些患者对他人也像对自己一样不宽容，这个练习对他们没有帮助。在这样的案例中，需要探索他们关于完美行为的需要和完美的可能性的想法。

4. **调查他人**。SAD 患者往往认为他们是唯一一个在交谈中笨拙或在表演和社交情境中感到焦虑的人。可以让患者去询问他们认识的人是否也曾有过相似的经历。患者往往会惊喜地发现他们不是唯一的人。可以确定的一点是，没有患 SAD 的人有时也会感到焦虑，也会使交谈变得糟糕，他们只是不把这些事情看成个人的失败罢了。

5. **行为实验**。对于一些患者来说，他们害怕如果表现出任何在他们看来是不恰当的行为（例如摔倒、在谈话中停顿太久等），就会有灾难性的消极反应。让这些患者故意做这种让他们害怕的行为，看看会发生什么。他们的恐惧会被证明是不成立的或者他们将发现消极反应是极小的。例如，如果 Maria 害怕别人发现她脸红，可以要求她注意其脸红，而不是试图将它隐藏起来。如果 Jason 预测会因为出汗而受到评论，可以要求他在一次社交时把他的衬衫打湿。

6. **垂直下降技术**。在社交中被拒绝是不可避免的。所谓的"垂直下降"技术可以用来揭露患者对被拒绝的恐惧背后的想法。这些想法通常是：消极评价是正确的；如果患者被一个人拒绝，他将会被其他人拒绝。通过探索替代性的解释或者挑战过度泛化的思维模式可以挑战这些想法。如追问患者"即使被拒绝那又怎样"。例如，"假设你接近某人而他或她拒绝跟你说话，这会困扰你吗？为什么这会困扰你？接下来会发生什么？这个拒绝将怎样影响你的生活？"患者往往会得出结论说使他们烦恼的东西不是真正的"烦恼"。上面的行为实验也可以说明拒绝或其他消极反应的代价通常是非常小的。

7. **替代性解释**。SAD 患者常常将拒绝或不友好的行为当成他们不够好的信号。让他们思考其他可以替代的解释可能会有用。例如，那个不友好的人是不是今天过得很糟糕？会不会是这个人有他（她）自己的问题？也许这个人就是这样对待每个人的，别的人也觉得这个人粗鲁吗？

8. **挑战过度概括化**。SAD 患者常常过度概括化"拒绝"的意义。这在他们尝试约会、打销售电话或找工作时都可能成为一个问题。因为他们曾被一个人拒绝过，患者就认为他们对任何一个人来说都不够好。苏格拉底式提问可以用来帮助患者了解：（a）吸引力是个人口味的问题，不是绝对的评价；（b）约会（销售或访谈）是一个数字游戏。可以请患者设想一个特定的"命中率"[例如每 10 次接近 1 次"是（yes）"]，可以让他们收集拒绝。还可以询问他们是否会和任何一个接近他们的人约会，如果不是，其他人是否就应该下结论认为没有人想和他（她）约会。

9. **"恐惧性幻想"角色扮演**。在这个练习中，治疗师按照患者想象中他人对待他的方式用言语表达出来，而患者则必须尝试为自己辩护。这种方法有几个作用：a. 它允许患者练习对自己消极想法的理性反应；b. 它可作为一个对待负性评价的恐惧暴露；c. 患者能够看到如果有人确实以这样的方式来评价自己，他可能会感到这个人是可憎的，是不值得试图去取悦的。

随着治疗进展和患者对挑战他们扭曲的自动思维变得熟练，焦点应该转移到不良的假设以及关于自我和他人功能失调的图式上。这些可以通过以下方式来解决：探讨假设和图式的优缺点，从患者生活中检查证据，每天记录与图式不一致的事件，检查患者的行为是否导致了强化其图式的自我实现预言，用发展性分析来检查和挑战图式的起源。当发现对自我的消极想法起作用的关键记忆时，意象副本（imagery rescripting）技术可能会有帮助。例如，要求 Nancy 从儿童或青少年时期的角度体验某个记忆，然后要求她想象以现在的她或其他善良的成年人在干预、保护或者安抚童年期的她。此外，她可以进行"两张椅子"式的角色扮演，她扮演成人的自己，来面对引起她尴尬或羞耻的人。

检查信息加工过程

为了和 Hofmann、Otto（2008）以及 Clark（2006）等人的工作保持一致，我们把具体的干预技术应用到改善患者不良的信息加工过程中。这些技术主要包括：

1. **专注外部训练。**要求患者在角色扮演或在治疗中完成任务的同时将注意力放在焦虑的躯体信号上，并报告他们的焦虑水平。然后再要求他们把注意力放在周围环境的物理细节上并报告其焦虑水平。大部分患者能够发现注意力放在内部线索上会增强自己的焦虑。接着要求患者在治疗期间或在实地暴露中练习将注意力转移到外部。除聚焦在物理环境的各方面外，还可以要求患者把注意力放在他们所交往的其他人看起来是怎样的或他们正在说什么。最后，鼓励患者把注意力放在特定的目标（表达自己、提出请求、让他人舒服等）上，而不是放在他们的内部感受或表现上。

2. **外部反馈。**通过提供外部反馈可以反驳以内部经验或图式加工为基础的评价倾向。要求患者先提供对其自身表现的书面等级评定，然后可以经由录像、音频记录或通过治疗师、团体成员来提供反馈。

3. **修改事前和事后的加工过程。**因为患者在社交之前和之后的许多担心和思考没有实际的作用并且增加焦虑水平，所以可以鼓励患者通过转移注意力和从事更有用的活动把这样的加工过程最小化。此外，可以使用思维记录和苏格拉底式对话使患者意识到他们灾难性的预测和现实结果之间的差异，以此引导其事前和事后的信息加工转向更有用的轨道上来。

暴露

在评估阶段，要找出患者的回避行为或焦虑诱发情境，并列出痛苦水平的等级。把这些情境按最低焦虑唤起到最高焦虑唤起进行排列（工具表 5.4，患者的社交焦虑情境列表在此处可被使用）。

先从一个诱发中度焦虑的情境开始，治疗师在治疗中启动暴露。可以使用角色扮演和 / 或想象暴露。一旦患者习惯了该情境，就给患者布置现实暴露的家庭作业。如果患者独自做现实暴露有困难，治疗师可能要在第一次时陪伴患者（尽管通常不一定要这样做）。要求患者自己重复这种暴露直到它引起最低的焦虑。然后以类似的方式进行逐级暴露，直至完成所有的恐惧情境。（记录治疗中或家庭作业中的暴露练习的表在第九章：工具表 9.1 是供想象暴露练习用的，工具表 9.2 是供现场暴露练习使用的）

关于想象暴露，治疗师可叙述一个能诱发患者引起焦虑的社交情境。要求患者想象置身在这个情境中并描述他或她是怎么想的、有什么感受和行动。这个过程用音频记录下来。然后指定患者去重复听记录，首先是在治疗中练习，然后作为家庭作业练习，直到他或她能够在想象该情境时不感到焦虑。在角色扮演中，患者和治疗师表演出一个社交情境，或者要求患者假装进行一次表演——例如，做一次演讲而治疗师好像是听众。同样要不断重复直到患者的焦虑降低。

把患者在想象暴露和角色扮演暴露中的灾难性恐惧的因素包含进来是非常有必要的。例如，不仅仅要求患者想象做一场音乐表演，还要在重要环节上出错；或者治疗师可能不仅仅扮演一个拒绝谈话的人，还要扮演一个粗鲁的侮辱人的人（关于对暴露步骤更完整的介绍见第九章）。

Butler（1985）指出，在与 SAD 患者工作的过程中，严格遵守恐惧层级上升的持续性暴露的理想状态实际上是很困难的。社交情境多变，其（例如，询问方向、自我介绍）中有许多涉及相对简短的会面。这些问题可以通过让患者多次重复（每天半小时暴露于不同的情境）来克服而不是精确地按照层级暴露。一旦患者掌握了暴露的理念，我们就会发现只是让他们每天寻找焦虑的机会都将有所帮助。这些"机会主义的"暴露可以写在患者的实地暴露练习记录中（工具表 9.2），以便在下一个治疗单元中进行回顾。

应该指导采用安全行为的患者在现实暴露中放弃一些行为。停止活跃的行为（Active behaviors）（例如频繁道歉或使用酒精），审慎使用通常的回避行为（例如不同意他人或开玩笑）。不能消除安全行为会使暴露效果下降并使患者的焦虑得以继续存在。

可以将认知重建和暴露技术结合起来。例如，可以要求患者在暴露练习之前和之后完成思维记录。此外，为了检验具体的消极信念这一明确目的，可以指导患者参与到现实暴露的行为实验中。

社交技能训练

治疗师可以从患者的自评报告中或者通过与其在社交情境中的角色扮演来评估其社交技能的缺陷。如果病人能通过网络、电子邮件和文本信息进行交流，这对判断也有一定帮助。当发现患者存在社交缺陷时，治疗师应该就其所需要的社交技能进行训练。这些技能包括从基本技能（例如做眼神接触、问问题和积极倾听）到复杂技能（例如工作面试、建立和保持友谊）。治疗师先行示范技能，然后让患者在与治疗师的角色扮演中练习，最后患者在现实暴露中应用这些新技能。

放松训练

对于躯体性焦虑明显的患者，放松训练可能有所帮助。教会患者学习渐进的肌肉放松、呼吸放松或二者并用（详细说明见第九章），然而对于害怕躯体焦虑被人发现的患者，例如害怕脸红或出汗者，需谨慎应用放松训练。因为对于这些患者来说，在暴露练习中不试图控制这些症状是非常重要的，这样他们才会意识到其他人可能不会注意到这些症状。否则，放松可能成为保持而不是打破焦虑循环的另一种安全行为。

逐渐结束治疗

在治疗结束之前，需要达到以下标准：① 患者应体验到主观焦虑感明显下降；② 对患者恐惧情境层级上所有条目的暴露均已完成；③ 患者应放弃实质性回避行为；④ 患者应能够独立应用暴露和认知重建的技能（以及治疗中学习的其他技能）。

在准备结束治疗阶段，治疗可以减少为两周一次，最后到一月一次。然而，在大部分治疗工作完成之前不要减少治疗次数。Herbert 等人（2004）发现，当一个 12 次的个体认知行为治疗的最后 6 次被安排成两周一次而不是一周一次时，治疗效果则会降低。

在最后阶段，患者应该逐渐承担起自行设计暴露作业的责任。结束之前，患者应回顾对其特别有效的技术，并需要和治疗师讨论将来可能会遇到的困难以及处理它们的方法。无论何时，患者有需要可以再联系治疗师。

治疗中的疑难问题与处理方法

在第六章中与创伤后应激障碍有关的，以暴露为基础的治疗中所遇到的许多潜在问题，在 SAD 的治疗中也会遇到。这些问题包括不愿意做暴露练习、暴露未诱发焦虑反应、不能习惯于暴露的情景、不完成家庭作业。在处理这些问题时需要确认暴露的情境是与焦虑相关的，不鼓励在暴露期间转移注意力或应用其他应对技术，确保患者在治疗师陪伴下对社交情境逐渐熟悉后再去做现实暴露，在最开始的现实暴露中治疗师可以陪伴患者并选择焦虑层级系统中较低的暴露。

除了与暴露相关的问题外，SAD 患者还经常出现关于治疗的一些问题，因为治疗本身也是一个社交的情景，他们也害怕被评价。这些患者常常在初始评估时非常焦虑。他们可能不情愿透露私人信息，也可能在交流他们的问题时有困难。此外，他们可能因被反复提问而感到难堪。随着治疗的进展，他们可能会对治疗师的评价过度敏感。

这些行为同时提供了问题和机会。第一个治疗目标是帮助患者感觉舒服一些。在第一次访谈中采用温和、机智、同情和不侵入的方式是非常重要的，它比获取所有相关细节更加重要。开放式提问和陈述以及带有同情性的反馈可能比重复性的直接提问更有效。告诉患者人们第一次来治疗时感到焦虑是正常的，这会对患者的焦虑正常化有所帮助。

随着治疗的进展，治疗师应在治疗中意识到患者情绪或行为的所有变化。可以邀请患者与治疗师合作一起看看是什么导致了这些变化。这将揭开治疗师对患者做出消极评价的信念。探索关于这些想法的证据。如果患者误解了治疗师的评价，治疗师告诉患者真正的想法是有帮助的。这样的讨论之所以非常重要，是因为：① 它们为反驳患者的消极信念提供进一步的证据；② 防止患者建立起关于治疗师对他们的消极感知，否则这种消极感知会导致治疗过早中断。

社交焦虑障碍详细治疗计划

治疗报告

表 5.5 和表 5.6 用来填写治疗报告。表 5.5 展现了典型的症状，需要治疗师选择符合患者的症状，还要明确患者功能损伤的性质，包括任何在学业、工作、家庭或社会方面的功能失调。表 5.6 列出了治疗目标和相应的干预技术，同样需要治疗师选择那些适合患者的条目。

表 5.5　社交焦虑障碍症状举例

对社交情境恐惧（详细指出是哪种情境）	感觉虚弱
对他人负性评价的恐惧	麻木
尴尬或羞耻的感觉	麻刺感
	打冷战
焦虑心境：	热潮红
焦虑时具体的身体症状：	
脸红	**焦虑时具体的认知症状：**
出汗	思维空白
颤抖	说话困难
心悸	注意力缺失
呼吸困难	现实感丧失
胸疼	人格解体
恶心	
晕眩	**焦虑时具体的行为症状：**
	惊恐发作
	回避（详细指出是哪种情况）

表 5.6 社交焦虑障碍治疗目标和干预措施举例

治疗目标	干预措施
减少躯体焦虑症状	放松训练，暴露
降低对监督/评价的恐惧	认知重建，暴露
消除安全行为	自我监控，暴露
获取社交技能	社交技能训练（模仿、角色扮演、现场暴露）
在 0～10 的等级中使特定社交情境中的焦虑降至 2 或更低	认知重建、暴露
消除对社交情境的回避（具体指出）	暴露
修改对认可需求的设想（或其他设想——具体指出）	认知重建
修改缺陷图式（或其他图式——具体指出）	认知重建，发展性分析
消除功能损害（具体指出——取决于具体损害，可能分几个子目标）	认知重建，问题解决训练，或其他技能训练（具体指出）
消除所有焦虑症状（BAI 和/或 SAQ 得分在正常范围）	以上全部技术
获得预防复发技能	回顾和训练所需要的技术

干预策略顺序

表 5.7 显示了一个 SAD 患者接受 20 次心理治疗的干预措施顺序。正如以上所述，伴有不连续恐惧的患者治疗次数少，而有严重泛化症状的患者可能需要更多的治疗次数。

表 5.7 社交焦虑障碍详细治疗计划

第 1—2 次治疗

评估

确定呈现的问题

询问所有症状

实施 SAQ（工具表 5.2）

实施治疗前的常规测验（工具表 5.3），酌情加入其他焦虑问卷

评估回避和安全行为（让患者填写工具表 5.4 和 5.5）

评估社会、教育和职业功能方面的损害

续表

评估共病情况（例如重性抑郁症，其他焦虑障碍）
评估物质使用；如果患者有物质滥用或依赖，评估是否需要相应咨询或戒毒
评估药物治疗的需要

适应治疗
告知患者诊断结果
指出该疾病是常见的并且有简明的治疗方法
指导患者考虑药物治疗
讨论患者对治疗的任何恐惧或其他意见
给患者提供关于 SAD 的信息资料（工具表 5.1 和工具表 5.6）和关于认知行为治疗的知识信息资料（第十章工具表 10.1）
制订治疗的短期和长期目标

家庭作业
让患者使用工具表 5.4 和工具表 5.5 自我监测回避情境和安全行为
让患者写出治疗目标

第 3—4 次治疗
评估
评估家庭作业
评估焦虑（SAQ）和抑郁（BDI-Ⅱ）

认知干预
用最近的社交情境教授如何识别自动思维
行为干预
评估放松训练的需要
视患者情况而定，开始教授渐进式肌肉放松和呼吸放松技术

家庭作业
让患者继续自我监测回避情境、安全行为
让患者开始记录自动思维（第二章工具表 2.10 或第十章工具表 10.4）
让患者练习放松训练（如果适用）

第 5—6 次治疗
评估
同第 3—4 次治疗

认知干预
教授自动思维的分类、检查证据技术和理性的反应
识别事前和事后的加工模式
采用行为实验

行为干预

帮助患者建立暴露等级；计划第一次暴露

评估社交技能缺陷，讨论技术训练原理（视患者情况而定）

提供关于患者实际表现的反馈（录像、音频、治疗师和 / 或团体）

帮助患者将注意力从内部线索转向外部线索

继续教授放松技术（视患者情况而定）

家庭作业

让患者继续使用思维记录工具表来记录 / 挑战消极思维

让患者在社交情境中练习注意力的外部聚焦

让患者练习修改事前和事后加工

让患者继续练习放松（如果适用）

第 7—13 次治疗

注意：第一次涉及暴露的治疗可能需要 90 分钟；之后的暴露治疗单元为 45 分钟，前提是患者能够在这段时间逐渐熟悉暴露技术。

评估

同第 3—4 次治疗

认知干预

在暴露之前、期间和之后获得各阶段的自动思维，让患者练习理性的反应

在治疗中注意患者情绪的变化，获取自动思维并与之辩论

继续行为实验

介绍适应不良性假设、功能失调性图式的概念

行为干预

开始暴露（想象的、角色扮演和 / 或治疗师指导的现场暴露）

当每一个暴露等级掌握后，让患者进入下一个暴露等级

计划并讨论自主性现场暴露

识别安全行为

通过模仿、角色扮演继续社交技能训练（视患者情况而定）

家庭作业

让患者听自己想象暴露的录音

让患者进行自主的现场暴露，放弃安全行为

让患者在暴露之前和之后练习应用自主的认知技能

让患者练习注意力的外部聚焦

让患者继续练习社交技能（视患者情况而定）

第 14—16 次治疗

评估

与第 3—4 次同

认知干预

继续识别和挑战自动思绪

继续行为实验

识别和挑战核心假设和图式（发展分析、意象副本技术等）

行为干预

继续暴露，上升等级

作业

同第 7—13 次治疗

第 17—20 次（两周一次或每月一次）

评估

同第 3—4 次治疗

认知干预

继续聚焦于假设和图式

回顾对患者有用的技术

讨论未来可能遇到的问题以及应对方法

行为干预

完成暴露等级

让患者自己设计暴露

回顾对患者有用的技术

讨论未来可能遇到的问题及应对方法

家庭作业

让患者寻找焦虑的机会并利用这些机会做进一步的暴露

鼓励患者继续练习所有学习过的技能

治疗案例

以下例子是几个现实案例的合成。它将示范一个 20 次的心理治疗案例，这个治疗案例使得一位 SAD 患者的症状有了显著的改善，同时展示了根据患者的治疗目标的不同也可以使用其他一些治疗策略的可能性。

第 1—3 次治疗

问题呈现　　　　Paul 是一名 32 岁的单身律师，为了解决"工作压力"的问题前来寻求帮助。Paul 在一个大型联邦政府机构的法律部门工作，担负着重要责任。

症状　　　　　　Paul 报告他经常对学术和工作表现有点焦虑，但一般都做得很好。一年半前他转到现在这个部门后焦虑水平显著上升。他长时间工作，即便空闲时间也担心工作，感到紧张、急躁、失眠，他越来越抑郁并且怀疑自己是否能胜任工作。

目前的功能　　　谈及令 Paul 感到焦虑的事情时，他说部门领导是一个出了名的爱挑剔的人。交给他的文件通常都被要求修改很多遍。Paul 发现这让他很不安，他努力地尝试取悦领导。然而，不管他多么努力，领导还是经常会找出他的一些错误。Paul 则花费越来越多的时间研究和重写他的文件，努力避免任何可能的错误，甚至在完成发邮件这样简单的任务时他也变得焦虑。他会花两个小时用来写邮件以确保别人挑不出任何错误，而这封邮件他认为别人可能在几分钟内就能写完。

Paul 在工作中感到与同事有隔阂。他坚信其他同水平的律师们相互关系都比跟他的关系要好。在第一次治疗结束时，治疗师告诉 Paul 认知行为治疗能帮助他更好地管理他当前工作中的压力。Paul 则需要为下次治疗完成一些测试。

评估测验结果　　第 2 次和第 3 次治疗主要回顾了 Paul 的过去。测验的结果表明他目前正经历着中度抑郁（BDI-Ⅱ=19）和显著的焦虑症状（BAI=26），没有自杀意念。

既往症状史　　　Paul 否认先前有任何重性抑郁症的表现，尽管过去有时感到情绪低落，然而在许多时候他感到焦虑。他像个孩子似的有点害羞和安静。在初中和高中期间，他虽有一些好朋友，但常感到被排除在群体之外。Paul 把精力放在学习上，这方面他更有信心。他经常为了要取得好成绩而焦虑，事实上，他取得了优异的成绩并被认为是最好的学生之一。

在大学里，Paul 继续在学业上表现出色，虽然仍伴有相当多的焦虑和压力。他有一些朋友，但仍感到自己在主流之外。之后他进了一所较好的法律院校，在那里他再一次表现优异，但不算是最好的学生，这让他很烦恼。Paul 的亲密关系经历很有限，他在大学时和一个女人有过一次短暂的关系，但自从工作后就没有再约会了。

家族史　　Paul 来自一个关系融洽的家庭。有一个妹妹，他的父母亲都出生在国外。Paul 的父亲是一位成功的商人，在美国和他自己的家乡都有资产。他的父亲要求极高、非常苛刻，是一个不会"容忍傻瓜"的男人。即使 Paul 相信父亲爱他，但他觉得自己永远都无法达到父亲的标准。例如，如果 Paul 带着一张 4 个 A、1 个 A− 的成绩单回家，父亲就想知道在得 A− 的这门课程中出了什么问题，而 Paul 则想着如何应对他。父亲还经常对 Paul 如何与家庭成员和他人交往进行批评。Paul 的母亲非常慈爱，但倾向于委曲求全，保持克制。在家庭之外，她没有太多的社会接触，而 Paul 认为她可能是害羞。Paul 的父亲的兄弟住在他们附近，且 Paul 与他的叔叔和（堂/表）兄弟姐妹关系很好。

自动想法　　针对 Paul 呈现出的问题，治疗师问 Paul 当他对工作感到焦虑时通常头脑中会出现什么想法。Paul 说他担心老板会认为他很笨且工作不够努力，以及同事认为他无趣或不够聪明。他为他是否该辞职去做一些压力较小的事情如经营一家零售店而困扰。

适应治疗　　在第 3 次治疗结束时，治疗师和 Paul 回顾他过去和现在的情况。他指出 Paul 在工作中的恐惧主要是关于被他人（他的老板、他的同事）评价。尽管 Paul 现在是抑郁的，但是这种抑郁似乎来源于他的焦虑和对失败的恐惧。治疗师还说，Paul 的过去表明了更多关于不能胜任和被他人拒绝的一般性恐惧，而这些恐惧可能在他的工作上反映出来。治疗师小心地补充说他对 Paul 认为的许多人为其老板工作感到有压力表示怀疑，还说他能帮助 Paul 降低对工作所感到的焦虑。他建议 Paul 一旦对工作感觉好一些了，可以考虑是否要在更一般性的社交恐惧上做治疗。

诊断　　Paul 同意这个总结，并且说当谈论他在社交中感到焦虑和害羞时他感到释然。Paul 的诊断结果是 SAD（广泛型）和重性抑郁障碍（单次发作，中度）。

家庭作业　　　　治疗师给了 Paul 工具表 5.6 和关于 SAD 的知识信息，要求 Paul 把他在这一星期中感到焦虑的情境记下来。

第 4—6 次治疗

认知干预　　　　Paul 说经过几次治疗后他的抑郁有所减轻，但是对工作还是非常焦虑。那一周他有个法律文书要完成，他连续熬了几个通宵并为之担心。除了温习相关的案例，他还花大量时间检查是否存在老板可能询问的任何模糊的情况。治疗师建议 Paul 用这个情境学习认知技术，与此同时，他们填写了思维记录表。

自动想法　　　　Paul 的自动想法如下：

"这封邮件写得不是那么好。"
"他会要求全部重写。"
"他会发疯的。"
"他会认为我是愚蠢的。"
"他会认为我不够努力。"
"我不够聪明。"
"我讨厌这样的生活。"
"我想辞职。"

检查证据　　　　治疗师采用苏格拉底式提问帮助 Paul 检查这些想法的现实性。实际上，Paul 的老板几乎经常要求 Paul 重写文件；并且经常是非常急躁的。治疗师询问 Paul 他的老板是否也曾对其他律师这样做。Paul 说他的老板因为让每个人多次重写文件而臭名昭著，他通常是不讲理和苛求的。治疗师询问 Paul，老板是否曾经明确暗示过他认为 Paul 不够努力。Paul 说老板没有说过任何类似的话。治疗师提出这个观念可能来自其先前形成的关于自己的一些信念。治疗师说也许 Paul 非常聪明并收集这方面的证据，他们回顾了 Paul 过去的学业成就。然后治疗师询问 Paul 是他自己的问题还是老板的问题。Paul 承认他的老板以这种方式对待每个人，表明老板更可能是问题所在。尽管如此，他还是认为如果自己足够努力，他应该能达到老板的标准。治疗师让 Paul 把这个想法作为假设记下来，以便再行讨论。

歪曲的思维类型；理性反应　　　Paul 识别出了自己歪曲的思维类型，并把它们归为个人化和灾难化。针对这两类思维类型所产生的想法，他也逐渐发展出了以下这些理性的反应："老板是不会对任何人的工作表示完全满意的；老板也不会对我的工作表示完全满意。"他报告说他的焦虑水平随后从 80% 下降到了 50%。

家庭作业　　　治疗师布置家庭作业，让 Paul 在接下来的一周里所遇到的任何焦虑都要填写思维记录工具表。

认知重建　　　在后续的两次治疗中，治疗师和 Paul 回顾了几个思维记录表并对 Paul 的认知技能展开工作。工具表 5.8 呈现出 Paul 在写邮件时的自动想法及相应的理性反应。治疗师指出 Paul 为了回避可能的批评和指责做了很多额外的工作，证据提示：① 不论 Paul 做什么老板都会批评他；② 其他大多数人似乎没有对 Paul 的工作做消极评价。

安全行为　　　治疗师建议 Paul 把在起草法律文件和电子邮件时所投入的额外工作看成一个安全行为。

准备暴露　　　在第五次治疗中，治疗师与 Paul 回顾了暴露的基本原理，并让他建立一个恐惧情境的等级系统作为家庭作业。在第六次治疗中，他们回顾了等级系统并达成一致意见：在下一次治疗中，他们将以 Paul 所恐惧的老板评价的想象暴露作为开始。图 5.2 显示了 Paul 是如何填写工具表 5.4 的（社交焦虑情境列表）。

表 5.8　Paul 关于写电子邮件的负性自动思维和理性反应

自动思维	理性反应
"我不知道要说什么"	"我只是需要传达信息"
"这必须是对的"	"它是主观的，它是否完美不是问题"
"他会认为我不知道我在说什么"	"我比他更了解这个案子"
"他会认为我草率粗心"	"我也经常收到带有错别字的电子邮件"
"我为什么不能做这个呢"	"我能做这个，我只是焦虑了"
"我没法应对它"	"如果我学着少些担忧，或许我能做好这份工作
	思维的歪曲类型：算命术、读心术、全或无思维、灾难化

患者姓名：*Paul*＿＿＿＿＿＿＿＿ 治疗周次：*6*＿＿＿＿＿

请列出所有你习惯回避或让你焦虑的社交情境。在第二列中记下你是否回避这个情境，

在第三列中记下在此情境中你感到（或将感到）的焦虑程度，从0（不焦虑）到10（最焦虑）。

社交情境	回避？（是／否）	痛苦程度（0～10）
与音乐伙伴出去玩	否	4
和同事谈话	有时	5
和老板谈话	否	6
写邮件	否	6
参加聚会	有时	7
与一个不认识的女人说话	是	8
写文件	否	9
约会	是	10

图 5.2 社交焦虑情境列表

第 7—10 次治疗

想象暴露　　　　第七次治疗是 90 分钟，治疗师叙述（并记录）了一个想象的剧本，在这个剧本里 Paul 为他的老板准备法律文件。Paul 努力写文件但决定不做额外的工作。Paul 的老板把他叫到办公室，愤怒地告诉 Paul 他对这份文件非常不满意，要求他彻底重做。他告诉 Paul 他严重质疑 Paul 对工作的投入和职业道德，并怀疑 Paul 是否具备法律工作所需的能力和智慧。

习惯化　　　当听到这个剧本时，Paul 的焦虑水平较大，SUDs 为 8 分。当他的老板质疑他的投入和能力时，他的焦虑水平达到峰值。治疗师让 Paul 连续听了 6 次记录，最后他的焦虑水平 SUDs 降到 5 分。

家庭作业　　　在接下来的一个星期里，Paul 每天听记录，直到他的焦虑等级 SUDs 下降了一半。

现场暴露　　　治疗师还提出，Paul 通过限制自己利用不超过 15 分钟的时间写一封简单的内部邮件来开始现场暴露。要求他在发送这封邮件前写下他的恐惧。在下一次治疗中，Paul 报告他已完成想象暴露作业且焦虑水平 SUDs 下降到了 2。他说他开始意识到老板的批评并不真的意味着什么，即使他仍然不喜欢。他还发送了邮件，在上面没有花费太多时间。他写下来的恐惧是，人们会改正他的邮件并且认为他是愚蠢的。相反地，他收到的回复邮件是对内容的一般回应而没有批评。然而，他不确定这就意味着人们对他没有不好的想法。

恐惧的幻想　　　然后治疗师做了一个"恐惧的幻想"角色扮演，他在其中扮演一个同事，告诉 Paul 他对于 Paul 的邮件没有正确地修改这件事非常生气，并且他感觉这反映了 Paul 很不好。Paul 能感受到其实现实中很少有这样的人。

暴露；　　　接下来两周的家庭作业是 Paul 给办公室以外的人发邮件而不过度地检查，甚**放弃安全行为**　　至故意打错字。尽管 Paul 对完成这些任务的焦虑水平 SUDs 是 7 ~ 8，但他同意这样做。

治疗师还建议 Paul 通过在他写给老板的文件中少放一点内容来开始实验。要求他限制一定的工作，这些工作是他觉得一个像他这样聪明和有能力的律师为一个通情达理的老板所做的。还要求他放弃他现在为了回避批评而做的额外的工作。Pual 把这些暴露练习之前和之后的想法做了记录。

第 11—14 次治疗

症状改善　　　在下一次治疗中，Paul 说他对工作的焦虑越来越少。他现在睡眠改善了很多，且在周末较少担心了。然而，他依然认为如果不能达到老板的期待，他就是失败的。

关于社交情境的　　　Paul 还说他希望开始对他的社交关系做工作。他认为他在社交中缺乏必要的**自动想法**　　技能吸引人们并与他们建立联系。他的这种感觉体现在工作中、和朋友的交谈中以及约会的时候。他在这些情况下的典型的想法是："我想不到说什么，我说的没有人感兴趣，我不知道如何去与人交谈，我很无趣，其他人比我有趣。"他还认为其他人会注意他的焦虑并为此评论他，结果是他常常避免发起谈话。治疗师指出这可能说明为什么他觉得自己好像不是群体中的一部分的原因。

角色扮演暴露　　　治疗师提出他和 Paul 角色扮演一个随意的谈话。Paul 一开始对做这个非常焦虑，但他还是同意了。在几次错误的开始之后，Paul 能够做角色扮演且令人惊喜地表现出良好的社交技能。

反馈　　　当角色扮演结束时，治疗师问 Paul 他认为自己做得怎么样。Paul 给了自己一个 C+，因为没有任何不合适的停顿，但他没说什么令人感兴趣的东西。治疗师告诉 Paul 他认为 Paul 真的做得非常好。这引出关于与 Paul 对谈话夸大预期的讨论。

家庭作业：行为实验和暴露　　　治疗师告诉 Paul 大多数随意的谈话包含日常的主题。他让 Paul 在工作中学会倾听并观察人们真正交谈什么，尝试发起与同事做简短的与工作无关话题的谈话。

回顾家庭作业　　　Paul 下一次来治疗时感到非常不安。他的作业进展顺利，实际上，他在工作中观察到其他人之间一些谈话很无聊，并且他自己发起了一些谈话。

社交事件的详细检查　　　然而，Paul 周六晚上参加了一个聚会。在聚会之前他很焦虑并决定通过饮酒来试图缓解焦虑。他有点醉了，尝试发起一些交谈，包括和一个他觉得有吸引力的女孩交谈，但他觉得谈话进展不顺利。第二天他醒来时感到很糟糕，花了 2 个小时躺在床上回忆头天晚上的事情。他的想法如下："我出大洋相了，所有人都知道我喝醉了，没有人想与我说话。"经询问，Paul 承认在聚会期间或之后没人说任何关于他行为的负面言语。

事后加工　　　治疗师指出事后加工对其情绪上的影响。他建议当 Paul 发现自己在脑海中回想社交事件时，就起床去做其他有用的活动。如果之后他继续有消极想法，可以做一个想法记录。

认知重建和暴露　　　接下来两次治疗用来检查 Paul 关于社交的恐惧。Paul 的信念是他必须聪明且有趣，从而让人们喜欢他，但这两者他都不具备，他认为他的害羞是他失败的表现。治疗师就和 Paul 一起工作去挑战所有的这些想法。

识别安全行为　　　当治疗师回顾 Paul 的社交时，有一个情境变得清晰起来，就是当 Paul 发起话题和问问题时，他很少暴露任何感受或体验。Paul 的恐惧是如果人们真的了解他，尤其是如果知道了他的弱点，他们就不会喜欢他了。治疗师对 Paul 提出，是这个想法而不是社交技能缺陷可以来解释他的社交困难。避免自我暴露是另一个安全行为。治疗师让 Paul 在每一次交谈中务必暴露一些关于自己的事，这让 Paul 非常焦虑，然而他同意尝试着去做。

第 15—19 次治疗

在下一次治疗中，Paul 说他感到比之前好多了。他对工作的焦虑减少了，尽管老板还是挑剔的，但 Paul 把老板的反馈看得不那么针对他自己了。他仍然对在谈话中说任何私人的事情感到焦虑，但却尝试着越来越多地去做这件事。他和同事有了一些得体的交往，然而，他还是感觉自己很糟糕，而且他的头脑中经常有些声音告诉他自己是多么失败。

自动想法　治疗师要求 Paul 写下那些内在的声音，Paul 写道：

"你在交谈中令人厌恶。"
"你是懒惰的，你不专心。"
"你没有去任何地方或完成任何事。"
"你和别人不好。"
"你的生活没有任何意义。"
"你是无用的。"

理性反应　治疗师注意到这些想法具有非常苛刻和非黑即白的特征。他和 Paul 一起回顾相反的证据，包括 Paul 在学校和他的事业上多么努力、他的显著的成就以及他所有的关系。Paul 说当他知道这些想法某种程度上被夸大时，他仍感到被它们所困扰。

针对消极想法的暴露　治疗师建议他们采用另一套方法来对这些想法做工作。他建议 Paul 在治疗中重复大声地读出这些想法。一开始 Paul 似乎有一点自我意识并且感到很尴尬。然而，重复到第四次时他的声音沉下来，变成一种带着愤怒和讽刺的不熟悉的声调。治疗师清楚是一种情绪记忆表现出来了。Paul 继续大声重复读出这些想法大约 5 分钟，在这段时间里他的声音恢复正常的声调并且他的情绪渐趋平静了。在之后对练习的讨论中，Paul 说开始几次重复后他的焦虑水平显著上升，但最后他渐渐冷静了且那些话开始不再能激惹他。

图式重建　　　治疗师和 Paul 一起把这些想法背后的声音称为"批评家"。他要求 Paul 继续做暴露练习，如发起谈话、说关于自己的事情以及放弃在工作任务中做过多的努力，每天早上向自己重复这些想法 10 分钟。在下一次治疗中，Paul 说大声重复"批评家"的谴责非常有帮助。在这周结束的时候，他能看到它们是多么不合理。他承认那个声音的语气与他记忆中他是个孩子时父亲的声音一样。他继续说他意识到造成他和老板相处如此困难的部分原因是老板的指责与父亲的指责非常相似，以致以往那种不足的感觉在他身上复活了。尽管如此，他仍然觉得那个批评者的声音非常有力量。作为作业，治疗师要求 Paul 记下任何那个批评者的声音变得活跃的情境。在下一次治疗中，Paul 说他和来自他母亲家庭那边的表兄（弟）以及他的妻子进行了一次电话交谈，他们住在家乡。他感觉谈话是僵硬而笨拙的，且那个批评者之后插话告诉他谈话进展得如何糟糕。治疗中大部分时间放在了挑战批评者的声音上。

认知重建：定点—反定点　　　由于 Paul 认为这些消极想法在第一回合的理性反应上没有减少太多，所以治疗师采用"定点—反定点"（point-counterpoint）技术。在每个理性反应回合后，要求 Paul 评估他在多大程度上仍认为这些消极想法是真的。只要有些信念遗留下来，就要询问 Paul "现在那个批评者会说什么"，写下新出现的消极想法，然后挑战它。重复这种练习直到 Paul 想法中的情绪信念大多被消除。表 5.9 显示完整的练习。

注意的焦点　　　在回顾他和 Paul 所做的事情时，治疗师指出那个批评者的完美标准驱使 Paul 不断地注意和评估他的表现是否有任何可能的瑕疵。这使他的焦虑水平上升并且让他认为自己失败了。然而，当他把注意力转向交往的目标时（在电话交谈中，交流对他表兄弟的关心和关注彼此的生活），似乎他是成功的。治疗师建议 Paul 开始以与他人相处的目标为基础关注和评估他的表现，而不是以他自身的行动和/或焦虑迹象为基础。

表 5.9　关于 Paul 与其表兄弟电话交谈的定点－反定点练习

批评者的评论	理性反应（对消极想法的相信程度）
"哈！你认为那样是好的交谈？" "它只不过是一堆陈辞滥调而已。"	"它不完美，但多数交谈也是不完美的，尤其是和几年没见的人交谈。我不太了解这些表兄弟，我对他们的生活不是很了解。"（80%）

续表

批评者的评论	理性反应（对消极想法的相信程度）
"你在交谈中令人厌恶。" "你说的每件事都有礼貌而且很熟练。你却不记得他们孩子的名字。"	"许多交谈都像那样——礼貌而熟练。和他妻子的交谈良好——通过询问关于她的儿子的事吸引了她。她不知道我不记得她儿子的名字。" "我在交谈中不令人厌恶，其他人只是加入进来。我的表兄弟不是一个健谈的人。问题是我认为自己令人厌恶（如同批评的声音）。"（50%）
"你甚至不会说家乡话了。"	"是的，我的家乡话的确有所退步，但我还是会说的。他们对此也习惯了，我们甚至会拿这开玩笑。"（40%）
"是的，我之前听到过。你提出了一些好的观点，但归根结底是你在交谈中令人厌恶。如果不是这样，这也不会是一个问题。"	这就好像你在不断地唠叨空了一半的玻璃杯似的，不是每一次交谈都必须完美的。表兄弟接到我的电话就已经很开心了。我的温暖的反应对他们来说就足够好了，是你在追求完美。"（20%）

图式重建　　　　　　下一次治疗的大部分时间用来回顾 Paul 当前的社交互动。然而，Paul 说他认为最近他正在做的治疗——考虑他父亲对他自尊的影响是有帮助的，他想继续沿着这条线治疗。治疗师建议 Paul 尝试写两封信给他儿童时期的父亲。第一封是来自作为成年人的 Paul，第二封是来自他的叔叔。

想象性修改脚本　　　Paul 在下一次治疗时带来了他写的信。治疗师要求他想象他的父亲正坐在一把空椅上面对着他（就像他还是个男孩时他知道的父亲那样）。然后他大声向他的父亲读每一封信。第一封信表达了他对父亲的爱，还说出 Paul 多想取悦父亲以及父亲的批评多伤害他。然而，来自叔叔的信则更感动些。它以对父亲的尊重为开端，但接着富有表现力地说叔叔对父亲是如何对待 Paul 的观察以及叔叔观察到的影响。在这次治疗结束时，Paul 说他发现写和读这些信件是困难的，同时又是很有帮助的，这些信件能让他了解批评者的声音更多的是和他父亲不合理的期望有关，而不是与他自身任何的失败有关。

第 20—24 次治疗

图式加工在当前　　　在接下来的几次治疗中，Paul 和治疗师继续就暴露练习和对批评者声音进行
情境中的应用　　　认知挑战。在写了两封信的练习之后数星期，Paul 与他的老板有了一次交流。老

板返还了一份带有大量修改要求的文件。Paul 第一次向老板说了一些话，他说老板在修改时要求的和最初给他的要求有很大不同。老板承认在这点上 Paul 是对的。老板还说他知道自己有时很苛刻，但觉得这是工作的需要。Paul 很高兴能从老板那儿得到这么多的认可。治疗师反馈说，尽管他没有特地与 Paul 在坚持主张这件事上做工作或提出建议，但似乎最近一些关于他父亲的谈论使得 Paul 能在这种情境中为自己辩护了。

第 25—42 次治疗

延长的治疗　　　　Paul 现在感觉好多了，他不再感到抑郁，对工作的焦虑明显降低，虽然他认为还有很长的路要走，但与其他人在一起时已经感到舒服多了。他说他想继续在他的社交恐惧上做工作，包括约会，但他想减少治疗频率。考虑到 Paul 已获得的进步，治疗师同意两周会见一次。

逐渐减少治疗频率　　　Paul 和治疗师会见了 10 个多月，最后把见面的频率改为每月一次。

暴露　　　　　　暴露练习包括针对 Paul 与有吸引力的女性谈话以及通过社交网站与女孩约会。

　　　　Paul 继续进步着。到治疗结束时，他开始固定地与在网上结识的女性约会。他不再对工作感到焦虑，但他决定不想再为现在的老板工作，他开始申请其他职位。他觉得他现在可以"独立飞翔"了，治疗师同意了他的打算。

结束治疗　　　　治疗师和 Paul 讨论了将来可能的压力来源，并回顾了 Paul 认为有帮助的技术。治疗师告诉 Paul 如果将来有需要时，可以再联系他，随后结束了治疗。

工具表 5.1 社交焦虑的起因

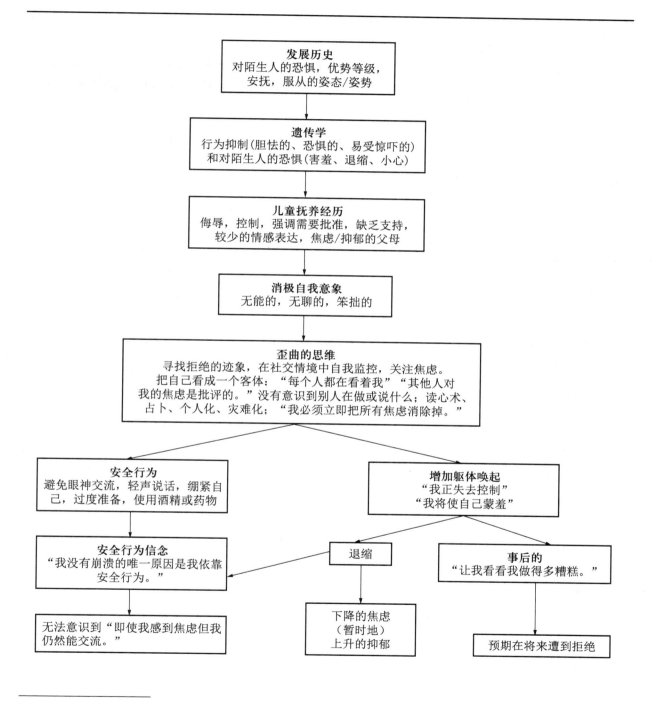

引自《抑郁和焦虑障碍的治疗计划与干预方法》第二版（The Guilford Press，2012）。

工具表 5.2　社交焦虑问卷（SAQ，患者使用）

患者姓名：_____　日期：_____

　　以下列出的是通常使人焦虑的社交情境。请评定在每个情境中你感到何种程度的焦虑。如果有一个情境是你回避了的，请评定假设你在该情境中的话，你认为你会感到何种程度的焦虑。请添加任何能引起你焦虑的其他社交情境。

情境	无（0）	一些（1）	中等（2）	非常（3）
在他人面前说话	_____	_____	_____	_____
参加聚会	_____	_____	_____	_____
会见陌生人	_____	_____	_____	_____
开始一次交谈	_____	_____	_____	_____
不同意某人的看法	_____	_____	_____	_____
在工作中与上级说话	_____	_____	_____	_____
邀请某人参加约会	_____	_____	_____	_____
看某人的眼睛	_____	_____	_____	_____
参加工作会议	_____	_____	_____	_____
在他人面前吃东西或喝东西	_____	_____	_____	_____
在他人面前写字	_____	_____	_____	_____
请求帮助或指导	_____	_____	_____	_____
他人在场时使用公共浴室	_____	_____	_____	_____

其他：

_____　_____ | _____ | _____ | _____

_____　_____ | _____ | _____ | _____

引自《抑郁和焦虑障碍的治疗计划与干预方法》第二版（The Guilford Press，2012）。

工具表 5.3　社交焦虑障碍评估：
测验分数、物质使用、既往史、治疗进展和建议

患者姓名：_____　日期：_____

治疗师姓名：_____　完成治疗次数：_____

测验数据 / 得分

社交焦虑问卷（SAQ）_____　　　贝克抑郁量表（BDI- Ⅱ）_____

贝克焦虑量表（BAI）_____　　　婚姻适应量表（DAS）_____

大体功能评定量表（GAF）_____

其他问卷（具体）：_____

药物使用情况

当前药物治疗（包括用量）：_____

_____

既往药物治疗（包括用量）：_____

_____

当前酒精或其他物质的使用（记下种类和数量）：_____

既往酒精或其他物质的使用（记下种类和数量）：_____

_____

_____

病史（只对初始访谈者）

既往焦虑发作（指出特征）：

发作　　　　　　　持续时间　　　　诱发事件　　　　治疗

既往抑郁或其他精神障碍的发作（指出特征）：

发作　　　　　　　持续时间　　　　诱发事件　　　　治疗

引自《抑郁和焦虑障碍的治疗计划与干预方法》，第二版（The Guilford Press，2012）。

治疗进展（治疗过程中的评估）

完成的暴露：_____

_____

_____

仍回避的情境：_____

_____

_____

遗留的安全行为：_____

_____

_____

需解决的认知歪曲：_____

_____

_____

建议

药物评估或再评估：

增加服务强度：

行为干预：

认知干预：

人际干预：

婚姻／夫妻治疗：

其他：

工具表 5.4 社交焦虑情境列表（患者使用）

患者姓名：_____治疗周次：_____

　　请列出所有你习惯回避或让你焦虑的社交情境。在第二列中记下你是否回避这个情境，在第三列中记下在此情境中你感到（或将感到）的焦虑程度，从 0（不焦虑）到 10（最焦虑）。

社交情境	回避？（是 / 否）	痛苦程度（0 ～ 10）

引自《抑郁和焦虑障碍的治疗计划与干预方法》第二版（The Guilford Press，2012）。

工具表 5.5 社交焦虑患者安全行为调查问卷

患者姓名：＿＿＿＿＿＿＿ 周次：＿＿＿＿＿＿＿

　　请列出你为了减轻焦虑在社交情境中所做或回避做的任何行为。你可能有的减轻焦虑的行为，例如紧紧握住玻璃杯以致没有人看到你的颤抖，或坐在教室后排以致没有人看着你。你也有可能回避某些行为，例如向陌生人介绍自己或不赞同某人。在第二列中，请记下如果你改变这种行为，你将感到何种程度的焦虑，从 0（不焦虑）到 10（最焦虑）。

安全行为	痛苦程度（0～10）
所做的行为：	
所回避的行为：	

工具表5.6　关于社交焦虑障碍的知识信息（供患者使用）

什么是社交焦虑障碍（SAD）？

SAD是个体对一种或多种社交情境的恐惧。通常的恐惧情境包括公开讲话、会见新人、出席聚会、邀请约会、在公开场合吃东西、使用公共厕所、与权威人士说话以及不同意他人的意见。

罹患SAD的个体害怕他们的社交行为会让他人认为他们不好。他们经常恐惧他人会看到自己一些焦虑的迹象，例如脸红、颤抖或出汗。患有SAD的人通常都试图远离让他们感到焦虑的情境。当他们不能避免一个情境时，他们倾向于感到非常焦虑或尴尬，有时甚至可能有惊恐发作。SAD是害羞的一种严重形式，会干扰人们的生活。有时这些问题较小，比如不能在班级里大声说话，有时问题非常严重。患有严重SAD的人往往缺少朋友，感到长期的孤独，并且在学业或工作上很难达到他们的目标。

谁会罹患SAD？

SAD是非常常见的。超过1/8的人会在他们人生的某些时刻遭受SAD的痛苦。更多的人带有害羞的症状，但没有严重到符合SAD的诊断。SAD通常始于青少年早期，也可能会开始得更早。如果患者没有得到及时的帮助，这个问题可能持续数年。

什么引起了SAD？

许多因素对SAD的发展和持续有影响：

● 遗传学：患有SAD的人往往有焦虑或害羞的亲戚。

● 先前的经历：许多患有SAD的人通常有尴尬或羞耻的经历。这导致他们害怕同样的事情再次发生。和父母亲、其他家庭成员和／或同伴一起的负性经历都可能影响到社交焦虑的发生。

● 消极想法：患有SAD的人往往对在社交情境中将会发生的事情有消极期望。常见的想法是"我想不出要说什么""我会愚弄我自己"和"人们将会看到我是焦虑的"。他们还倾向于有无法达到的标准，例如"我应该永不焦虑"。

● 引自《抑郁和焦虑障碍的治疗计划与干预方法》第二版（The Guilford Press, 2012）。"你必须是美丽的和聪明的以让人喜欢"或者"我必须得到每个人的认可"。通常他们对自己持有消极信念，例如"我是无趣的""我是古怪的"或"我和其他人是不同的"。

● 回避：患有SAD的人经常回避让他们害怕的情境。这让他们在短时间内感到不那么焦虑。在长时间里，回避行为使他们无法认识到他们的社交恐惧是夸大的，这个认识会使他们持续感到焦虑。

● 安全行为：有时他们会加入社交情境，但会做特定的事情试图避免可能发生的尴尬，例如不问问题或紧紧抓着玻璃杯以致没人会看到他们的手在颤抖。这些"安全行为"像回避行为一样会让人们认识不到他们在社交情境中其实是不需额外的努力的。

● 社交技能缺乏：一些患有SAD的人从来没有机会学习社交技能，这会导致他们在社交情境中出现问题。其他患有这一障碍的人虽有较好的社交技能，但因为太过焦虑以致运用这些技能有困难。

认知行为治疗如何对SAD起作用？

认知行为治疗有助于你改变引起恐惧的信念。治疗师将会教你如何识别自己的消极想法并且更实际地思考社交情境和你自己。治疗师还将帮助你逐渐地面对你在过去曾经害怕的情境。这使你发现你的恐惧通常不会实现，并且任何可能发生的负性事件的结果并不是那么糟糕。随着时间的推移，你可能会感到焦虑减轻了且你会变得更

引自《抑郁和焦虑障碍的治疗计划与干预方法》第二版（The Guilford Press, 2012）。

加自信。此外，如果需要的话，你的治疗师会教你社交技能和放松的方式。

许多研究表明大多数接受认知行为治疗的 SAD 患者感到焦虑减轻。即使在治疗停止后还将继续感到好转。

治疗持续多久？

对于轻度到中度 SAD 的人，通常 16 ～ 20 次治疗是足够的。仅对一种社交情境（如公开讲话恐惧）的人们可能需要更少的治疗次数。伴有更严重症状的人可能需要更多的治疗次数。

药物治疗有帮助吗？

研究证明有几种不同类型的药物对 SAD 是有帮助的，你的内科医生或精神科医生也许会建议你选择药物治疗。药物治疗在初期时可能让患者的症状有更快速的缓解，然而认知行为治疗已经被发现至少与药物治疗一样有效并且能提供更好的长期效果。

作为患者的义务是什么？

许多人在治疗初期感到焦虑，害怕在治疗中尴尬或被评价，不知道是否能得到帮助，这些问题都是常见的。所以你不得不做的事就是愿意尝试接受治疗。你的治疗师将教给你一些你做了能得到帮助的事，并且要求你在治疗期间加以练习。早期的练习是十分简单的，但随着你感到越来越舒服，它们将变得越来越具挑战性。你在这些练习上做得越多，你的 SAD 就越可能好转。

第六章

创伤后应激障碍

描述和诊断

症状

根据定义，创伤后应激障碍（posttraumatic stress disorder，本章缩写为 PTSD）是一种对创伤性事件的反应。典型的创伤性事件包括战争、性或躯体攻击、严重的事故、灾难、拘禁或拷打，以及得知被诊断为威胁生命的疾病。

PTSD 的主要症状是创伤性事件的闯入性回忆。这些闯入性回忆可能以重现的记忆、噩梦或闪回（在闪回中患者感觉自己又一次身临创伤性情景）的形式出现在大脑中。另外，罹患 PTSD 的个体倾向于回避内心或外界的与创伤相关的线索，这种回避通常会导致情绪麻木或脱离的感受。他们也体验到了持续的警觉性增高，这又导致患者处在慢性愤怒、失眠、注意力不集中和不断地感觉到危险的状态中。

为了正确地做出 PTSD 的诊断，经历创伤性事件的个体必须体验这些症状至少 1 个月。如果症状持续时间少于 3 个月，该障碍被描述为"急性 PTSD"，否则，被描述为"慢性 PTSD"。如果症状是在经历创伤事件 6 个月后才出现，该障碍就被描述为"延迟发作性 PTSD"。那些经历创伤事件一个月内表现出类似症状的个体，如果他们也表现出了明显的功能损害至少持续 2 天，则被诊断为急性应激障碍。

关于目前 PTSD 诊断标准的详细描述请参考 DSM- Ⅳ -TR（American Psychiatric

Association，2000）。

患病率和生命过程

大约 60% 的男性和 50% 的女性报告在他们的一生中至少经历过一次创伤性事件（Schnurr，Friedman，& Bernardy，2002）。然而，他们中只有少数人发展成为 PTSD。在一个社区样本中估计 PTSD 的终身患病率范围是 6.8% ～ 7.8%（Kessler，Berglund 等，2005；Mendes，Mello，Ventura，Passarela，& Mari，2008）。符合 PTSD 诊断标准的女性是男性的 2 倍（10%vs5%）。PTSD 最常见的触发事件，对于女性是性虐待，对于男性是战争（Mendes 等，2008）。研究发现，在被强暴的受害者中 PTSD 的发病率在 31% ～ 57%（Foa & Riggs，1994）。在战争退伍士兵中 PTSD 的患病率是 20%（Benish，Imel，& Wampold，2008）。其他比较普遍的应激事件是自然灾难和威胁生命的事故（Schnurr 等，2002）。

PTSD 可以发生在任何年龄段。通常症状在创伤后很快就表现出来，而且大多数符合急性应激障碍诊断标准的人将会发展为 PTSD。然而，一些人在经历创伤性事件后几个月甚至几年，才表现出来症状。例如，一项研究发现，46% 的 PTSD 患者在创伤发生后第一个月内并没有出现明显的症状（Kleim，Ehlers，& Glucksman，2007）。对于那些符合 PTSD 诊断标准的患者，大约有一半的人在三个月内症状会自行缓解。然而，对于其他一些患者来说，PTSD 的症状可能会迁延不愈（通常会持续许多年），而且会导致显著的远期功能损害（American Psychiatric Association，2000）。

已经有研究发现暴露于创伤的个体更容易发生 PTSD 的几个危险因素。直接暴露于事件当中，大规模的严重事件，较长的暴露时间和感知到了死亡的威胁都与 PTSD 发生的高风险相关。经历事件时的解离症状，比较严重的初始反应和事件后贫乏的社会支持也都是 PTSD 发生的危险因素（Schnurr 等，2002）。预测 PTSD 发展的病前因素包括经历创伤时较小的年龄、较低的文化水平、低智能、精神障碍家族史、既往精神疾病史、病理性人格、童年期灾难经历、和童年期的品行问题。控制事件类型的多项研究发现，女性发生 PTSD 的概率是男性的 4 倍（Schnurr 等，2002；Stein，Jang，Taylor，Vernon，& Livesley，2002）。

遗传学 / 生物学因素

发生 PTSD 的个体大约有 30% 的变异可以归因于遗传学因素。在一个孪生子研究中发现，罹患 PTSD 先证者的另一个孪生子也同时患有焦虑障碍。基因的作用被认为是在创伤事件的类型和严重程度、环境因素、以及人格因素的因果途径中起调节作用（Stein 等，2002）。

Leahy（2009）曾经提出了一个 PTSD 模型并认为，在人类种族进化的过程中，个体回避与之前创伤性事件相关线索的倾向充当了一种适应功能：回避与之前威胁自我和他人的创伤有关联的地方和情景将会增加个体幸存的机会。当个体在经历创伤之后启动了这个普遍的基因倾向来决定他的行为，而不是基于对目前危险的现实性评价来行动的时候，PTSD 就发生了。

共病

共病是一个评价尺度而不能排除 PTSD 的诊断，罹患 PTSD 的人群中，88% 的男性和 79% 的女性都报告至少还患有一种其他的精神障碍（Dunner，2001）。事实上，59% 的男性患者和 49% 的女性患者都符合三种或更多种现患诊断。在战争退伍士兵 PTSD 患者中，共病的发生率是 98.9%（Schoenfeld，Marmar，& Neylan，2004）。

抑郁症，物质滥用和其他焦虑障碍是最普遍的共病诊断。在罹患 PTSD 的人群中，抑郁症的发生率大约是 48%，大约 78% 的共病抑郁症是紧随着 PTSD 首发而发病的。在罹患 PTSD 的患者中，有 51.9% 的男性和 27.9% 的女性被发现有酒精滥用，同时 34.5% 的男性和 26.9% 的女性被发现符合其他形式的物质滥用诊断标准。55% 的罹患 PTSD 的患者被发现共病有其他形式的焦虑障碍（Dunner，2001；Schoenfeld 等，2004）。

通常，我们可以看到与 PTSD 相关的其他多种症状特征，包括强烈的内疚感、羞耻感、嫌恶感和 / 或绝望感、情感调节功能的损害，以及解离症状，包括人格解体和现实解体、强烈的愤怒和敌意、冲动和自毁行为、人际关系的损害、婚姻 / 伴侣的痛苦和性生活的困难、工作效率降低，以及躯体化主诉，诸如头疼、关节疼、结肠炎和呼吸道问题。

鉴别诊断

PTSD 必须要与适应性障碍相鉴别，鉴别要点是事件的事实特征。为了给出 PTSD 的诊断，事件必须符合极端性和创伤性的条件。就像上面提到的，对于那些症状表现极像 PTSD，但是在评估之前经历创伤性事件的时间少于四周的患者，急性应激障碍可能是一个更加合适的诊断。如果患者表现出了闯入性想法的症状，那么症状一定要与创伤有关，否则应该考虑强迫性障碍的诊断。同样地，强烈的闪回症状有时候很像与精神病性障碍有关的幻觉症状。然而，既然这些症状都与创伤相关，那么 PTSD 可能是更加合适的诊断。

在 PTSD 的诊断过程中，诈病（malingering）必须被排除掉，因为患者存在随时从 PTSD 中获益的可能性（例如，损害赔偿或退伍军人福利）。在这样的案例中，我们必须获得遭受创伤的证据，最常见的办法是从警察或军队的档案记录中寻找。更加宽泛的评估，包括明尼苏达人格问卷第 2 版（MMPI-2）的使用，可能是合适的。我们也可以在患者的临床报告中抓住一些线索。如果患者急切地或轻松地讲创伤的经历（更加普遍的表现是回避与创伤有关的线索），或者如果患者报告的创伤是模糊的和非特定的，那么临床医生应该警觉地考虑到诈病诊断的可能性。图 6.1 是一个 PTSD 的诊断流程图，提供了很多鉴别诊断的思路。

认知行为对创伤后应激障碍的理解

行为因素

PTSD 的行为取向的概念化是基于 Mowrer（1960）提出的焦虑二因素理论。按照这个模型，在经历创伤性事件期间，个体体验到的焦虑和其他情绪与个体在

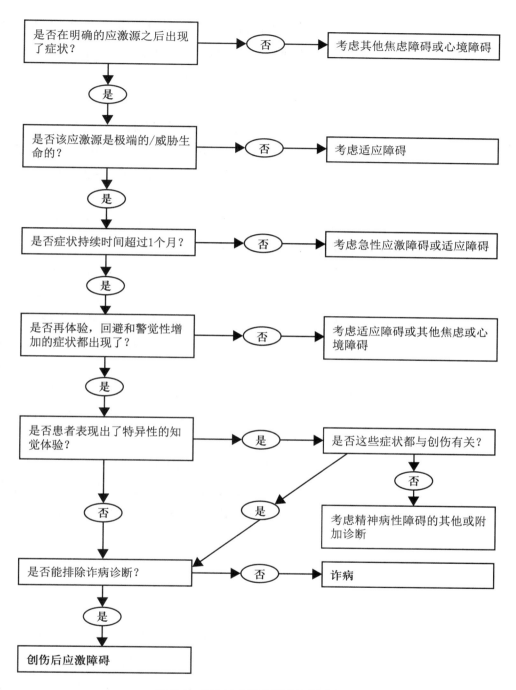

图 6.1 创伤后应激障碍的诊断流程图

创伤时所产生的视觉、听觉和其他感觉记忆发生了联接。这个过程构成了一个经典条件反射。因此，当遭受创伤的个体在事件发生之后再一次遭遇应激的时候，这些创伤性视觉、听觉和其他感觉记忆材料就变成了激发焦虑的线索。能够诱发焦虑的线索范围随着时间不断扩大，这主要归因于以下两个过程：① 泛化作用，与原初线索相类似的一些新线索也逐渐开始激发焦虑了；② 高级条件化作用，原来是一个中性的线索最后也成为激发焦虑的线索，因为它与能够引发焦虑的其他线索相关联。例如，一个遭受了强暴的女性，当她晚上一个人走回家的时候可能开始感到恐惧，这不仅仅是对晚上一个人走在外面（原初线索）害怕，而且是对任何黑暗的地方（泛化）都害怕。她也可能开始对她治疗师的办公室感到害怕，因为在那里她正在与治疗师讨论自己被强暴的事情（高级条件化）。我们应该注意，焦虑唤起的线索可能是外在的（地方，视觉的，听觉的），也可能是内在的（想法，记忆，躯体感觉或情绪状态）。

二因素理论的第二部分涉及回避。那些能够使经历过创伤事件的人们重新唤起的线索触发了焦虑，因此他们试图努力回避这些具有提醒作用的线索。当某个线索被回避掉的时候，当事人的焦虑水平就会下降。焦虑的减轻起到了奖赏和回报作用，增加了当事人在未来回避线索的可能性。这就形成了一种操作性条件反射。于是，回避的频率越来越多，最终成为一种应对策略。因为被回避掉的线索可能是心理内在的，诸如想法或情绪，所以回避可能导致情感麻木。酒精和药物通常被用来作为一种回避内在线索的方式，这可能会导致物质滥用或依赖现象。

回避行为有助于患者维持 PTSD 症状的持续存在，因为尽管回避可以在短期内减轻焦虑水平，但是它们阻止了当事人对触发创伤性记忆和情绪的线索的习惯化和适应。因此，物质滥用和其他形式的回避阻挠了创伤后的自然恢复过程。

认知因素

行为取向模型提供了针对 PTSD 的再体验和回避两个症状的解释。然而，由于这个模型不能够很好地解释该精神障碍的一个普遍现象，即再体验和回避 / 麻木两个症状经常反复地交替转换出现，以及该模型也不能很好地解释持续的警觉性增高这一症状，而一直受到批评。这个模型也不能解释很多 PTSD 患者报告的心理意义的改变感（Foa & Riggs，1994）。

Foa 和她的同事（Foa, Hembree, & Rothbaum, 2007；Foa & Riggs, 1994；Foa,

Rothbaum, & Molnar, 1995; Foa, Stetekee, & Rothbaum, 1989) 提 出 了 一 个 PTSD 的认知取向模型,该模型包含了行为模型的内容。他们提出,当个体经历一个创伤的时候,在他的记忆中就形成了一个"恐惧结构",该结构由三个部分构成:① 刺激(视觉,听觉,以及其他与事件相关的感觉);② 反应(对事件的生理和情绪反应);③ 与刺激和反应相关的意义。这个恐惧结构产生了一个逃离危险的程序。像行为模型那样,Foa 的认知模型也提出,与创伤相关的线索激活了这个恐惧结构——引发了创伤性记忆的再体验和反应,而且导致了回避这些线索的企图。

然而,Foa 的模型也强调恐惧结构心理意义部分的重要性。创伤性事件通常会破坏当事人最普遍拥有的几个假设和图式:①"这个世界是安全的。"②"事件是可以预测和控制的。"③"对我来说,极端的负性事件不可能发生。"④"无论发生什么事情,我都能够应对。"Foa 指出,当面临一个事件时个体的体验与其拥有的这些图式相抵触的时候,他自然就会对这些经验的意义进行解释。如果与创伤相关的意义(例如,"危险事件不可能没有征兆就发生","它们能在我身上发生"和"我可能无力应对")不能被现有的图式同化,那么当事人就需要改变所拥有的图式——这个修改图式的过程被称为"适应调节"(accommodation)。

解释创伤和修改现存图式的过程对于 PTSD 患者来说是困难的,因为内在"恐惧结构"的"意义部分"的激活也激活了该结构的"反应部分",这就会导致当事人表现出对与创伤相关的强烈情绪性反应的再体验症状。因此,当事人感觉到又被强烈的创伤性情绪淹没,他们试图努力阻止自己回想起与创伤有关的记忆。这种回避阻滞了创伤相关意义与现存图式的整合过程。然后,对所发生事件妥协的企图(导致了再体验事件的感受和情景)与回避掉创伤性记忆和负性情绪的企图之间一种交替发作的模式便形成了。按照 Foa 的模型,寻找创伤意义的需要与回避的需要之间的冲突性张力使当事人处于持续的警觉性增高的状态。再者,对于那些已经拥有关于他们自己和世界负性观点和情绪的创伤性当事人(通常是既往早年创伤的结果),新的创伤性体验可能会激活和强化原有的负性图式。总体的结果就是,紧随着的回避使发展更加适应性信念的过程被阻滞之后,淹没性的负性情绪就出现了。

Resick 和 Schnicke(1993)提出了一个更加精致的图式加工作用的理论来解释 PTSD。类似于 Foa 和她的同事所认为的那样,Resick 和 Schnicke 认为创伤性事件经常会损伤当事人通常拥有的关于安全和个人能力的图式。当事人的现有图式无能力吸收和同化创伤性体验的时候，他们就会趋向于回避或否认与创伤性事件有关的记忆或意义。例如，一位遭到熟人性攻击的女性可能会说发生的事情不是强暴，因为这不符合她头脑中关于强暴的解释模型：只有陌生人在晚上对一个单独在外的女性做了什么事情才能算强暴。还有一种可能性，当事人可能会过度调节他们的现有图式来适应创伤性经验，其结果导致了过度概括化，关于诸如安全、信任、控制权力、自尊、自责和亲密等主题的"全或无"的（黑白）信念。例如，还是上面那位女性，在被强暴之前，她可能认为自己的个人安全和自我保护能力都是非常好的，但是在被强暴之后，她可能突然认为自己经常处在危险当中，根本就没有能力保护自己不被伤害。因此，她可能会得出这样的结论，她应该回避所有潜在的危险情景，包括与男人任何亲密的接触。

虽然 Foa 等人与 Resick 和 Schnicke 的模型都强调信息的加工过程，也能够解释许多 PTSD 的症状，但还是有人认为这些模型不足以解释 PTSD 对记忆的影响（Brewin & Holmes，2003）。明确地说，PTSD 患者表现出了一种看似矛盾的现象，即过多地以闯入性意象和闪回出现的创伤相关记忆，同时又很难做到完整地和有条理地提取和回忆所发生创伤性事件的故事。

Brewin、Dalgleish 和 Joseph（1996）提出了一个记忆的双重表征理论（dual-representation theory）来解释 PTSD 患者发生的记忆障碍现象。他们提出了两个分离的记忆存储系统，它们在功能上是并行操作的。"言语通道记忆"（"Verbally accessible memory"，VAM）包括叙事和概念记忆，是以在其他自传式信息的环境中编码的记忆系统，因此 VAM 是被放置在个体的过去、现在和将来的时间框架之内的。"情景性激活的记忆"（"Situationally activated memory"，SAM）系统由感知记忆构成，其编码不是有意义的意识加工，也不是放置在概念或叙事的环境中。创伤性事件的强烈情绪抑制了在 VAM 系统中的完整编码，导致了不完整的叙事记忆结果。闪回和再体验的其他形式起因于 SAM 记忆系统中强烈的情绪性编码被激活。PTSD 的恢复过程被认为是 SAM 记忆被整合进 VAM 记忆系统的过程。一旦这个过程发生，创伤被回忆起来就主要通过 VAM 系统了。SAM 记忆仍然存在，然而通过 VAM 系统回忆创伤就可以抑制 SAM 系统，因此就可以减少再体验症状的发生（Brewin & Holmes，2003）。

Ehlers 和 Clark（2000）提出了一个 PTSD 的认知模型，该模型整合了信息加工模型和记忆模型。他们认为，当事件受害者以引起持续不断的威胁感的方式加工创伤的时候，PTSD 就发生了。该模型一共包括三个因素：① 对创伤及其后果的负性认知评价；② 创伤记忆的精细加工和语境化程度差，伴随着强烈的联想记忆和感知觉触发效应；③ 阻止创伤恢复的适应不良行为应对方式和认知处理风格。具体来说，罹患 PTSD 的个体倾向于对创伤发生的事实持有负性的解释（例如，"没有哪里是安全的，""坏事找上我是报应"），对 PTSD 最初的症状持有负性想法（例如，"我要发疯了，""我的内心完全死掉了，""我再也不能与人有联系了"），对其他人的反应也做负性解释（例如，"人们认为我是个弱者，""我不能信任何人了"），对创伤的现实后果也做负性解释（例如，"我的身体全毁掉了，""我再也不能过正常的生活了"）。创伤期间当事人"精神失败"（mental defeat）的体验（例如，产生了这样的失败信念：我完全失去了所有的个人控制和自主能力。）一直都是 PTSD 发生的强大预测因素（Kleim 等，2007）。

　　和 Brewin 与 Holmes（2003）的模型类似，Ehlers 和 Clark 的模型都认为，来源于创伤的刺激和反应的强烈联想记忆不能够完全与当事人原有的自传体记忆整合在一起，其结果就是导致了与创伤性记忆相关的"当下"（nowness）体验。适应不良的应对方式包括压制想法、回避与创伤相关的情景和其他线索（例如，创伤发生的地点，与创伤相关主题的电视节目）、解离、使用酒精、使用毒品或药物、反刍思维、回避创伤前有意义的活动以及安全行为（例如，睡觉时床上放着刀以预防别人的攻击）。虽然这些应对措施可能在短期内减轻痛苦，但是它们同时也会恶化 PTSD 症状，阻止见证负性信念的不成立，以及不能把创伤安置在过去的记忆中的方式阻滞了创伤性记忆被整合进入自传记忆背景中，因此，它们实际上起到了维持目前危险感觉的作用。

　　Jackson、Nissenson 和 Cloitre（2009）也曾提出过一个"复杂 PTSD"的模型，该模型产生于当事人对创伤的持续暴露的情况下，诸如儿童虐待和战俘。他们认为，对于遭受此类创伤性事件的当事人来说，情绪管理的问题，包括愤怒，以及人际关系的问题，更多的是导致了 PTSD 患者的功能损害，同时也产生了再体验、回避和警觉性增高的症状（Levitt & Cloitre，2005）。

　　就以上引用的理论模型来说，Leahy（2009）认为，PTSD 可以被看作创伤之后当事人进行解释和反应的一套适应不良的"规条"。我们可以与患者讨论表 6.1 中的内容，它们描述了这些"规条"。基于以上所描述的模型概括，工具表 6.1（Leahy，2009）的内容描述和总结了 PTSD 的起源、加工过程和维持因素，该工具表可以作为患者使用的自助手册材料。最后，表 6.2 的内容举例描述了 PTSD 患者的歪曲性自动思维的类型、适应不良性假设和功能失调性图式。

表 6.1　PTSD 患者适应不良性"规条"

---

1. 因为有可怕的事情发生过，那么可怕的事情将会再次发生。
2. 意象和感觉是危险的征兆。
3. 你必须要阻止任何对发生过的事情的回忆。
4. 如果你感到害怕，那么可怕的事情又在发生。
5. 避免接触到能提醒你创伤的任何迹象。
6. 尽量使你感到麻木，这样你就不会感受到任何痛苦了。
7. 你的生活被永远地改变了。

注：改编自 Leahy（2009）。

表 6.2　PTSD 患者三种认知歪曲类型举例

歪曲的自动思维

"事情的发生是我的错误。"
"我应该阻止事情的发生。"
"我应该控制住局面。"
"我应该马上结束这种情况。"
"我是脆弱的。"
"我承受不了这些感受。"
"可怕的事情随时都会发生。"
"我现在处在危险中。"
"我不能放松警惕。"
"我控制不了这个局面。"
"我很无助。"
"你不能相信任何人。"
"没有人关心这些。"
"如果我需要的话，没有人会出现并帮助我。"

适应不良性假设

"由于我不能控制所发生的事情，所以试图去控制任何事情都是没有意义的。"
"因为我随时都处在危险中，所以我必须时刻保持控制权。"
"我必须时刻保持警觉。"
"如果我想到发生了的事情，我将会崩溃掉。"
"最好的办法是回避任何潜在的危险情境，而不是忍受危险。"
"所有的风险都是坏事情。"
"我不能再承受其他的丧失了。"

续表

功能失调性图式

"世界本来就是不可预测的和危险的。"

"坏事随时都可能发生。"

"你不能相信任何人。"

"我无力阻止灾难的发生。"

"我是一个坏人。"

"生活是没有意义的。"

"未来是没有指望的。"

创伤后应激障碍治疗效果研究

　　基于以上所描述的概念化模型，人们已经发展出许多不同的针对 PTSD 的认知行为治疗方法。这些具体的治疗技术和方法如下所列：

- **放松**：治疗师通过诸如渐进性肌肉放松技术，呼吸控制技术，和／或生物反馈技术来教会患者减轻躯体的紧张程度。
- **系统脱敏**：让患者在想象中反复暴露于创伤线索的短暂呈现，同时进行放松训练。
- **应激接种训练**：患者通过使用诸如肌肉放松、呼吸训练、引导性自我对话和思维叫停等技术来学会管理焦虑症状。
- **迁延暴露**：治疗师要求患者反复地和长时间地自我暴露于与创伤相关的记忆和其他线索，直到这些线索不再激发焦虑为止。
- **眼动脱敏与再加工（EMDR）**：治疗师要求患者回忆起创伤记忆的简短片段，并报告被激发的所有自动出现的想法和意象，同时指导患者进行眼球的左右运动。
- **认知重建**：治疗师教会患者识别与创伤相关的负性信念，并教会患者形成对自己体验意义的更加现实的评价。

一些治疗方案的设计包含了这些技术的组合。Foa、Rothbaum 和 Furr（2003）验证了暴露、应激接种训练和认知重建三种技术的不同组合。认知加工治疗（Resick & Schnicke，1993）包含了书写暴露练习和认知重建技术。Smucker 和 Niederee（1995）发展出了一个针对与乱伦相关的 PTSD 的治疗程序，该程序把想象暴露技术与想象改写技术组合在一起，要求患者重新想象创伤性事件并给予成熟的自我干预，首先是保护不成熟的自我，然后去养育不成熟的自我。Cloitre 和同事们（Cloitre, Cohen, & Koenen, 2006；Levitt & Cloitre, 2005）也提出过一个针对复杂的 PTSD 患者的治疗程序，该治疗包括两个步骤：① 使用根据应激接种训练和辩证行为治疗的技术改编的技术来训练患者情感调节和有效人际交往的能力（Linehan, 1993）；② 在想象暴露的同时使用认知干预技术。

研究结果

总体来说，研究显示认知行为治疗对 PTSD 来说是有效的治疗方法。Bradley、Greene、Russ、Dutra 和 Westen（2005）综述了 26 个研究发现，接受各种认知行为治疗技术处置的患者中，在治疗结束后有 67% 的患者不再符合 PTSD 诊断标准。这些治疗成功案例的创伤事件类型包括：战争，性和躯体攻击，童年期性虐待，机动车事故和政治暴力事件。与战争相关的 PTSD 被发现是最难治疗的创伤类型，在所有创伤类型分组中，与战争相关的 PTSD 患者的恢复率最低（Bradley 等，2005；Foa, Keane, Friedman, & Cohen, 2009）。

迁延暴露、认知重建、应激接种训练、EMDR 和认知加工治疗已经被证明要比等待控制（waiting-list controls）、常规治疗和 / 或支持性咨询对 PTSD 的治疗效果好得多。也有研究比较了认知行为治疗的这些不同技术形式，发现它们有着相同的疗效（Benish 等，2008；Bisson 等，2007；Foa 等，2009；Mendes 等，2008）。对两种技术的比较发现，认知加工治疗与迁延暴露技术有着相同的疗效结果（Solomon & Johnson, 2002）。有些研究发现，EMDR（Shapiro, 1999）与认知行为治疗的其他形式在疗效结果方面有微小的差异，然而，二者差异的方向不总是一致的（Lee, Gavriel, Drummond, Richards, & Greenwald, 2002；Taylor 等，2003）。

Foa 等人（2009）回顾性研究了各种针对 PTSD 的认知行为治疗方法的疗效

研究证据的质量。他们发现大量的高质量临床对照试验形式的研究证据强烈支持暴露技术。他们也发现了好的实证证据支持认知重建、认知加工治疗和 EMDR 技术。应激接种训练技术的研究结果显示不总是一致，但总体来说效果是正性的。在其他形式认知行为治疗的临床试验研究中，放松技术一直被用作控制条件，而且，当放松技术作为治疗 PTSD 的一个单独治疗（stand-alone treatment）方法的时候，其疗效结果是比较差的。系统脱敏疗法与其他形式的认知行为治疗方法相比较有很少的实证支持证据。没有什么证据支持团体认知行为治疗对 PTSD 有疗效。个体治疗被认为是可以选择的治疗形式。唯一一个例外的发现是将想象改写技术与睡眠卫生训练的方法结合起来作为团体干预的技术治疗与创伤相关的噩梦是有效的。创伤性事件的虚拟现实再构建一直是暴露技术的一种有效方式，然而直到今天，还没有发现有直接比较虚拟现实暴露与其他暴露形式之间疗效差异的研究（Foa 等，2009）。

拆分研究

EMDR 的拆分研究（Dismantling Studies）一直都发现在治疗中仅仅使用眼动技术不能提高疗效，其他的轮替刺激（诸如手指轻拍）也同样没有效果。学术界一直有分歧地认为 EMDR 的有效技术成分可能是想象暴露技术（Benish 等，2008）。

试图探索并发现暴露技术与认知重建技术分别在多大程度上对 PTSD 有疗效贡献的拆分研究一直都表现出一致的结果。Foa 研究小组设计了单独使用迁延暴露技术与迁延暴露技术联合认知重建技术或应激接种训练技术的疗效比较研究。单独迁延暴露与联合治疗的治疗效果一样好。想象暴露和现场暴露相结合的治疗技术要比单独想象暴露技术的疗效好。迁延暴露技术与认知重建技术都能使负性想法减少，反过来，这种情况能预测 PTSD 症状的改善（Foa 等，2003；Foa，Hembree，等，2005；Foa & Rauch，2004）。

研究发现，Foa 的治疗方案现在主要由迁延暴露技术构成，使用了一些简单的呼吸再训练技术，不使用明确的认知技术成分（Foa 等，2007）。然而，我们应该注意，Bryant 等人（2008）发现认知重建技术联合暴露技术要比单独使用暴露技术会产生更好的效果，甚至比联合使用躯体内感受暴露的效果还要好。他们指出他们的研究结果之所以不同于 Foa 等人研究结果的原因在于，他们在治疗中限制了对患者想法和感受的讨论，而暴露是唯一条件，相反，Foa 的治疗方案在每次暴露之后留有一定的时间对患者的感受和想法进行讨论。

Resick 的小组做过一个认知加工治疗的拆分研究，研究设计把完整的认知加工治疗方案与单独书写暴露技术和单独认知治疗技术的疗效相区别进行比较。这三个治疗条件都能减少 PTSD 和抑郁症的症状。然而，完整的治疗方案和单独认知治疗技术的疗效都优越于单独书写暴露技术的疗效（Resick 等，2008）。导致这种结果的部分原因可能是认知加工治疗方案中的暴露技术成分并没有包括现实情景暴露技术。

Cloitre 和同事比较了他们的治疗方案，即情感调节和人际关系技巧训练联合改良的迁延暴露技术的治疗方案，分别与其中任何一个技术单独使用的疗效。研究结果显示联合治疗方案比使用任何单独技术的疗效要好，而且能减少治疗的脱落率（Jackson 等，2009）。如上面看到的那样，这个治疗方案是为治疗复杂 PTSD 而设计的。Foa 等人（2009）警告说尽管技巧训练可以提高一些患者的疗效，但是当时并没有充分的证据支持情感调节和人际关系技巧训练适合所有的患者。

总的来说，现在的疗效研究文献认为，使用想象暴露和现场暴露技术、认知重建技术或联合暴露与认知重建技术的认知行为治疗方案把曾暴露于创伤当事人的核心恐惧结构作为治疗目标，都将会获得最好的治疗结果。情感调节和人际关系技巧训练技术可能对某些患者是有效果的，特别是对那些具有严重 PTSD 症状和忍受暴露有困难的患者。

评估和治疗建议

基本原理与治疗计划

为了与目前治疗结果研究文献的发现相一致，本章所描述的治疗工具包强调暴露技术和认知重建技术。应对技巧训练技术，包括情感管理和人际关系调节技术，作为备用技术被包括在治疗工具包中，以备根据患者的需要选择使用，但并不作为对所有患者常规使用的技术。由于单独暴露技术时常会导致显著的认知改变，认知重建常常被用来作为暴露技术实施之前准备患者的技术，并用这个技术来处理暴露技术实施之后余下的功能失调性信念。我们也推荐使用认知行为技术来帮助患者应对他们生活中涉及创伤性体验的问题。

大多数研究中，针对 PTSD 的认知行为治疗的次数在 8 ～ 12 次，每次治疗持续 60 ～ 90 分钟，治疗频率基本是每周 1 ～ 2 次（Foa 等，2009）。我们发现尽管这些研究所支持的技术都能在 45 分钟的治疗中被有效地使用，但是我们通常至少是在第一次暴露中进行 90 分钟的治疗。van Minnen 和 Foa（2006）报告了使用更短的每次治疗时间的研究，发现每次 30 分钟想象暴露的治疗效果与每次 60 分钟的治疗效果是一样的。按照这样的做法，我们发现对于大多数患者来说，每次治疗持续 45 分钟，一共做 12 ～ 20 次治疗就足够了。罹患严重或慢性 PTSD 的个体，一般都有多重创伤的经历，或者表现出明显的生活功能紊乱，他们可能需要更长程的治疗。

表 6.3 总结并概括了 PTSD 的一般治疗计划。

表 6.3　创伤后应激障碍总体治疗计划

- 评估
  - ❑ 测试和临床访谈
  - ❑ 考虑使用药物
- 适应治疗
- 技能训练（可选择）
  - ❑ 情绪管理
  - ❑ 人际关系技巧
- 暴露
  - ❑ 针对创伤性记忆的想象暴露
  - ❑ 针对内在和外界线索的暴露
  - ❑ 针对回避情景的现场暴露
- 认知重建
- 应对生活问题
- 结束治疗

评估

虽然有些 PTSD 患者为了治疗把他们的症状描述为是对具体创伤性事件的反应，但是更多的患者其实都呈现出焦虑、抑郁、物质滥用或生活问题的主诉，并且这些主诉看起来并不能显示出他们有过创伤性经历。这可能是因为他们意识不到症状与创伤事件之间的联系，或者是因为他们不愿意涉及讨论有关创伤的事情。

测试和临床访谈

对于评估有可能是 PTSD 患者的有用工具是自评问卷。PTSD 症状检查清单民用版（PCL-C；Weathers，Litz，Herman，Huska，& Keane，1993；参见工具表 6.2）是用来测量患者现存症状水平的最常用工具。该量表得分 44 分或更高分则提示极有可能符合 PTSD 诊断标准。我们也用 PCL-C 得分的变化来追踪评估治疗所取得的进展。

患者还应该填写一份标准的摄入性访谈工具表（参看第二章，工具表 2.1）。另外的自评工具和访谈评估可能会根据患者需要来选择，包括 BDI- II，BAI，MCMI- III，DAS 和 GAF。工具表 6.3 是被用来记录初始评估信息的，这些信息包括问卷或量表得分、药物使用、酒精和 / 或其他药物使用情况，以及创伤发作或精神障碍发作和治疗的既往史。该工具表也可能在后来的治疗中被治疗师用来标注治疗进程、进一步治疗的目标和治疗建议。

由于在就诊的人群中 PTSD 的发生率比较高，所有的临床患者，不管他们主诉的问题是什么，都应该在初始临床访谈中筛查创伤经历史。在标准的摄入性访谈中，治疗师应该向患者提问以下几个问题：

"你曾经经历过最痛苦的事情是什么？"

"你是否曾经感觉你的生活非常的危险？"

"你是否曾经被袭击或强暴过？"

"你是否曾经遭受过躯体或性的虐待？"

即使患者报告了最近遭受过创伤，临床医生也应该常规询问任何既往的创伤史。

一旦患者报告说经历过创伤性事件，治疗师首先应要求患者以开放的态度描述事件。甚至这个过程可能是具有治疗性的，因为这可能是患者首次在一个中立的和同情性的人际环境中讲述自己所遭受的伤害。

当患者讲述完自己的故事之后，治疗师应该询问被遗漏掉的事件和事件之后的所有细节，包括：① 事件发生时患者的生理和情绪反应；② 事件发生前、发生时和发生后，患者采取的选择点和行动；③ 附属于事件的意义，患者的反应和行为；④ 事件发生时和发生后，其他人对患者的反应；⑤ 触发记忆的线索；⑥再体验症状的特定性质；⑦ 所有的回避，包括情景回避，回避记忆、想法和 / 或情绪的企图，以及精神麻木；⑧ 生理性唤起的症状（失眠，惊跳反应等）；⑨ 经历创伤之后出现的在人际关系、学业或工作方面的功能损害。治疗师应该评估患者现存的社会支持系统，可能需要一次以上的治疗时间来收集全部详细的信息。

治疗师应该按照患者创伤扳机信息记录表（工具表 6.4）所列出的全部线索来询问触发患者创伤记忆的所有扳机信息。这个工具表既可用来列出既往触发患者创伤性记忆的线索，也可以记录下两次治疗会谈之间患者所经验到的任何扳机信息和闯入性记忆。

已经被诊断为 PTSD 的患者也应该接受共病的评估，包括抑郁症、其他焦虑性障碍和物质滥用。如果患者同时罹患严重的抑郁症以致有较高的自杀危险性或者不能主动参加治疗，在 PTSD 的治疗实施之前患者可能首先需要接受抑郁症的治疗。同时伴有酒精或药物滥用的 PTSD 患者应该被告知继续滥用物质会妨碍 PTSD 恢复的过程，而且会阻扰 PTSD 的治疗。尽管在开始 PTSD 的认知行为治疗之前没有必要要求物质滥用患者完全停止使用物质，但是治疗师应该鼓励这类患者停止物质的使用，以作为一种应对策略。

所有与 PTSD 相关的法律或财务问题都应该被考虑到，而诈病是要被排除在外的。治疗师应询问有关患者发病前功能水平的情况，包括患者的自我力量强度和脆弱性，以及它们的发展史。如果创伤涉及头部的损伤，那么需要评估患者可能的认知功能缺陷。

考虑使用药物

SSRIs 被认为是治疗 PTSD 的一线药物。帕罗西汀（Paxil）和舍曲林（Zoloft）是 FDA 批准的，可以作为 PTSD 的治疗药物。虽然 SSRIs 对 PTSD 患者是有益的，但是研究发现这些药物的治疗效果量（effect sizes）是中度，而且停止服药后的复发率很高。对于不能耐受 SSRIs 或其疗效不佳的患者，其他类型的抗抑郁药物可能是有效的（Davis, Frazier, Williford, & Newell, 2006；Schoenfeld 等，2004）。我们认为苯二氮卓类药物不是治疗 PTSD 的有效药物，而且这类药物能够阻扰暴露治疗（Cooper, Carty, & Creamer, 2005）。

PTSD 的药物治疗和心理治疗的治疗结果比较研究相当的少。有一项研究发现，治疗结束后 6 个月随访的结果显示认知行为治疗组要好得多（From mberger 等，2004）。还有研究发现，EMDR 的治疗要比氟西汀（Prozac）的治疗更有效（Bandelow, Zohar, Hollander, Kasper, & Moller, 2008）。给那些对暴露治疗无反应的患者增加帕罗西汀药物治疗并不能提高治疗效果（Bandelow 等，2008）。然而，给那些对舍曲林治疗反应差的患者增加认知行为治疗确实能在很大程度上减轻患者的症状（Otto 等，2003）。

这些研究结果支持所有 PTSD 患者都应该接受认知行为治疗。药物治疗在协同心理治疗效果方面可能是有帮助的，特别是对于那些有严重 PTSD 症状或伴有干扰心理治疗的共病情况（诸如严重抑郁症）的患者。所有的患者都应该接受教育，要认识到药物治疗是 PTSD 的一种治疗选择。

适应治疗

一旦建立了 PTSD 的诊断，患者应该接受到有关 PTSD 的心理教育，包括有关治疗的基本原理和治疗方式的选择（包括药物治疗）。心理教育本身通常就具有治疗效果，因为对于绝大多数患者来说，他们是第一次有机会去理解自己的症状，而且可以减轻他们对自己"发疯了"的恐惧感。患者被告知 PTSD 是个体对不寻常情景的一种普遍的反应，这种反应可能在我们的成长发展史上有其根源（Leahy, 2009）。与患者一起讨论有关治疗的基本原理，而且在治疗开始前让患者获得对治疗明确的知情同意，将会帮助建立和维持患者参加每次治疗的动机。工具表 6.5 是一个关于 PTSD 的教育讲义，可以把它发给患者使用。工具表 6.1 可以被用来阐述和说明 PTSD 的发展和维持因素。也可以用来与患者一起讨论表 6.1 的内容。关于认知行为治疗的讲义（第十章中工具表 10.1）也可能对患者是有帮助的。

技能训练

正如以上所说的，我们不能对大多数患者提供更宽泛的应对技能训练。然而，与 Foa 等人（2007）的治疗方案相一致的是，我们确实可以教会患者呼吸放松训练。我们教会患者在正常情况下用鼻子吸气，通过鼻子缓慢呼气的同时对自己说"放松"，然后在下次吸气之前停顿 4 秒钟。治疗师指导患者每次进行这个呼吸训练 10 分钟，每天可以训练 3 次。

对于那些罹患复杂 PTSD 或严重 PTSD 症状的患者，和 / 或那些不能忍受暴露练习的患者，其他的技能训练可能对他们有效。情绪管理技能包括情绪的觉察，情感表达、渐进性肌肉放松、转移注意力、奖赏计划 / 获得安排、自我抚慰和冥想训练。对于那些有解离体验症状的患者，"着陆"（grounding）技术可能对他们是有用的，即治疗师要求患者将注意力聚焦于在治疗室当下的感觉体验中。例如，治疗师要求患者描述当时在治疗室中他们看到的事物，或要求患者触摸当时治疗室中的各种物体并描述他们当时的感觉。

训练情绪管理技能的目的是增加患者在管理自己感受时的自我效能感，这能使他们在面临暴露期间体验强烈情绪的风险时变得更容易些。最后，不管怎样，所有的患者都必须通过暴露练习认识到，被自己的记忆所触发的焦虑和其他情绪不是危险的，并且学会不使用任何应对或回避行为就可以平息它们。

一些患者在人际关系中会表现出明显的功能损害。这些问题可能包括过度的愤怒，很难相信别人，很难寻求帮助和不擅于表达需求或愿望。沟通和果敢自信训练技术及在人际交往中使用情绪管理技能可能会帮助这些患者取得效果。特定社交互动情景的角色扮演技术可能对他们也是有帮助的。

暴露

暴露的主要目标有三个：① 创伤性记忆；② 触发焦虑和再体验的其他内在和外界线索；③ 回避的情境。如果患者能够针对全部三个目标完成暴露，那么将会获得很好的结果。

针对创伤性记忆的想象性暴露

针对创伤性记忆的暴露是在治疗室中进行的。首次暴露治疗通常安排 90 分钟，目的是让患者有足够的时间来习惯和适应暴露程序。治疗师要求患者找到一个感到舒服的姿势并闭上眼睛，让患者以现在时态讲述创伤性经历，同时在头脑中想象所经历的画面。治疗师要使用录音设备记录患者讲述的经过。治疗师的任务是指导想象和提问，它承担着两个功能：① 让患者聚焦创伤经历的细节（诸如具体的情景、声音、味道和其他感受性体验，以及情绪和内在躯体性感受）以便完全激活记忆；② 确保所有创伤性经历有意义的细节都被涉及并包括进来，并且没有被回避掉。在患者反复重述创伤性经历期间，治疗师反复要求患者按照 0 ～ 10 分的度量（也可以使用 SUDs 度量，参见前面的描述）来评估他们感受到的痛苦水平。

暴露治疗中的第二步是让患者听创伤性经历故事的录音，让患者闭上眼睛，并尝试在想象中"重现"创伤性体验和经历。在这个过程中，要求患者再一次进行 SUDs 度量的评估。要求患者反复听录音，直到 SUDs 度量评分开始下降为止。理论上，患者应该持续进行想象性暴露技术直到 SUDs 度量的评估得分至少下降一半为止。对于那些经历了复杂创伤和涉及经历了多重创伤性事件的 PTSD 患者，把创伤性故事分成几个部分，并且用几次治疗的时间来讲完整个创伤性经历故事可能是必要的和明智的。

暴露治疗的关键点是，在患者体验到焦虑水平下降之前是不能终止暴露技术使用的。这里有两个重要的理由。首先，在患者感受非常痛苦的时候终止暴露技术只能起到加强记忆与情绪痛苦之间联结的作用。其次，让患者在暴露期间第一次体验到痛苦减轻的经历通常是一个非常有效的事件。患者往往存有一个非常矛盾的信念，聚焦记忆将会让自己感觉更加焦虑，同时聚焦记忆的结果又能提供给他们继续暴露工作的动机。

经历过首次暴露性治疗，治疗师要安排患者听创伤性故事的录音作为家庭作业。治疗师应要求患者每天至少安排出 45 分钟来完成这个家庭作业，反复听录音直到有一天 SUDs 度量评估得分下降一半为止。随着患者症状的改善，通常想象暴露的时间用不了 45 分钟 SUDs 的水平就会下降。每次想象暴露技术操作的结果都被记录在想象暴露技术操作记录工具表（工具表 9.1）中。

在首次暴露治疗之后，如果患者能够成功地完成想象暴露家庭作业，每次暴露治疗的时间通常会被减少到 45 分钟。在后续的每次治疗中，应该对患者重述创伤性记忆过程进行反复录音，因为患者的回忆性重述可能一次比一次更加详细，而且有细微的差别。另外，聚焦患者故事中的一些"热点"也是非常有用的。这些"热点"可能是那些触发患者特定强烈情绪的记忆部分。治疗师可能会要求患者在治疗和家庭作业中，都要反复地倾听创伤性记忆中的某一个"热点"片段。所有那些"热点"都应该是想象性暴露的目标，直到患者能够在讲出完整创伤性故事任何一段的时候，不再体验到明显的焦虑为止。工具表 6.6 通常由患者使用来记录他们那些"热点"以及相关的情绪和认知信息。

患者除了大声讲出创伤性故事之外，还需要书写创伤经历，涂画创伤意象和 / 或观看包含有创伤相关影像的图片或电影。治疗师与患者也可以使用虚拟现实重构的技术。

针对内在和外界线索的暴露

那些对特定线索产生焦虑反应的患者应该在治疗中对这些线索进行暴露操作。例如，治疗师应该要求那些因心率加快而触发焦虑的患者，在适当的情况下跑足够长的距离以便提高他们的脉搏率，并反复这样做直到他们的焦虑水平下降为止。那些有虚弱或头晕眼花体验的患者可能在治疗师的协助下进行过度换气和 / 或适当的卧床休息。那些有解离症状体验的患者可能会被治疗师要求模拟表现出这些解离体验以达到暴露的目的。在镜子前盯着镜子里的自己或盯着墙上的某一个点 2 分钟可能会诱发产生人格解体的感受。盯着日光灯看 1 分钟，然后尝试去阅读，可能模拟出现实解体的感受。

同样地，对于那些通常由外界线索（诸如特定的光线，声音和 / 或气味）触发创伤性记忆的患者，治疗师会要求患者针对这些线索进行暴露练习。例如，那些听到直升飞机的声音就感到焦虑的经历过战争的退伍老兵，在治疗中治疗师可能会要求他们针对直升飞机飞行声音的录音进行暴露练习。针对内在和外界线索的暴露练习首先应该在治疗中开始，等患者基本熟悉和掌握了暴露程序之后，治疗师可以安排患者在两次治疗之间将此暴露练习作为家庭作业继续进行。

针对回避情境的现场暴露

在前几次想象暴露治疗之后，治疗师应该安排患者开始进行针对回避情境的现场暴露练习。当患者还在治疗中继续进行想象暴露的时候，现场暴露可以作为患者的家庭作业而进行。治疗师在每次治疗中应该留有一定的时间来讨论患者对现场暴露的体验，并且协商和安排接下来一周现场暴露的家庭作业。例如，在经历了一场车祸后，一位男士回避驾驶上路，治疗师安排他重新开始开车上路。还有一位因为遭受过性暴力而一直回避回老家的女士，治疗师安排她走出去看一看外面的世界。与想象性暴露一样，患者应该持续和反复进行现场暴露的练习，直到 SUDs 水平下降一半以及先前的回避情境所触发的焦虑程度变得比较低为止。

现场暴露通常可以作为家庭作业并不需要治疗师在旁边指导，特别是患者已经在治疗中熟悉和习惯了他们的创伤记忆和理解了整个暴露的过程之后。然而，有些患者的焦虑水平很高，当他们开始进行暴露试验的早期，另外一个人（诸如能支持患者的家人）陪伴在患者身旁是很有必要的，甚至有时候治疗师或经过培训的治疗助手陪伴在患者旁边也是很有必要的。

除了那些被患者回避的明显情境之外，治疗师应该指导患者关注那些为了减轻焦虑水平而表现出的行为。就像前面几章涉及其他焦虑障碍时描述的那样，患者的这些行为被称作"安全行为"。例如，一位在家中遭受过性暴力的女性，她开始在每晚睡觉前必须用家具把卧室门顶住。还有另一位患者，经历过一次飞行事故之后，他在每次乘飞机的时候必须靠听音乐来转移自己对惊恐感受的关注。工具表 6.7 通常被用来帮助患者识别出他们使用的安全行为。治疗师要帮助和指导患者放弃安全行为，让他们在暴露练习中直接感受自己的焦虑。

罹患 PTSD 的个体通常会发展出广泛的回避模式和安全行为。对于这些案例，有效的办法是与患者一起发展出一个从触发最低水平焦虑到最高水平焦虑的恐惧情境等级排列表，然后帮助患者以他们自己的方式从低到高逐步暴露这个等级情境。患者开始应该先从触发中等程度且能够忍受的焦虑情境开始暴露。一旦患者重复了足够次数的暴露，他们的焦虑反应水平就会相当大程度地下降，此时暴露的目标就要上升到更高一级的恐惧情境。在第九章中，我们对暴露程序进行了非常详细和完全的描述。患者要学会使用第九章中描述的工具表 9.2 来记录现场暴露的操作和过程。

认知重建

　　PTSD 的认知重建技术把患者与创伤相关的歪曲性自动思维、适应不良性假设和功能失调性图式都作为治疗目标。PTSD 患者最常见的自动思维歪曲方式是过度概括化、"全或无"思维和个人化。这些歪曲的思维方式反映出患者关于事情是"必须"的和"应该"的潜在假设以及关于自我和他人本质的核心信念。当面临一个与日常拥有的关于世界是安全的假设相悖的创伤性事件，以及事件的可预测性和可控性完全出乎意料，自我的应对能力受到极大挑战的时候，当事人通常会过度调节他们的图式，以至他们看每件事情和每个人都是危险的、不可预测的和不怀好意的，他们看待自己时也是软弱的和不能胜任的。值得注意的是，那些遭受过多重既往创伤的患者可能已经发展出了负性的假设和图式。对于这样的案例，最近一次的创伤的作用是强化和恶化已经存在的负性图式，而不是挑战和对抗正性图式或假设。

　　针对 PTSD 的认知重建技术的目标是让患者回归到更加中立和谐的认知位置，在这个位置上，世界被认为在一定限度内是安全的，事件被认为在一般情况下是可预测的和可控制的，自我被认为是有能力应对绝大部分情况的。同时要承认和接受这样一种存在的现实性，也就是说，突发的、不可预测的和极端的负性事件，包括死亡，可能并一定会发生。表 6.4 列出了一些技术，它们可以帮助处理 PTSD 患者的典型认知歪曲。

　　应该注意的是，单纯暴露技术通常就会导致认知的改变。这是因为暴露减轻了与创伤记忆相关的焦虑和回避程度，而且容许同化和适应的自然过程发生。在全部暴露治疗结束之后，应该留出相当的时间来讨论患者在暴露过程中浮现出的所有感受和想法。

　　然后，在接下来的治疗中，治疗师可以使用正规的认知重建技术来处理余下的负性信念和病理性图式。通常情况下，针对与患者创伤性故事中"热点"相关的具体认知使用认知重建技术是很有效果的。工具表 6.8 是提供给患者记录关于他们经历创伤时以及创伤之后各方面具体想法的一个工具，所记录的内容包括与创伤性意象和感受有关的想法，关于安全的信念，以及关于自我、他人和世界的信念。

表 6.4 处理创伤相关认知歪曲技术举例

目标信念	使用的各种技术
"世界是危险的。"	1. 计算具体事件的发生概率。 2. 列出对世界看法的利和弊。 3. 对具体的警觉和回避行为做成本—收益分析。 4. 识别合理的预警信息。
"事件是不可预测和不可控制的。"	1. 列出信念的利和弊。 2. 列出患者能控制的全部生活范围，评估对每个范围的控制程度。 3. 对预测／控制的具体努力做成本—收益分析。 4. 坚持对能产生预测结果的行为做日常记录。 5. 只做那些高概率预测结果的行为。 6. 接受某些事件是不可预测的现实。
"事情的发生是因为我的错误。"	1. 检查事情发生当时对患者来说可以获得的其他解释和选择。还有其他更好的现实性选择吗？患者能够合理地预测结果吗？ 2. 使用双重标准技术："如果你的朋友处在相同的情境下，你会责备他吗？" 3. 构建一个"饼图"，来分配所有相关部分的责任。 4. 检查社会偏见（例如，男人应该去战场，然后怪罪他们杀戮；女人被鼓励打扮得迷人，然后责怪她们被强奸）。 5. 学会和实践自我宽恕人类犯的所有错误。
"我是无能的。"	1. 检查日常生活胜任能力的证据。 2. 检查在极端和非常态环境中对胜任能力的不合理期望。 3. 使用等级任务安排技术（参看第九章）。
"其他人是不可信任的。"	1. 列出那些值得信任的熟人，同时列出每个人能够被信任的具体方面。 2. 在可信任的连续谱上评估一个人的可信任度。 3. 检查患者既往的关系选择方式。其他的选择方式是不是更好些。 4. 进行行为实验，检验在某些小的方面信任他人的结果。 5. 坚持每天把那些遵守承诺的人记录下来。
"生命是无意义的。"	1. 列出既往有价值的活动（参看第九章）。 2. 计划安排那些愉快的／有回报的活动（参看第九章）。 3. 承认丧失的感受作为一种证实意义的方式。 4. 检查哪个目标和活动似乎不再有意义了，哪个现在更重要。 5. 工作的目标是接纳死亡。 6. 发现每一天的意义。

应对生活问题

患有 PTSD 的个体通常会面临与创伤相关的生活问题。依据创伤的严重程度、PTSD 的慢性程度和患者的人格因素等的不同，患者面临的这些生活问题可能从相对不严重到非常严重的都有。另外，这些生活问题的类型随着创伤事件的类型不同而不同。一个被强暴的女性所面临的生活问题可能与那些男性战争退伍士兵所面临的生活问题是完全不同的。

总的来说，在开始暴露治疗之前，对治疗有潜在干扰的所有问题都需要被处理。处于危机状态、不稳定的生活状态或者差的躯体状态中的患者，都需要首先处理这些问题。帮助患者找到或 / 和利用社会支持的干预措施可能特别地重要。在某些案例中，治疗师可能要起到主张和维护患者利益和权利的作用。治疗师应该鼓励那些有物质滥用或依赖问题的患者采取措施来解决这些问题，承诺在PTSD 治疗期间戒掉它们。对于那些不能戒掉物质滥用或依赖的患者，可能需要首先针对物质滥用或依赖这个问题进行治疗，并且建立一个戒断时间，戒断成功之后才能开始针对 PTSD 症状的治疗。

对于某些患者来说，在开始 PTSD 治疗之前，需要先完成一个实质性的治疗工作阶段。这个治疗阶段的任务包括情感管理训练和人际技能训练（参见上面所述）。然而，对于大多数患者来说，在暴露治疗完成之后，这个治疗阶段也就完成了。所有的认知行为治疗技术都可以被用来处理这些生活问题，包括认知重建、暴露、问题解决和技能训练。让患者的配偶或重要他人在某几次治疗中参与进来是非常有帮助的。

逐渐结束治疗

患者在准备结束治疗之前应该符合 4 条标准：① 症状的严重程度必须要足够的缓解，以至患者不再符合 PTSD 的诊断标准；② 患者在讨论创伤时不再有明显的情绪痛苦；③ 回避不再妨碍患者的日常生活功能；④ 相关的认知歪曲已经被改善了。

像其他所有心理障碍的治疗那样，在 PTSD 治疗的最后阶段，我们建议把预防复发的主题作为治疗目标。治疗师会要求患者回顾和复习他们感觉对自己最有帮助的技术。治疗师要与患者一起讨论当患者遭受到生活应激的时候 PTSD 症状复发的可能性，同时治疗师也要要求患者设想在那些应激情境中他们将会使用哪个或哪几个技术。工具表 6.9 被用来帮助提醒患者想到他们所储备的一系列技术。为了让患者建立能处理自身症状的自信心，治疗师要鼓励患者在后面的治疗中尝试自己安排家庭作业，最后的几次治疗的频率可以 2 周进行一次到 1 个月进行一次。

治疗中的疑难问题与处理方法

在使用暴露技术治疗 PTSD 的时候，通常会出现几个问题。以下是对这些常见问题的描述，同时针对每个问题我们还提出了处理的方法。

对暴露工作的阻抗

治疗师要引发出患者关于做暴露治疗的信念。通常这些信念都涉及对焦虑的恐惧，如焦虑将会是巨大的和不能耐受的，焦虑将永远不会消失，暴露是不会有效果的。治疗师要与患者一起反复学习暴露的基本原理，直到患者能够理解。治疗师可以询问患者这样的问题："如果你一直讲你经历的创伤故事 10 遍，你可以想一想在讲第 10 次的时候你感受到怎样的痛苦？讲第 100 次的时候你感受到怎样的痛苦？讲第 1000 次的时候你感受到怎样的痛苦？"绝大多数患者能够看到最终他们将会变得"不那么敏感了"，而且他们的焦虑水平将会下降。治疗师也会告诉患者接受过暴露技术的其他人的经验。

当患者对暴露技术继续有阻抗的时候，治疗师应该试图去找到患者愿意尝试暴露的能够激发出足够低焦虑水平的情景线索。如果必要的话，这是一个可以与创伤没有直接关系的暴露线索。还有一种选择，暴露的另一种形式可能是有帮助的。在治疗中害怕讲创伤故事的一个患者可能愿意把自己的创伤经历写下来。或者，一个非常害怕现场暴露的患者，可能首先愿意对害怕的情境进行想象性暴露的尝试。一个关键的治疗目标是治疗师要与患者合作找到在首次暴露中使用的、在感觉上能够足以容忍的暴露情景。一旦大多数患者拥有了成功的暴露经验和暴露习惯，他们就能够更好地面对更加困难的情景线索。

对于某些感到非常恐惧的患者，教会他们上面的情绪管理技能可能是非常有用的。一旦患者认识到他们能够采取减轻焦虑水平的行动，以及他们可以拥有一些掌控措施的时候，这些患者就可能变得更加愿意主动地面对触发焦虑的情景线索了。

暴露期间没有产生焦虑

患者在暴露期间没有产生焦虑的最常见原因有以下这些：① 患者不能专注于触发焦虑的线索；② 在暴露中使用的线索不是实际上触发焦虑的那些线索。治疗师首先应该询问患者他们试图在暴露期间减轻焦虑的一些相关事情。要不断向患者强调，为了让症状有所改善必须要体验暂时的焦虑，而且治疗师应该要求患者必须把他们的全部注意力集中在暴露任务上。在暴露期间，严格禁止患者使用安全行为和其他应对方法。如果患者持续体验到了最低水平的焦虑，那么就应该尝试其他的线索情景。

暴露期间被焦虑淹没

随着患者讲述创伤性故事的展开，他们通常是从触发轻度或中度焦虑的线索逐渐过渡到触发最大焦虑的线索。如果患者在暴露治疗过程中感受到严重的焦虑，而且很难再继续治疗的话，有效的处理办法是让患者的故事讲述返回到较早一点的部分，而且在继续讲述最困难记忆之前，让患者更加熟悉和适应较早的那部分记忆。当患者处在一个高水平焦虑状态的时候终止暴露技术是明智的选择，因为此时若继续暴露就会强化而不是削弱线索与患者情绪反应之间的联结。对于某些患者，在最初暴露阶段，为了帮助他们处理暴露引发出的强烈情绪，每周 1 次以上的治疗频率是有必要的。尽管在暴露期间不鼓励患者使用应对技巧，但是对于某些患者来说，暴露使他们感到非常焦虑以至不能继续暴露技术，准许患者使用诸如转移注意力等技术以快速减轻焦虑程度可能是有帮助的。对于那些开始表现出解离症状的患者，治疗师可让他们进行"着陆"（grounding）练习使他们的注意力返回到当下可能是有效的。这些应对技巧的暂时使用可以为患者提供足够的缓解和控制感，以便让患者能够重新继续暴露技术。

习惯化失败

患者不能对新行为方式形成习惯的最普遍原因是暴露时间不能持续得足够长或者是不能充分地重复暴露。在形成新习惯之前，特别是在早期暴露期间，一些患者可能需要暴露 1 小时或更长时间。那些在家庭作业期间主诉习惯化失败的患者，通常是因为他们在暴露治疗中进行暴露的时间太短。另一个解释是这些患者在暴露期间分散了注意力或使用了应对技巧，因此阻止了新行为习惯的形成。

不依从家庭作业

治疗师应该与那些不能按要求完成家庭作业的患者讨论不能完成家庭作业的原因是什么。首先应该去探索和分析那些简单的理由，比如"没有时间"。治疗师应该在治疗中与患者一起计划和安排下一周要做的有关暴露的家庭作业。如果这样做还不行，那么就应该考虑和探索患者的动机性因素。为了让患者对新的暴露行为有足够的适应性以便感觉到有动力在治疗之外独自继续新的暴露行为，可能需要在治疗中进一步进行暴露练习。治疗师要与患者一起讨论和评价做暴露家庭作业的利和弊。最后，对于患者不能完成暴露家庭作业的原因，治疗师和患者也要关注和探索源自于患者社会支持系统的一个或多个成员的对治疗的阻力的可能性，或者源自于患者症状的继发性获益的可能性。

常见的情况是，在暴露治疗的早期阶段，患者能够很诚实地进行暴露，但是随后患者就不能完成暴露等级表中那些高级的情境。通常的原因是患者已经体验过足够的症状减轻感受，以至他们不再想马上进行更高级的情境暴露而感受到压力，而且对患者来说最后的暴露情境是最令人恐惧的和最难面对的。重要的是要告诉患者，如果他们不能完成对暴露等级表中所有情境的暴露，他们将会处于极大的疾病复发风险中。

创伤后应激障碍详细治疗计划

治疗报告

我们设计了表 6.5 和表 6.6 来帮助治疗师书写治疗计划，包括授权的医疗保险所需的要求。表 6.5 示范了具体症状，治疗师可以选择符合患者的症状。你必须要指出患者功能损害的特征，包括所有的学业、工作、家庭和社会功能的损害情况。表 6.6 列出了示范的治疗目标和相匹配的干预措施。此外需注意的是，在填表的时候，你要选择那些适合患者的项目。

干预策略顺序

表 6.7 显示了针对 PTSD 的 16 次心理治疗过程中干预措施使用的先后顺序。我们发现这个治疗程序对于治疗师与那些源自于单一和独立创伤性事件的症状的患者进行工作是很有帮助的。对于那些遭受多重创伤的患者，他们的生活功能遭受到了严重损害，以及／或者他们还可能表现出明显的轴 II 精神病理现象，这些患者可能需要更多次数的心理治疗，尽管治疗的内容和成分保持不变。当 PTSD 比较严重的时候，本节提供的治疗工具包也不过是非常复杂的治疗的一部分而已。

表 6.5　创伤后应激障碍症状举例

写明创伤性事件	现实解体
闯入性记忆	情感麻木
噩梦	情感范围受限
闪回	对未来失去希望
当暴露于记忆或线索时，感受到强烈的痛苦	失眠
回避（写明回避的对象）	易激惹
不能回忆起创伤的某些细节	愤怒爆发
从日常活动中退缩（写明具体活动）	注意力不集中
脱离	警觉性增高
解离	过分的惊跳反应
人格解体	

表 6.6　创伤后应激障碍治疗目标和干预措施举例

治疗目标	干预措施
减轻警觉性增高的症状	放松训练
减轻与记忆相关的痛苦，痛苦评分目标小于或等于 2	想象暴露
（0 ～ 10 分评分法）	现场暴露
消除对记忆的回避	现场暴露
从事被回避了的以前的活动（指明具体活动）	愤怒管理训练
消除愤怒爆发	针对情感线索的暴露
扩展情感范围	活动计划表，支持小组
增加社会接触到每周三次	
消除罪疚感	认知重建
把对危险、不可预测性和不可控性图式（或其他图式，	认知重建，发展分析
具体说明）中的信念相信程度减低到 10%	想象暴露
消除闯入性记忆（和 / 或闪回 / 噩梦）	认知重建，问题解决训练，或其他技能训练（具体指明）
消除功能损害（根据情况指明具体损害，这可能涉及几	生活细节回顾，活动安排 / 回报性计划
个治疗目标）	以上全部技术
发现生活中的意义来源	
消除全部的焦虑症状（PCL-C 得分回到正常范围）	复习和练习各种必要的技术
获得预防复发的技能	

表 6.7　创伤后应激障碍详细治疗计划

第 1—2 次治疗

评估

明确当前的问题

进行常规的一套摄入性心理测验（参看工具表 6.3）

询问创伤史，包括潜在的多重创伤

询问再体验、回避和警觉性增高症状（工具表 6.2），同时要询问扳机线索（工具表 6.4）

评估共病情况（例如重性抑郁，其他焦虑障碍）

评估使用药物的需要

排除实施 PTSD 治疗的禁忌症（例如现存的物质滥用 / 依赖，现存的自杀危险，不稳定的生活环境等）

排除诈病

评估病前功能（包括自我力量，软弱性，既往治疗情况等）

收集个人发展史信息

评估社会支持系统

适应治疗

告知患者诊断结果

说明症状是对创伤性事件的常见和可以理解的反应

告知患者可以进行短程治疗，经过治疗痛苦明显减轻的可能性很大。

提供给患者有关 PTSD 和认知行为治疗的一般知识信息的手册（工具表 6.1 和工具表 6.5，第十章中工具表 10.1）

讨论是否选择药物治疗

探索和讨论患者关于治疗的任何恐惧和预期心理。

家庭作业

让患者写出治疗想达到的目标

让患者在接下来的 1 周监测创伤相关的扳机信息（使用工具表 6.4）

第 3 次治疗

评估

复习家庭作业

评估焦虑和抑郁（根据需要使用 PCL-C、BAI 和 / 或 BDI- Ⅱ）

评估与创伤相关的自动思维，假设和图式

评估患者的应对技巧和对应对技能训练的需求

适应治疗

复习 PTSD 的认知行为取向概念化、治疗计划和基本原理

联结治疗计划与患者的目标要求

讨论持续进行治疗的利和弊

应对生活问题

讨论所有可能干扰治疗的当下生活问题

教会患者使用必要的认知行为技能

家庭作业

安排患者继续监测扳机信息

要求患者列出回避情境

第 4—5 次治疗

评估

复习家庭作业

评估焦虑和抑郁（根据需要使用 PCL-C、BAI 和 / 或 BDI-Ⅱ）

评估患者对暴露治疗的准备情况

技能训练

教会呼吸放松

教会其他必要的情感管理和人际技能

暴露

讲解想象暴露的基本原理和操作程序

计划首次暴露治疗

认知重建

教会患者识别自动想法和自动思维方式

教会患者合理地响应

家庭作业

让患者继续监测扳机信息和回避情境

要求患者写下自动想法和合理的反应（使用工具表 6.8 或工具表 2.10）

安排患者进行呼吸放松（和其他学会的技能）

第 6 次治疗

注意：第 1 次暴露治疗一般在第 6 次治疗前后进行，这取决于患者对暴露准备的情况。这次治疗安排 90 分钟。

评估

复习家庭作业

评估焦虑和抑郁（根据需要使用 PCL-C、BAI 和 / 或 BDI-Ⅱ）

暴露

进行首次想象暴露并对创伤性记忆的讲述录音

在治疗中让患者反复听录音

家庭作业

让患者继续练习放松训练和其他应对技能（不在暴露的时候练习）

安排患者每天反复听暴露录音直到 SUDs 水平下降一半

第 7—8 次治疗

注意：这几次治疗时间安排 45 分钟或 90 分钟，取决于患者的需要

评估

复习家庭作业和任何完成暴露安排时出现的问题

评估患者当前对创伤性记忆的 SUDs 水平

评估焦虑和抑郁（根据需要使用 PCL-C、BAI 和 / 或 BDI- Ⅱ）

暴露

让患者再一次讲述创伤故事，同时再一次录音

让患者继续对创伤性记忆进行想象暴露

让患者针对其他创伤性线索进行想象暴露

认知重建

要注意在讨论患者对暴露的反应当中出现的认知歪曲

如果患者的认知歪曲不能随着继续的暴露而自行改变，那么就要使用认知技术来挑战它们（参见第十章和附录 B）

家庭作业

让患者继续倾听暴露录音

让患者继续书写记录自动想法和合理的反应（参见工具表 6.8 或工具表 2.10）

要求患者构建回避情景、安全行为的等级

第 9—13 次治疗

评估

复习家庭作业和遇到的问题

评估焦虑和抑郁（根据需要使用 PCL-C、BAI 和 / 或 BDI- Ⅱ）

暴露

继续对创伤记忆中剩下的"热点"进行想象暴露（参见工具表 6.6）

继续对创伤线索进行暴露

计划和复习现场暴露

认知重建

识别任何剩余的问题性认知，并且挑战它们

家庭作业

让患者针对"热点"继续进行想象暴露

安排自我指导的现场暴露，放弃安全行为

让患者继续识别和挑战出现的认知歪曲

第 14—16 次治疗（按计划两周 1 次或 1 月一次）

评估

复习家庭作业

记录继续回避或触发焦虑的任何创伤相关性记忆、线索或情境

记录任何剩余的适应不良性想法、假设和 / 或图式

评估焦虑和抑郁（根据需要使用 PCL-C、BAI 和 / 或 BDI- Ⅱ ）

暴露

继续针对维持问题的线索进行暴露

认知重建

处理所有剩余的问题信念

修正适应不良性图式

应对生活问题

讨论所有剩余生活问题的应对方式

逐渐结束治疗

回顾和复习患者认为有用的技术

讨论未来可能的应激源，预测症状短时复发的可能性，讨论应对症状的方式。

家庭作业

让患者为自己布置家庭作业

鼓励患者继续练习情感和人际调节技能

鼓励患者针对回避情境进行自我指导性暴露

鼓励患者继续练习认知技术

鼓励患者继续练习与生活问题相关的技能

列出治疗结束后你喜欢使用的技术

治疗案例

以下的治疗范例是基于多个个案综合而成。

第1—2次治疗

呈现问题　　　　Ralph 是一位 25 岁的单身白人男性。他是一位推销人员，一直与离婚的母亲生活在一起。当治疗师问到为什么来寻求心理治疗的时候，他回答说，"是因为死亡。"

创伤史　　　　Ralph 报告说，3 年前他经历了一次车祸，与他相处了 5 年的女朋友 Sara，在这次车祸中丧生。那天他们是在海滩上度过的，为了避开交通高峰期，他们一直待到晚上才驾车往家赶。虽然那天他们两个人喝了 3 ～ 4 瓶啤酒，但是 Ralph 认为两个人都没有喝醉。因为 Ralph 感到有些睡意，Sara 自愿提出要驾驶汽车。Ralph 无法回忆接下来所发生的事情，之后他听别人说轿车驶离了公路，撞到了一棵树上。Sara 被抛出车外，当时就没命了。Ralph 的腿骨骨折，一直坚持到救援的人到来。Ralph 对事故唯一的记忆是他面朝天躺着，看到了 Sara 的尸体，他自己被抬到了担架上，随后被抬上了救护车。Ralph 在医院里住了一晚上，第二天痛苦有所减轻。在住院的时候，他得知 Sara 在车祸中死亡了。Ralph 出席了 Sara 的葬礼，回忆说当他看到躺在棺材里的女友的尸体时，他惊呆了。

症状和损伤　　　　车祸发生以后，Ralph 变得抑郁了，而且开始每天喝酒。他以前在公司被认为是一个好员工，现在却不再按时上下班，工作业绩也很糟糕，到目前为止他已经被两个老板解雇过了。他开始回避与朋友接触，不去约会朋友。这样的情况一直持续了两年多。来求助之前的 8 个月，Ralph 再一次面临着被解雇的危险，于是他决定来寻求心理治疗的帮助。经过一个短时间的住院戒酒治疗，他开始参加匿名戒酒会的聚会。他也想重新回到教堂。在出院后到接受心理治疗这段短暂的时间里，他的精神状态还算可以，工作状态也保持稳定。然而，他却一直处于社会孤立和孤独状态。

　　在心理治疗开始前几个星期，Ralph 得知他的一个表妹 Kate，因为 AIDS 病并发症住院治疗。在他还是孩子的时候，Ralph 与这个表妹的关系非常亲密。表妹住院这件事情使 Ralph 变得抑郁，并且又开始喝酒了。他持续酗酒 4 天，好几天不去上班。正是这件事情和他的这种情况促使他来寻求治疗。

自动想法
　　当治疗师询问车祸现在对你有什么影响的时候，Ralph 报告说，他一直是噩梦连连，而且总是持续不断地想到 Sara。他没有兴趣去约会，因为"自己没有任何资本再一次卷入麻烦和灾难"。他还说到，他也不能去医院看望生病的亲戚和

目前的症状
朋友，而且他也回避参加葬礼。他说他睡眠困难，经常容易被激惹，而且他很容易在工作中与同事发生冲突。Ralph 报告了诸如以下的自动想法："如果我再与别人亲近，他们就会因为我死掉。""假如我得和别人说再见，我将会精神崩溃。""做任何事情都是白费的。""为什么这个世界如此残酷？"Ralph 也深感对 Sara 的死负有不可推卸的责任，因为那天晚上正是他自己要求她驾驶汽车的。

习惯化治疗
　　治疗师告诉 Ralph，对于一个经历了车祸而且看到亲人死亡的人来说，他所表现出的这些症状是非常普遍的。Ralph 接受了一个工具表的评估，完成"患者

评估和家庭作业
创伤扳机信息记录表"（工具表 6.4）和标准症状检查清单，同时给予患者关于 PTSD 的知识手册（工具表 6.5）、认知行为治疗知识手册（工具表 10.1）。治疗师安排 Ralph 书写并记录他的治疗目标作为家庭作业。

第 3 次治疗

目标：
　　Ralph 带来了如下的治疗目标：① 能够去医院看望亲人和参加葬礼；② 保持
评估结果：
头脑清醒。他的评估工具表和临床访谈的资料表明他的诊断除了 PTSD 之外，还
共病情况
有重性抑郁症和酒精依赖。他否认有自杀的想法，但是他说，"当我要去死的话，
应对生活事件
我会很高兴。"治疗师解释说，如果 Ralph 不能戒酒，治疗是不能开始进行的。他同意戒酒，并且参加 AA 聚会。按照 Ralph 的要求，治疗师给他的老板打电话确认他在进行治疗，这是 Ralph 能够返回单位工作的一个条件。

发展史
　　当治疗师询问 Ralph 的家庭成长史的时候，他报告在他 8 岁的时候，他的父母离婚了。他的父亲去了另一个州，而且几乎没有管过他。Ralph 的妈妈没有再婚。妈妈打两份工来养育 Ralph 和他的弟弟，那时他们都处在成长阶段，因此妈

妈也没有多少时间在情感上关注他们。虽然 Ralph 学习成绩很差，但是他读完了高中。他报告说没有既往创伤史。他说在上高中的时候，周末经常喝得烂醉，但是他否认在车祸发生之前因为喝酒发生过任何严重的事情和问题。

进一步习惯化治疗　　然后，治疗师与 Ralph 进一步讨论了 PTSD 的认知行为模型和治疗类型。Ralph 同意进行治疗。他报告说仅仅是讨论车祸就让他感觉好一些，因为之前他从来也没有和任何人谈论过这件事情。

家庭作业　　关于家庭作业，治疗师要求 Ralph 列出能够触发车祸记忆的所有线索。他很快就回答：“这些线索就是医院、葬礼和开车。”治疗师要求他留意下一周可能会出现的触发创伤记忆的任何线索，并记录下来，所使用的工具仍然是患者创伤扳机信息记录表（工具表 6.4）。

第 4—6 次治疗

在下一次治疗开始的时候，Ralph 说他感觉好了一些，他理解了治疗背后的理念，但是他对要开始暴露的疗法感到非常焦虑。特别是他非常害怕回忆起那些发生过的事情，这让他感觉很心烦，以至他可能会再次去饮酒。

奖励计划／活动安排　　治疗师和 Ralph 决定利用两次治疗时间来针对情感管理技能进行学习，他帮助 Ralph 为进行暴露技术做准备。治疗师要求 Ralph 找到一些能够让自己放松和感到快乐的活动。他列出了以下这些活动：谈话，在妈妈的花园里工作，以及给老朋友打电话。治疗师把让 Ralph 进行这些活动作为他的家庭作业。当 Ralph

认知重建　被问到是什么阻止他与他的朋友接触的时候，他说可能是自动想法：“我会说一些很愚蠢的话”和“每个人都太忙了”。这些想法经常会让 Ralph 做出一些理性的反应。

技能训练　　接下来，治疗师教了 Ralph 几个情绪管理的技能，包括呼吸放松、渐进性肌肉放松和转移注意力。治疗师安排他在两次治疗之间练习这些技能。

认知重建　　在第 6 次治疗中，治疗师与 Ralph 讨论了他关于车祸的罪疚感。治疗师使用苏格拉底谈话技术帮助 Ralph 看到那个时候让 Sara 开车是一个理智的决定。因为他已经感到疲劳了，如果还是他来开车可能是不安全的。Sara 那时也说过她开车没什么问题。事实上，以往他们两个人都经常在对方疲劳的时候主动承担驾驶的任务。最后，由于发生车祸的真正原因还没有被鉴定出来，我们无法知道假如当时是 Ralph 开车，是否车祸就不会发生了。

一直到第 6 次治疗为止，Ralph 都说他感觉要好一些。他发现渐进性肌肉放松对他特别有帮助，而且他的睡眠也有所改善。他的活动也增多了，感到没那么抑郁了。

设计暴露　在引发车祸创伤记忆的原始清单（葬礼，医院和驾驶）上，Ralph 不能再增加什么内容了。他继续表达对开始暴露治疗的焦虑和担心，因此治疗师建议开始暴露的对象可以是其他事情，而不是真实的车祸记忆。Ralph 的表妹 Kate 出院了，听说她恢复得很好。因此治疗师和 Ralph 决定计划先想象一个到医院看望 Kate 的情景来开始暴露治疗。治疗师和 Ralph 计划在下次治疗的时候将进行第一次暴露治疗，治疗时间是 90 分钟。

第 7 次治疗

想象性暴露　治疗师简短地介绍了想象性暴露治疗的程序之后，为 Ralph 讲述了一个想象性暴露的情景，这个情景包括他来到医院，看到了其他患者，也看到了 Kate，然后他得知表妹只能活几个星期了。治疗师要求 Ralph 不断地想象这个情景，同时要描述他所看到的、听到的和感受到的。Ralph 的所有描述都被录了音。

家庭作业　在最初的暴露阶段，Ralph 的 SUDs 评分上升到了 8。然而，在听了两遍暴露情景的录音之后，他的 SUDs 水平降到了 5。Ralph 对痛苦水平的降低感到很满意。治疗师安排他每天都要听暴露录音作为家庭作业。

第 8—11 次治疗

在第 8 次治疗中，Ralph 报告他已经听了好多次暴露录音了，而且他的 SUDs 评分还在持续下降。治疗师与他开始针对另一个情景进行想象性暴露，这次的暴露情景是 Ralph 出席葬礼。Ralph 的 SUDs 评分上升到了 7，而且在他听了 1 次暴露录音之后，SUDs 评分只有很小的下降。虽然这次治疗只安排了 45 分钟，可治疗师仍提出 Ralph 可以选择继续暴露，目的是有足够的时间习惯化暴露情景。他

进一步想象暴露　没有选择继续，而且说他愿意回家之后再听录音。

针对创伤性记忆的暴露　　第 9 次治疗安排了 90 分钟，主要是针对车祸记忆和 Sara 的葬礼进行暴露。在治疗师的鼓励下，Ralph 详细地讲述了自己经历车祸的过程，然后又听了几次录音。他的最高 SUDs 评分水平从 8 下降到了 4。在本次治疗结束的时候，他反馈说：“我感觉没有那么沮丧了，我仍然爱着她，我希望她能回来。但是我不感到那么愤怒或太过分的孤独了……我感觉稍微有点安心了。如同我一直独自背负了很多责任和负担一样，我觉得该放下它们了。”

暴露产生的认知效果　　然后 Ralph 表达了一些关于放下 Sara 的恐惧，这些恐惧包括，如果他与某人结婚了，他将来在天堂就见不到她了。他最后得出的结论是，“我愿意暂时把她放下，我也不想失去她。我想我早就这么做了。”

针对车祸的进一步暴露
家庭作业　　第 10 次治疗又安排了 45 分钟。Ralph 说他只听了两次车祸记忆录音。治疗师让 Ralph 重新在治疗中讲述车祸的经历并同时录音。在讲述过程中，Ralph 回忆起了一些其他的车祸细节。他继续表达了关于放下 Sara 的矛盾情绪，但是这意味着他正在开始想象有可能再一次去约会。治疗师安排的家庭作业是他回去继续每天听新的录音。

现场暴露　　在下一次治疗中，Ralph 报告他听车祸的录音时“就像又身临其境一样，就像去看了一个电影，电影中有个人死了。我感到非常的悲伤，但并不是真正的不舒服。”他还报告了一个梦，在梦中他遇到了一个很有吸引力的女孩，而且开始和这个女孩子约会。他说他一直想着和其他人约会，而且他也逐渐开始接纳这些想法。他说他与朋友在一起的时间也多起来了。当时治疗师评论说，听起来似乎他有能力处理丧失的痛苦了，Ralph 回答道，“任何人都可以做到，我想我也可以做到。”Ralph 还报告说 Kate 又回去住院了。治疗师安排他到医院去看望 Kate 作为家庭作业。

第 12—13 次治疗

应对生活事件　　在第 12 次治疗中，Ralph 报告他没有能够去看望 Kate，因为她的病情恶化了，医生不再容许她会见任何人。他报告说他认为自己可以处理去参加她葬礼的事情。他说道，“我认为我没有完全浪费这次去看她的机会，也没有错过去看 Kate 的机会。现在我将积极准备一些事情，以便我能赶上。”他还说，在与朋友骑自行车的时候，他认识了一位女士。他邀请女士出去约会，可是那位女士已经有男朋友了。

逐渐结束治疗　　　Ralph 说他感觉好多了，想减少会见治疗师的频率。在暴露治疗期间，他关于车祸的负性自动想法和其他认知歪曲，在很大程度上都自发地发生了变化。Ralph 在恢复社会生活方面取得了很大进步，而且他一直坚持远离酒精。治疗师建议他们的会面频率可以减为每 2 周一次。

应对生活事件　　　在下次治疗中，Ralph 说 Kate 已经不治身亡，而且他参加了她的葬礼，并没有感到什么困难。他很高兴见到了很多家族的亲戚，他有一段时间没有见到这些人了。他还说与几周前认识的女人一起骑自行车出去玩了一次。在这次治疗中，他谈到了自己未来的计划，包括去旅游、准备买一套房子以及最后打算结婚。因为他一直都做得不错，Ralph 和治疗师协商下次会面的时间是一个月之后。

第 14 次治疗

逐渐结束治疗　　　在最后一次治疗中，Ralph 报告说他感觉好了很多，而且不再想喝酒了。他继续参加匿名戒酒会的聚会和去教堂。他还说他几乎不再想到 Sara 了。尽管他现在没有和任何人谈恋爱，但是他的社交活动很多，有时候也与自己喜欢的女孩约会。他认为他已经达成了治疗目标。

终止治疗　　　治疗师让 Ralph 回顾和复习了认为对他有帮助的治疗技术，一旦他将来面临压力，他知道如何去应对。治疗师提醒 Ralph，如果将来遇到问题，他可以联系治疗师。治疗随后宣布终止。

工具表 6.1 创伤后应激障碍发病原图

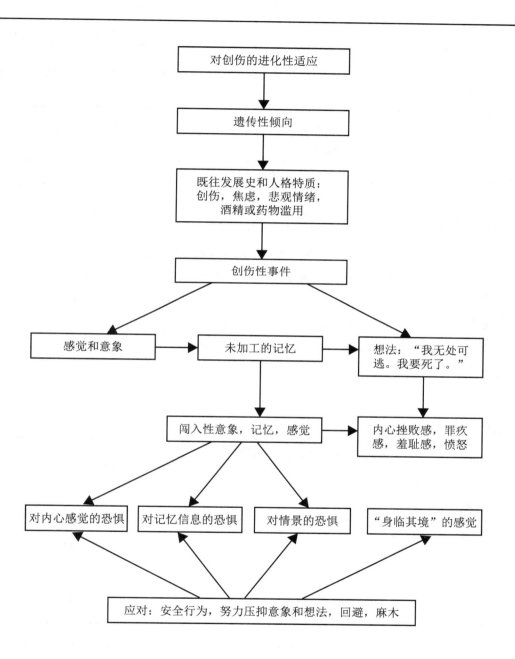

引自《抑郁和焦虑障碍的治疗计划与干预方法》第二版（The Guilford Press，2012）。

工具表 6.2　PTSD 检查清单民用版（PCL-C）

患者姓名：_____　日期：_____

　　以下 17 个问题和主诉是人们有时面临应激性生活经历时的反应。对比前一个月中你被这些问题困扰的程度，根据 1～5 评分的意义，选择最适合你的数字填在每个问题右边的一列中。

1= 一点也没有	2= 有一点	3= 一般	4= 较多	5= 非常多
你的反应				**评分**
1. 反复的、令人烦恼的、有关过去痛苦经历的记忆、想法或意象。				
2. 反复的、令人烦恼的、有关过去痛苦经历的梦。				
3. 突然感到或觉得似乎痛苦的经历又在发生（似乎你又身临其境）。				
4. 当一些情景或迹象提醒你想到过去痛苦经历的时候，你感到非常的心烦意乱。				
5. 当一些情景或迹象提醒你想到过去痛苦经历的时候，你出现了身体的反应（例如心跳加快，呼吸急促或出汗等）。				
6. 回避想起或谈论有关过去痛苦的经历，或回避与其相关的感受。				
7. 回避某些有关的活动或情景，因为它们能使你想起过去痛苦的经历。				
8. 过去痛苦经历的重要部分很难被回忆起来。				
9. 对过去感到愉快的事情失去了兴趣。				
10. 感觉与其他人的关系疏离或隔离。				
11. 对过去感到亲近的人，现在感觉情绪麻木或没有了爱的感受。				
12. 感觉似乎你对未来一下子失去了希望。				
13. 感觉麻烦降临或处于麻木不仁状态。				
14. 感觉容易被激惹或愤怒爆发。				
15. 难以集中注意力。				
16. 惊跳状态，或警觉性增高。				
17. 感觉心惊肉跳或容易被惊吓。				

PCL-C 是不受专利限制的美国政府文献

引自《抑郁和焦虑障碍的治疗计划与干预方法》第二版（The Guilford Press，2012）。

工具表 6.3　创伤后应激障碍的评估：
测验分数、物质使用、既往史、治疗进展和建议

患者姓名：＿＿＿＿＿＿＿＿＿＿＿＿＿＿＿＿＿＿＿＿＿＿＿　日期：＿＿＿＿＿＿＿

治疗师名字：＿＿＿＿＿＿＿＿＿＿＿＿＿＿＿＿＿＿＿＿＿　完成的治疗次数：＿＿＿

测验数据／分数

PTSD 检查清单民用版（PCL-C）＿＿＿＿＿＿　贝克抑郁量表第 2 版（BDI-Ⅱ）＿＿＿＿

贝克焦虑问卷（BAI）＿＿＿＿＿＿　　两价性适应量表（DAS）＿＿＿＿＿

整体功能评估量表（GAF）＿＿＿＿＿＿

其他问卷（指出名称）：＿＿＿＿＿＿

药物使用情况

目前使用的药物（包括剂量）：＿＿＿＿＿＿＿＿＿＿＿＿＿＿＿＿＿＿＿＿＿＿＿

既往使用的药物（包括剂量）：＿＿＿＿＿＿＿＿＿＿＿＿＿＿＿＿＿＿＿＿＿＿＿

目前酒精或其他物质的使用情况（注明种类和总量）：＿＿＿＿＿＿＿＿＿＿＿＿＿

既往酒精或其他物质的使用情况（注明种类和总量）：＿＿＿＿＿＿＿＿＿＿＿＿＿

既往史（仅首次访谈）

既往创伤史（指明特征）：

发生时间	持续时间	触发事件	治疗

既往焦虑、抑郁或其他精神障碍发作史（指明具体特点）：

发生时间	持续时间	触发事件	治疗

治疗过程（最后的评估情况）

引自《抑郁和焦虑障碍的治疗计划与干预方法》第二版（The Guilford Press, 2012）。

完成的暴露情况：_____

_____

继续回避的情境：_____

_____

剩余的安全行为：_____

_____

需要被处理的认知歪曲：_____

_____

建议

使用药物的评估或再评估：

增加服务的强度：

行为干预：

认知干预：

人际干预：

婚姻 / 夫妻治疗：

其他：

工具表 6.4 患者创伤扳机信息记录表

患者姓名：_____ 周次：_____

　　请在下表第一栏中列出所有能触发你的创伤性记忆或由此引发的恐惧使你必须要回避的那些感受、地方或情景等扳机信息。在第二栏中，写下当你与这些扳机信息接触时出现的记忆或感受。在第三栏中，记录这个扳机信息是否是你要回避的。在最后一栏中，记录当面临这些扳机信息时你的痛苦程度，从 0（没有痛苦）到 10（最严重的痛苦）。

扳机信息	记忆或感受	回避（是 / 否）	痛苦程度（0 ~ 10）

引自《抑郁和焦虑障碍的治疗计划与干预方法》第二版（The Guilford Press，2012）。

工具表 6.5　创伤后应激障碍知识和信息（患者学习用）[①]

什么是创伤后应激障碍?

创伤后应激障碍（PTSD）是面临和遭遇了极端创伤性事件的受害者的普遍反应。许多不同类型的事件都可以导致 PTSD，这些创伤性事件包括车祸，被强暴或在暴力犯罪中受害，遭受躯体或性虐待，遭遇灾难诸如洪水、爆炸或目击他人死亡。

罹患 PTSD 的个体会表现出以下三个主要类型的问题或症状:

1. 再体验创伤。 包括频繁的回忆、恶梦和闪回，这些再体验形式使当事人感觉似乎创伤性事件正在又一次重现。每当 PTSD 患者看到或听到能让他们回忆起创伤性事件的信息时，痛苦和可怕的记忆就会重现。

2. 回避。 因为回忆起发生过的一切是痛苦的，所以 PTSD 患者试图努力不去想到它们。他们也竭力躲开能让自己回想起痛苦记忆的相关人物、地点或事情。他们经常感觉到麻木不仁或与他人脱离和疏远的感觉。他们中的部分人转向过度使用酒精或药物来麻醉自己的痛苦感受。

3. 躯体应激的征兆。 包括睡眠障碍，整天感觉易激惹和愤怒，注意力不集中和紧张感或警觉感。

创伤性应激障碍的发病原因是什么?

当一个人遭遇了创伤，所发生事件的记忆在大脑里面与事件发生当时看到的、听到的、嗅到的信息相联接。过后，相似的视觉、听觉、嗅觉或其他感觉信息就会引发创伤性记忆和相关情绪再一次涌出。

导致创伤性记忆重现的第二个原因是，个体具有弄清楚和理解自己究竟发生了什么事情的需要。创伤性事件通常使个体开始怀疑他们曾经拥有的信念，例如:

"这个世界基本上是安全的，坏事情不会找上我自己"等。为了满足理解创伤的需要，他们不得不对其进行思考。但是正是这种思考引发了创伤性记忆和感受的重现，因此他们又试图努力阻止这种思考。为了找到对发生事情的理解和获得平静的心态，PTSD 个体通常最终处于在回忆和努力忘记之间来回摆荡的心理状态。

创伤性应激障碍的发展过程如何?

大多数人在经历创伤性事件之后就开始表现出 PTSD 症状。这些人中有大约一半的人在三个月内的症状自行好转。其他一些人的症状可能持续好几年。还有一些人在经历创伤性事件之后好几年才开始出现 PTSD 的症状。

认知行为治疗是如何起效的?

认知行为治疗可以帮助患者减少创伤性的痛苦记忆和情绪，帮助患者在某种程度上理解发生的事情，以便让患者继续他们的生活。首先，治疗师将教会你一些简单的练习来帮助你减轻焦虑水平。然后，治疗师将会使用安全的方式，通过重新讲述你所经历的故事来帮助你面对痛苦的记忆内容。一开始，你可能会发现一些过去的痛苦感受也许会重新出现。然而，你越是这样做，情绪的痛苦程度就会逐渐变得越来越小，就会越来越让你获得平静的感觉。你的治疗师也会帮助你更加现实地去思考发生在你身上的遭遇，以及它们对未来的意义。

许多研究发现认知行为治疗可以帮助 PTSD 患者取得明显的好转，而且大约 2/3 的患者在治疗结束时不再符合 PTSD 诊断。这些研究的对象既包括战争老兵，也包括遭受强暴、躯体攻击、童年虐待、政治暴力和交通事故的受

引自《抑郁和焦虑障碍的治疗计划与干预方法》第二版（The Guilford Press，2012）。

害者。

治疗将持续多长时间?

　　针对 PTSD 的心理治疗持续多长时间取决于患者遭受了多少种创伤和创伤的严重程度,以及目前症状的严重程度和你现实生活中存在多少其他的问题。对于那些经历了单一创伤性事件的受害者,通常 12 ~ 20 次的治疗是足够的。大部分治疗的时间是 45 ~ 50 分钟,但是有些治疗可能需要 90 分钟。

使用药物有帮助吗?

　　在治疗 PTSD 的过程中,单纯的药物治疗通常是不够的。然而,对于一些患者来说,心理治疗联合药物治疗是有效果的。你的内科医生或精神科医生会建议你使用那些可能对你有帮助的药物。

作为患者应该做到什么?

　　如果你目前正在滥用药物或酒精,或者如果你目前面临生活中的重大危机,你最好不要先开始针对 PTSD 的心理治疗。你的治疗师首先可能会帮助你处理这些问题,然后再帮助你处理 PTSD 的各种症状。另外,你所需要做的是愿意来尝试心理治疗,而且愿意每周花一些时间来练习你所学习到的技能。

工具表 6.6　我讲述故事中的 "热点"

"热点" 的意象	让我想到和感受到的内容

引自《抑郁和焦虑障碍的治疗计划与干预方法》第二版（The Guilford Press，2012）。

工具表 6.7　创伤后应激障碍安全行为记录工具表

安全行为类型	我的安全行为举例	安全行为如何保护了我
持续不断地寻找危险信号		
回避有关的人物、地方和事情		
躲开那些能使我想起创伤的声音、图像或感受		
寻求反复保证		
反复祈祷或迷信行为		
躯体紧张（控制我的身体、呼吸，以某种特定的方式行走等）		
使用酒精或药物来让自己感到一些平静		
放纵进食以避免回想起痛苦的记忆		
其他行为		

引自《抑郁和焦虑障碍的治疗计划与干预方法》第二版（The Guilford Press，2012）。

工具表 6.8　创伤后应激障碍负性想法和现实反应

扳机信息：感受和意象		
扳机信息	**负性想法**	**现实想法**

为什么现在我是安全的？	
关于危险的信念	**为什么我是安全的**

自我、他人和世界	
负性想法	**现实想法**
自我：	
他人：	
世界：	

工具表6.9 创伤后应激障碍的几种干预方法：患者自助指导

1. 放松练习：每天安排一段时间进行深度肌肉放松、冥想呼吸或身体扫描练习。

2. 检查改变的成本和效益：好转需要做一些不舒服的事情。如果你不再受 PTSD 的困扰，你的生活会有怎样的改善？

3. 成为一个观察者：不要努力对抗各种感受、意象和想法，只需要退后一步，平静地观察它们即可。观察它们当下的情况。它们是内在精神活动现象，而不是外在现实。

4. 不要抗争：顺其自然，随它而去。允许各种想法、感受和意象像溪水流淌一样来去自由。把此刻交出去，不要试图控制当下。

5. 评估你的负性信念：挑战那些导致无助感、内疚感和生活无聊感的负性想法。如果你的朋友处于你的情况，你会给他什么建议？

6. 挑战"我仍然处于危险中"的信念：事件发生在过去，但是，有时似乎感觉那件事现在又正在发生。时刻提醒自己现在是很安全的。

7. 尽可能详细地复述你经历的故事：把你复述创伤经历的故事写下来和录音。要关注经历中声音、画面和气味等信息细节。努力回忆起事件发生中各种内容的真实顺序。

8. 聚焦你故事中的"热点"：特定的意象和想法使你感到更加焦虑。设法发现和关注具体是什么样的意象和想法，以及它们对你意味着什么？放慢你的思考，仔细探寻和检查与这些意象相关联的负性想法是什么？

9. 重建意象：创建一个新的自我意象，这个意象是欣喜成功的、自主的和有力量的。想象自己是一个成功者，你是一个比那些伤害你的事情和人更有力量的人。

10. 消除安全行为：要注意你为了让自己感到更安全些而采取的所有那些迷信行为，诸如：反复向自己保证，在特定的时间或地点回避做特定的事情，身体紧张，对危险的警觉性增高。这些安全行为是需要消除掉的。

11. 现实地面对焦虑：我们要现实地认识到生活本身就包含着焦虑，因为焦虑对于活着来说是必需的。不要把你感受到焦虑看作可怕的事情或是软弱的征象。任何人都有焦虑。焦虑是暂时的，它终究会过去，它是你的状态好转和改善的一个部分。你想要做的事情就是让自己努力克服焦虑。你需要做的是耐受和体验焦虑，等待它的消失。

12. 把自己暴露在你害怕的情景中：你一直害怕你的内在感受——头晕眼花、胸闷气短、飘然迷幻。进行一些技术练习来让自己有意识地感受和体验这些内在感受，以便了解它们是暂时的和安全的。

13. 接近和实践你恐惧的事情：战胜 PTSD 的最好方法就是以下面的方式接近和实践你所恐惧的事情：
- 设立一个恐惧情景等级系列。
- 想象你在这个情景里面，体验所有发生的感受。
- 看那些能让你想起创伤的图片，体验所发生的感受。
- 在这些情境里，回应你的那些负性想法。
- 如果有可能的话，再一次回到创伤的现场。

14. 自我奖赏：提醒自己你是唯一一个承担所有这些艰苦工作的人。要学会归功于自己。赞扬自己，为自己加油，以及专门款待自己。

引自《抑郁和焦虑障碍的治疗计划与干预方法》第二版（The Guilford Press，2012）。

第七章

特定恐惧症

描述与诊断

症状

特定恐惧症是指个体对特定对象或情境的非现实性恐惧感。罹患特定恐惧症的个体在面临感到害怕的对象或情境时，或者预期要遇到上述对象或情境时，就会感觉到严重的焦虑感。在某些情况下，这些个体的焦虑非常严重，以致会出现惊恐发作。恐惧感必须要达到影响个体正常功能的程度，或者个体会因恐惧而感到非常的痛苦。通常能够引发个体感到恐惧的对象包括昆虫或其他动物，环境因素如水、高处和暴风雨，血液、注射或损伤，情境因素包括封闭空间、飞机、隧道和桥梁，以及其他令人厌恶的刺激（如呕吐或呛咳）。

关于特定恐惧症的当前诊断标准方面的详细情况，参见 DSM-Ⅳ-TR（美国精神病学会，2000 年）。

患病率和生命过程

特定恐惧症在普通人群中很常见，有 60% 的成年人报告会感到某种恐惧。但对于大多数个体来说，恐惧的痛苦和影响功能的程度并不足以达到特定恐惧症的诊断标准。然而，国家共病调查结果发现，有 12.5% 的被调查者在其一生中某个时点上因恐惧表现出了明显的功能障碍，从而达到了特定恐惧症的诊断标准，这使得特定恐惧症成为大众人群中第三大常见的精神科诊断（Kessler，Berglund 等，2005）。Stinson 等（2007）采用更严格的诊断标准，结果发现，特定恐惧症的终身患病率为 9.4%，一年期患病率为 7.1%。

女性特定恐惧症的患病率是男性的两倍（女性与男性分别 15.7% 和 6.7%），并更常见于对各类动物的恐惧（Barlow 等，2007；Choy，Fyer，& Lipsitz，2007）。但是，在解释这些结果时要注意，因为研究显示，男性更可能隐瞒其恐惧感，而更少去求助于治疗，男女对恐惧的应对策略也不尽相同（Barlow，2002）。

特定恐惧症更常见于低收入人群中。同时在某些种族的人群中更为多见，尽管调查结果并不一致。有研究显示，非裔美国人要比其他种族人群更易患有特定恐惧症（Curtis，Magee，Eaton，Wittchen，& Kessler，1998）。最近的研究显示，与其他种族人群相比，亚裔和西班牙裔人的发病风险更低（Stinson 等，2007），而其他研究显示西班牙裔人群的发病风险更高（Curtis 等，1998）。但是，解释这些结果时还要注意，只有很少的研究考虑了文化差异，因为某些文化背景的人群在面对心理问题时可能会有所隐瞒。

特定恐惧症的平均发病年龄大约在 7—11.2 岁，而许多患者首次出现症状的年龄要早到 5 岁（Kessler，Berglund 等，2005；Stinson 等，2007）。对于特定恐惧症的不同亚型，发病年龄也各不相同（Barlow，2002）。尽管仍需对发病年龄方面的研究进行重复核实，但是，目前证据显示动物和血液‑注射‑损伤方面的恐惧，可追溯至儿童早期，而情境性恐惧一般在青少年晚期或成年期间出现。各年龄组出现的恐惧类型虽各不相同，但总体来说，特定恐惧症在成年早期和中期的发病率出现峰值，而在成年晚期会下降（Barlow，2002）。

特定恐惧症是一种慢性心理障碍，它的平均病程为 19 年（Stinson 等，2007），平均治疗时间为 22 年（Goisman 等，1998）。在符合特定恐惧症主要诊断标准的患者中，只有 8% 的患者会针对这类障碍寻求治疗（Stinson 等，2007）。

最常见的恐惧包括高处和动物恐惧，其次是飞行恐惧和封闭空间恐惧。有 3/4 的特定恐惧症患者报告有一种以上的恐惧，平均恐惧数量为 3.1 个（Stinson 等，2007）。很多恐惧会导致功能损害，并伴发其他心理障碍。尽管特定恐惧症被认为是一种相对不太严重的障碍，但是，它会导致一定程度的功能丧失，与物质滥用和其他焦虑障碍产生的结果相当。总之，特定恐惧症是一种常见的心理障碍，发病较早，呈慢性病程，会导致明显的功能损害。

遗传学／生物学因素

许多心理学家及其患者会认为所有恐惧都是通过学习而获得的，而调查显示只有很少一部分特定恐惧症患者能将其恐惧症状归结于对某些特定事件的经典条件形成或模仿作用的结果（Menzies & Clarke，1994，1995）。大多数恐惧——如对蛇、昆虫、水、动物、闪电、血液或损伤和对高处的恐惧，在原始环境下是有其生物学意义的存在价值。Marks（1987）的一篇综述阐述了许多恐惧症（如恐高症、开放空间恐惧、陌生人恐惧和其他种族人群的恐惧）在不同种族间均存在。达尔文主义的解释认为恐惧的跨种族间现象、早期发作特点（如婴儿的视觉悬崖）、跨人类文化间的普遍性、恐惧的非随机性（如某些刺激比其他刺激更容易引起恐惧这一现象），均表明恐惧是与人类进化密切相关的。遗传或生物学模型包括以下观点：行为的先天释放机制或先天模式理论（Eibl-Eibesfeldt，1972；Lorenz，1966；Tinbergen，1951），遗传易感特质理论（Marks，1987），单次试验学习经典条件反射的"准备性"理论模型（Seligman，1971），严格的"学习理论"，如华生和 Rayner（1920）的经验首要性的理论。

关于遗传因素对特定恐惧症的影响作用，还在双生子研究中发现了更多的证据。Eley、Rijsdijk、Perrin、O'Connor 和 Bolton（2008）报道了单卵双生子的患病一致率为74%，双卵双生子的患病一致率为48%，这表明基因可以解释特定恐惧症46%的患病变异性。另外，特定恐惧症亚型在家族中呈现聚集性，如动物恐惧症患者的亲属更可能患动物恐惧而非其他类型的恐惧。血液—损伤—注射恐惧症在家族中的传递率表现为最高。应该指出的是，虽然遗传和进化因素在特定恐惧症中具有重要作用，但这并不妨碍采用暴露疗法对其进行治疗。

共病情况

如上所述，特定恐惧症患者通常会有一种以上的恐惧（Barlow 等，2007）。另外，特定恐惧症通常是作为其他主要诊断共病的诊断，尤其是当主要诊断是另一种焦虑障碍的时候，共病现象更加常见（Barlow，2002）。在主要诊断为特定恐惧症的患者中，共病情况也很常见（Barlow 等，2007）。符合特定恐惧症诊断标准的患者中有 50% ～ 80% 至少还符合一种其他精神科诊断（美国精神病学会，2000）。最常见的共病为焦虑障碍、心境障碍和物质滥用障碍。最常见的并发轴 I 的诊断是惊恐发作。但是，与其他焦虑障碍患者相比，特定恐惧症作为主要诊断的患者其共病障碍要少得多（Barlow，2002）。大多数有其他共病障碍的特定恐惧症患者，是由于其他共病障碍而就诊，而不是因特定恐惧症而就诊。在某些情况下，恐惧症也会非常严重，以致影响到工作和 / 或人际关系。血液—注射—损伤恐惧症伴发的回避行为会导致严重的医学后果。在此类情形下，特定恐惧症会更容易被识别并接受治疗。在治疗恐惧症患者时，针对因恐惧使重要人际关系造成的问题，临床医生需要劝告所有患者身边的人，让他们认识到恐惧症并不是患者故意选择用来"惩罚"其他人，而且哄骗恐惧症患者只能使他们的恐惧加重。

鉴别诊断

与特定恐惧症不同，其他类型的焦虑障碍主要表现为对暴露于特定对象或情境下所产生后果的恐惧。特定恐惧症患者也可能会对此类情境下所体会到的焦虑后果感到恐惧，但一般不会在没有接触（或者预期接触）到恐惧对象时就感到焦虑。相反地，惊恐障碍则表现为一种弥漫性的焦虑，而并非由单一刺激所引发的特异性焦虑，其特点是对于惊恐发作的内感性恐惧。惊恐障碍患者还表现为毫无缘由的在多种不同情境下出现更多次的惊恐发作，甚至在不面临恐惧情境时也会惊恐发作而惴惴不安。社交焦虑障碍患者的恐惧表现为针对社交活动中可能的负面评价，而不是具体对象或社交情境造成的危险。创伤后应激障碍是由经历过真实创伤性事件后所引发的，甚至是在患者并未接触恐惧情境或对象时，仍会出现许多附加症状，包括再次体验、麻木和警觉性增高。强迫障碍的恐惧是针对闯入性想法或意象的恐惧，而并非针对恐惧性刺激的恐惧，患者一般采取某些行为仪式来控制焦虑感。

图 7.1 显示的是如何进行特定恐惧症鉴别诊断的流程图。

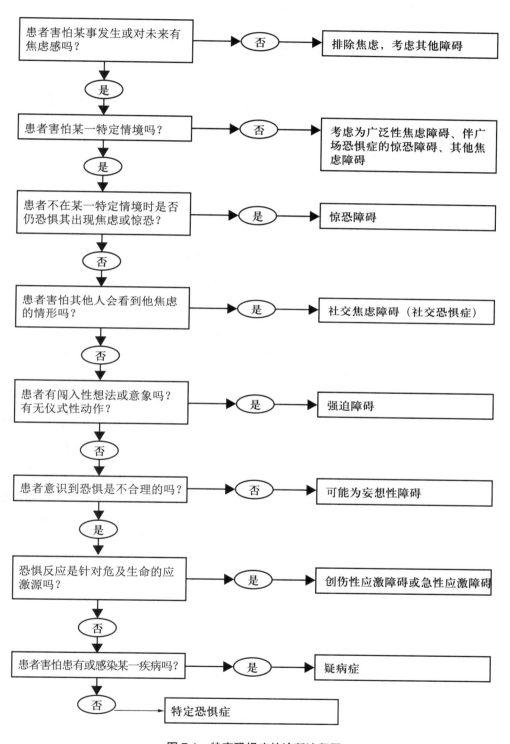

图 7.1 特定恐惧症的诊断流程图

认知行为对特定恐惧症的理解

进化因素

在解释特定恐惧症的发生时，恐惧的认知行为模型强调的是动物行为学或进化学理论方面的阐释（参见上述遗传和生物学因素）。依照这一模型，某些人天生就比其他人对某些刺激物的恐惧敏感，因为这些刺激物在原始环境下代表的是危险。因此，在普通人群中相关恐惧调查发现，最常见的恐惧对象为蛇、老鼠、昆虫、水、黑暗、动物、陌生人、高处、闪电和封闭的空间，而对现代工业化社会中的恐惧性刺激物则更为少见，如电。Seligman（1971）指出动物行为学模型的表现存在差异，认为某些个体天生要比其他个体更易对某种刺激产生恐惧，这是由于这些恐惧在其适应性方面更有意义。动物行为学及条件反射模型有助于解释恐惧的个体差异和非随机性分布（如对某类恐惧有选择性地增高）。工具表 7.1 可作为给患者的宣传教育手册，其中列出了恐惧症发生机制的进化方面的解释。

Leahy（2009）认为特定恐惧症患者依据一套信念或"规则"来对可能的威胁做出应答。这些"规则"在过去生活的原始环境下是用来保护我们祖先的。但是，这些规则在现代社会环境中已经不再具有适应性功能，而只起到了保留恐惧的作用（在逐步实施治疗时，工具表 7.13 的左栏，可以给患者作为自助指导，用来列出这些非适应性"规则"）。

行为因素

依据特定恐惧症的行为学模型，恐惧症可分为学习和维持两个阶段。恐惧获得的第一阶段是通过邻近或联接学习（经典条件反射）来完成的。按照这一模型，以前的中性刺激变成焦虑的条件化刺激，因为它是在产生焦虑的自然刺激出现之后出现的。这样所导致的后果是，以后接触此类刺激时，会激发焦虑的条件性应答。恐惧获得的其他学习模型强调的是模型化和模仿的作用，认为恐惧可通过观察其他人的恐惧回避或恐惧反应而获得（Bandura，1969；Rachman，1978）。

恐惧情绪一旦形成，就会通过回避行为而得以保持。第二阶段体现的是操作性条件反射；即对恐惧性刺激的回避或逃跑性行为，会因恐惧感的降低而得以负强化（Mowrer，1939，1947）。这两种因素模型解释了恐惧是通过经典条件反射而获得的，并通过回避和逃跑行为的负强化得以长期维持，最终导致恐惧的保持（Mowrer，1939，1947）。认知理论学家提出的另一个恐惧维持模型认为，患者在面临恐惧时所采取的回避行为，并不能针对恐惧性刺激和负性后果并无内在联系这一现象，提供驳斥性信息，从而使恐惧得以维持（Arntz，Hildebrand，& van den Hout，1994；Arntz，Rauner，& van den Hout，1995）。

认知因素

特定恐惧症的认知模型认为，早期童年成长经历会导致特定恐惧症患者的选择性注意、评估、记忆图式，以及应对恐惧性刺激的策略。由于负性经验导致恐惧形成的效应存在着个体差异，所以，认知模型将这些差异解释为附加在特定恐惧性刺激上的意义和附加在焦虑体验上的意义所产生的后果（参见 Beck 等，1985）。工具表 7.2 可作为给患者的宣传教育手册，说明了认知因素在恐惧症中所起的作用。

特定恐惧症治疗结果研究

认知行为治疗类型

特定恐惧症的认知行为治疗聚焦于打破条件性刺激与焦虑之间的联系，同时还要打破作为强烈的负强化剂的回避或逃跑行为与情绪缓解之间的联系。要帮助恐惧患者面对恐惧性刺激，以认识到刺激其实并没有现实的危险。已经得到验证的治疗特定恐惧症的技术包括：暴露疗法、认知重建和作为交互抑制部分的放松疗法。而暴露疗法是首选的治疗技术。另外，在治疗血液—注射—损伤恐惧症时，可采用肌肉紧张训练。

暴露疗法是针对引起焦虑的刺激进行有计划性接触的过程。现场暴露是针对真实恐惧对象或情境进行接触。想象暴露包括让患者对恐惧症刺激进行想象或视觉呈现，可采用图片、故事或电影来呈现刺激。对内感性线索，即针对焦虑相关的内部躯体感受进行暴露可适用于某些患者。暴露技术针对的靶线索通常包括心跳加快、眩晕和／或换气过度。也可使用虚拟现实（如计算机生成的恐惧性情境呈现）来进行暴露治疗。在所有暴露表中，要求患者接触恐惧性刺激，直到患者的焦虑开始降低。要重复这一过程，直到刺激激发的焦虑变得很低或消失。

认知重建旨在识别、确定和改变患者对恐惧对象或危险情境，以及应对危险能力的适应不良性信念。贝克的认知治疗已经在大量研究中被采用，它强调的是通过合作性经验主义和运用引导式发现等技术来进行治疗工作。还有已得到研究证实的自我指导性训练也是有效的治疗技术，该技术可教会患者采用积极的应对陈述来修正适应不良性信念。

采用渐进性肌肉放松技术来教会特定恐惧症患者使用放松反应来代替恐惧反应。但是，这种方法不再被采用，因为越来越多的证据显示单独使用暴露疗法也可以有效地减轻焦虑，联用暴露和放松疗法并不比单独使用暴露疗法更为有效。而且，放松练习可以让患者在面对恐惧刺激时产生安全感，因此能让患者学会即使在没有安全行为的情况下也能够耐受对特定对象或情境的恐惧。

肌肉紧张训练是专门用于血液—注射—损伤恐惧症的治疗（Öst & Sterner，1987）。此类特定恐惧症患者对心率加快和血压升高有内在的焦虑反应。但是，这种情况经常还伴随着心率和血压的迅速降低，并导致晕厥。一般认为，这种晕厥反应具有进化方面的意义，表现在损伤和／或遭受打击后血压降低，使人看上去像已经死了一样。为了对抗这种反应，要教会患者首先紧张肌肉15秒，然后放松肌肉15秒来练习。紧张肌肉可升高血压，预防晕厥发生。

有很多针对这些技术联合应用的研究文献。系统脱敏疗法是指联合想象暴露和放松训练的方法。放松训练教会患者在现场暴露期间使用放松技术。已经有研究验证了肌肉紧张训练联合暴露疗法的有效性。还有对暴露疗法和认知重建的多种技术联合应用进行了研究。大多数被研究的治疗较为简短，通常为1～5次治疗。

研究结果

Choy 等（2007）对 1960—2005 年发表的特定恐惧症治疗相关研究文献进行了定量化综述。结果发现现场暴露疗法最为有效，某些研究报告的有效率达 80%～90%。1 年随访时仍能保持治疗效果。但是，现场暴露疗法的脱落率相对较高。虚拟现实疗法与现场暴露疗法具有相同效果，比系统脱敏疗法更为有效。针对内感受性线索的暴露疗法是幽闭恐惧症的有效治疗方法。单用肌肉紧张训练以及联用现场暴露是血液—注射—损伤恐惧症的有效治疗方法。单用认知治疗就可以有效治疗幽闭恐惧症，并可以增加现场暴露疗法的治疗效果。研究结果还显示，单用认知治疗也可以在一定程度上有效治疗飞行和牙医恐惧症。但是，对于飞行或动物恐惧症患者，认知治疗并不能增强现场暴露疗法的效果。基于贝克模型的认知治疗要比基于自我指导性训练的认知治疗的效果更好。

总的来说，研究还没有发现药物治疗对特定恐惧症有治疗效果（Choy 等，2007）。在急性期服用苯二氮卓类药物可减轻主观焦虑感（如帮助必须乘坐飞机的患者减轻恐惧感）。但是，某些研究显示，在患者停止服用苯二氮卓类药物的情况下再次面临恐惧性刺激时，其焦虑感会增加。有一些研究发现使用一氧化氮治疗牙医恐惧症会产生治疗效果。暴露疗法期间服用 D- 丝氨酸（D-cysloserine）可增强暴露疗法的效果。

Wolitzky-Taylor、Horowitz、Powers 和 Telch（2008）对特定恐惧症治疗方面的 33 个有对照组的控制性研究进行了元分析。结果显示，包含某类暴露疗法的治疗研究证据最为充分。接受暴露疗法的患者（单用或联合其他技术）他们的结局更好，就结局好的平均数而言，治疗组患者比未接受治疗组患者比例高 84%，比接受安慰剂组的患者比例高 75%，比接受不包含暴露的其他治疗组的患者比例要高 64%。同时，与未接受治疗的患者相比，不包含暴露的认知行为治疗仍会产生较大的治疗效应量，这表明这些治疗方法会带来临床益处。这是一个重要的发现，因为某些研究显示有 25% 的特定恐惧症患者拒绝接受暴露疗法。与其他形式的暴露疗法相比，现场暴露疗法所产生的即刻治疗后结局更好。然而，这种优势会在随访时消失，这大多是由于未接受现场暴露的患者人群因获得持续不断的改善而抵消所致。因此，现场暴露疗法起效更为迅速，而其他形式的暴露会让患者自己去实施自我指导式暴露，并在治疗结束后仍能帮助他们不断获得改善。增加认知技术并不比单用暴露所获得的改善更多；但是，Wolitsky-Taylor 等（2008）指出，各项相关研究结果差异很大，需要进一步研究。某些分析结果显示，采用五次会面的治疗比单次治疗更为有效。这在某种程度上与单次会面的集中暴露会产生更好效果这一以前的结果相矛盾。Wolitsky-Taylor 等发现，不同技术针对特定恐惧症不同亚型并未显示有特异性效果。

总而言之，当前的研究结果建议下列治疗原则：

- 暴露疗法是特定恐惧症的主要治疗方法。
- 只要有可能，治疗中尽量实施现场暴露。其他形式的暴露疗法有助于让患者自己去实施现场暴露，或者无法实施现场暴露的情况。
- 针对伴有焦虑的内感受性线索暴露对某些患者有帮助，尤其是针对幽闭恐惧症患者。
- 肌肉紧张训练应与暴露疗法联合来治疗血液—注射—损伤恐惧症。
- 附加认知技术对某些患者会更有帮助，尤其适用于开始不愿实施暴露练习的患者。
- 不再推荐单独使用放松练习或者与暴露联合使用，对于开始不愿实施暴露练习的患者，只是推荐其作为准备性练习使用以帮助减轻高水平的焦虑。
- 在多次治疗会面中多次广泛暴露要比单次暴露效果稍好些。
- 可采用认知治疗来质疑对恐惧性刺激的错误或适应不良的认知，或者针对开始不能或不愿实施暴露练习的患者做准备。应鼓励患者最终接受现场暴露练习。

评估与治疗建议

基本原理和治疗计划

尽管特定恐惧症患者很少主动求治，但是患者得以成功治愈的机会相对容易和迅速。有80%～90%的恐惧症患者能在1～5次治疗后获得显著和持久的改善。表7.1显示了特定恐惧症的总体治疗计划。

表 7.1 特定恐惧症总体治疗计划

- 评估
  - ❏ 测试和临床访谈
  - ❏ 考虑使用药物
- 适应治疗
- 行为干预措施
  - ❏ 恐惧等级和有计划的暴露
  - ❏ 针对不同类型恐惧症 / 恐惧采用调整性行为治疗
  - ❏ 消除回避、逃离和安全行为
- 认知干预措施
- 逐渐结束治疗

在对特定恐惧症诊断和共病情况进行初始评定后，要让患者进入治疗。使患者适应治疗的过程，强调要对患者进行有关恐惧症"进化性适应"知识的宣教（为了让患者把恐惧症"去病态化"），以及回避行为在维持恐惧症中所起的作用，暴露在克服恐惧中的有益作用。如上研究综述中所述，针对恐惧性对象和情境的暴露，尤其是现场暴露，是治疗特定恐惧症的治疗选择。暴露不仅可逆转保持恐惧性焦虑的回避过程，而且可以让患者了解和质疑这些恐惧的信息。想象或模拟暴露可作为患者最终接受针对恐惧性刺激现场暴露的准备程序，还可用于现场暴露无法实施的情境。最后，可加入认知干预来澄清信息加工错误，如信息选择性关注、过滤、记忆偏倚、夸大威胁和可能性，以及"忘记"质疑危险证据的倾向。肌肉紧张训练可用于血液－注射－损伤恐惧症患者的治疗。放松疗法只限于不能或不愿耐受单独暴露的患者。

评估

基于上述的认知行为治疗模型，临床医生必须首先对特定恐惧症进行诊断，并与其他焦虑障碍进行鉴别诊断，并评定共病情况，包括酒精和其他物质滥用。因为许多特定恐惧症患者虽然有恐惧症但仍能相对正常地生活，如果不出现新的和更困难的问题（如威胁到工作或有婚姻冲突），他们是不会来讨论这一话题的。因此，临床医生应特别询问他们是否有需回避的或者不得不忍受焦虑和不安的事情或情境。

测试和临床访谈

如第三章惊恐障碍和广场恐惧症所述，ADIS-Ⅳ（Brown 等，2005）和 SCID（First 等，2002）是半结构化临床访谈，可用于评定特定恐惧症，并做出鉴别诊断和共病诊断。另外，恐惧问卷（Marks & Mathews，1979）等自评问卷可用来评定症状的确切性质和疾病的严重程度。患者还应填写标准调查表（参见第二章中的工具表 2.1）。

在进行鉴别诊断时，临床医生应确定患者是否恐惧特定情境（特定恐惧症），或是害怕其他人会看出自己的焦虑（社交焦虑障碍），或是害怕焦虑发作会导致失控或威胁到健康（惊恐障碍），或是害怕对象或情境会污染或损害患者或他人（强迫障碍）。在诊断特定恐惧症患者时，临床医生应评定其恐惧的特定性对象（如动物、自然环境、血液－注射－损伤等），可能存在一种以上类型的特定恐惧症。

在评估后确诊特定恐惧症时，患者表达了治疗愿望后，临床医生可能针对最重要恐惧建立恐惧等级，要注意在患者有人陪伴时、出口阻塞或更少时，恐惧是否会更严重。应描述想象和现场情境，也就是说，应要求患者评定在仅为想象情境下与实际情境下（现场）相比较的焦虑水平。

在最初和以后的评定中，临床医生还要评估患者的安全行为，并确定恐惧症对一般功能的影响。另外，应通过仔细询问来确定可减轻或加重恐惧的情境（如比较有人陪伴和独自一人时的不同）。治疗师要认真评定个体经历焦虑的情境，以及他们的想法、感受和这些情境之前及之后的行为，为的是理解恐惧是如何被触发和维持的。

尽管最初患者被要求提供初次评定时的病史情况，但是在治疗过程中患者应在恐惧触发时监控他们每次治疗间隔期间的想法、感受和行为。在恐惧触发时对恐惧实施前瞻性和情境性检查，不仅有助于确定诊断，还可以提供大量信息来用于对治疗计划进行概念化，还可以此来调整其恐惧和回避等级。工具表 7.3 可用于记录初次评定结果，包括测试数据 / 分数；服用精神科药物、酒精和其他物质；以前的焦虑发作病史（仅开始时）；治疗进展（仅在后来评估时）；治疗建议。工具表 7.4 可用于评定是否患有多种特定恐惧症。

考虑药物治疗

如果将暴露疗法作为特定恐惧症的最佳治疗方法，那么药物并不作为此类患者的第一治疗选择。一些病例研究已经表明氟伏沙明（兰释）和氟西汀（百忧解）对暴风雨和飞行恐惧有疗效（Balon，1999），一项小型随机双盲研究显示帕罗西汀（赛乐特）（Benjamin，Ben-Zion，Karbofsky，& Dannon，2000）和艾司西酞普兰（来士普）（2006）的疗效。一项最近的研究结果还显示，D- 环丝氨酸可能通过改善患者的学习能力来增强暴露疗法的疗效（2004）。依据这些初步研究结果，对于那些完全不愿接受暴露疗法或难治的患者来说，可考虑辅助服用这些药物。

适应治疗

在治疗的适应和学习阶段，我们为患者提供恐惧性质的宣传教育材料手册，并告诉他们许多恐惧的进化学意义。帮助患者理解他们在面对特定恐惧刺激时已经做好了"生物学准备"。明白恐惧事实上是在不同的史前环境下具有适应性的（在当前某些情况下仍具有适应性），可使患者的恐惧获得明显缓解。许多患者会立刻明白，诸如高处、封闭空间和动物等恐惧刺激确实有危险的时候，这有助于我们的祖先在此环境中存活下来。我们会告诉患者，这样的恐惧表明他们是"在错误时刻的正确反应"，他们会比其他大多数人更具有在自然环境下存活的能力。

我们经常告诉患者，他们的恐惧表明他们更接近于人类的本性，恐惧是如此难以抗拒的原因是数万年来它在抵御威胁中一直发挥着重要作用。

表 7.2 列出了特定类型恐惧患者所出现的常见恐惧以及对此类恐惧的适应性行为。工具表 7.5 提供给患者相关特定恐惧症病因和治疗方法。

表 7.2　恐惧和适应

恐惧	适应
饥饿	暴食、偏好甜食或高热量食物、嗜糖、囤积食物、体重过高、嗜睡、冬季期间代谢率降低或不活动
捕食者	避开动物、回避通过开放环境、回避黑暗（夜晚捕食者）、成群结队通过以防止捕食者侵害
陌生人攻击	害怕陌生人、保护个人的领域，忠诚于家庭和部落，采用温和的姿势表明没有敌意，向强者和更具有危险的人物屈服
自然界危险	对高处、水、闪电的恐惧；犹豫不决、不敢向前移动
儿童死亡	父母（尤其是母亲）对孩子很依恋。父母对婴儿哭闹有反应，守护着婴儿、安慰婴儿。婴儿/幼儿紧随父母；害怕被单独留下，害怕黑暗和动物。
毒物	回避细菌或毒素发出的任何气味或味道。很快知道某些食物是有毒的。

另外，如果认为逃离或回避危险是对真正危险情境的一种自然反应，还会有助于患者理解他们在回避或逃离自身固有的恐惧时同样也是具有"生物学准备"的。如果认为这些刺激当前已经不再具有危险性，最好的结局是这些与生俱来的行为是无效的，最坏的结局是把自身的恐惧维持下去。回避或逃离这些刺激会立即使恐惧缓解，因而产生更多的回避和逃离，患者每次在遇到恐惧性刺激时便会开始追求这种缓解的感觉。要帮助患者理解，尽管回避情境可在短期内减轻焦虑，但是同时会通过维持处于危险的感觉而在长时间内强化焦虑。通过回避这些刺激，患者相信他们每次已经"避开危险"，因而持续认为这些刺激确实是危险的。我们还应帮助患者认识到，一直通过回避和逃离这些刺激，会让他们认为自己没有能力来应对恐惧性情境，因而开始感到越来越没有效果。

这种治疗教育的过程是要让患者认识到，面对恐惧性刺激是让他们病情好转的重要方面。通过不断系统地面对这些恐惧刺激，患者会明白这些刺激并不是真的具有危险性，在不回避和不逃离的情况下焦虑会自然消退，他们可有效应对自己的恐惧。对于他们不能面对这些长期害怕和回避的恐惧性刺激这一问题时，我们要告诉患者暴露是可预测的，在有效控制之下，他们会学会应对恐惧的策略。

提高参与暴露的治疗动机是社会化过程的一个重要部分。应帮助患者认识到克服恐惧对于自身的特别收益。还应探索和提出可能的预期付出。可采用工具表7.6 来帮助患者考虑治疗的成本和收益对比。

行为干预措施

恐惧等级和有计划的暴露

针对恐惧性刺激的暴露疗法是特定恐惧症治疗中最关键的治疗要素。现场暴露疗法被认为是首要治疗选择，在过去数十年来一直成功用于治疗大多数类型的恐惧症（Antong & Barlow, 2002），包括动物、雷电、水、高处、飞行、封闭空间、牙科、窒息和血液—注射—损伤恐惧（Barlow 等，2007）。尽管最好是使用现场暴露疗法，但也可使用想象暴露，以用于现场暴露的准备期，还可用于无法实施现场暴露的情境。尽管对最恐惧刺激立即暴露（满灌暴露）与逐级暴露疗效相当（Barlow，2002），但是首选仍是逐级暴露，尤其是对于门诊患者，因为大多数患者可以更好地耐受。

设计逐级暴露

治疗师与患者协同工作来制定一个恐惧等级表或"阶梯"，每一"阶梯"代表一个患者要面对的难度不断增加的刺激。如前所述，可采用 SUDs 水平（从 0=无不适感到 10= 最大程度的焦虑或恐惧）让治疗师和患者共用一个标准来对恐惧等级进行分级，对恐惧开始降低时治疗的进展情况进行追踪。例如，对于较低等级的恐惧，在实施真实暴露之前，可以采用想象暴露或观看恐惧性对象的照片或幻灯片来进行暴露。可先让患者在治疗会谈时面对刺激（模拟暴露）后，再在自然环境下去面对刺激（现场暴露）。可依据刺激的不断接近程度来对恐惧等级进行分级。例如，可能最初要让一名害怕蜘蛛的患者观察一只盒子里的蜘蛛，接下来观察治疗师手上的蜘蛛，最后让蜘蛛在患者手上爬动。工具表 7.7 让患者监测他们遇到的恐惧；工具表 7.8 让患者记录自己的恐惧等级。

多种技术因素已经表明可以提高暴露疗法的成功率（Barlow，2002；Barlow 等 2007），但应尽可能把这些技术因素整合进暴露疗法中。直接暴露比间接暴露更为有效，治疗指导下暴露比自我指导下暴露效果更好（Öst，Salkovskis，& Helmström，1991）。集中强化训练，例如持续 2 ～ 3 个小时的治疗，实施强化暴露和对刺激习惯化。这种恐惧症的"快速治疗"经常会产生戏剧性、即刻的效果，尤其是鼓励患者在治疗外持续练习自我指导下暴露时（Öst，1997）。但是，如上所述，有一些证据表明，多个治疗期间的间隔暴露可改善长期的治疗效果。让患者暴露于不同类型的相同刺激时（如不同类型的狗）和不同背景下的刺激时（如不同部位和情境下），也会降低他们病情复发的可能性（Antony & Barlow，2002）。

结束暴露治疗

要在暴露疗法期间持续不断地暴露于恐惧性刺激，直到患者的恐惧水平大为降低。不能让恐惧减轻的简短暴露或暴露疗法与恐惧性刺激的超敏化建立联系，在某些情况下它们会使得恐惧水平加重。因此，暴露疗法要在习惯化（适应）出现之后及时结束。在未出现足够的习惯化时，治疗师要增加治疗的时间长度。在治疗期间降低恐惧刺激的强度来易化习惯化反应，识别和去除任何可能会阻止彻底暴露于刺激的"安全性行为"（如下所述），识别和调整任何功能不良性想法，或者调整恐惧性等级以便增加更多等级。

最近的研究表明，治疗期间彻底习惯化（适应）并不是治疗成功的必要条件（Craske & Mystkowski，2006；Eifert & Forsyth，2005；Williams，1992），暴露疗法期间耐受恐惧（去除恐惧的相反面）和体验自我效能感是整个治疗结果更好的预测因素。另外，现在认为条件性情绪反应和驳斥不当评价的消除，是整个暴露期间发生改变的机制（2002；2007）。因此，在患者可以驳斥不当评价时，当他们逃离情境的企图消退时，当他们能耐受焦虑感觉时，当他们能应对恐惧情境时，就可以及时结束暴露疗法。

升级恐惧等级

在治疗期间和两次治疗的间隔期，让患者反复面对某一特定刺激，直到情境所致患者的焦虑水平在两次连续暴露治疗时达到最小。为了把暴露效果推广至自然环境，要对恐惧等级刺激情景进行升级暴露（Barlow，2002；Barlow 等，2007）。一旦恐惧减轻，患者要进入下一个恐惧等级刺激进行暴露。在整个暴露期间，治疗师应明确鼓励患者是可以耐受恐惧性刺激的，采用自我奖赏或外部奖赏来对完成暴露目标的患者进行奖励。

对不同类型恐惧症 / 恐惧进行调整性行为治疗

血液—注射—损伤恐惧症

如前所述，血液－注射－损伤恐惧症患者经常在遇到可触发晕厥反应的恐惧性刺激时出现生理反应（血管迷走神经性晕厥）。尽管心率和血压在恐惧性刺激出现开始时已经升高（其他恐惧症患者也是如此），但是这类患者会出现随后的心率和血压下降，并导致晕厥反应。因此，暴露疗法包括教会患者预防这种心率和血压先升后降急剧的心血管反应的应对策略。肌肉紧张训练包括每隔 15 秒交替紧张和松弛躯体大肌肉群（臂部、躯干部和腿部）。一旦患者学会这一技术，首先要指导他们在一般情境下练习，直到他们完全掌握。掌握这一技术后，治疗师就要鼓励患者在暴露于有可能引发晕厥的条件下使用这一技术。目标是通过教会患者在出现低血压征象时紧张全身肌肉来拮抗低心率和低血压的晕厥行为。指导患者在面对特定恐惧情境（血液－注射－损伤）之前、之中和之后，做五遍肌肉紧张训练。如果患者不愿接触恐惧性情境，则需要建立恐惧等级，帮助他们在面对痛苦程度不断增加的刺激时采用肌肉紧张训练来加以应对。例如，他们开始可以通过躺下然后站起来练习紧张训练。他们还可以通过观看其他人采血照片，然后是录像，再现场观看其他人采血，最后自己亲自接受采血。

对焦虑症状的恐惧

与其他焦虑障碍患者相比，尽管特定恐惧症患者更少报告对焦虑感的恐惧，但是，他们也会从暴露于焦虑相关内感受性线索中获得益处。与其他特定恐惧症患者相比，高处恐惧和其他情境特异性恐惧的患者，尤其是幽闭恐惧症患者更易对焦虑感受产生明显的恐惧（如过度换气）。我们可以采用针对内感受性线索的暴露技术来帮助患者对这类感受进行习惯化（适应）处理，并消退感受和恐惧性刺激之间的联系。

开阔空间恐惧症

某些患者在面临附近无支持性物体的空旷情境时，也会表现出跌倒恐惧。这些患者可能会怀抱某些物体来稳定自己，甚至还借助手和膝爬行来通过开阔空间。此类恐惧症更常见于曾跌倒过的老年人，初步的研究证据表明这些患者可能有轻度的视觉—知觉—空间功能障碍（Barlow，1988）。但是，与一般常识不同的是，将这类患者暴露于开阔空间的办法经常显示无疗效。相反地，暴露于听觉前庭线索或其他眩晕性感受性知觉时会有治疗效果，同时联合神经心理学康复措施来治疗时效果会更好。

去除回避、逃离和安全性行为

如上所述，对恐惧性刺激的回避或逃离行为会让患者相信刺激是危险的，从而阻碍他们缓解焦虑以及随时间推移对刺激的习惯化过程。另外，回避刺激后所体会到的焦虑情绪减轻会产生负强化作用，导致远期的回避行为频率增加。因此，让患者长时间暴露于恐惧的对象或情境中会让他们明白刺激本身并不具有危险性，还能帮助他们明白在去除刺激与危险之间的联系后，恐惧性刺激所带来的焦虑会自然消退。

应鼓励患者将回避和逃离行为看成一种自我强化的、很难戒除的坏习惯。我们要告诉患者，如果他们不去经常做那些让自己不舒服的事情，就不会取得治疗进步。治疗师要通过帮助患者采取克服诱惑的策略，促使他们克制回避或逃离不舒服情境的冲动。例如，治疗师可帮助患者将恐惧症概化成一个"浑蛋"，是它阻碍患者达到自己的生活目标，而他们的回避和逃离行为是"屈服和纵容"这个浑蛋的方式。工具表7.9会帮助患者列出和评估他们回避或逃离行为所付出的代价。

许多特定恐惧症患者也会采用安全行为来应对恐惧性刺激。安全行为与回避或逃离行为具有同样的作用，会妨碍彻底暴露于刺激，因而使刺激是危险的感觉保留下来。其中许多安全行为是隐蔽的，必须在暴露期间加以识别和阻断。否则，患者会经常误将他们可以成功面对刺激归功于这些行为本身；他们可能认为如果不采取这些行为会有灾难性后果发生（如"如果我不紧抓扶手，可能会摔下去"）和/或他们不能有效应对（如"在乘电梯时如果没服用阿普唑仑，我会失控"）。安全行为的例子，包括靠着墙或家具防止晕倒，紧缩肌肉随时做出反应，扫视环境确定视觉和听觉危险信号，重复祈祷或自我保证，实施焦虑性抽搐，屏住呼吸，或尽力形成从情境中转移出去的意象。另外，有些患者会自行饮酒或服用抗焦虑药物，还有患者会随身携带抗焦虑药物以确保安全。

在暴露期间应鼓励患者舍弃所有安全行为，因为这些反应会导致将正性结果错误归功于安全行为，和/或可导致对刺激转移注意力，因而妨碍习惯化进程。Powers、Smits 和 Telch（2004）发现，安全行为的存在会降低暴露疗法的疗效，即使他们未被使用也是如此。我们发现直接询问患者其安全行为方面的问题，是有益的（如"当你乘坐飞机时，你会做或不做一些事情来让自己感觉不那么焦虑吗"）。然后我们解释许多人误以为这些安全行为保护了他们免遭危险，但事实上实施安全行为会强化他们的恐惧和身处危险感。要求患者观察任何安全行为的征象，检查这些安全行为的成本和收益（工具表 7.9），审查支持和反对这些行为是否真的能提供安全的证据，并开始慢慢去除这些行为。工具表 7.10 可提供给患者来记录他们的安全行为。

治疗师应直接询问有关患者所做、所说、所想或所用的详情，以建立安全感或降低意料之外的惊异感。一旦确定了这些安全行为，治疗师要让患者实施行为实验，暂时放弃或延迟这些行为，认识到不用这些行为会发生什么。治疗师可检查患者有关安全行为所发挥的功能方面的信念，来指明患者是怎样将耐受刺激归功于这些安全行为的。

认知干预

许多特定恐惧症患者有一些歪曲的自动化想法，需要加以评估。如果患者在开始时不愿面对或特别害怕开始面对恐惧性情境时，要在实施暴露疗法之前实施这类评估。典型恐惧症患者的自动化想法是"我活不了了，""我焦虑得要疯掉了"，"我不可能克服这一问题的"，"我就是一个懦夫"，"我没有一回是对的"，"人们会知道我是一个恐惧症患者"，和"除了我没有任何人有此类问题"。

通过帮助患者针对这些自动想法进行检查证据技术（如飞机失事死亡的比例是 1/10500000），或者帮助患者考虑其他不危险的可能性（如狗是友好的），让患者针对他们那些危险的灾难化想法（例如，正常的航班飞机会失事，或者我会被狗咬）进行识别和重建。治疗师还可以针对患者对恐惧性情境进行直接教育：

> "你看到针会感到头晕的原因是你的血压降低所导致的。这是你的身体保护机制在起作用，并不是要死的征兆。我会教你一些策略升高你的血压。例如，你可以学习紧张和松弛肌肉，就像一台泵推动血流一样，升高你的血压。你的血压升高后，你就不会觉得那么晕了。"

要通过认知重建检查患者关于其焦虑应对能力的自动化想法，即焦虑从不会消退，面对焦虑无法应对，或者体验到焦虑是危险即将来临的征兆，具体包括："你曾经历过焦虑不会消退的情境吗？你能解释一下你无法应对意味着什么吗？你曾经经历过虽感觉焦虑但最后并没有什么糟糕的事情发生的情况吗？"治疗师采用苏格拉底式提问法询问，指导患者对此类想法的可信度进行挑战，并调整为更具适应性而错误性更低的认知（如"我握着蛇时焦虑会上升，但是当我抓着蛇持续更长时间时，焦虑会降低"）。

其他挑战自动化想法可信度的方法包括帮助患者将自己置于客观观察者的位置来体验。例如，要询问患者是否认识其他患有恐惧症的朋友——最好是与患者的恐惧对象并不相同的。你会给恐惧症朋友什么建议？你怎么帮助朋友客观审视这一情境？

还可采用认知重建让接受暴露疗法的患者做事先准备。他们曾克服过对其他事情的恐惧吗？他们在面对恐惧性刺激之前，会告诉自己什么？在事后，会学到什么？要指导患者认识到暴露于恐惧性刺激是很难的，但并不危险，这也是克服其恐惧的唯一方式（就像服用苦药来让自己感觉好些）。要帮助患者认识到他们是有能力应对面对恐惧时必须要体验到的焦虑的。工具表 7.11 可帮助患者就面对恐惧性刺激之前的预期反应和真实体验进行比较。可采用工具表 7.12 帮助患者对他们的消极自动化想法进行挑战。

逐步结束治疗

治疗效果的扩大化是通过让患者参与自我指导性家庭作业达到的。在治疗间隙期要尽可能多地安排自我指导式暴露练习。目标是让患者"过度实施"暴露（如乘坐电梯两次是合理的），以便使相伴随的焦虑随时间推移而习惯化。

尽管治疗师指导式暴露有助于提高暴露练习的效果，但是一旦患者能自己指导暴露练习时，治疗师应尽早淡化他们的参与和指导。这不仅有助于治疗效果的扩大化，而且还有助于患者将暴露效果归功于他们自己努力的结果。如果患者患有多种恐惧症，应鼓励他们开始创建和指导一个治疗计划以克服其他恐惧。这使患者成为自己的治疗师，让治疗师来评估患者仍需加强的技能。工具表 7.13 作为一个"无恐惧指导材料"，可在此阶段提供给患者作为自助指导。

另一种建立扩大化的方式是最终降低患者对陪伴者的依赖性，因为在患者面对恐惧性情境或对象时陪伴者会有助于减轻他们的焦虑感。如果患者不能亲自实施暴露，那么在建立恐惧等级时最初可允许有陪伴者与患者共同面对恐惧性刺激。但是，在实施持续性暴露疗法时，尽早地逐步结束陪伴对于患者建立自我效能感是很有必要的。

治疗中的疑难问题与处理方法

尽管特定恐惧症治疗看起来是直截了当的，但是治疗期间会出现多种问题，尤其是在暴露疗法期间。临床医生在实施暴露疗法帮助患者面对恐惧时，既要使治疗有一定的结构性，又要有一定的灵活性和温暖性。本章我们要对治疗中的某些常见问题进行论述。

对治疗会使事情更糟的担心

　　许多患者认为暴露疗法非常痛苦，会将他们的焦虑水平升高至极端程度，以至自己会发疯或出现心脏病发作，或者升高的焦虑再也不会降下来了。我们要告诉患者暴露疗法的结局会相当好，他们过去已经亲身经历了最高水平的焦虑。通过认知策略，可帮助患者看到他们的灾难性恐惧是荒唐的，焦虑会在暴露练习期间随时间推移而降低，他们有能力应对高水平的焦虑。经由治疗师的安全陪伴、逐步暴露的实施以及事先的明确解释，患者通常会更愿意尝试进行暴露疗法。

　　某些患者认为，他们不仅不能控制其面对的焦虑，而且治疗师会用超出他们耐受范围之外的更恐惧的刺激来吓坏他们。通过告知患者所要面对的恐惧等级和暴露时间安排是由患者和治疗师协商确定的这一事实，让患者放心。告诉患者治疗师会在开始治疗之前向患者解释治疗中发生的事情，并要获得患者的事先同意。还应告诉患者，在暴露期间要经历的焦虑程度几乎不可能超过他们自身曾经经历过的焦虑水平，因为暴露是循序渐进的。但是，在治疗的最初阶段，治疗师要示范暴露练习，帮助患者面对恐惧性刺激。

自我苛责

　　许多患者认为他们的恐惧是一种软弱或懦弱的表现，他们不应该如此恐惧。为了获得成功的治疗，需要对其恐惧表现的这些评判或病耻感进行修正。如前所述，在治疗的社会化阶段，我们要向患者解释，对于我们的远古祖先来说，大多数恐惧是更适应自然环境的表现。因此，与其将恐惧看作"软弱"，还不如将之重构成在不同环境中的优越性。我们向患者解释，回避是确保安全的"自然方式"，"很快会学习到"要做什么。与其将恐惧看成一种"缺陷"，还不如将之重构成"更为迅速地学习到的初始适应性行为"。

建立恐惧等级时的难点

　　某些患者在定义恐惧性情境范围时存在困难，经常集中于量表的极端评分值。治疗师可采用想象诱导；通过提示患者量表中间评分值；通过比较（"有点害怕""非常害怕"）；通过行为来确定量表评分（"你能待在此种情境下多久"或"你愿意这么做的频率是多少"）；通过修改刺激以确定接近的"状态"（"如果有人陪着你，你是更愿意还是更不愿意去接近此类情境呢"或者"如果你靠近出口的位置，你是更愿意还是更不愿意接近此类情境呢"）；通过允许患者在随后的治疗中进行调整。

不愿意实施暴露

　　如上所述，某些患者害怕暴露会产生太过严重的不适感。在此情形下，治疗师要询问患者对"严重焦虑"的定义："你预期的事情确实会发生吗？"通过确定这类特异性恐惧（如"我会疯掉的"），治疗师可指导患者认识到焦虑不会产生严重的后果（例如"你不会因太焦虑而疯掉"），患者是有能力处理高焦虑体验的。治疗师需要向患者解释，暴露疗法是可用来确切证明刺激并不危险的这一事实的唯一途径，而回避行为会将"刺激是不安全的"这一误解一直维持下去。

　　如前所述，要让患者确定维持回避循环与实施暴露疗法以去除恐惧的成本 - 收益比值。通过与克服生活在恐惧牢笼中的感觉所获得的满足感和自由感进行比较，这会有助于那些由于恐惧导致活动范围缩小及生活质量降低的患者。治疗师要说明"你想做什么和你愿意做什么"之间的差异，"愿意去做不想做的事，是取得治疗进步的关键所在。"

　　治疗师还可用患者曾经克服其他小恐惧的成功经历，让患者提高对其恐惧实施暴露的治疗动机。例如，治疗师要询问患者，是否曾做过自己不想做或害怕做的事情，他们是如何克服恐惧的，他们一旦做了有什么益处。

　　当患者不愿实施暴露时，治疗师还可以通过增加更多的恐惧等级，让患者能够取得看得见的小进步。首先，如果治疗师示范暴露，患者会更愿意参与实施，因为患者能获得刺激并不危险的证据。例如，一名怕狗的患者，不愿与狗接触，但她通过观察治疗师与狗亲近后可能会亲自试一下。其次，想象暴露经常要比现场暴露引起的焦虑刺激强度更低些，可用于不愿接受现场暴露患者的准备阶段。让患者暴露于害怕程度较轻的刺激，也有助于证实患者有能力在暴露期间耐受这一焦虑并产生习惯化。在这些初始暴露阶段，治疗师要引出患者可能有的消极想法（如"我不能忍受，""这会使我发疯的"，或者"这会要了我的命"），并检验这些想法是否是真实的。当恐惧性预期在对较轻刺激暴露期间并未出现时，患者会有更强的动机来继续针对引起更严重程度恐惧的刺激进行暴露。

确定性需要

某些特定恐惧症患者对实施暴露犹豫不决，因为他们需要绝对确定地知道，在面对恐惧时不会有任何风险。尽管治疗师对某些灾难性后果的风险能够给予确定性保证（例如暴露期间出现心脏病发作或者疯掉），但是，对其他恐惧性后果的风险并不能确保绝对是零风险（例如狗从不会咬人）。

治疗师要让患者对要求确定性的成本效益比，以及对后果并不能完全保证的先前行为进行检验。治疗师要考查患者如何能够实施此类冒险行为，以及做出此选择的原因。例如，因为开车可能会有事故的风险，患者是怎么能够忍受这种风险的？然后鼓励患者采用概率对预期进行定义，而不是采用可能的或确定的术语。例如，"我认为飞机坠毁的概率是10%"，而不是肯定地说"我认为飞机坠毁是有可能的"或者"我认为飞机会坠毁"。治疗的目标并不是提供确定性保证，而是帮助患者通过权衡灾难性后果的概率，而非可能性，去冒风险面对不确定性。例如，在黑暗小巷中被攻击的概率一定要比晴天被雷击的概率大。

暴露对象的不可及性

私人开业的治疗师可能接触不到某些患者害怕的刺激（如蜘蛛、老鼠或其他动物），许多治疗师并不方便陪伴患者实施现场暴露，如坐飞机或其他场所。很明显这种情况不太理想，因为许多研究结果证实治疗效果是有赖于真实现场暴露的。但是，治疗师经常要采用多种不同的新颖方法来克服这些障碍。例如，治疗师在治疗开始时实施想象暴露练习，然后指导患者在有恐惧性刺激情境下听治疗录音，这可作为治疗师在场参与的一种治疗形式。

如果恐惧性刺激并不容易获得，那么治疗师与患者协作还可以采用其他新颖方式实施现场暴露。治疗师还可先采用恐惧性对象或情境的照片和录像来暴露，然后指导患者面对封闭环境下的恐惧性刺激（如宠物商店），采用模拟练习（例如飞行模拟器、虚拟现实机），或者让朋友或亲属把刺激带到治疗现场（例如朋友的笼养宠物蜘蛛）。

患者对家庭作业的不依从性

患者在治疗室之外并不实施暴露，这其中有许多原因。常见原因包括治疗师并未澄清和特别指明实施家庭作业的重要性，另外还有患者长期以来养成的回避恐惧性刺激的习惯。

如果治疗师强调了家庭作业对于治疗成功的重要性，并要求每次治疗时进行展示和检查，则患者做家庭作业的可能性会更大。在治疗开始之前要告知患者，若不做家庭作业，治疗不可能会产生显著的效果。治疗师要在首次治疗时留作业，在每次治疗结束时留作业，并在每次治疗开始时回顾作业。

为了确保患者对家庭作业的依从性，治疗师还应明确告诉患者需要做什么。不是简单告诉患者要乘电梯，而是"这周要乘电梯"。治疗师应明确指明作业的内容："每天乘电梯上三层，下三层。在乘电梯之前要记下你的预期，评定焦虑水平，然后在乘完电梯后再记录真实的结果，注明实际发生的事，焦虑水平是多少。"要求患者参与和计划暴露的确切天数和次数，这对于治疗也是有帮助的。

治疗师可能会询问患者有关完成家庭作业的成本效益比，并对完成任务时的恐惧或信念进行识别和重建。我们发现在治疗中预期家庭作业的不依从和角色扮演，会起到一定效果。治疗师可扮演对治疗的不依从行为（如"做作业没用，我再也不会好了"），要教会患者去挑战角色扮演的负性想法（如"我知道做作业是一件令人厌烦的事，但是这么做又很重要，因为它能帮助你变得好起来"）。

可以把家庭作业分解成更小的更易完成的任务。例如，要求患者创建自己的家庭作业，只做那些最有把握完成的任务（如"将治疗作业日志放在办公桌上，"或者"然后打电话给 Joe，询问有关借宠物蛇的事"）。

治疗期间现场刺激暴露的持续时间也要增加，以确保恐惧不再敏感化。这能减轻患者治疗时间之外的焦虑。可采用印有恐惧应对策略的动画卡片，录下治疗谈话每天听一遍，调低恐惧等级去接触强度更低的刺激，逐步减少对治疗师的依赖。

治疗师的恐惧

某些治疗师尤其是新手治疗师，可能会让患者产生焦虑的担心。这样的治疗师在开始采用暴露疗法时，需要对这些信念进行检视。一些典型的信念包括："我不应该让我的患者焦虑，""患者会脱落治疗的"，"患者会不喜欢我的，""患者的焦虑会失控的，""或许刺激真的是有危险的，"以及"我无法眼睁睁地看着别人痛苦"。

在治疗师开始与特定恐惧症或其他焦虑障碍患者一起治疗时，需要对恐惧性质和恐惧减轻的认知行为治疗模型有更深入的理解。暴露起作用的唯一方式是当患者的恐惧图式被激活时（Foa & Kozak，1991）出现习惯化过程，患者由此学会恐惧性刺激是可以承受的。患者不能通过处理轻微的和不引起情绪反应的情境来获得自我效能感。我们的经验是，对于具有指导性并鼓励患者面对恐惧的治疗师，治疗更易获得成功并留住患者，而表现出对暴露不确定态度的治疗师只会强化患者有关恐惧真的要发生的观念。治疗师在暴露过程中让患者引起焦虑并不是为了满足施虐的需要，而是帮助患者从自己的恐惧中解放出来。我们的经验是，患者可能会因暴露引起的不适感而停滞不前，但是很快能够欣赏自己在克服恐惧时的努力和成功。

特定恐惧症详细治疗计划

治疗报告

表 7.3 和表 7.4 用来书面记录特定恐惧症患者的治疗报告。表 7.3 展示了特

定恐惧症的某些典型症状，治疗师需要挑选出符合患者的症状。还要特别指明患者确定的功能损害的性质，包括学业、工作、家庭或社会功能方面的所有功能障碍。表 7.4 列出了治疗目标和相对应干预措施的样本。另外，治疗师需要选出适合患者的治疗目标和相应的干预措施。

表 7.3　特定恐惧症典型症状

指出恐惧的具体对象或情境

焦虑

指出焦虑的躯体 / 认知症状

　　惊恐发作

　　心悸

　　呼吸困难

　　胸痛

　　恶心

　　眩晕

　　晕厥感

　　出汗

　　震颤

　　内心空白感

　　非现实感

　　人格解体

　　麻木

　　麻刺感

　　打寒战

　　热潮红

回避、逃离和其他安全行为（具体说明）

表 7.4　特定恐惧症治疗目标和干预措施

治疗目标	干预措施
减轻焦虑的躯体症状	暴露
陈述对恐惧对象 / 情境恐惧性对象的恐惧减轻	认知重建
在遇到恐惧性对象 / 情境时，报告焦虑水平 <1/10	暴露
修正危险和脆弱相关的图式（或其他图式——具体说明）	认知重建，成本收益分析
去掉所有回避、逃离和安全行为	暴露

续表

治疗目标	干预措施
去除障碍（具体说明——依赖于受损程度，可有多个目标）	认知重建，问题解决训练，或其他技能训练（具体说明）
去除所有焦虑症状（评分在正常范围内）	以上全部
获得预防复发技巧	必要时回顾和练习相关技术

干预策略顺序

　　　　表 7.5 列出了特定恐惧症 6 次治疗的干预措施的顺序。如果患者的症状更严重，则需要更长时间的治疗。

表 7.5　特定恐惧症的详细治疗方案

第 1 次治疗

评估

列出恐惧对象或情境，以及回避和逃离的程度

注明恐惧发作、恐惧程度、持续时间、发作性质

列出针对恐惧性刺激 / 应答的想法

识别安全行为

评定社交、职业和教育功能方面的障碍

实施标准成套治疗摄入测验（参见工具表 7.3），以及附加表

其他适宜的问卷

让患者完成患者恐惧评估表（工具表 7.4）

评估共病情形（如重症抑郁和其他焦虑障碍）

评估物质滥用；如果患者有物质滥用或依赖的情况，要评估咨询或戒毒的需要

评定是否需要药物治疗

适应治疗

说明恐惧和恐惧症非常常见，治疗方法简单有效

向患者提供有关特定恐惧症知识宣传手册信息（工具表 7.1、7.2 和 7.5），以及认知行为治疗的知识信息（第十章
　工具表 10.1）

第 2 次治疗

评估

提供评估反馈信息

解释去除恐惧的成本和收益

适应治疗
向患者解释恐惧的获得和通过回避来使恐惧维持的进化学、行为学和认知学模型
解释暴露疗法的必要性

行为干预
创建恐惧等级表（参见工具表 7.8）和训练患者使用 SUDs

认知干预
开始识别患者的歪曲自动性想法

家庭作业
让患者开始自我监测恐惧（参见工具表 7.7）

第 3—4 次治疗
注：所有涉及暴露的治疗时间要加倍延长。

评估
回顾和复习家庭作业

行为干预
引出恐惧性刺激意象
回顾恐惧等级表
在治疗时开始想象暴露
如果可以实施，开始现场暴露（或治疗师可示范现场暴露）
识别暴露期间的安全行为
鼓励患者去除安全行为
（可在单次治疗中集中实施暴露疗法，也可在多次治疗中分期暴露，两次治疗期间实施家庭作业暴露）

认知干预
列出在暴露中患者出现的消极自动性想法
开始挑战患者的自动性想法

家庭作业
让患者实施现场暴露并进行自我监测（使用工具表 7.7）
让患者识别和挑战自动性想法

第 5—6 次治疗
评估
回顾家庭作业

续表

行为干预

在治疗中继续暴露疗法（想象或现场暴露）

鼓励实施暴露的"过量练习"

鼓励减少对陪伴者的依赖

开始结束治疗的准备工作；讨论以后可能出现的问题，以及应对问题的方式

认知干预

在治疗中练习应激接种技术（创建应对卡、模拟质疑消极想法、模拟创建应对／自我强化性陈述、让患者模仿治
    疗师的应对性陈述、计划应激接种训练作为家庭作业）

考查患者对好转的归因解释（例如治疗师的出现，暴露，去除了消极想法，安全行为，运气等）

鼓励自我效能性陈述

开始结束治疗，讨论未来可能出现的问题以及应对问题的方式

家庭作业

鼓励患者继续去除安全行为

让患者计划进一步的现场暴露经历，并鼓励他们进行自我监测

鼓励患者继续针对自动性想法实施治疗

治疗案例

第1—2次治疗

呈现问题　　　　患者 Gail，34 岁，未婚女性，患有飞行恐惧症 12 年，电梯恐惧症至少 15 年。电梯恐惧症很严重，她尽管生活在美国最大的城市，但不能访问居住在 12 楼以上的朋友，因为她不敢乘电梯而只能步行上下楼梯。治疗师的办公室在 10 层，她要自己爬楼梯。她现在寻求治疗，是因为她找了一份在 38 楼办公的工作，这就迫使她要克服对电梯的恐惧。但是，这种恐惧是如此强烈和难以治愈，以至她认定自己永远也无法克服恐惧。

评估　　　　在最初评估期间，Gail 完成了特定恐惧症知识和信息（参见工具表 7.5），但

是测验结果表明 Gail 除了特定恐惧症之外并无共病诊断。她正在服用精神药物，否认使用其他药物。Gail 还填写了患者恐惧评估表（工具表 7.4），询问了可能引发她恐惧的一些情境。结果表明，她有电梯、飞行、公众演讲以及对权威、高处、蛇、老鼠和火的恐惧。但是，她对电梯和飞行的恐惧给自己造成了最大的苦恼。针对电梯恐惧症，她做出要治疗的最终决定是因为这些恐惧极大地干扰了她的生活。

适应治疗　治疗师向患者呈现了评估的结果，并对 Gail 讲解了治疗所采用的恐惧生物学／认知行为概念化的原理。与许多特定恐惧症患者一样，Gail 对行为学模型特别感兴趣，所以，治疗师对此做了详尽的解释，并提供了关于电梯的某些直接心理教育内容："你知道 Otis 吗？是他发明了电梯制动器，用来在楼里悬吊电梯，切断电缆，将电梯固定在位。你知道电梯是最安全的运输工具吗？"最近的一次治疗中，为了治疗她的飞行恐惧，治疗师问："你知道每年有 6500 万乘客乘机飞离芝加哥的 O'Hare 机场，而无一例死亡的事实吗？""你知道商用飞机可上下飞行，机翼是可以弯曲的吗？"

评估改变的动机　为了检查和提高 Gail 改变的动机，治疗师告诉 Gail 有关暴露疗法的常识，并指出大约有 85% 的电梯恐惧症患者可通过暴露疗法来克服恐惧。但是，暴露一定会使她暂时感到焦虑，这样才能学习到自己认为引起焦虑的事情实际上是安全的。可以让她进行暴露疗法的成本和收益分析。她认为成本（焦虑增加）要低于收益（克服自己的恐惧，能够乘电梯去看望朋友，找工作，感到自己更像个正常人）。

创建恐惧等级表　下一步治疗师要让 Gail 明白和理解，她需要建立一个与电梯恐惧情境相关的恐惧等级表。治疗师向她解释，她还需要评定在想象乘电梯而非实际乘电梯时的焦虑程度。这样便形成了下列针对大多数恐惧情境的恐惧等级表：

SUDs	恐惧情境
2	坐在治疗师办公室内，想象回家乘电梯
2.5	想象站在电梯外
3	想象在电梯内
4	想象从电梯外进入电梯内
6	与治疗师一起，手按开门键进入电梯，清楚自己可以随时出去

7.5	与治疗师一起待在电梯内，门关闭
8.5	乘电梯下行
9	乘电梯上行
9.5	乘电梯到高层楼
10	在城市最高建筑内乘电梯上到最高层

找出自动性想法
心理教育

治疗师要求 Gail 找出她在乘坐电梯时出现的特异性自动想法。Gail 指出她的想法是她害怕电梯会锁住不能打开，担心自己会因缺氧而窒息。另外，心理教育也会有帮助："电梯不是坟墓，并不是密封的，是通过杆状装置连接的。并有排气口，顶部可以移动，也配有呼救电话和报警装置。"

挑战自动性想法

治疗师还询问 Gail 是否听说过有人在电梯中窒息，如果没有，问她未听说过的原因。通过心理教育和引导发现技术，Gail 承认人在电梯中窒息的可能性极小。下一步，让她说出能够想象得到的下一个最糟糕的情况。Gail 说她害怕当她被困在电梯里时没有人知道，或者电梯会坠毁。治疗师和 Gail 一起检查了在大城市的办公楼或公寓楼中一部电梯发生故障时而没有人知道这件事情的发生概率，她承认这是根本不可能发生的。下一步，他们一起检查了电梯会坠毁的原因，她找不出任何电梯坠毁的原因。治疗师帮助她注意到一个事实，电梯不可能会坠毁，甚至关闭电源修理时也不会坠落到最底层。

建立合理反应

还要引出 Gail 的灾难性预言："电梯会坠毁，我会窒息呛咳，我的焦虑会让我发疯，我不能耐受这种焦虑。"采用苏格拉底式提问法，引导 Gail 建立合理性反应，调整她对灾难性预言的相信程度。然后在一张卡片上列出 Gail 可能有的应对反应，以便她能够在两次治疗期间再复习回顾。

"你以前就有过焦虑。恐惧并没有击倒你。你不会因焦虑而发疯。电梯是安全的。记住电梯并不是密封的坟墓，电梯不会坠毁。如果你被困在楼层之间的电梯里面，电梯会再次启动。在电梯天花板中有逃生出口。楼下有看门人，还有报警按钮。"

为了在 Gail 感到恐惧增强的时候促使她使用这些合理的想法，治疗师指出她需要学会如何靠自己挑战这些消极想法的方法。然后，他们实施交叉角色扮演的技术进行练习，治疗师扮演有消极想法的人，Gail 扮演有合理反应的人。这有助于 Gail 认识到她有能力充分挑战自己的消极想法。随着继续采用和练习这一技术，Gail 逐渐认识到了，引发她恐惧的那些自动性想法逐渐被一些合理想法所代替。

想象暴露　　最后，因为 Gail 似乎愿意并且能够实施治疗了，于是治疗师与她一起开始进行暴露技术的操作。首先治疗师要让患者阻止在暴露练习过程中的任何安全行为（如转移注意力）。治疗师让 Gail 从恐惧等级表中 2 分以下的事件情境开始暴露：Gail 想象站在电梯外，然后想象处于电梯内。从想象站在电梯外开始练习，Gail 在治疗中实施想象暴露直到其 SUDs 水平降至 1.5 以下。然后转为实施处于电梯内的想象暴露练习，恐惧 SUDs 水平升至 4.5 分。反复想象暴露后，其 SUDs 水平又降至 1.5 分以下。在她的恐惧情绪减轻的时候，结束暴露练习。整个想象暴露过程被录音，治疗师要求在本次治疗结束后接下来的一周内 Gail 自己实施想象暴露 3 次。

第 3—4 次治疗

现场暴露　　治疗师在第 3 次治疗开始时就决定让 Gail 对刺激进行直接暴露，即现场暴露。在开始现场暴露之前，她的自动性想法是："我不能忍受。太焦虑了。我会发疯的。电梯会坠毁的。" Gail 需要在治疗中挑战这些想法，治疗师提醒她使用角色扮演技术，帮助她建立并使用合理反应。

然后治疗师亲自陪伴 Gail 进入一幢大楼通过步行梯走上了二层。他们来到二层的电梯旁，治疗师要求她站在电梯外，想象自己进入电梯的情景。她突然感到焦虑涌来（SUDs=6），一下子浑身冒汗。当恐惧水平 SUDs 降至 1.5 ～ 2 分时，治疗师按下电梯开门按钮，当电梯门打开后，治疗师先进入电梯并一直按着电梯的开门按钮等待 Gail 的进入。Gail 迟疑了一会儿，然后也进入电梯，这时治疗师走出电梯，但让电梯门仍开着。治疗师让 Gail 独自在电梯中待一会儿并感觉一下，然后让她出来再进去，这时 Gail 的焦虑水平上升至 9 分。治疗师要求她反复进入和走出电梯数次，直到她的恐惧程度下降。

然后治疗师询问 Gail 是否有准备乘坐电梯下到一层去。她说自己感觉太焦虑了（SUDs=10），但她明白如果自己想以后感觉好一些，必须要去面对恐惧。于是治疗师陪同她进入电梯，她关上了电梯的门，闭上眼睛，倚靠在电梯的一侧站着。治疗师要求她放弃这两个安全行为（闭眼和倚靠），她不情愿地同意了。当电梯下降至一楼时，她的焦虑明显减轻了。

治疗师和 Gail 走出大楼，站在大街的人行道上。Gail 承认乘坐电梯的感受并不像她想象得那样糟糕。治疗师询问她如果乘电梯上楼去，那将会发生什么。她回答说，她会焦虑，但可能会轻些，因为她已经经历过一次了。然后他们决定返回大楼一层的电梯旁，她的 SUDs 值为 6.5 分。当他们进入电梯乘坐到达 10 楼时，SUDs 分为 4.5 分。他们下了电梯，站在电梯外的大厅里。Gail 指出，在经历过乘坐电梯的恐惧后，她感觉好多了，但她也感到对自己刚才的所作所为有一种非现实感。她说不太确信自己还真的能做到乘电梯这件事情。治疗师告诉她这种非现实感是正常的，暴露练习最好需要持续不断进行，直到她的恐惧和逃离冲动消失为止。

更多的现场暴露　在第 4 次治疗开始时，Gail 进入电梯的 SUDs 水平为 5 分。她又闭上眼睛，又紧紧倚靠着电梯一侧，但在治疗师的询问下，她能够睁开眼睛不再坚持闭眼。她在电梯内的焦虑水平上升至 7.5 分。治疗师和 Gail 再次走出电梯，然后返回电梯里面，他们一起乘坐电梯上升至 10 层楼。这次她的焦虑水平先降至 4.5 分，然后是 3 分。这样的练习重复了 4 次，直到她进入电梯内的焦虑水平不再高于 3 分，她对电梯的恐惧和想逃离的冲动消失为止。

家庭作业　作为家庭作业，治疗师要求 Gail 自行进行至少 3 次的暴露练习，包括与家人或朋友一起乘电梯上下楼。治疗师要求她监测 SUDs 水平，采用治疗中使用的相同指标作为结束每次暴露练习的标准。

第 5—6 次治疗

提高恐惧等级　一旦 Gail 在有他人的陪伴下完成 6 次现场暴露练习，并能在治疗时体验到最轻的焦虑水平后，治疗师决定帮助她提高恐惧等级的现场暴露。Gail 能够认识到放弃有人在场陪伴所带来安全感的重要意义，于是治疗师帮助她独自进入电梯。而治疗师留在电梯外等待，她独自一人开始乘坐电梯。尽管她的 SUDs 水平立刻升至 10，但很快就降下来了，甚至比最初接受现场暴露练习（被陪伴的暴露练习）时下降得还快。不久，她在进入电梯内体验到的焦虑降至极轻水平。但是，当最终设法去面对很久以来一直被自己回避的情境时，她仍然报告说感受到了一种非现实感。治疗师告诉 Gail 这种现象表明现场暴露练习仍需要持续进行，直到完成后感觉到有真实感才算成功。

家庭作业　　治疗师为 Gail 安排的家庭作业是让她在无人陪伴的情况下独自乘坐电梯到她居住的 7 楼。治疗师要她事先记录下她的预言，并在完成现场暴露后与实际情况进行比较（例如，在她首次现场暴露之前预言到电梯会卡住或坠落，但与预言相反的是，电梯每次都能安全到达目的地）。对于自己每次能够完成暴露练习，治疗师要求她奖赏自己，包括称赞性和实物的奖励。

治疗进展　　在更多次暴露和每天的家庭作业完成后，Gail 决定独自乘坐电梯到达公司办公楼的 38 层。出乎她意料的是，她完全可以独自做到，并未逃离或回避，也没有感到非现实感。最终的测试是乘电梯到所在城市的最高建筑最顶层，她在开始暴露疗法后 3 周就能做到这件事情了。

结束治疗　　然后，治疗师与 Gail 结束了常规性治疗。治疗师要求 Gail 每天乘坐电梯来维持疗效，并继续挑战她的灾难性预言。

工具表 7.1　恐惧来源和持续原因

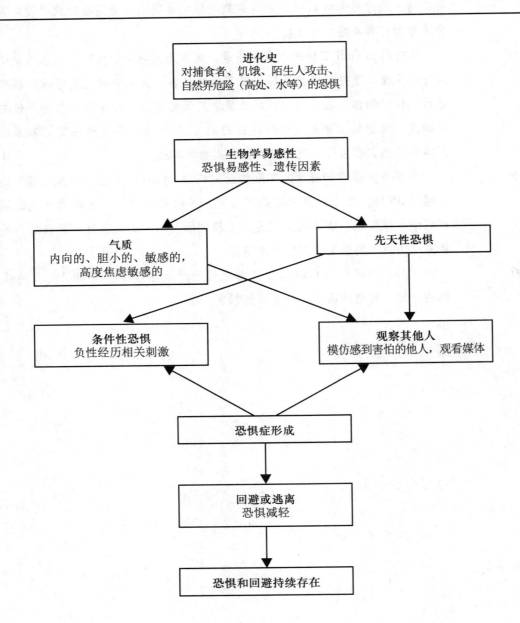

工具表 7.2　恐惧性思维

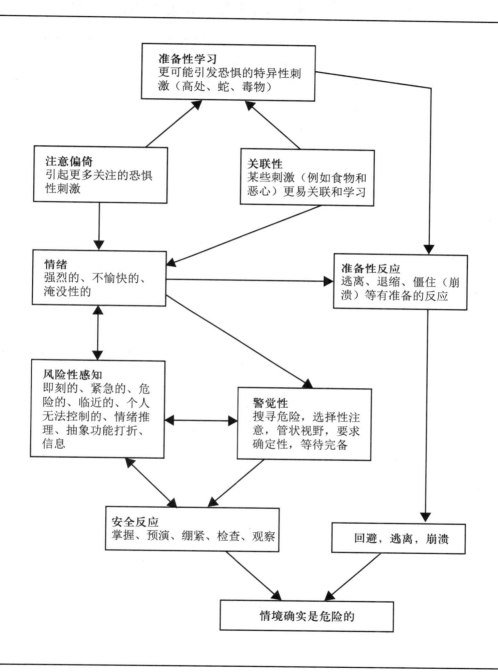

工具表 7.3 特定恐惧症的评估：
测验分数、物质滥用、既往史、治疗进展和建议

患者姓名：_____ 日期：_____

治疗师姓名：_____ 完成治疗次数：_____

测验数据／得分

贝克抑郁量表第 2 版（BDI- Ⅱ）：贝克焦虑量表（BAI）：

总体功能评定量表（GAF）：双重调节量表（DAS）：

DSM- Ⅳ -TR 轴 I 结构式访谈（SCID）：

DSM- Ⅳ 焦虑障碍访谈问卷（ADIS- Ⅳ）：

其他问卷（详细说明）：

药物使用情况

当前药物（包括剂量）：

既往药物（包括剂量）：

当前酒精或其他物质使用情况（注明种类和量）：

既往酒精或其他物质使用情况（注明种类和量）：

病史（仅首次）

既往焦虑发作（详细说明性质）：

发作   病程   诱发事件   治疗

治疗进展（仅供后续最近评估）

仍回避哪种刺激情境：

以前回避，现可接近哪种刺激情境：

建议

药物评估或再评估：

增加治疗强度：

行为干预

认知干预

人际干预

婚姻／夫妻治疗：

其他：

引自《抑郁和焦虑障碍的治疗计划与干预方法》第二版（The Guilford Press，2012）。

工具表7.4 评估患者恐惧

患者姓名：_____ 日期：_____

治疗师姓名：_____

从下列恐惧情境量表中选出你害怕的一些项目，并评估你的恐惧程度，按照如下评分法在每项后面记录你的恐惧程度。

0	25	50	75	100
无	有些	中度	重度	极重度

1. 飞行	11. 遇到陌生人	21. 乘公共汽车、火车或地铁
2. 电梯	12. 公众面前讲话	22. 独自行走
3. 高处	13. 公共浴室洗澡	23. 独自在家
4. 昆虫	14. 公众面前进餐	24. 脏的或沾土的东西
5. 蛇	15. 人们看出我是紧张的	25. 闪电或打雷
6. 动物	16. 拥挤的商店	26. 黑暗或夜晚
7. 血液或注射	17. 购物商场	27. 站线等待
8. 老鼠	18. 餐馆、教堂、电影院	28. 锻炼
9. 水	19. 密闭空间	29. 心率加快
10. 医院	20. 开放空间	30. 批评我的人

工具表7.5　特定恐惧症知识和信息（患者使用）[①]

特定恐惧症是什么？

　　特定恐惧症是一种对特定物体、动物或情境的恐惧。这种恐惧非常强烈，患者不得不回避这些令人感到恐惧的情境，或者在面临这些情境的过程中感受到极高的焦虑。恐惧和恐惧症十分常见。最近的一项全国调查中，有60%的受访者对某些情境或对象产生恐惧感。最常见的恐惧包括臭虫、老鼠、蛇、高处、水、公共交通工具、暴风雨、密闭空间、隧道和桥梁。许多人报告说他们对这些感到非常恐惧，并会刻意回避这些情境。事实上，有12%以上的人群可被认为有特定恐惧症。也就是说，他们的恐惧持续存在，并伴有强烈的焦虑感；他们会回避或想要回避某一特定情境；他们意识到他们的恐惧是过度而不合理的；恐惧会导致痛苦感，并影响了正常的生活。

特定恐惧症的病因是什么？

　　特定恐惧症有多种病因。认知行为理论家对你如何习得恐惧某些事物，和为什么你在数年之后仍恐惧的原因做了区分。

　　一些理论认为人们有出现对史前时代有危险的物体、动物或情境产生恐惧的倾向。例如，臭虫、老鼠、蛇、许多其他动物、高处、陌生人、桥梁和水，都是早期人类危险的对象。在野生环境下，这些恐惧具有很强的适应性，并有实际用处。有此类恐惧的人会做好回避被污染、被毒虫叮咬、跌落山崖或桥梁、被陌生人谋杀或溺死的危险。但是，在今天技术发达的环境下，这些恐惧已经不再像以前那样普遍了。

　　恐惧症的第二个来源是通过习得，即把一个糟糕的体验与所恐惧的事情联系在一起（例如被狗咬伤后开始怕狗），或者看到表现出恐惧的人，习得了他们的恐惧（例如，某些家庭成员有飞行恐惧，然后从他们身上习得了这种恐惧）。恐惧症的第三个原因是想法的歪曲。例如，恐惧症的起因包括不正确的常识、倾向于预测最坏结果、忽略恐惧症相反证据的倾向、认为自己无法承受焦虑。

　　一旦习得恐惧或恐惧症，个体便会以多种方式保持下来。最重要的原因是对恐惧情境采取回避策略。如果你害怕飞行，每当你决定要回避上飞机时，焦虑感便会下降。你每次回避乘坐飞机，会教会自己"减轻恐惧的方式是回避"，也就是说，你习得了回避行为。这就像你每次感到焦虑时便饮酒，于是你学会了饮更多的酒，因为它会暂时减轻你的焦虑感。但是，通过回避你所恐惧的事情，你从来不会学到克服自己恐惧的方法。使恐惧保持的另一种方式是实施"安全行为"，你认为你所做的或所说的一些事情会保护你自己。例如，在电梯里你会抓住边缘，或者在飞机上你会抓住座位。或者在你处于恐惧情境下，你反复祈祷，或寻求再次保证。你可能会认为这些安全行为是你克服恐惧的必要策略。

认知行为治疗是如何起作用的？

　　当你通过体验而学习并认识到你的恐惧感是没有现实根据的时候，你的恐惧和焦虑便会开始消退。特定恐惧症的认知行为治疗是帮助你面对你所恐惧的东西，而不是回避它。为了克服你的恐惧，治疗师会让你列出所恐惧对象或情境的清单，并描述恐惧感的强烈程度，以及你对每种恐惧对象或情境的看法（例如，你认为你会被污染、会死亡、被袭击或发疯吗）。治疗师会让你在脑海里形成对恐惧情境的意象，并将这些意象保持在脑海里，直到焦虑感减轻。你也可能会观察到治疗师去做你所恐惧的事，然后你模仿他来做。当你对你所恐惧的事情进行暴露治疗时要循序渐进：在你进行暴露之前治疗师会针对某些情况向你做一些解释，你可以拒绝做任何事，治疗师不会告诉你让你吃惊的事情，而且可以由你来决定治疗的进度。大多数患者采用这些技术后，会发现自己不再像以前那样紧张了，能够做以前恐惧的事情，生活质量更高了。许多患者经过几次治疗后症状会迅速得到改善。因恐惧程度不同，有

引自《抑郁和焦虑障碍的治疗计划与干预方法》第二版（The Guilford Press，2012）。

80% ～ 90% 的患者在接受这些技术治疗后病情得到改善。尽管有些患者可服用抗抑郁剂或抗焦虑剂来治疗恐惧，但是，在此描述的治疗并不需要服药治疗。

你作为患者的义务是什么？

克服恐惧需要你循序渐进地接触使你焦虑的情境。你应该让治疗师知道哪种情境或事情让你感到最焦虑，你对于这些情境或事情有什么想法，你是否愿意体验焦虑以克服你的恐惧。治疗师会指导你逐步暴露于这些情境。你要在治疗间隙期内完成一些自助式家庭作业，去实践在治疗期间从治疗师身上习得的同类经验。

工具表 7.6　克服恐惧成本－收益分析技术

我的特定恐惧是：		
成本	**收益**	**如果我克服了这一恐惧，我能做什么？**

工具表 7.7　患者恐惧自我监测表

患者姓名：_____　日期：_____

　　为了搜集你在治疗中有关恐惧的信息，当你处于恐惧情境下时，请记录下面的信息。在第一列，记下日期和次数。在第二列，描述恐惧情境。采用 1 ～ 10 量表计分法，10 代表你能想象到的最严重恐惧。在第四列，描述真实结局：你会回避情境吗？实施行为寻求安全吗？等等。你有什么感觉和想法？发生了什么？例如："我可以乘电梯。我认为我可能很惊恐，除非电梯是安全地上下运动。"在最后一列，再次采用 0 ～ 10 分的量表，来评估你在此情境下的真实恐惧程度，10 分代表你的最大恐惧程度。

日期 / 时间	恐惧情境和我的预言	期望的恐惧程度（0—10）	真实结局	真实恐惧程度（0—10）

引自《抑郁和焦虑障碍的治疗计划与干预方法》第二版（The Guilford Press，2012）。

工具表 7.8　特定恐惧症恐惧等级表

患者姓名：＿＿＿＿＿＿＿＿＿＿＿＿＿＿＿＿＿＿＿　日期：＿＿＿＿＿＿＿＿＿＿＿＿＿

　　下面我们对你对特定对象的恐惧程度进行评估。例如，如果你有飞行恐惧症，在暴风雨期间飞行时会更加恐惧，而坐在家里想象飞机时恐惧程度会较低。请你来选择想要获得治疗的恐惧情境（例如，飞行恐惧、电梯恐惧、高处恐惧、恐水症、动物恐惧、血液恐惧、注射恐惧、恐蛇症，等等）。现在请你想象你可能会接触到所恐惧情境或对象的各种状况。依据恐惧程度，将这些情形从小到大按等级排序：去机场、登机、飞行开始启动、起飞、飞行中和着陆。在最后一列，对每个恐惧情形标注恐惧程度，从 0（无恐惧）至 10 分（最大程度的恐惧）。另外，如果有人陪伴时，你的恐惧可能有时会加重或减轻。你也可以在所列的这类清单中注明，并评估恐惧等级，例如，如果有人在飞机上陪伴，你的焦虑是加重还是减轻呢？

等级	情境	回避?（是 / 否）	恐惧程度(0 ～ 10分)

引自《抑郁和焦虑障碍的治疗计划与干预方法》第二版（The Guilford Press，2012）。

工具表 7.9　特定恐惧症回避行为成本—收益分析

回避行为举例	回避所付出的代价	回避带来的收益

引自《抑郁和焦虑障碍的治疗计划与干预方法》第二版（The Guilford Press，2012）。

工具表 7.10   特定恐惧症安全行为记录表

安全行为类型	我的特异性行为	是 / 否
紧张、紧握		
检查环境		
寻求保证		
祈祷、反复念叨		
想象画面或发出声音来转移注意力（例如，对自己唱歌）		
不稳定的呼吸		
做出不同的动作（缓慢的、快速的或僵硬的）		
其他：		

引自《抑郁和焦虑障碍的治疗计划与干预方法》第二版（The Guilford Press，2012）。

工具表 7.11　特定恐惧症预言和结局记录表

我恐惧的情境：				
我的预言	实际结局 *	暴露前的焦虑	当时的焦虑	暴露后的焦虑

注：注明你预测要发生的事；注明实际发生的事；注明在暴露前后的焦虑或恐惧程度，0～10分，0分代表没有恐惧，10分代表可想象到的最大程度恐惧，中间阶段代表不同程度的恐惧。

* 实际结局：描述发生了什么事情。你采取的是回避行为、参与行为或者是安全行为吗？你的感觉和想法是什么？例如，"我乘了电梯，我认为会变得恐惧，但是乘电梯过程很安全。"

引自《抑郁和焦虑障碍的治疗计划与干预方法》第二版（The Guilford Press，2012）。

工具表 7.12 特定恐惧症理性和非理性想法记录表

非理性自动化想法	属于哪一类歪曲思维类型	理性反应
电梯会坠落	算命术 灾难化思维	电梯坠落致命的概率为 3.98 亿分之一。我之前做过此类预测，但实际从未发生过。
是的，但这次可能会发生。不能确保万无一失。	折扣思维 完美主义 确定性要求	当然，任何事都有可能发生，但是我们要在更大可能性中生活，而非在偶然中生活。
我要感觉非常安全时，才能乘电梯。	确定性要求和条件完备要求	在还未准备好之前，前进的唯一途径是去做事情，就像练习和面对自己的恐惧。事实上，我需要去感受恐惧，并克服它。

注：列出你所有的非理性负性想法，并依据其思维歪曲的方式进行分类。然后给出最具建设性的理性反应。以后可以再复习这张工具表，并添加到"理性反应"一栏中。

引自《抑郁和焦虑障碍的治疗计划与干预方法》第二版（The Guilford Press, 2012）。

工具表7.13 摆脱恐惧规则表

导致恐惧的规则	摆脱恐惧的规则
如果你感到害怕，就表示一定有危险。	你的恐惧并不意味着危险是真实的，情绪并不等于现实。
危险正在迅速逼近。	危险可能仅仅存在于你的头脑中（它根本就不存在），或者它并没有来得那么快。
不能指望"可能性"。你可能就成为受伤的"那一个"。	"可能性"就是现实，你总有成为"那一个"的"可能性"，否则，你将无法生活。在这个不确定的世界中没有绝对的确定性。
我必须绝对确定，否则就是危险的。	没有绝对的确定性。不确定性是普遍存在的，并不是危险的。
这是灾难性的，这会要了我的命。	你或许并没有灾难性后果的证据。你之前也有过这些想法，但事实上你仍活着。
关注危险的话，就能保证我的安全。	你应承认一个事实，即总会有一些"危险"的证据，但是，也会有安全的证据。
寻找到出现危险的线索。	要关注所有信息，而不只是危险的"征象"。
我不能应对，特别无助。	你要比想象中的你更强大。
不要听那些认为是安全的建议，我更相信我自己。	要关注和重视来自其他人的所有信息。毕竟恐惧并不是危险的证据，而是你情绪的证据。
我必须马上逃离或回避这一情境。	如果尽可能长时间地待在某一情境下，我的恐惧可能会减轻，发现真的很安全。
采用安全行为来忍受不适感。	安全行为会使你的恐惧得以保持。要尽快地放弃安全行为。
如果我存活了下来，那是因为安全行为帮了我。	如果我没事，那这与安全行为并无关联，而与情境是安全的这一事实有关。
必须回避我所恐惧的事。	努力去做我所感到恐惧的事情。

引自《抑郁和焦虑障碍的治疗计划与干预方法》第二版（The Guilford Press, 2012）。

第八章

强迫障碍

描述与诊断

症状

强迫障碍（在本章中缩写为 OCD），是所有焦虑障碍中最令人耗竭的一种精神疾病，它的特征是习惯性观念、冲动或意象，这些症状引起了患者的恐惧或担忧（"强迫意念"），导致患者感到自己被驱使着以重复的系统的方式进行某些行为或心理动作（"强迫意念动作"），患者以此来消除内心的恐惧感或避免某些令人恐惧的结果（强迫）。强迫动作通常是强迫意念激发的结果。若强迫意念和 / 或动作造成了患者明显的焦虑或时间的耗费，这时我们应考虑做出强迫障碍的诊断。

典型的强迫意念包括：恐惧被细菌感染或毒物污染，害怕自己不小心伤害到自身或他人，担心自己做了某些不能接受的事情。其他的强迫意念有恐惧不整齐或废弃物以及一些迷信思想。患者的强迫思维常常是和他 / 她的价值体系直接抵触的（如：一个虔诚的宗教女信徒担心自己会做亵渎神灵的事情；一个非常爱孩子的父亲担心他会杀死自己的孩子），或患者意识到强迫思维已经失控了。

强迫动作经常表现为"仪式"，也可能表现为过多的动作（例如重复地检查煤气灶是否已关掉）或心理动作（例如静静地重复同一祷告）。典型的强迫动作包括过度的或仪式化的清洗 / 清洁和重复检查，分别有 53% 和 50% 的强迫障碍案例会表现上述强迫性行为（Ball，Baer，& Otto，1996）。其他的仪式还有强迫计数，心理仪式如重复单词、短语或祈祷，寻求确认，收集物品，以及坚持按照某种特定顺序或方式摆放物品。大约有 36% 的 OCD 患者报告有强迫计数，有 31% 的患者报告有强迫询问或寻求确认，有 28% 的患者报告有涉及对称整齐的仪式，有 18% 的患者有强迫性收集。48% 的 OCD 患者有多种仪式动作，60% 的患者有多种强迫意念（Ball 等，1996）。

虽然只要强迫意念或强迫动作二者有其一就可做出 OCD 的诊断，但 90% 的患者既有强迫意念也有强迫动作。只有大约 2% 的患者有强迫意念而无强迫动作。不过，临床医生需要仔细检查这些案例以确定他们没有为了消除强迫意念而采取隐蔽的心理动作。

OCD 患者常常会表现出被动回避或逃避行为，有时，尽管有客观证据能完全证实，患者也会病态地怀疑他们自己是否准确地执行了任务或做了某个动作（或两者都有）。有许多焦虑障碍都可以看到被动回避行为（如避免使用煤气灶），被动回避和主动回避行为如强迫仪式在功能上是类似的，它们一致的作用就是减轻不适感或焦虑。虽然在其他焦虑障碍中也可以见到对事情不确定的恐惧，但对自己所作所为的病态怀疑（如毫无根据地怀疑自己是否充分检查了煤气灶有无关掉）似乎只在 OCD 中能见到（Tolin，Abramowitz，Brigidi，& Foa，2003）。

OCD 患者对于他们的过分夸张和不现实的强迫意念和强迫动作有一些认知能力。不过，他们的自知力在疾病过程中会有起伏变化，而有些案例对强迫几乎没有自知力。甚至患者尽管意识到他们的强迫意念和强迫行为毫无意义，但是他们发现自己根本不能停止这些侵入性的强迫思维，并且会感到自己被驱使着去执行那些无谓的仪式。

OCD 患者在接受治疗前往往已经遭受折磨数年了。有些患者的强迫仪式一次可以长达数小时，这严重地干扰了患者的社会功能，如工作职责（Koran，2000；Leon，Portera，& Weissman，1995）、婚姻关系或其他人际关系（Emmelkamp，de Haan，& Hoogduin，1990；Riggs，Hiss，& Foa，1992）。许多回避性的情景激活了强迫思维，有些患者变得足不出户被限制在家里。强迫障碍患者经常会将其他家庭成员卷入他们的强迫行为中，例如，一位妈妈可能逼她的孩子们在进入房间前必须进行非常仔细的清洁仪式。OCD 往往伴随着高致残率和生活质量低下。大约 38% 的 OCD 患者因症状严重在一定时间内无法工作，22% 的患者失业，24% 的患者处于较差的社会经济状况中（Mancebo 等，2008）。根据过去的流行病学研究，美国 OCD 的总负担每年可能高达 84 亿美元（Mancebo 等，2008）。

OCD 导致的生产力损失每年估计高达 62 亿美元（Dupont，Rice，Shiraki，& Rowland，1995）。

如想了解 OCD 的具体诊断标准内容，请参阅 DSM-IV-TR（美国精神病学协会，2000。

患病率和生命过程

OCD 最初被认为是一种少见的障碍，但近年的流行病学调查研究估计 OCD 的年患病率在 1% ～ 1.6%（Kessler，Berglund 等，2005），终身患病率在 1.9% ～ 3.0%（Karno，Golding，Sorenson，& Burnam，1988；Kessler，Ruscio，Shear，& Wittchen，2009）。社区儿童和青少年人群也有着相仿的终身患病率（Flament 等，1988 年，Valleni Basile 等，1994）。

早期的研究提示女性 OCD 患病率略高于男性（Rasmussen & Tsualng，1986），但之后更多研究提示男女 OCD 患病率差不多（Lochner & Stein，2001）。而在儿童中，似乎男性更易患病，有几个研究显示男女患病比达 2:1（APA，2000，Hanna，1995）。

在不同国家和文化中 OCD 患病率似乎相差不大，包括美国、加拿大、韩国、波多黎各、新西兰和德国在内的 OCD 终身患病率在 1.9% ～ 2.5% 波动，而年患病率在 1.1% ～ 1.8% 波动（McGinn & Sanderson 1999；Weissman 等，1994）。中国台湾地区似乎是现有研究 OCD 患病率最低的地区，其终身患病率为 0.7%，年患病率在 0.4%。一些早期的研究提示 OCD 在少数民族人群中较为少见（Karno 等，1988）；但少数民族人群的研究很少，所以 OCD 在不同种族间的患病率情况要得出肯定的结论目前还为时太早。此外，种族和民族间的 OCD 患病差别可能反映了患者在症状报告和精神健康治疗服务利用方面的差异（Abramowitz，Taylor & MCKay，2009），也可能是由于所研究人群的特殊文化背景的不同。

OCD 的典型发病年龄段似乎是青少年早期到青年期，尽管有时也能看到儿童强迫障碍患者。13 ～ 15 岁的青少年男性更容易患 OCD，而 20 ～ 24 岁的青年女性更容易出现强迫障碍症状（Rasmussen & Eisen，1990）。

强迫障碍通常是缓慢起病，但也能见到一些急性起病的个案报道。某些突发起病的儿童 OCD（3 岁到青春期）提示链球菌感染相关的儿童自身免疫神经精神障碍（PANDAS）的可能。链球菌感染咽拭子培养阳性和运动性兴奋或舞蹈样动作可能有助于 PANDAS 的诊断。可以使用抗生素治疗这种感染，同时针对 OCD 进行标准化治疗，不过，感染会复发而导致强迫障碍症状加重。

OCD 通常为慢性波动性病程。也曾有少数短暂性发作和进行性加重的案例报道（美国精神病学协会，2000）。应激对强迫障碍的首次发作和疾病的恶化有预测作用。

遗传学 / 生物学因素

来自不同领域的研究显示生物学因素影响着 OCD 的发生和发展。OCD 的家系聚集性表明基因和环境因素在 OCD 发展中都有作用（Grisham，Anderson，& Perminder，2008；Hettema 等，2001）。双生子研究提示 OCD 是部分遗传的，在儿童的遗传度估计为 45% ～ 65%，而成人的遗传度估计为 27% ～ 47%（Steketee，1993；van Grootheest，Cath，Beekman，& Boomsma，2005）。尽管家系研究中的环境影响因素是一个混淆变量，但 OCD 在单卵双生子中的一致率高于异卵双生（65% vs 15%），这提示了基因在 OCD 病因机制的作用。此外，家系研究显示 OCD 患者的一级亲属的 OCD 罹患风险（10.3% ～ 11.7%）高于其他对照组（1.9% ～ 2.7%）也为此提供了证据（Nestadt 等，2000；Pauls，Alsobrook，Goodman，Rasmussen，& Leckman，1995）。不过，在 OCD 患者一级亲属中的发病率低于 25%，而且患病者常常仅具备强迫意念或行为的特征但不会充分发展。近年关于染色体 9p 和其他染色体标记的链锁研究证据也为 OCD 的基因学机制提供了更多的支持证据。（Feng，Leckman，& Zhang，2004；Hanna 等，2002；Shugart 等，2006，Willour 等，2004）。

OCD 患者中合并先天畸形、颅脑损伤史、癫痫、脑炎、脑膜炎和 Sydenhams 氏舞蹈病的比例比普通人群高，提示早期神经损伤可能在 OCD 发病中起一定作用。有学者报告 OCD 患者的神经"软体征"更多见（Steketee，1993）。

脑影像学研究已经证实 OCD 患者存在脑功能异常。应用正电子发射断层成像和功能性磁共振成像技术，研究者发现 OCD 患者大脑尾状核的糖代谢水平高于正常人，前额叶眶额部、尾状核和丘脑的部分区域之间的代谢活动关联性较正常人也有增加（Whiteside，Port，& Abramowitz，2004）。尾状核被认为与程序性学习和内隐记忆有关。有意思的是，研究发现已治愈的 OCD 患者，无论是用氟西汀（百忧解）还是用行为治疗，他们的皮质 – 纹状体 – 丘脑环路的活动水平都有下降（Hollander，Abramowitz，Koran，& Pallanti，2008；Schwartz，Stoessel，Baxter，Martin，& Phelps，1996）。

共病

大约 50%～60% 的社区 OCD 患者一生中会合并一种轴 I 或轴 II 的障碍，这表明 OCD 常常是与其他疾病伴发的（Matthews，2009）。OCD 的终身共病率甚至高于临床患者群的共病率（Ledley，Pai，& Franklin，2007）。在绝大多数共病案例中，OCD 似乎是所有共病诊断中的主要疾病（Antony，Downie，& Swinson，1998）。

大约 28%～38% 的 OCD 患者共病重性抑郁障碍，大约 49% 的 OCD 患者合并有焦虑障碍（Kessler 等，2009；Weissman 等，1994）。OCD 共病恶劣心境相对较少，大约为 10%（Wihelm & Steketee，2006）。双相障碍在 OCD 患者群中的患病率似乎要高于普通人群。在共病的焦虑障碍中，广泛性焦虑障碍、特殊恐惧症和惊恐障碍看起来最为常见（Brown，Canmpbell，Lehman，Grisham，& Mancill，2005；Matthews，2009；Steketee，1993）。如果与抑郁共病，且抑郁在 OCD 之后出现，提示抑郁可能继发于强迫障碍（Bellodi，Sciuto，Diaferia，Ronchi，& Smeraldi，1992；Diniz 等，2004）。

OCD 患者中有 10% 的共病疑病症（Neziroglu，McKay，& Yaryura-Tobias，2000），有 17% 共病进食障碍（Sasson 等，1997）。OCD 和 Tourette 氏障碍之间似乎也有关联。大约 35%～50% 的 Tourette 氏障碍患者会共患 OCD，而 5%～7% 的 OCD 患者同时符合 Tourette 氏障碍的诊断标准（Barlow，2002）。此外，大约 20%～30% 的 OCD 患者报告目前或既往有过头面部肌肉抽搐现象（American Psychiatric Association，2000）。在 OCD 患者中也经常发现物质使用障碍的现象（APA，2000），大约有 14%～24% 的 OCD 患者伴有酒精滥用，16% 的患者终身伴有药物依赖（Karno 等，1988）。还有 12% 的罹患 OCD 个体表现出与精神分裂症的共病现象（Karno 等，1988）。

人格障碍也经常与 OCD 同时存在于一个个体中。OCD 最常见于 C 组人格障碍（回避，依赖和强迫）发生共病（Barlow，2002）。早期的研究发现有大约不到 25% 的 OCD 患者同时合并有强迫性人格障碍（Steketee，1993），而近年来有研究估计这一比例可能高达 30%（Matthews，2009）。

关于共病的影响，研究结论各有不同。有些研究提示与其他疾病共病的 OCD 患者的病情更加严重（Angst，1993；Tükel，Polat，Ozdemir，Aksüt，& Türksoy，2002），而另外一些研究则显示共病并不会加重强迫障碍的严重程度（Denys，Tenney，van Megen，de Geus，& Westenberg，2004)。不过，大家对于共病的一个共识是，随着共病数量的增多，患者的残疾率以及社会功能失调（如婚姻冲突等）现象明显增多（Steketee，1993），患者的生活质量也会大大降低（Huppert，Simpson，Nissenson，Liebowitz，& Foa，2009；Lochner & Stein，2003；Masellis，Rector，& Richter，2003）。

共病对强迫障碍治疗结果的影响也有许多研究。迄今为止研究最多的是抑郁症共病对强迫障碍治疗结果影响的研究。这些研究普遍提示轻中度的重性抑郁障碍对 OCD 的标准化认知行为治疗的效果不会有负面影响。实际上，当 OCD 症状减少后抑郁症常常会得到改善。但是，研究显示重度抑郁症会对 OCD 治疗效果产生不良影响（Abramowitz，Franklin，Street，Kozak，& Foa，2000）并导致巨大的复发风险（Abramowitz & Foa，2000，；Basoglu，Lax，Kasvikis，& Marks，1998）。所以，共病重度抑郁症时需要在 OCD 治疗前给予药物和 / 或认知行为技术进行抗抑郁治疗。同样的，研究也显示对于那些共病物质滥用的 OCD 患者，必须在治疗 OCD 之前进行针对共病的治疗（Steketee，1993）。尽管 OCD 共患人格障碍的研究很少，但已有的研究证据表明 OCD 共患人格障碍普遍预后较差而且可能需要长期治疗（Jenike，1991）。关于焦虑障碍共病的影响研究很少，已有的研究显示共病如创伤后应激障碍和广泛性焦虑等焦虑障碍可能会降低治疗的效果和 / 或导致高脱落率（Gershuny，Baer，Jenike，Minichiello，& Wihelm，2002；Steketee，Chambless，& Tran，2001）。

鉴别诊断

强迫仪式的有无可以帮助治疗师做出准确的诊断，其他的症状辨别也有助于诊断的进程。OCD 特征性的强迫思维应注意与抑郁障碍典型症状"思维反刍"以及广泛性焦虑障碍标志性的症状"担忧"进行鉴别。对于抑郁症患者来说，思维反刍具有心境—致性（mood-congruent）和自我和谐性的（ego-syntonic）特征，所以抑郁症患者并不会尝试去压制其反刍思维。此外，这种抑郁性关注通常集中在与自己失败和能力不足等有关的主题方面，而强迫性关注（强迫性思维反刍）则是以围绕过度负责任和伤害易感性的观念为典型特征的。焦虑障碍的担忧被体验为对具体生活事件的现实性关注，相比之下，OCD 的强迫意念具有非现实性或魔术性，它们被患者体验为是自我失谐性的，因此患者会对抗或抵抗这些强迫意念。即使当患者的强迫意念集中于现实性内容时，强迫意念也通常比担忧性思维更加夸张（Franklin & Foa，2008）。

如果出现的强迫性思维内容局限并专注于某一确切的具体内容时，如以臆想的躯体缺陷或对健康的焦虑为内容的先占观念，则要考虑躯体形式障碍或疑病症的诊断。如果同时还有其他的强迫意念或强迫动作，则要考虑 OCD 的诊断。OCD 和 Tourette 障碍或其他痉挛性障碍之间的鉴别诊断可以基于如下来判断：痉挛发作表现为铅管样强直肌肉运动或无目的性的不自主发声动作，而仪式是以减轻强迫性焦虑为目的的自主性动作。最后，如果强迫观念不是那么夸张或不是魔术性的，并呈现明显怪异的特点，就要考虑妄想性障碍的可能。自我和谐的而且并不具有魔术性的刻板行为有可能是精神分裂症的症状表现，而非 OCD（APA，2000）。

认知行为对强迫障碍的理解

行为因素

DOllard 和 Miller（1950）详细阐述了 OCD 的行为学取向的概念化理论，它强调条件反射在 OCD 发展和维持过程中的作用。"概念化"最早是由 Mowrer（1939）提出，用以解释焦虑障碍在一般情况下是如何发展和维持的，他认为，无害和中性的事物、情境、想法或想象等本身并不会引起焦虑，但它们与能激发焦虑的事物或刺激同时发生导致了它们也可以引起焦虑或恐惧。通过这种关联，正常的、自动的、闯入性的想法和中性事物情境等单独出现也能自动地激发患者的焦虑。所以患者对那些与强迫思维关联而能触发强迫思维的想法和一系列事物也开始感到恐惧和焦虑。

Mowrer（1939）的两阶段模型理论提出，焦虑也是通过条件反射而得以维持的。OCD患者会尝试回避或逃避那些可以引起焦虑的想法、情境和事物等，而这样做会让他们感到暂时的轻松，这又反过来诱导他们更多地回避和逃避（操作性条件反射）。Dollard和Miller（1950）认为，由于强迫意念是闯入性的，被动地回避和逃避通常不足以减轻患有其他焦虑障碍患者的焦虑。结果，患者发展出了主动性的回避或逃避行为（强迫动作）来减轻那些由于条件化刺激（例如强迫思维）触发的焦虑，而这些行为又因为能暂时减轻焦虑而获得了维持（负强化）。

不过具有讽刺意味的是，长此以往，强迫动作、被动的回避和逃避反而会加重强迫性焦虑，这是因为患者无法学习认识到这些条件化事件、情境、想法等本身对患者是没有危险的（即它们是中性的），也无法意识到如果不采取这些回避行为焦虑本身会自动地减轻。所以尽管这些想法、情境或事物本身并无危险，和那些天然让人恐惧的事情也没有关系，但患者对它们的焦虑却会持续发生。

例如，一位女士害怕被化学物质污染，她可能会回避或逃避去商店，因为她认为商店里可能会有化学物质商品出售（如超市里会卖清洁用品）。由于她担心即使她逃离避开了商店或她仅是想到了商店，化学物质也有可能会污染她，因此她开始重复地洗手来清除她想象的污染。许多OCD患者竭尽全力地回避那些能触发焦虑的情境，常常因此导致他们的生活明显受限。回避行为由于能让患者短暂地放松而获得了犒赏，也让患者更容易重复这些行为。问题是这些痛苦的减轻只是暂时的。当强迫思维再次发生时，患者只能不断重复这些行为，而且很快这些行为会变成一种仪式而不断重复。尽管患者因为这些仪式而感到痛苦，仪式花费了他们大量的时间且看起来毫无意义，但因为仪式能带来短暂的放松，患者会被迫去持续进行这些仪式。这种持续进行的仪式令患者无法认识到他们这样只会让来自于强迫意念的焦虑加重。例如，不断重复地洗手，担心自己会被化学物质污染的女士就不会意识到，即使她去了有化学物品出售的商店而且不用洗手她也不会被污染到，相反，她关于化学物质会污染她的危险的观念会持续地被强化。

图8.1展示了强迫障碍的诊断和鉴别诊断的流程图。

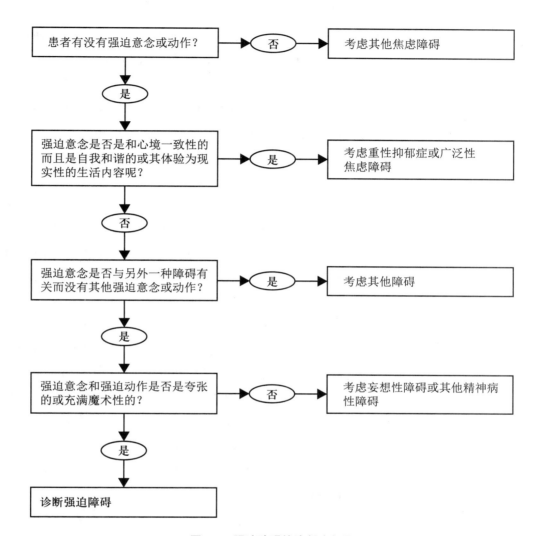

图 8.1　强迫障碍的诊断流程图

　　虽然行为学取向的概念化解释了强迫思维的新的触发刺激的形成，但是对于首次强迫性焦虑是如何发展出来的却无法做出充分的解释（McGinn & Sanderson，1999）。而且，包括 OCD 在内的大多数焦虑障碍患者否认症状发生与特殊创伤事件之间有联系（Rachaman & Wilson，1980）。这种行为学模型没有将形成 OCD 的其他途径考虑在内，例如信息性学习（如在听到学校儿童群体爆发了猪流感的新闻报道后变得对细菌恐惧起来）或观察性学习（如与一个总是不停地担心生病的家长共同生活）（Foa & Kozak，1986）。相反，有大量的证据支持关于恐惧一旦形成是如何被维持的行为学解释（McGinn & Sanderson，1999；Solomon & Wynne，1954）。研究已经证实环境刺激激发了焦虑（Hodgson & Rachman，1972；Hornsveld，Kraaimaat，& Van Dam-Baggen，1979），强迫意念增强了应激（Boulougouris，Rabavilas，& Stefanis，1977；Rabavilas & Boulougouris，1974），强迫行为导致了焦虑的减轻（Hodgson & Rachman，1972；Hornsveld 等，1979；Roper & Rachman，1976；Roper，Rachman，& Hodgson，1973）。

行为治疗

多年以来，OCD 曾被认为是很难治疗的。后来，Meyer（1966）报告称用他称之为"暴露与反应阻止"（Exposure and response prevention，简称为 ERP）的治疗程序可以完全成功地治疗 OCD。这项技术要让患者反复暴露在他们的强迫思维中，同时阻断他们采取的仪式行为反应。自从 Meyer 发表了该技术以来，ERP 被广泛地研究而且目前已经成为 OCD 治疗的金标准。

ERP 的治疗目标是打破促使强迫持续下去的条件反射循环。正如一个对狗恐惧的恐惧症患者需要重复地实施对狗的暴露，而不经历任何负性结果以削减狗与恐惧之间的联系，OCD 患者必须实施对强迫思维以及激发强迫思维的情境、事件、物品的暴露。如果频繁地重复进行暴露，患者的焦虑会减轻。此外，患者如果能意识到他（她）可以不借助于回避方式而忍受强迫思维，强迫思维（包括可以触发强迫的物品情境事件等）也就不再是那么令人本能地恐惧了。换句话讲，暴露令 OCD 患者面对强迫思维及关联的事件、物品等，这样在患者意识到它们无害时，焦虑自然就减少了。

无论如何，如果想要暴露有效，必须打断患者的仪式化和由仪式化操作引起的焦虑下降。否则，在暴露过程中，由于患者过去一直习惯于通过仪式控制焦虑，仪式会阻止患者实现焦虑自然地螺旋上升然后再减退的过程。如果这样的话，他们就会长期持续不断地重复"焦虑—回避—轻松—再焦虑"的恶性循环。

认知因素

以前，OCD 的治疗范式更多地关注行为层面的因素，认知因素并非其重点，直到最近这种情况才有所改变。之所以行为因素更受关注是因为人们已经明确地认识到行为干预对 OCD 的有效性。不过，在过去的二十年中，行为理论对 OCD

的发生机制并未给出足够的证据解释，而认知在 OCD 发病机制中的作用越来越受关注。此外，有些 OCD 患者对行为治疗的反应无效果，而有些患者则不愿意进行暴露治疗。

在理论层面上，认知因素有助于解释为什么有些人比其他人更容易对闯入性想法感到苦恼。在实践层面上，有学者认为认知技术与 OCD 治疗的整合有助于降低脱落率，增加治疗的依从性，提高标准化行为治疗的效率，也可以帮助那些对行为治疗无反应的患者（Salkovskis，1989）。

学者们对 OCD 的发病和维持机制已形成若干认知理论（Carr，1974；Beck，1976）。其中 Salkovskis 和他的团队提出的认知概念结构最全面（Salkovskis，1985，1989；Salkovskis & Kirk，1997），van Oppen 和 Arntz（1994）也曾经提出过一个类似的 OCD 认知模型。所有的这些模型都把闯入性想法看成正常现象。这一观点的依据在于，90% 的非病个体都报告自己曾经有过类似 OCD 症状的闯入性想法（Salkovskis & Kirk，1997）。按照这个模型，区分是 OCD 患者还是正常个体要看个体的评价和压制或抵抗闯入性想法的努力，这些评价和努力会导致强迫思维的增加，并且长此以往会导致更强烈的对闯入性想法的抵抗。这是有研究依据的，研究显示在闯入性想法出现时抵抗和分散注意力的策略会导致更严重的不适，和造成更多的抵抗/分散注意力的努力，这在 OCD 患者和健康个体中是类似的（Salkovskis，Thorpe，Wahl，Wroe，& Forrester，2003；Salkovskis，Westbrook，Davis，Jeavons，& Gledhill，1997）。

和其他焦虑障碍患者相同，OCD 患者不仅高估了负性事件发生的概率，还会高估事件发生造成的损害，以及低估自己忍受损害的能力；他们会特别高估在事件发生时自己将要承担的责任和后果。这种意义上的责任不仅导致焦虑，也会导致巨大的羞耻或内疚感，而这又是患者最不能忍受的（McGinn & Sanderson，1999）。因此，强迫动作和回避行为不仅代表着患者为减少危险做出的努力，还意味着他们责任感的减轻。

换句话讲，认知的观点认为 OCD 患者的信念系统或图式的危险、责任和自责特征突出。Salkovskis 和 Kirk（1997）特别强调责任图式在 OCD 中的作用，他们认为在缺乏可觉察到的责任和自责信念的情况下，危险的信念或图式将会导致其他形式的焦虑但不会导致 OCD。作为这一观点的支持证据，研究发现 OCD 患者在有关责任的两项测量指标的得分显著高于正常对照组或非强迫性焦虑障碍的患者（Salkovskis & Kirk，1997）。表 8.1 列出的是典型 OCD 患者的自动思维、假设和图式。

表 8.1　　强迫障碍自动思维、假设和图式举例

歪曲的自动思维

危险

"到处都有细菌"

"这个东西脏"

"我被弄脏了"

"我无法忍受我的焦虑"

"我必须立即把这弄干净，否则我会疯掉的"

"如果我在将来某一时刻需要它但我却没有它，那该怎么办"

"一些恐怖的事情会降临在我的亲人身上"

"我可能在做或说一些我没有意识到是不受欢迎的事情"

责任

"如果我不洗手我就会把细菌扩散到整个家庭"

"如果我忘记了锁门那可怎么办？如果我们家被抢劫了那会是我的过错"

"我必须得确认清楚"

"我最好检查一下，否则房子可能会失火的"

"我这样做了会感觉好一些"

"谨慎总比事后道歉好"

"我不能让自己这样想，否则我会失控的"

"有这样的想法说明我是一个极坏的人"

"如果有什么不好的事情发生，那是我的过错"

"如果我不立即做点什么来阻止，这个可怕的想法会变成现实的"

"这件事一定要做到最好"

适应不良的假设

危险

"必须杜绝所有的风险"

"你必须得绝对保证事情是安全的，否则你就会处在危险中"

"焦虑是不好的，一定要躲开它"

"思维是很强大的，它会让不好的事真的发生"

"安全大于一切"

"即使危险非常小，也必须不惜一切代价来避免"

责任

"我应该能控制我的想法"

"如果我不能控制我的想法，我将无法控制我的行动"

"如果有任何坏事发生，那将都是我的过失"

"如果我没将所有可能的预防都做到，我将会受到责备"

"事情必须得做得非常完美和足够好"

"我必须非常努力地工作让我自己保持冷静，否则我会做出很可怕的事情"

功能失调性图式

危险

"世界充满了危险（细菌、污染、事故等）"

"有些坏事发生的可能性是很高的"

"我是有危险想法和冲动的坏人"

责任

"在安全方面别人是不可靠的"

"我自己是我唯一可以依赖的人"

"保护我自己和他人的安全是我的责任"

"如果我不非常地努力说明我本来就是不负责任的人"

Salkovskis（1985，p579）曾列举了 OCD 患者中常见的 5 个反映其夸张的责任或自责信念的功能失调性假设：①"想某个动作就等于做这个动作"；②"我没能成功阻止（或没试图阻止）自己或他人受到伤害就等同于是我伤害了自己或他人"；③"责任不能因为其他因素（如很小的发生概率）而减轻"；④"对闯入性想法不抵抗就等同于希望或想要闯入思维涉及的伤害真的发生"；⑤"一个人应该（也能够）控制他的思维"。

按照这个概念化模型，闯入性强迫想法并不一定会加重焦虑或痛苦水平（McGinn & Sanderson，1999）。但是，OCD 患者的责任性和自责图式下的强迫思维（如一位亲人被伤害的画面）会激发（或继发）负性自动想法（例如只有坏人有强迫），继而加重焦虑或痛苦。继发的自动想法（例如如果我重复地洗手就可以阻止我的妈妈受到伤害）也会导致患者的强迫动作，强迫动作对过度膨胀的责任感、自责感和相应的痛苦有减轻作用。

研究证据支持 Salkovskis 的观点，即 OCD 患者有着更易察觉的关于伤害的责任性和自责图式。研究显示在 OCD 患者（Lopatka & Rachman，1995）和健康受试者（Ladouceur 等，2000）中，个体察觉到的事件高责任感与高应激、高焦虑、高警觉和过度检查行为有关。此外，相对而言，OCD 患者的负责任信念倾向更为突出，尤其是闯入性想法、预后与之相关联（Freeston，Ladouceur，Gagnon，

& Thibodeau，1993；Obsessive Compulsive Cognitions Working Group，2003；Salkovskis 等，2000）。研究也提示，OCD 患者比其他焦虑障碍患者更不能区分因他们确实引起的故意伤害（犯罪）的责任与因失误的行动所造成的非故意伤害（疏忽）的责任（Wroe & Salkovskis，2000）——这可能就能让人们理解 OCD 患者为什么出现了抵消所有伤害的强迫性动作的倾向。

不过，反对的观点认为，评价和抵消行为——就他们本身而言——不能解释为什么强迫意念变成了病理性的异常。反对观点也进一步指出，前文提出的责任和自责图式理论显然能够更好地解释某些部分的强迫性主题（例如攻击、性、亵渎思维），而不太好解释其他类型的强迫性主题（例如被污染恐惧、清洁仪式）（Jakes，1996）。最后，反对观点还认为成功地干预了图式（例如减轻了责任感和自责感的程度）并不意味着能说明它们之间具有因果关系（例如，增强的责任感是引起患者第一次强迫意念产生的原因）（Jakes，1996）。

其他认知治疗学家也提出了一些不同的 OCD 患者信念特征。Rachman（1993）曾提出 OCD 患者倾向于将想法（例如，如果我有想杀死儿子的强迫意念……）等同于行动（例如，"……这会真的让我儿子死去"），所以会强化了他的责任感和愧疚感的程度。

同样，Guidano 和 Liotti（1983）则强调了 OCD 患者有一种百分之百确定的认知需求——这也可能是患者危险性和责任性图式的维持机制。由于不可能百分之百地排除所有危险或怀疑，因此患者认为事情或情境是不安全的，从而容易灾难化错误决定的后果。由于患者对他们的结论是否准确从来不能肯定，因此他们采取强迫行为（例如检查）或寻求他人的保证来减轻他们自己对潜在错误的不舒服感。结果，只要不是必须面对的情况，做决定就变成了一件非常困难的事情，他们在做出决定之前需要搜寻和了解超乎寻常的信息，并且需要不断的保证来确认他们所做的是正确的决定。有些研究证明 OCD 患者的确常常满腹怀疑和感到不确定，实际上，OCD 常常被看成"疑心病"（McGinn & Sanderson，1999）。

Foa 和 Kozak（1991）列出了几种 OCD 患者关于伤害的推理过程中的信息加工错误：①他们常常假定认为不能证明是安全的就是危险的；②他们常常缺乏足够的概率知识和对概率的理解；③他们倾向于犯"可用性"（availability）错误，即在判断危险时他们是基于即时可用但局限且不完整的信息（例如可以获得的耸人听闻的新闻故事）；④他们夸大了微量潜在危险物质的风险；⑤在评价信息准确性时他们忽略了风险信息的来源；⑥他们只关注降低伤害的风险，但忽略了随之出现的回避和仪式行为可能造成的更多损失。

OCD 患者的信念系统似乎也具有追求完美的、僵化的和道德主义的特点（McFall & Wollersheim，1979；Steketee，Quay，& White，1991）。他们认为只要做就必须做到完美，他们常常有着僵化的是非标准，也有着更"敏感的良知"（Reed，1983），他们相信如果不能做到这些就可能会受到惩罚。这些观念带来了极大的焦虑和对准确性及控制性的过度关注。

认知治疗

用于治疗 OCD 的认知疗法有两种：理性情绪疗法（Ellis，1962）和在 Salkovskis 工作基础上发展起来的 Beckian 认知治疗（1989）。认知治疗的目标集中于由强迫表象、想法、冲动或意向（例如母亲被刺伤的意象）以及引发强迫性仪式的扳机性冲动所激发的自动想法（例如我有这样的想法那就是一个坏人）（McGinn & Sanderson，1999）。更进一步讲，认知治疗的治疗目标是患者关于他们闯入性想法的思维方式，而不是处理这些闯入性想法本身（Beck，1976；Beck，2011；Salkovskis & Kirk，1997）。改变患者的责任、自责和危险的认知图式是各种不同认知治疗技术的共同目的。认知治疗鼓励患者重新审视他们的闯入性想法，目的在于让患者不要将这些思维看成是固有的危险，让他们认识到，无论这些想法是多么的令人痛苦，它们和进一步的行动是无关的，努力地去控制这些想法是不必要的，而且会有不良后果（Salkovskis & Kirk，1997）。为了使患者更容易地将闯入性想法仅仅看成是想法而不是现实的反映，认知治疗也鼓励患者从其他人的视角去看待这些闯入性想法，鼓励他们去检验从这些想法衍生出来的结论。

一旦自动想法和自动想法所基于的功能失调性假设及信念改变了，涉及强迫意念的焦虑就会自动地减少。最终，作为强迫意念推动力的焦虑降低了，强迫意念的发生就减少了。换句话说，当越来越多的合理信念和假设开始内化，涉及强迫意念的焦虑就会减少，强迫意念本身也就会发生得越来越少（McGinn & Sanderson，1999）。

认知行为治疗

可以在认知行为框架内治疗的强迫障碍症状包括：强迫思维、表象、冲动或意向；强迫动作，它可以以仪式化思维或行为形式出现；更主要的是 OCD 患者发展出来的继发的自动想法。认知和行为理论都提出 OCD 可能是某些想法的恐惧症，就像所有的恐惧症一样，OCD 通过认知和行为的回避而得以维持。如果这些想法难以回避，OCD 患者就会试图压抑这些想法并且执行强迫行为和其他回避性行为来抵抗这些想法。

举个例子，OCD 患者通常会尝试的一种方法是努力不去想强迫观念，然而，他们越是努力地不去想某件事，就越是陷入想它的状态中（Wegner，1989）。这一点可以通过让患者努力不去想粉色大象的实验来证明，可以肯定的是，他们一定在第一时间里想到的就是一头粉色的大象。所以，努力回避不去想强迫观念的结果就是患者让自己更多地陷入对强迫观念的思考中，从而加重自己的痛苦。如果患者放弃回避或用仪式抵抗强迫观念而主动去经历强迫观念的话，强迫观念与情绪痛苦之间的联系可能就会消失。但是，患者通常害怕这样做，因为他们担心：①他们的痛苦将会持续下去；②痛苦将会是不能承受的；③这些想法会导致他们做一些无法接受的行为。结果就是他们继续陷入无休止的强迫观念和强迫仪式行为的恶性循环中去。

虽然认知和行为技术的治疗在 OCD 治疗中各自强调认知的和行为的治疗策略，但是它们都倾向于修正扭曲的认知和改变行为，强调不以仪式或其他回避行为来回避或抵抗强迫观念，而是接受强迫观念和情感上的痛苦。认知治疗利用直接的苏格拉底式的语言对话和引导发现的处理方式来驳斥适应不良的信念，而暴露治疗则是创造一些情境证明适应不良信念的不成立，这提示不恰当的观念及与行为连锁的打破可能是认知行为治疗有效性的关键机制（Abramowitz，1997）。

强迫障碍治疗结果研究

与对照组相比，认知行为治疗和药物治疗（特别是 SSRIs 和文拉法辛）被证明是 OCD 的有效治疗方法（Franklin，March，& Garcia，2007；March，Frances，Kahn，& Carpenter，1997）。

认知和行为治疗疗效研究

行为治疗

自从早期试验显示出 ERP 的有效性之后（Meyer，1966；Meyer，Levy，& Schnurer，1974），大量的对照研究和非对照研究已经将 ERP 作为 OCD 的一线治疗方法，大量的类似研究证明完成 ERP 治疗可以显著地改善患者的病情，并且随着时间的推移患者的疗效将会持续下去。行为治疗已被证明比其他可靠的安慰治疗更有效，后者包括安慰疗法（Marks，Stern，& Mawson，1980）、放松（Fals-Stewart，Marks，& Schafer，1993）和焦虑管理训练（Lindsay，Crino，& Andrews，1997）。

Foa 和 Kozak（1997）总结了 13 个 ERP 对照研究发现，大约平均 83% 的患者在接受 ERP 治疗后病情获得了中等到显著的改善（通常定义为大于、等于 30% 的症状减少）。不过，即使有些患者获得了许多改善，通常也仍会有一些残留症状。在治疗结束后跟踪随访平均两年的时间中，平均 76% 的患者病情仍然处于持续的改善中（Foa & Kozak，1997）。Abramowitz（1997）对 1975—1995 年 24 项研究进行了元分析，他发现行为治疗在治疗和随访后表现出很大的平均效应值。

是否将无应答者、脱落和拒绝治疗者纳入计算对治疗有效性大小的影响很大（Abramowitz，Franklin，& Foa，2002；Kozak，Leibowitz，& Foa，2000）。如果 ERP 治疗的脱落率和失访率很高（20% ～ 30%），那么这部分样本的纳入和排除可能对治疗有效性结果会产生相当大的影响（Stanley & Turner，1995）。如果考虑到这些因素，治疗的有效性会下降很多（Salkovskis & Kirk，1997）。

认知治疗

一些未设立对照组的早期研究认为认知疗法是一种有效的 OCD 治疗方法（Headland & McDonald，1987；Roth & Church，1994；Salkovskis，1983；Salkovskis & Westbrook，1989），特别是当联合使用 ERP 时（Freeston，1994；Kearney & Silverman，1990；Salkovskis & Warwick，1985）。近年来，对照试验也已证明了认知疗法对 OCD 的有效性（Abramowitz，1997；Emmelkamp & Beens，1991；Emmelkamp，van der Helm，van Zanten，& Plochg，1980；Emmelkamp，

Visser, & Hoekstra, 1988；McLean 等, 2001；van Oppen 等, 1995；Whittal, Thorarsden, & McLean, 2005）, 认知疗法可以用于治疗那些行为治疗疗效不好的案例（Salkovskis & Kirk, 1997；Salkovskis & Warwick, 1985）。

行为治疗与认知治疗对比

行为治疗与认知治疗对比研究情况各异。尽管早期试验发现行为治疗与认知治疗强化下的行为治疗之间没什么差别（Emmelkamp & Beens, 1991；Emmelkamp 等, 1988）, 但后来的研究证明单独应用认知策略可能和使用行为策略是一样有效的（Abramowitz, 1997；Cottraux 等, 2001；Emmelkamp & Beens, 1991；Emmelkamp 等, 1988；McLean 等, 2001；van Balkom 等, 1998；van Oppen 等, 1995；Vogel, Stiles, & Gatestam, 2004；Whittal 等, 2005）。

有研究认为认知疗法比 ERP 治疗更有优势（Emmelkamp & Beens, 1991；Emmelkamp 等, 1998；van Oppen 等, 1995）, 而近期的元分析则认为认知治疗结合 ERP 技术可能比单独应用认知治疗更有效（Abramowitz 等, 2002）。还有研究发现两者合并比任何单一方法的治疗策略都更有优势（Rosa-Alcázar, Sánchez-Meca, Gómez-Gonesa, & Marín-Martínez, 2008）, 特别是在治疗单纯的强迫意念时（Freeston 等, 1997）, 同时在行为治疗基础上合并认知治疗可降低脱落率（Vogel 等, 2004）和复发率（Hiss, Foa, & Kozak, 1994）。

由于每一种治疗方法通常都含有与其他治疗方法共有的一些非特异性治疗元素, 所以比较认知疗法和行为疗法本身就是一件复杂的事情（Abramowitz, 1997）。正如之前曾提到的, 认知疗法和行为疗法都集中关注如何帮助患者接受并体验强迫想法而不是去抵抗它。更进一步讲, 认知治疗师使用行为实验来驳斥适应不良的思维以此增加认知治疗的有效性（Abramowitz 等, 2002）, 其实这也可以看成另外一种形式的暴露。同样的, 行为的方法倾向于在涉及强迫思维时向患者提供正确的信息, 也使用认知重构帮助患者尝试困难的暴露练习（Steketee, 1993）, 而且确认 ERP 的目标是重构患者对危险的认知评价（Foa & Kozak, 1986）。

由于很难将这两种方法以及研究中混杂在一起的结果完全分开, 因此将认知与行为疗法合并的治疗既是临床的一种展示, 实际上也特别适合患者, 尤其在大多数临床学家采用的每周一次、每次 45 分钟格式的治疗会谈中。仅有的把行为治疗和认知治疗单独作为要素而进行的研究发现, 这两种方法的有效性相同, 也都优于等待控制组的有效性，并且认知和行为治疗合并的方法与各自单独使用的效果相仿（van Balkom 等，1998）。

认知行为治疗疗效预测因素

人口学因素

大量的研究是以成人为主，不过对儿童和青少年人群的研究也观察到了 CBT 有着类似的效力（Barrett，Healy-Farrell，& March，2004）。研究显示在各种人口学因素如年龄、性别或教育程度等条件下 CBT 都显示出相同的有效性，这提示它是一种针对各种患者都有效力的治疗方法（Keeley，Storch，Merlow，& Geffken，2008）。

治疗成分的相对效力

正如人们预料的，强迫意念的有效治疗主要是暴露治疗（Foa，Steketee，Grayson，Turner，& Latimer，1984；Foa，steketee，& Milby 1980），而强迫行为的有效治疗主要是仪式反应阻断治疗（Foa，Steketee，& Milby，1980；Foa 等，1984；Mills，Agras，Barlow，& Mills，1973；Turner 等，1980）。暴露治疗联合应用仪式反应阻断似乎比单独使用一种治疗方法更有效力（Foa，& Kozak，1997；Foa 等，1984）。当这两种方法都可行和可能的话，现场实物暴露和想象暴露联合似乎能更好地获得远期效益（Foa & Kozak，1997；Foa，Steketee，Turner，& Fischer，1980）。渐进式逐级暴露已获得证据与冲击暴露治疗有着相似的有效性（Hodgson，Rachman，& Marks，1972），而完全的仪式反应阻断比部分反应阻断有着更大的好处（Abramowitz，1996，1997）。

治疗频次

较为缓和的治疗频率（每周 1 ～ 2 次治疗会谈）似乎与频率强化的治疗（每天 1 次治疗会谈，超过 1 个月）效果差不多（Abramowitz，Foa，& Franklin，2003；DeAraujo，Ito，Marks，& Doles，1995；Foa，Kozak，Steketee，& McCarthy，1992），这在儿童案例中也是一样的（Storch 等，2007）。

治疗时长

尽管 Foa 和 Kozak（1997）曾在综述中提到平均的治疗时长是 15 次治疗，每次会谈 2 个小时，但是治疗时长和治疗结局之间的关系目前仍然不清楚。不过，这似乎是一个包含更多内容的结果，即那些能够进行自我引导治疗的患者，那些能将常规治疗与日常生活结合在一起的患者和那些治疗结束时症状和功能可获得相当程度改善的患者，比那些仍有着显著残留症状的患者具有更少的复发率（Braga，Cordioli，Niederauer，& Manfro，2005）。

暴露时限

既往研究显示持续的、延长的暴露比短暂的、间断的暴露更为有效（Foa & Kozak，1997；Rabavilas，Boulougouris，& Stefanis，1976），并且每次治疗后焦虑的减轻程度与较好的预后相关（Jaycox，Foa，& Morrel，1998；Kozak，Foa，& Steketee，1988；van Minnen & Hagenaars，2002）。然而，最近的研究发现，治疗惯性和随着时间出现的恐惧症状的减轻之间存在着微弱关联（Franklin，& Foa，2008），这提示重复暴露可能比治疗惯性更重要。

治疗形式和治疗师／家庭参与

尽管个体 ERP 治疗形式可能更快起效（Anderson & Rees，2007），但个体 ERP 在治疗后和 6 个月的随访中显示出与团体 ERP 治疗疗效相同（Anderson & Rees，2007；Barrett 等，2004；Fals-Stewart 等，1993）。近期的研究发现认知治疗和行为治疗在个体治疗形式下有效性差不多，而行为治疗在团体治疗形式下比认知治疗更有优势（Whittal，Robichaud，Thordarson，& McLean，2008）。

治疗师参与的暴露治疗和家庭参与的暴露治疗之间是否有差别，目前的研究结论仍模棱两可：有些研究显示治疗师引导的暴露比自助暴露有着更多的好处（Abramowitz，1996），家庭参与也是有益的（Mehta，1990）；而另外一些研究则显示暴露治疗中治疗师的引导（Emmelkamp & van Kraanen，1997；Lovell 等，2006；Marks 等，1998）或家庭的参与（Emmelkamp 等，1990）没有显示出更多的好处。尽管关于暴露治疗的家庭参与的研究尚无定论，但在儿童和青少年患者的治疗中，如果家庭成员卷入到患者的仪式中，或者文化传统背景下认为家庭成员参与治疗有益于患者的情况下，临床上可能会让家庭参与到治疗中来。

使用药物

氯米帕明（安拿分尼）和 SSRIs 类药是经美国 FDA 批准可以用于 OCD 治疗的药物。氯米帕明是一种选择性地作用于 5- 羟色胺受体的三环类抗抑郁药，是被研究的最为广泛的 OCD 治疗药物。各种研究都重复验证了氯米帕明优于安慰剂的 OCD 疗效，服用氯米帕明的患者中约 51% ～ 60% 的病情可以有中等程度或显著的好转，而其他的三环类抗抑郁药则疗效甚微（Foa & Kozak，1997）。包括氟西汀（百忧解）、氟伏沙明（兰释）和舍曲林（左洛复）等在内的 SSRIs 也有证据表明能有效治疗 OCD，此外文拉法辛（怡诺思）———一种 5- 羟色胺和去甲肾上腺素再摄取抑制剂——对 OCD 也有临床疗效。

各种 SSRIs 和文拉法辛的比较研究结果提示这两种药物有着类似的效力（Bergeron，2002；Denys，van der Wee，van Megen，& Westenberg，2003）。同样的，这些药物和氯米帕明的疗效对比没有显著性的差异（Albert，Aguglia，Maina & Bogetto，2002；Mundo，Maina，& Uslenghi，2000；Mundo，Rouillon，Figuera & Stigler，2001），这说明这些药物可能对 OCD 的疗效都差不多（Nathan & Gorman，2007）。

抗抑郁药物治疗 OCD 时的剂量一般都要高于治疗焦虑障碍和抑郁症时的剂量，而且药物疗效反应可能要在 8 ～ 10 周之后才能观察得到（Nathan & Gorman，2007）。大约 60% 的患者可能对 SSRIs 有反应，而且疗效也就是中等程度的疗效（Greist，1990a，1990b；Greist，Jefferson，Kobak，Katzelnick & Serlin，1995）。安慰剂对 OCD 是没有反应的。尽管近期有少量研究提示 OCD 的复发率在服用 SSRIs 药物的患者中比以前想象的要低（Nathan & Gorman，2007），但如果中间停药，有 95% 的患者可能会复发（Catapano，2006；Dougherty，Rauch & Jenike，2007；Pato，Zohar-Kadouch，Zohar & Murphy，1988）。

假如症状没有充分改善并且某些症状对 SSRIs 不起反应，也可考虑使用其他药物，如氟哌啶醇、利培酮、氯硝西泮、谷氨酸盐激动剂、锂盐和多巴胺等药物来强化治疗或用以治疗那些对一线治疗药物不起反应的个案（Hollander 等，2008；Nathan & Gorman，2007；Wilhelm 等，2008）。例如文拉法辛和低剂量的多巴胺对于那些对一线治疗不起反应的案例是有效的（Hollander 等，2008；Nathan & Gorman，2007）。

认知行为治疗与药物治疗对比

有些学者比较了行为治疗和氯米帕明的 OCD 疗效，根据预后和采用的设计，结果普遍发现行为治疗的疗效与药物治疗相仿或更好（Foa，Liebowitz 等，2005；Pediatric OCD Study Treatment Team，2004）。有些研究发现在药物治疗的基础上附加行为治疗可以提高治疗依从性和短期预后（Cottraux 等，1990；Marks 等，1980）。然而，一旦停药这些进步就消失了（Marks 等，1988）。而另外一些研究则说明在未采用强化暴露时药物治疗和行为治疗的联合可能会有更好的疗效（Foa，Franklin & Moser，2002）。行为治疗似乎尤其对 OCD 症状有效，这是药物治疗和认知治疗所不同的，行为治疗对于 OCD 患者的抑郁症状也有帮助（van Balkom 等，1998）。

近期的研究也得到了一些混杂的结果。一项随机的、有安慰剂控制组的多中心对照试验比较了行为治疗和氯米帕明治疗 OCD 的相对疗效和联合治疗疗效，结果发现积极治疗的疗效要好于安慰剂作用，行为治疗疗效优于氯米帕明，而两者联合治疗并不比单独进行行为治疗的疗效更好，而且只接受氯米帕明治疗的患者中复发率是最高的（Foa，liebowitz 等，2005）。不过，无论如何，如果在行为治疗的强化治疗后再服用氯米帕明而获得的疗效，是不能评定为氯米帕明在行为治疗基础的附加疗效的。在另一项研究中，尽管在多中心数据之间存在一些差异，但研究结果显示联合治疗的疗效是优于单一治疗的（Pediatric OCD Treatment Study Team，2004）。联合治疗的好处尚不清楚，仍然有待于未来的研究，但是联合治疗的策略与治疗看起来并不冲突，虽然没有结论性的证据支持，但在临床实践中常常采用联合治疗（Franklin & Foa，2008）。

认知行为治疗临床疗效研究

认知行为治疗不仅在试验研究里有效力，其在"真实世界"的临床治疗上也是有治疗效果的。从设计角度而言，有效性的研究不会像临床疗效研究那么严格地控制，治疗师可能没有很好地培训过，入组的患者也可能有着多个共病诊断，疾病特别严重，有着治疗失败的经历等。尽管如此，认知行为治疗治疗 OCD 的有效性研究还是证明了认知行为治疗可以获得与那些在随机对照临床疗效试验中相当的疗效进步或者是仅稍微差一些的疗效（Franklin，Abramowitz，Kozak，Levitt，& Foa，2000；Friedman 等，2003；Kirk，1983；Warren & Thomas，2001），这些都说明有效性试验中的研究发现是可以扩展到临床条件下的。

评估与治疗建议

基本原理和治疗计划

本章列出的治疗策略工具包重点描述了认知重建技术和 ERP 技术。在初始会谈中治疗师帮助患者开始适应认知行为治疗框架并帮助患者建立治疗动机的同时，认知技术为患者提供了理解 OCD 的正确知识，也帮助消除患者的病耻感。认知治疗的主要目标是强迫意念以及抵制或消除强迫意念冲动所关联的痛苦。总之，治疗是要帮助患者放弃对强迫意念和观念的抵抗而接纳它，接纳会减少与强迫性想法有关的焦虑、内疚和悲伤，继而随着时间的推移而逐渐导致强迫性想法的减少。认知重建通过改变患者的有关危险和超责任感的图式来帮助患者认识到他们对于强迫想法的闯入没有任何责任，他们的强迫想法并不会对自身造成威胁且不需要采取行动。认知技术也能帮助患者识别那些可以加重 OCD 症状的刺激，更进一步地通过降低对危险的评价、个人责任和发生可能性的过高估计，从而提高患者坚持进行 ERP 治疗的依从性。

暴露的目标是患者的强迫想法和由强迫想法所触发的痛苦，暴露旨在通过提供不一致的信息纠正对危险不正确的评价，从而提高患者的耐受性（Franklin & Foa，2008）。暴露可以削弱想法和痛苦之间的联系，因此患者能够忍受强迫想法出现时的痛苦。当患者允许自己去思考他们所恐惧的想法而不是试图去驱除它时，患者会逐渐认识到他们所构想出来的危险其实并不会发生，结果这些强迫性想法出现的次数反而减少了。仪式反应阻断的直接目标是患者的强迫性动作。治疗师教会患者如何减少并最终消除强迫行为，患者会发现如果他们不采取强迫动作并坚持一段时间，那些与强迫想法关联的焦虑会减轻，他们的强迫意念会自然而然地消退。

整套的认知行为治疗大约包括评估会谈在内的 20 次治疗性会谈，除了第一次暴露治疗需要花 90 分钟之外，每次会谈的时间绝大多数为 45 分钟。这让治疗师可以花比 Foa 和 Kozak1997 年综述提及的平均治疗时间更少的治疗时间。无论如何，只要针对的是轻中度的强迫症状，20 次治疗会谈就已足够了。严重的强迫性症状则可能需要更多的治疗次数。

表 8.2 中列出了 OCD 的总体治疗计划。

表 8.2　强迫障碍总体治疗计划

- 评估
  - ❏ 测验与临床访谈
  - ❏ 考量药物治疗
- 治疗教育
- 建立治疗动机
- 认知干预
- 行为干预
  - ❏ 暴露
  - ❏ 仪式反应阻断
- 逐渐结束治疗和预防复发

评估

初始评估目标包括：做出特异性诊断，界定是否存在共病以便优先或附加治疗，探查治疗动机，建立痛苦和功能损害的基线水平以便于评估疗效，确定具体的强迫意念、仪式和回避情境以便于确立治疗目标。

测试和临床访谈

有几个标准化的测试工具可以用于 OCD 患者的评估。结构化的临床访谈如 SCID（First 等，2002）或 ADIS-IV（Brown 等，2005）可以用于 OCD 的诊断。耶鲁 - 布朗强迫量表（Y-BOCS；Goodman，Price，Rasmussen，Mzaure，Delgado 等，1980；Goodman，Price，Rasmussen，Mzaure，Fleischmann，1989）可以用于评估 OCD 的严重程度和追踪治疗疗效。Y-BOCS 是一项临床医生评定、包含 10

个条目自我报告的量表，它分别量化了强迫意念和强迫动作在时间上的耗费、引起的功能损害或痛苦程度以及患者对它们的抵抗和可察觉的控制。每个条目评分为 0（无症状）到 40（极端严重的症状），总分反映疾病的严重程度：0—7（亚临床），8—15（轻度），16—23（中度），24—31（严重），和 32—40（非常严重）。

Maudsley 强迫量表（MOCI；Hodgson & Rachman，1977）是一项自评量表，它的指标包括检查、清洁、拖延和怀疑以及量表总分。表 8.1 中列出了 MOCI。强迫问卷（OCQ）是我们发展出来的用于评定患者的一项症状检查清单。患者在单个条目上的应答情况有助于形成诊断，如果在后期再次测评，可以用于评价治疗疗效。工具表 8.2 中列出了强迫问卷。工具表 8.3 中的空格用来记录这些问卷的得分和标准化资料采集单元。临床医生也可以用它来记录有关药物和其他物质使用的信息，精神障碍病史（仅在纳入时记录），治疗进步（在后期评价）和治疗建议。最后，患者也要填写标准化的登记表（工具表 2.1）。

无论如何，一直以来，评估的主要手段是临床面谈。面谈中应当掌握患者强迫思维的具体细节，他们实施的仪式和回避的情形。为了便于开展治疗，要收集关于内部感官刺激（如躯体感觉）、外界客观事物（如煤气炉）、情境（如进入公共卫生间）和人物（如他们的孩子）等触发强迫性痛苦和抵抗意向的内容的信息。如果在这一阶段患者能够口头表述与他们的强迫意念有关的威胁的话，那就记录下来，这样可以帮助治疗师制定可以临床实施的治疗策略。例如，想象暴露可能就不适合于无法表达自己所恐惧的后果的患者，即便通过认知策略能确定恐惧的内容可能也不行。应当调查患者的症状是通过什么方式干扰了他们的日常功能，也应当了解这些症状的发生和发展史。

患者常常不情愿说出自己的强迫意念。因为这些观念是那么的令他们感到痛苦，他们可能会假设其他人会厌恶或批判这些想法，甚至可能害怕如果他们披露了这些想法，会被强迫住院或者把他们的孩子从身边带走。将强迫观念正常化经常会有助于帮助患者自由地谈论他们的想法。下列的技术会有用：①告知患者，据研究，有一些强迫观念是正常的，绝大多数人都有他们不能控制和常常令他们烦恼的想法；②帮助患者理解出现强迫观念是 OCD 的症状，强迫意念并不是他们所能控制的，也不反映他们的价值观，讨论这些想法不会让想法变成现实；③列举一些别人报告过的想法实例，询问患者是否他们有相同的想法；④向患者指出，绝大多数人都会对那些违反他们价值观的想法感到烦恼，而且他们发现了自己的想法是那么令人不快，其实这意味着这些想法更不可能会实现（而不是更容易变成现实），从而让他们采取措施针对这些想法。如果患者在这个阶段不采取仪式就无法讨论他们的强迫观念时，可以允许他们做仪式动作以更容易评估强迫。

另外，还有一点比较重要的是要评估患者是否能承认他们的强迫性想法具有一定程度的不现实性。这时常常可以询问患者，如果他们不是真的处在能触发他们的恐惧的情境下时，他们在多大程度上相信自己害怕的事情将会变成现实。例如，"如果你不是在公共休息室，你认为你有多大可能会因为接触了水龙头把柄而感染艾滋病病毒？"或者，可以询问患者，他们认为有多大可能他们所恐惧发生的后果会发生在其他人身上。

在询问时如果患者不认为他们的恐惧具有夸张性，这提示患者存在着"超价观念"。具有超价观念的患者通常对 ERP 治疗反应不怎么好。如果是这样的个案，在进入下一步之前建议使用认知技术来削弱他们强迫性恐惧中的超价观念（Steketee，1993）。

另外一个重要的信息来源是患者的自我监测。在初始阶段之后，要求患者监测他们在日常中的强迫想法、仪式和回避的情境。自我监测将会提供在初始评估中没有显现出来的许多具体细节信息，可以作为评估病情进步的一个基线测量。自我监测也是一项初步的干预，它常常能减轻患者的症状。工具表 8.4 列出的是一个强迫意念和仪式的自我监测表。

考虑药物治疗

虽然 OCD 可以不用药物也能得到有效的治疗，但是所有的患者都应该有权利选择药物治疗作为他们治疗的一部分。血清素能类（serotonergic）抗抑郁剂（如百忧解、左洛复、氯米帕明）可能是具有最好疗效的药物，它们治疗 OCD 的剂量可能要比用于治疗其他焦虑和抑郁障碍的剂量大。绝大多数其他的三环类抗抑郁药物对于 OCD 的治疗是无效的。无论如何，药物治疗并不排斥认知行为治疗。

治疗教育

一旦确立了诊断，就应当让患者学习了解关于 OCD 的认知行为模型和治疗的基本原理。增加对这种障碍的理解将会改善患者自信心的不足，增加参与治疗的动机。工具表 8.5 是一个可以发给患者的关于 OCD 知识信息的宣传单。通常有关认知行为治疗的宣传手册（见工具表 10.1）也应该提供给患者。此外，还可以让患者阅读一本适合于 OCD 治疗的自助书籍，如 Leahy 的《摆脱焦虑》（*Anxiety Free*）（2009），Foa 和 Wilson 合著的《停止强迫！》（*Stop Obsessing!*）（2001）。

在对患者进行心理教育的过程中有几个关键内容需要强调：①有不愉快的闯入性想法是正常的；②患者通常使用的策略（例如，试图回避去想这些想法或以仪式抵抗这些想法）实际上会让他们的焦虑变得更严重；③在不采取仪式的情况下允许自己的这些想法存在，他们的焦虑、这些观念出现的频率、仪式化的驱动力反而会减少。应该告诉患者认知行为疗法治疗 OCD 可以获得实质上的好转，能够提高绝大多数患者的生活质量，但是对于患者来说残留一些症状或者在遭遇压力时出现症状反弹是很典型的情况。这样就给患者留下了希望，同时也设置下了现实的预期。

建立动机

对 OCD 的认知行为治疗是需要条件的，它需要相当多的时间和对显著焦虑的忍受。过早地脱落和不依从治疗是常见的问题，也是治疗失败最大的原因。因此，在开始 ERP 之前建立强大的治疗动机是非常重要的。如果初始治疗动机很低，就需要在这一步花费更多的时间。可以要求患者列出不做治疗的利弊。好处可能包括他们现在花费在仪式动作上的大量时间可以从事的活动，获得改善的人际关系和职业功能。弊端可能包括如家庭系统的扰断问题，需要去面对那些因被 OCD 缠扰而没有处理的非必须状况和决定。需要非常仔细地询问患者才能帮助患者制订出一份完整的利弊清单，而且应当处理和这些利弊相关联的错误观念（例如，仪式化动作是有用的，否则我要神经错乱了），只有这样患者才能权衡真正的利弊，才能（理想的状况）下决心开始治疗。如果在经过这个程序之后治疗动机仍然很低，建议患者寻求其他的治疗方式如药物治疗，或者仅依靠药物或者药物治疗作为建立治疗动机、为未来进行认知行为治疗做准备的手段。

认知干预

针对 OCD 的认知技术的核心目标是通过证明对危险和责任的过高要求的不恰当评价来纠正强迫意念（和抵抗或驱除强迫意念的冲动）关联的痛苦。认知策略也能识别那些可以加重 OCD 症状或导致症状复发的应激性刺激。此外，通过减轻与强迫意念关联的危险，认知治疗策略不仅能减轻强迫意念和强迫行为，也能增加患者依从于系统的 ERP 治疗的可能性。相应的，在 ERP 之前优先采取认知策略是最理想的，特别是在门诊强度大、工作量大的治疗情形中对绝大多数医生和患者都不适宜的情况下使用是非常适宜的。

正如之前展示的，认知理论认为 OCD 患者之所以发展出重复的闯入性强迫意念，是因为他们在自然发生的正常闯入的强迫意念之后出现了错误的功能失调性的思维（例如，我的强迫思维会变成现实，或我有这样的强迫意念实在是很邪恶）（Rachman & de Silva，1978）。这些继发的自动想法是建立在以对危险、个人责任、自责的过高评价和高度的追求完美、僵化、道德、迷信、不确信和怀疑为特征的核心假设和信念的基础上的。结果是，当这些自动想法被激发后就会产生焦虑、内疚、悲观，而这些反过来又会激发患者去采取仪式的冲动。强迫性行为或仪式动作用以抵抗或放松在强迫意念下形成的威胁，并且这样做时能产生短暂的放松。但讽刺的是，这种做法又强化了个体关于强迫意念是危险的、是需要回避的想法，从而推动强迫意念、强迫动作的循环。

患者通过记录他们随时发生的自动想法来学会对他们的自动想法保持警惕。治疗师要求患者记录下跟随在强迫意念闯入后、在仪式化冲动之前或在焦虑增多的时候即时出现的任何想法。此外，要求患者记录这些想法被触发时的详细情形，描述并评定他们所经历的焦虑或其他由这些想法引起的负性情绪的严重程度，描述并评定当这些自动想法出现时他们在多大程度上相信这些继发的自动想法。最后，要求患者记录他们采取回避或仪式行为的实际情况。记录这些思维观念可以让患者获得机会能和这些想法保持一段距离，并观察想法对他们的情绪和行为的影响。当患者学会有计划地思考强迫意念只是想法而不是末日先兆时，监测想法本身的过程被认为可以消除强迫意念和自动想法的影响（见表 8.1）。

一旦患者开始察觉到他们的自动想法，他们就能学会在自动想法发生时系统地观察它，并理解自动想法对情绪和行为的影响，此时新一阶段的认知重构就开始了。在这个阶段，治疗师可以运用如下一项或多项策略来帮助患者驳斥他们的想法：①对强迫意念的发生给出更少的威胁性的解释；②检查这些想法的客观证据；③准确地估计最坏的结果，以及估计他们应对最坏结果的能力；④发展更多有用的思考方式；⑤以一个客观观察者的视角审视当时的情境。这些策略有一个共同的目标就是帮助患者拓宽他们对危险、责任、自责和其他类似问题的狭隘且极端的评价。

通过引导性发现，治疗师运用这些认知策略帮助患者进一步认识到他们的强迫意念是正常的，大多数人都经历过，并且让患者接受这些闯入的强迫意念和自动想法仅仅是想法而已，并不能代表当前或未来的事实。他们认识到强迫意念并不是他们的价值观的反映，也不是即将到来的伤害的预示。认知重构可以帮助患者不对闯入性强迫意念做抵抗而是接纳它，帮助患者辨别发现继发出现的自动想法和自动想法赖以存在的假设及图式的不合理之处。帮助患者恰当地对危险做出估计，减轻超敏的个人责任感，承担可估计的风险；帮助他们认识到他们能够忍受负性情绪和不完美的结局，能够忍受模棱两可、不确定的结局和带着疑惑继续生活。他们过度脆弱的"道德良心"由此变得"强壮"起来，因为行为问题导致的思维混乱倾向也会得到纠正。

尤其是，要帮助患者认识到：①经历强迫意念不会导致对他们自己和他人的伤害，而抵抗他们的强迫意念并不会阻止可能的伤害发生；②想法并不会被混淆为行动；③控制强迫意念是不必要的；④强迫意念并非是不道德的标志；⑤伤害没那么容易发生（他们只是在担心它发生）；⑥他们并不需要在生活的所有方面都要干得出色；⑦他们能够应对强迫意念关联的焦虑（Salkovskis，1985；见表8.1）。

患者强迫思维中固有的有关危险的假设可以通过若干方法来挑战。告诉患者绝大多数普通人都有类似于OCD患者的那些想法，以此可以正常化患者的闯入性想法。某些闯入性想法的好处——例如，创造性的想法或令人愉悦的白日梦——可以拿来讨论，同时也可以一起讨论阻止某些想法而允许另外的想法出现的困难之处。

可以通过让患者比较他们所估计的遭遇灾难的可能性和所恐惧的灾难实际的发生概率来挑战患者对灾难的恐惧。例如，一位患者开始时说他有70%的可能会在驾车去上班时撞倒一个路人，那么就可以问他是否每天早晨开车遇见的10个人中有7个人真的被撞上了。如果患者不知道发生所恐惧事件的基础概率，例如飞机坠毁，可以布置患者去调查一下。van Oppen 和 Arntz（1994）建议让患者列出导致患者所恐惧的结果的每一步发生的概率，然后再计算累积概率。例如，如果在夜间没拔下烤箱电源到房子发生火灾烧毁之间要经过 6 个步骤（如烤箱着火，火势蔓延，家里的火警报警失效，没人闻到烟味等），而每一步骤发生的概率是 10%，那么患者夜间没拔下烤箱电源到房子烧毁发生的累积概率是 $\frac{1}{1000000}$ 的可能。

行为实验也可以起作用。患者恐惧他们的强迫想法会导致灾难或让他们做出某些不可接受的动作，这时可以让患者尝试只通过想来让某件事情发生——例如，"现在试着努力想你自己立刻死去"。也可以要求患者在某些天刻意去回避和抵抗他们的强迫想法，而在另外几天让他们刻意去想这些强迫想法，同时记录在这些不同的时间段内强迫性想法出现的频率和痛苦程度。通常这些做法会让患者认识到回避和抵抗实际上让他们的强迫意念更强烈（Salkovskis & Kirk, 1997）。

有很多技术也可以用于对责任假设的挑战。例如，可以让患者制作一个饼图来展示所有相关方承担的责任大小。如果患者首先将其他人的责任放进来，他们常常会认识到饼图中留给他们自己的部分少之又少。双重标准技术也有作用。例如，如果一位女士认为她对于母亲的死是有责任的，因为母亲是在和她争执之后乘飞机时死于空难的，这时可以询问患者如果是她的一位朋友处在与她母亲相同的情形下时她会怎么认为呢。

在治疗后期，认知重建可以帮助患者应对可能的应激或焦虑源，这些压力或焦虑源可能会激发 OCD 症状或导致 OCD 的复发。认知重建也可以帮患者克服面对生活挑战的焦虑情绪，那些生活挑战是曾因 OCD 症状而被回避或推迟处理的问题。

行为干预

暴露

暴露的目的是削弱强迫观念和焦虑情绪之间的联系。治疗可以帮助患者认识到，如果他们系统地允许自己在不采取回避或仪式化动作的情况下去思考和面对那些强迫观念及触发强迫性痛苦的刺激，他们的焦虑最终会减轻，同样，他们的强迫意念也会减轻。当然这一过程中，暴露和仪式阻断是联合使用的。

按照 Mowrer（1939）条件反射的两阶段模型，强迫意念引起的焦虑是强迫意念与可以自然引起焦虑的刺激（经典条件）最初一起出现的结果。基于同样的过程，与强迫意念伴随出现的影像、实物、情境和人物也开始引起焦虑。所以经典的行为治疗强调通过系统重复地主动体验强迫意念和与强迫意念关联的各种刺激，而不采取任何回避或仪式直至强迫意念关联的痛苦下降。尤其是对与恐惧的关联的消除和对恐惧的耐受适应，被认为是强迫意念所关联的威胁消退的机制。不过，如果治疗会谈间的耐受适应与恐惧等症状减少之间的关联随着时间减弱，可以选择另外一个方案——即通过修正患者的认知评价进行暴露治疗，这是目前比较被看重的一种方法（Franklin & Foa，2008）。

进行暴露的第一步是制订患者强迫观念的等级表。这一步是通过临床访谈和患者自我监测（见工具表 8.4）收集患者所有的强迫观念并且让患者评定每一种想法让他焦虑的程度（以 0—10 的 SUDs 分来表示）。这些想法按照激活的焦虑程度由最轻到最严重的顺序进行排序。另外一个暴露等级表也需要制定出来，即关于实物（如垃圾桶）、情境、人物（例如配偶）和内部刺激（如上帝的想象画面）等已经和强迫意念关联并且是被患者回避的内容。工具表 8.6 和工具表 8.7 是用于 OCD 患者的强迫性恐惧观念的等级表。

对有些患者来说，强迫性恐惧的等级表（工具表 8.6）会非常明显地不同于那些被回避的情境、实物等的等级表（工具表 8.7）。在这些个案中，应当首先对强迫观念进行暴露，那些被回避的情境和类似的内容应当在稍后进入暴露，可以在会谈中进行或者作为家庭作业来完成也可以。然而，对于另外一些患者，要区分那些强迫恐惧和激发恐惧的刺激物可能是一件很困难的事情。例如，如果一个患者对被化学物质污染感到恐惧并且回避去食品杂货商店，暴露内容就可能包括让患者去商店和购买能激发被污染恐惧的清洁用品两方面内容。于是，对情境和强迫观念的暴露就同时进行了。

一旦等级表制订出来了，就应该开始进行暴露。一开始，患者在治疗师在场的情况下对等级表中最低等级的条目内容进行暴露，可以在治疗室也可以在实际现场情境下来完成。在暴露过程中，要求患者大约每 5 分钟按照 0—10 分 SUDs 评分方法评定自己的焦虑或痛苦程度。暴露治疗持续进行直到患者的焦虑程度显著地降下来，最理想的情形是焦虑能降低到基线水平（例如，在暴露开始前的状态）或至少降低一半。早期的暴露治疗应当至少持续 90 分钟，因为焦虑可能要经过 1 个小时或更长时间才能消失，特别是在治疗初始阶段。即便是治疗中的耐受适应不再被视为治疗成功的关键因素（Barlow，2008），也仍然推荐最大程度地减轻焦虑。然而，近期的研究显示恐惧和强迫症状减轻的关键成分可能是重复的暴露而非暴露的持续时间，所以应给患者布置作业，让他们每天进行重复的暴露直到暴露不再激发起任何焦虑为止。在等级表第一个条目内容的暴露完成后，就要开始下一个条目。患者在治疗结束前可以重复地面对等级表中最高等级的条目内容，这样才算是暴露治疗成功。具体详细的暴露执行指导参见本书中第九章的内容。第九章的工具表 9.1 和工具表 9.2 是用于记录暴露作业的。

有些强迫想法通过想象暴露可以很容易地解决。例如，一个患者恐惧一些灾难事件发生（例如家庭成员被杀害）或恐惧自己做下了一些不可接受的行动（例如杀死孩子），这时就可以这样来做。在这些案例中，可以创造一个让患者最恐惧的事情发生的场景或情节，可以通过对强迫想象的内容进行叙述描写创造这样的场景，除此之外，也可以使用任何其他的媒体中介（如电影、照片等）来激发那些想象内容。然后在治疗小节中引入这样的叙述场景或另外的影像，患者在治疗师帮助下不断地重复将其视觉化暴露直到与这些景象关联的焦虑显著地减少为止。为确保对想象的暴露重复执行和推广到现实生活中，应要求患者在治疗会谈之间不断地面对想象的内容而不回避。治疗中的想象暴露会谈可以记录或录音，便于患者在家中反复收听直到那些与景象关联的焦虑消失。当患者在至少 2 次连贯的治疗会谈中的暴露开始时仅有微弱焦虑时，就可以进入下一个想象的暴露。如果想要成功地想象暴露，患者必须面对引起强烈恐惧的强迫性想象，这个想象的所有细节都要尽可能如现实般的去经历。想象暴露也可以用于其他刺激的现场暴露的准备（例如在实际接近卫生间之前想象接触卫生间），想象暴露也可以即时地纳入到暴露的等级表中。

而另外的一些强迫观念则往往可以通过现场暴露轻松解决。如果患者有污染恐惧或执行某些动作失败（例如锁门）或他们有一系列可以触发强迫痛苦的外部刺激。在这些个案中，让患者接触他们所恐惧的情形——例如，使用公共休息室或没有检查就离开房子——将会有效地激活他们的强迫性恐惧。

无论何时，只要适宜进行暴露，那么将想象和现场暴露纳入治疗都是非常重要的事情，因为研究提示暴露治疗可以改善预后。即便是那些只能在想象中完成强迫恐惧暴露的患者，也应该鼓励他们对他们回避和可激发强迫恐惧的有关情境进行现场暴露。例如，一位妈妈强迫性地恐惧她儿子会被刀刺伤，她可能会努力地克制自己不去想象这样的情景，也会回避在厨房中用刀。在这个案例中，就可以在刀具使用的现场暴露之前用对儿子被刀刺伤的场景想象暴露来做准备。

对于患者在现场暴露中被激活的恐惧，也应该鼓励他们通过想象他们最恐惧的事情真的发生了来进行暴露。例如，对一位女士进行离开房子但不检查是否锁门的暴露治疗，可以问她如果她忘记锁门就离开了她最担心会发生什么事情，这时可以通过想象暴露帮助她来面对这样的情形。如：她可以想象小偷闯入了她的房子，偷走了她最值钱的财物，烧毁了她的房子，然后她的丈夫因为这个灾祸而责备她并要和她离婚。

如果患者表达不出任何恐惧后果，想象暴露是无法操作的，对于这样的案例，现场暴露可能是唯一的选择。例如，一位男士可能会这样陈述，如果他的书摆放得"不像样"，他就会焦虑，但是如果他的书没有对称地摆放成他满意的样子，他究竟恐惧会发生什么，他自己也说不上来。不过，对于大多数患者而言，可以通过认知策略的有效运用来帮助他们明确恐惧的后果，从而使得现场和想象暴露都变得可行。在前述例子中，必须将书摆放对称样子的患者可能会通过思维监测意识到，如果他的书没有对称排列，他会害怕自己的焦虑将会越来越严重而导致他神经崩溃。

如果患者的强迫意念是由特殊思维或景象构成而他的仪式是隐蔽的精神动作，这就引出一个特殊的问题。照惯例看，这样的案例对行为治疗不会起反应，这是因为隐蔽的仪式无法确定和/或误将精神仪式动作当成了强迫意念对待。不过，在患者减轻他们的痛苦时（如对越来越严重的焦虑抵抗时，强迫意念存在时）如能有效地识别出隐蔽的仪式和正确地将精神活动界定为仪式，可以增强行为治疗的效率。也可以让患者重复地记录和收听他们的强迫观念，但不能采取精神仪式或隐蔽的仪式，直到他们的焦虑耐受，以此来进行有效的暴露。如果仪式不经意间就做出来了，则要求患者去听触发强迫的录音片段，直到他们能无仪式化地收听为止。

为了便于暴露，在治疗早期进行暴露示范是很有用的。治疗师可以示范暴露行为，例如，在要求患者做之前用患者恐惧的物质"污染"治疗师。这样可以鼓励患者开始进行暴露。然而，示范暴露应尽可能快地停止，因为这样的做法有可能成为减轻患者焦虑的手段，从而会阻止充分的暴露。

关于 OCD 的暴露需要附加两个说明。第一，暴露通常要比一个人日常生活中做的工作执行得更深刻或夸张。例如，一个人恐惧自己被报纸污染了，暴露治疗可能会要求患者不仅是读报纸，而且要在他或她的衣服和厨房的案板上使劲揉搓报纸。患者可能会质疑执行这些违反大多数人常识的做法的合理性（例如在上完洗手间之后不洗手），这时应该帮助患者理解 OCD 是一个过度警惕的问题，承担可预计的风险对于病情的恢复很重要。第二，治疗师应当避免在暴露过程中给患者保证。对于许多患者而言，寻求保证是他们应对焦虑的一种方法和仪式化的一种形式。将治疗推进到让患者自己设计和执行暴露任务是很重要的。这将会阻止患者通过将责任分摊给他们的治疗师来减轻自己焦虑的倾向。

仪式反应阻断

仪式反应阻断的直接目标是患者的强迫动作和其他回避性行为，它常常和暴露治疗一起使用。治疗师应教会患者减少并最终消除在面对强迫意念时的所有回避性行为，这样与强迫性想法及其触发刺激关联的焦虑就会自然而然地自动消退了。

按照 Mowrer（1939）的两阶段模型，强迫性焦虑是由于采取了仪式和其他回避性行为维持的。OCD 患者会发展出很多方法来回避或逃避由强迫意念形成的威胁，也会发展出活跃的仪式来抵消这种伤害。当仪式化动作或其他回避性行为执行时患者的痛苦会立即有所减轻，这会激励患者更频繁地采取越来越多的仪式化动作来抵消痛苦。长此以往，当患者相信在强迫意念中固有的危险仍然存在时，其强迫性焦虑就会持续地螺旋上升，只不过患者所做的就是用仪式化动作将强迫层层包裹起来而已。

所以，一旦开始暴露，非常重要的是要阻断仪式性动作的操作，这样才可以让患者认识到做仪式动作并不能帮助他们回避危险，从而更进一步地认识到，强迫意念本来并不是危险的。应当让患者不仅在暴露治疗过程中要阻断仪式动作，在其他所有的时间里都应阻断仪式动作。否则，患者可能会在暴露治疗中以计划治疗后的仪式动作来应对他们的焦虑。

在开始正式的暴露治疗之前，应指导患者进行打断他们的仪式动作的行为练习，让患者为仪式阻断做好准备。有用的技术包括：①非常缓慢地进行仪式行为（这种做法会干扰仪式的强度）；②以不同于平常的次数重复仪式行为（例如，如果患者总是重复做某种行为 4 次，则让他尝试做 3 次）；③延迟开始仪式行为。通过延迟的方法，患者开始时可以延迟 1 分钟实施仪式行为，然后逐渐增加延迟的时间到几个小时。在这些特定的延迟时间过去后，可以询问患者是决定进行实施仪式行为还是再次延迟时间。许多患者会惊奇地发现如果他们抵制住了最初的仪式化冲动之后，进行仪式的冲动将会不再出现。应该鼓励患者去尝试体验和发现那些最适合他们的技术方法。

一旦正式暴露治疗开始了，治疗师要给患者列出一个仪式行为的清单，清单上的行为必须停止，这是仪式阻断的规则。仪式阻断最适合的方法是让患者"突然中止"（例如，在暴露治疗阶段的一开始就放弃所有的仪式行为）。虽然有些患者可能会同意突然中止仪式，但对于多数患者而言，可能需要逐渐地消除他们的仪式化，特别是每周治疗一次的门诊患者。可以采取包括减少仪式行为的时间，减少仪式行为的发生频次或增加仪式行为的时间间隔等多种策略。这其中最有效的逐渐减少仪式化的方法是，指导患者停止所有已经（或正在）进行暴露治疗的与强迫意念有关的仪式行为，而仍然允许那些更高层次的条目的仪式化行为。

人们已经发展出几种策略来帮助患者进行仪式反应阻断（McGinn & Sanderson，1999），有的在治疗之初就可以使用：

1. 治疗程序的第一步是建立治疗动机。讨论 ERP 的基本原理，讨论仪式化行为如何对患者的生活造成损害和阻碍他们成功治疗，这一步常常可以成功完成。当仪式阻断启动时或抵抗强迫行为的动机削弱时可以再次提醒患者治疗的基本原理。

2. 减少仪式行为的另外一个简单方法是增加对经常以"自动驾驶"出现并执行的仪式行为的察觉。正如之前显示的，行为监测程序可以产生自我察觉，而自我察觉可以造成仪式行为的减少。也可以使用其他的一些能产生自我察觉的创造性的方法（例如，在手指上贴一个红色圆点来提醒患者抵抗去洗手的自动冲动）。

3. 在某些案例中，让家庭成员参与进来提醒患者摒弃仪式化行为也是有益的。应该指导所有的家庭成员拒绝帮助患者进行仪式行为和避免提供保证，从中挑选一个特定的成员来帮助患者克制不去采取仪式行为可能会更有用，不过这样做的前提是这位成员愿意并且能够像一个教练一样去做。这个"教练"应该是同情的、非批评的，同时又是坚定不移的，应当知道具体如何督导患者的指导方针，应当定期地与治疗师保持联系，而且当患者能够独立地克制不采取仪式行为时，他或她的辅助作用应当逐渐淡出。

4. 最后，某些行为的改变策略，如目标达成后的奖励和对仪式行为没抵抗的反应代价，对帮助患者坚持进行 ERP 是有用的。

对于患者来说，在治疗中进行仪式阻断时出现一些失败是很常见的。患者应当持续地记录所有的仪式行为，治疗师应当在每次治疗小节中询问任何有关失败的情况，应当考察仪式阻断失败的原因，包括导致仪式阻断失败的患者当时的想法（如"我不能忍受焦虑"或"就做一点点不会有什么影响"），同时应当去考察持续地进行仪式行为的优缺点。长此以往，患者通常会逐渐认识到仪式化会增加强迫思维的发生，而仪式阻断实际上会减少它们。如果患者不经意间又采取了仪式化行为，也可以采用强迫思维或刺激的再暴露作为对仪式行为的一种"取消"方法，这种方法对于精神和行为仪式可能都有作用（McGinn & Sanderson，1999）。例如，当强迫洗手的患者被暴露在一个令人恐惧的物品前时，如果他们洗了手或做了任何其他去污染化的仪式后，可以要求他或她再次"弄脏"自己。最重要的是，如果患者不经意地采取了仪式，治疗师应当谨慎告诫患者避免自我批评或暴虐。自我批评性陈述的潜在负性影响（如内疚感、羞耻感和行为消极）在 ERP 开始前就列举出来了，应教给患者更多的在某一个退步发生时可以讲给自己的建设性的方法（McGinn & Sanderson，1999）。

逐渐结束治疗和预防复发

在治疗结束前，帮助患者预测可能会导致病情复发的潜在应激源是很重要的。这样做有两个作用：①这会为患者提供应对这些应激源的方法；②这会帮助患者认识到症状的短暂波动并不代表治疗失败，反而这样一个自然发展的事件可以提供给患者一个可以实践他们所学处理问题技能的机会。处理所有可能与 OCD 症状减轻有关的应激源也很重要，例如需要给当前过多的空闲时间安排好活动，或者以前因为 OCD 患病一直未解决的家庭冲突。

一旦明确了可能的应激源，应当重新探讨应对这些应激源的方法，包括放松和认知重建。最后，要求患者写出一个如果病情复发可以遵照执行的程序清单，包括自我引导的 ERP 以及在患者没有能力控制症状时需要会见治疗师的进一步的治疗性会谈。

一旦急性期治疗结束后，治疗会谈的间隔应当设置为 2 周到 1 个月的时间。

必要时两次会谈间隔也可以设置得更长些（如每 3 个月一次，每年 2 次；等等）。此外，应当要求患者自行设计他们自己的家庭作业，并且就像他们和治疗师在一起时做的那样每周去检查自己的家庭作业，以便保证患者有规律地练习这些技巧。这样也会使患者更自信地独立应对强迫障碍症状。

治疗中的疑难问题与处理方法

在 OCD 治疗中，我们遇到的最常见问题就是过早脱落和不依从治疗。如果我们能从患者的角度和立场来理解治疗，这将有助于我们理解治疗中出现的问题。ERP 的原则是违反患者直觉的。实际上，治疗师是在要求患者去做他们最恐惧做的事情和他们认为将会导致灾难的事情。

防止患者过早脱落的第一步就是正确地使患者做好准备。OCD 的认知行为概念化必须以一种患者能理解的方式进行解释。患者所具有的任何恐惧都应该被引导出来并且加以讨论。也许让患者读一读那些已经成功经历过治疗的人们的故事可能会有帮助。《停止强迫！》（Foa & Wilson，2001）这本自助读物就提供了一系列这样的故事。

无论如何，最终患者承认在治疗开始前预期会有一些怀疑和焦虑是有好处的。如果患者继续迟疑，可以在开始完全 ERP 之前采取行为实验的方法。例如，可以要求患者尝试故意思考一个强迫性观念并且观察结果。同样地，可以要求患者尝试延迟仪式行为而不是摒弃仪式。如果患者仍然继续抵制完全暴露，合并药物治疗可能会有效。

有时过早退出也会发生在做了足够的 ERP 并且获得了一些缓解但还没有完成暴露清单的时候。从患者的视角来看这是有意义的：那些推动患者寻求治疗的极端痛苦已经消退了，但是与暴露清单上最高等级的条目关联的恐惧仍然需要去面对。告诫患者过早退出的风险并且要让他们知道，研究表明，那些没有面对他们最恐惧的情形或仍然保持实质症状的患者复发的风险是巨大的。如果患者突然中断了治疗，就要建立联系并讨论他或她的恐惧，这很重要。如果患者不再回来，应当传递这样的信息，就是未来任何时候只要患者愿意进一步治疗，治疗师都可以继续帮助他。我们的经验是相当一部分患者在过早退出治疗后又会回来，因为他们复发了，这些患者将会有动机完成治疗。

不依从治疗的现象代表着一个更为微妙的问题。患者在暴露中采取隐蔽形式的回避是很常见的。例如，他们可能会从暴露刺激上转移注意力，可能会进行隐蔽的精神仪式行为，或者可能会向自己保证他们会晚些时候再进行仪式化。检测患者隐蔽的回避的最好方法是监测患者暴露全程的 SUD 水平变化。如果患者暴露中没有显著的焦虑，应当询问患者可能采取的任何可以让他感觉轻松一些的动作，然后提醒患者需要进行完全的暴露。在有些案例中，有必要和患者协商好以放弃隐蔽的回避的承诺为代价更慢些推进暴露治疗。

不能完成家庭作业是另外一个问题。仅仅要求患者将他们的暴露实施过程记录在工具表 9.1 和工具表 9.2 中就可能会增加依从性。如果患者很久都还不能熟练地进行暴露，应该怀疑患者没有做家庭作业。再者，应监测患者的恐惧，而且应鼓励患者自己去试验来决定是否自我引导暴露或回避。

对仪式阻断的不依从也是常见的问题。应当鼓励患者讨论他或她在这一周中采取过的任何仪式行为。对于患者没能做到的情况应当作为学习的机会且不带偏见地加以讨论。要讨论仪式化的利和弊，同时还有导致这些过失的自动想法。如果患者阻断仪式化仍然有困难，可以考虑召集家庭成员来帮助患者摒弃仪式行为并且监测采取的任何仪式行为。无法进行仪式阻断的严重 OCD 患者可能需要住院进行治疗。

最后，虽然认知重建能有效地驳斥继发的自动想法，但治疗师应当警惕患者可能会开始仪式化地重复重建后的认知观念的可能。在这些案例中，焦虑并不是通过真正地驳斥了谬误思维内容而得以减轻的，而是通过仪式化的关键词句的重复过程来获得减轻。为阻止这种情况的发生，治疗师应当确认患者每次都创造了新的自动想法，并且要求患者变换使用的词语以改变谬误的假设和想法。常用来在其他情绪状态下重建思维模式的"应对卡"并不推荐用于 OCD 患者。在重建阶段开始时，治疗师应当预先告诫患者一旦认知重建过程本身变成了仪式，患者应告知治疗师，以至重建过程能被改变。

强迫障碍详细治疗计划

治疗报告

　　工具表 8.3 和工具表 8.4 就是用来帮助治疗师写 OCD 患者的治疗报告的。工具表 8.3 展示的是 OCD 的症状。选择与患者相称的症状，也要详细说明患者功能损害的性质，包括在学校、工作、家庭或社会功能的任何功能失调。工具表 8.4 列出与目标症状相匹配的干预措施。再者，应选择那些适合于患者的干预措施。

干预策略顺序

　　表 8.5 展示了一个 OCD 患者 20 次治疗的干预策略次序。正如前述，伴有严重症状的患者可能需要更多的治疗次数。

治疗案例

第 1—2 次治疗

陈述问题

　　Robert 是一名 25 岁单身的白人男青年。他在第一次会谈中明确提出要求治疗 OCD。OCD 诊断是以前由一位精神科医生做出的，医生还曾经给他开过百忧解药物。但是，Robert 根本就没吃药，他看到这个药物有恶心呕吐的副作用，而实际情况是，呕吐是他的强迫性恐惧的内容之一。

仪式 Robert 与他的妈妈生活在一起。他的妈妈在 5 年前就离婚了。他在一家小公司做办公室管理员。他的理想是做一名摄影师，但不得不在他精选的职业中寻求工作。

当问到他的症状时，Robert 说他的仪式历史可以追溯到他 10 岁时。他的仪式包括重复的动作，经常是数百次地重复。他报告说他的情况在过去的 3 年中开始恶化。他有穿衣、淋浴和剃须的仪式，常常是每天要花好几个小时在这些动作上。他的仪式还包括从一个房间的一个位置走到另一位置，边走边拍打物品。他经常很快速而且很猛烈地做这些动作以致出汗。在他工作时，Robert 会打开和关闭电脑文件数百次。他也经常重复打印同一幅照片直到他感觉他没有想到任何"坏"的想法的情况下完成整个打印过程。

强迫意念 Robert 的强迫意念包括：对呕吐的恐惧，特别是在如工作面谈等能引起焦虑的情况下；对汽车或飞机事故受伤或死亡的恐惧；对家庭成员死亡的恐惧。他害怕如果他允许自己有这些想法中任何一个，这些恐怖的事情可能会真的发生。

回避 Robert 回避地铁、公共汽车和飞机，同时也回避从那些他曾经出现过强迫思维的街道走过。他回避买任何与呕吐或飞机失事有联系的书、DVD 或 CD。此外，他因为恐惧反胃有时回避吃东西，结果，他有轻度体重下降。

功能损害 当问及他的 OCD 如何干扰了他的生活时，Robert 报告了一系列问题。因为他的仪式行为，他差不多有两年时间没有与女朋友约会或主动过性生活，他的大学女友和他分手了。尽管他找到的工作足够自由，他可以隐藏绝大多数的仪式化动作，但是他在工作时并没有达到最理想的工作状态。他说他因为恐惧自己会变得焦虑且他的 OCD 恶化而害怕承担像摄影师类的工作。尽管他有明确的想独立生活的愿望，但他仍然住在家里。

家族史 Robert 报告他的母亲曾因为焦虑症治疗过。他描述他的母亲是过度保护的，且阻挠他离开家。尽管想要更独立的生活，但 Robert 与母亲的关系非常密切。Robert 的父亲是一位律师，很大程度上和不存在差不多。

适应治疗 Robert 进行了 OCQ（工具表 8.2）和标准化基线测试（见工具表 8.3）。治疗师向 Robert 提供了 OCD 的疾病教育，让他知道许多人遭受过这种疾病的困扰。治疗师帮助 Robert 理解了 OCD 是一种可以治疗的医学疾病，它不是个人的缺点或者道德败坏的标志。他了解了认知行为疗法可以有效治疗 OCD 的有关知识。治疗师还向他提供了有关 OCD 的信息小册子（工具表 8.5）和有关一般认知行为治疗的信息小册子（工具表 10.1）。讨论了心理治疗合并药物治疗的方案，但 Robert 强烈倾向于不合并药物的心理治疗方案。

读书治疗　　作为他的家庭作业，治疗师要求 Robert 写出他的治疗目标和开始阅读《停止强迫！》一书。当他表示他担心阅读会让他的症状加重时，治疗师帮助他理解尽管开始时他的焦虑会增加，但这是他面对恐惧的过程中一个短暂和自然的阶段性结果。治疗师的解释是焦虑的增加是暂时的，随着他继续阅读，这些焦虑会自然地消退。

第 3—4 次会谈

进一步适应治疗　　在第三次会谈中，治疗师进一步讲述了 OCD 的认知行为模型和治疗的步骤。治疗师告诉 Robert OCD 是一个随压力变化的慢性问题，治疗后病情有可能会获得好转，这自然很好，但也有可能会残留一些轻微症状。

治疗动机的建立和家庭作业　　在这次会谈中，治疗师要求 Robert 去考虑如果他的 OCD 症状减轻了，他的生活会在哪些方面变好，并且列出一个进行治疗的利弊清单。当回顾治疗的利弊时，Robert 表示愿意进行治疗，但是他担心暴露治疗会让他更加焦虑。治疗师告诉 Robert 实际上延长暴露会减轻他的焦虑，建议 Robert 在未来一周中进行行为实验：他要允许自己想象他的强迫观念中的其中一个而不是试图去压抑它。治疗师也要求他开始记录仪式日志（工具表 8.4）。

强迫意念／仪式日志　　在第四次会谈中 Robert 呈现的日志里暴露出几乎持续的强迫和仪式。尽管如此，Robert 报告说记录他的仪式让他对自己正在做的事情有更多的察觉，而且让他花费在仪式上的时间减少了。他很高兴，因为他认为这显示了他已经开始有了进步。不过，Robert 报告说他无法将他的思维想象成图像，相反他仍然同平常一样压抑他的想法。

介绍认知模型　　随后 Robert 在治疗师的帮助下识别和记录了在强迫焦虑的过程中出现的自动想法：

> "我的强迫意念（如我要呕吐了）会变成真的。"
> "如果抽屉里的文件丢失了，那将会是我的过错。"
> "如果我不这样（做仪式），我的妈妈会死掉，那将会是我的过错。"

"如果我不这样（做仪式），那意味着我希望发生坏事。"

"我必须在任何时候都控制我的思维。"

"我的焦虑会让我神经崩溃。"

"我有坏想法是因为我意志薄弱，道德败坏。"

Robert 在治疗师的帮助下明白了他关于强迫意念的自动想法是如何增加他的焦虑、导致他的仪式和其他回避行为，并最终强化了他的强迫意念的。

识别自动想法　治疗师要求 Robert 当他的强迫焦虑被触发时记录下他的自动想法，并再次要求 Robert 允许他自己想象他的其中一个强迫思维而不是试图压抑它。

第5—6次会谈

行为实验　在接下来的一次会谈中，Robert 报告他的仪式行为持续地减少了。他尝试着让自己想象其中一个强迫思维并且高兴地发现，正如治疗师预测的那样，他的焦虑减轻了。

认知重建：评价自动想法的有效性介绍认知模型　在第 6 次会谈中，Robert 报告他发现延迟他的仪式很有用，他有些惊讶地发现当他延迟仪式后，他仪式化的冲动消退了。

尽管 Robert 能认识到允许他的强迫恐惧暴露出来可以减轻他的焦虑，但是他仍然表示他担心长期进行暴露会加重他的焦虑。治疗师使用苏格拉底式对话帮助他持续地挑战这些想法。此外，通过在治疗会谈后填写思维监测记录，治疗师帮助他明白了他的强迫意念是正常的。更进一步讲，他越是努力试图控制他的想法，这些想法就越容易出现；他越是允许自己存在这些想法，它们就越容易消散。

行为实验　为了检验这一自动想法的真实性，治疗师要求 Robert 在候诊室阅读一本杂志上的关于某个人遭遇汽车事故的故事。在他阅读完后，治疗师要求他尽最大努力不要去想这个故事并且抑制任何关于这个故事的想法。Robert 发现无论他多么努力都无法停止去想这个故事并且开始感到焦虑，这时治疗师要求他在头脑中从头至尾地去想象这个故事。开始时 Robert 的焦虑程度有所增加，但是治疗师要求他继续想象这个故事。令他惊讶的是，不仅他的焦虑减轻了，他还发现他开始很难将他的思想集中在这个故事上，无论他如何努力都无济于事。

家庭作业　　　　　至于家庭作业，治疗师让 Robert 继续警惕他的仪式，识别并修正他的自动想法。

第 7—10 次会谈

暴露等级　　　　　随后的 3 次会谈都用来为 Robert 开始暴露做准备。这涉及强迫思维和回避情境的等级设立，继续对 Robert 关于暴露的恐惧做出应对。这个过程花费的时间稍微超过预期，因为 Robert 的症状非常泛化，例如，他的日志中就记录了超过 50 种明显不同的仪式行为。

暴露计划　　　　　在第 9 次会谈中，治疗师交给 Robert 一个为期 3 周的时间表，其中包括每周一次 90 分钟的暴露。在第一周多了一次 45 分钟的会谈，是用于发现并解决这个过程中出现的任何问题。在会谈中将会采用想象暴露来处理 Robert 的强迫性恐惧。在会谈之间的时间，Robert 要重复地进行想象暴露并且要引导自己进行他所回避的场景的现场暴露。

仪式阻断　　　　　治疗师告诉 Robert 要每天预留出 1 个小时来做家庭作业。治疗师还要和患者讨论是采取"突然停止"他所有的仪式化动作，还是在暴露等级逐渐上移的过程中逐级停止，治疗师要求 Robert 在下一次会谈前思考他更倾向于选择哪种方法。Robert 的暴露等级清单在表 8.2 和表 8.3 中有所展示。

表 8.3　强迫障碍典型症状举例

强迫意念（具体说明）——举例	恶心
害怕感染疾病（具体说明）	头昏
害怕被污染（具体说明）	感到虚弱
害怕伤害别人（具体说明）	出汗
害怕做某事失败（具体说明）	颤抖
害怕失控（具体说明）	麻木
强迫动作（具体说明）——举例	刺痛
过度清洗或清洁（具体说明）	寒冷
检查（具体说明）	发热感

重复（具体说明）	**具体说明焦虑的认知症状**
贮藏（具体说明）	头脑一片空白
排列（具体说明）	说话困难
焦虑情绪	注意力不能集中
具体说明焦虑的躯体症状	现实解体
心悸	人格解体
呼吸困难	
胸痛	**回避**（具体说明）

表 8.4　强迫障碍治疗目标和干预措施

治疗目标	干预措施
减轻躯体焦虑症状	想象暴露
强迫意念引起的痛苦分值低于 2 分	暴露
消除强迫动作（具体说明）	反应阻止
阐述焦虑并不危险是可以忍受的观念	认知重建，暴露
阐述追求完美确实会加重症状的看法	认知重建
改变危险和责任的图式（或其他图式——具体说明）	认知重建，发展分析
陷入以前的回避行为（具体说明）	现场暴露
减少功能损害（具体说明——依靠损害结果，这里可能有几个目标）	认知重建，解决问题技术训练，其他技巧训练（具体说明）
减轻焦虑症状（MOCI 或 / 和 OCQ 分值在正常范围内）	所有上述方法
获取预防复发技术	需要时使用复习或练习技术

表 8.5 强迫障碍详细治疗计划

第 1—2 次治疗

评估

评估陈述的问题

调查关注的所有症状

评估强迫意念和强迫动作的存在

评估回避行为

评估所恐惧的结果

评估强迫性焦虑的内部和外部刺激

评估社会、教育和职业功能的损害

评估社会支持和家庭成员在仪式化中的卷入

让患者完成 OCQ（工具表 8.2）

进行标准化的基线测量（工具表 8.3），和其他适当的焦虑问卷施测

共病的评估

评估物质使用；如果患者有物质滥用或依赖，评估戒毒或有关咨询的必要性

适应治疗

告知患者诊断结果和提供有关 OCD 的知识教育

向患者提供有关治疗选择的教育，包括药物治疗

通常会向患者提供有关 OCD（工具表 8.5）和认知行为治疗知识手册（第十章的工具表 10.1）

家庭作业

让患者写出治疗的目标

布置自助阅读资料的内容

第 3—4 次治疗

评估

评估家庭作业的完成情况

再次实施自评报告问卷来评估情绪和追踪进步

回顾所有的强迫意念、强迫行为和回避的情况

评估治疗动机

适应治疗

建立治疗动机

阐述 OCD 的认知行为概念化和认知行为治疗

向患者提供关于治疗结局研究的教育

获得患者对开始进行治疗的认可表态

如果可以，向患者家庭成员提供关于诊断和他们在治疗中的角色有关的教育

认知干预

介绍认知模型

识别自动想法、强迫性焦虑、强迫行为或仪式化冲动以及触发刺激的情况

评估自动想法

家庭作业

让患者列出进行治疗的利与弊

让患者开始记录所有强迫意念和仪式日志（工具表 8.4）

从自助书籍中挑选一些章节让患者阅读

让患者开始记录自动想法、情感、情绪和行为

第 5—6 次治疗

评估

评估家庭作业

再次施测自评报告问卷来评价情绪和追踪进步

认知干预

向患者提供有关闯入性想法是正常现象的教育

评估自动想法的正确性

改变自动想法，有关危险的不良功能假设；挑战迷信思维

识别并修正过度责任承担

帮助患者设计行为实验（例如回避或不回避想法并追踪结果，尝试用想法影响事件）

行为干预

帮助患者开始构建强迫意念和回避情境／其他刺激的等级清单

家庭作业

让患者继续修正自动想法和假设

让患者继续记录强迫意念／仪式日志

让患者实施行为实验

布置阻断仪式的练习

第 7—10 次会谈

评估

同第 5—6 次治疗

认知干预

继续修正自动想法，功能失调的假设，有关责任、自责及易受伤害的个人图式

继续帮助患者设计行为实验

行为干预

帮助患者完成等级清单内容的暴露

计划首次暴露治疗小节 *

按照强迫意念和回避情境／其他刺激的等级清单实施初始条目的暴露（想象暴露和现场暴露）

教授推迟、减缓和改变重复动作的技术

帮助患者阻断所有仪式（禁绝或接近禁绝），或阻断与当前暴露内容有关的仪式（或用其他的方法来渐次调和仪式阻断）

家庭作业

让患者继续修正自动想法（在暴露过程中不需要）

布置每日重复暴露任务

让患者记录并基于仪式阻断计划进行仪式阻断

第11—16次治疗

评估

同第5—6次治疗

认知干预

检查并挑战与回避暴露有关的任何想法

检查并挑战与仪式行为过失有关的任何想法

帮助患者评价仪式的利弊

继续修正有关危险、责任以及类似内容的假设和图式

行为干预

完成强迫意念和回避情境／其他刺激的等级清单上更高等级条目的暴露

监测对暴露治疗家庭作业的任何回避或安全行为的持续发生

保证暴露治疗包括现场暴露和想象暴露，禁忌情况除外

继续帮助患者阻断仪式

检查仪式阻断的任何过失

使用行为矫正策略来增加仪式阻断的依从性

家庭作业

让患者继续记录强迫意念／仪式日志

让患者记录有关任何过失的自动想法

布置继续进行每天重复的暴露任务

让患者继续修正功能失调的思维、假设和图式

---

*注：首次暴露治疗小节，特别是想象暴露，考虑到适应的问题时间应设置为90分钟，经过第一次暴露后，建议可以考虑在那一周首次暴露之后将时间设置成45分钟的治疗小节来监测暴露家庭作业中的任何问题。

第17—20次治疗（计划每两周或一个月一次）

评估

同第5—6次治疗

评估目标实现的情况，来决定是否逐渐停止治疗

在识别和纠正思维的过程中追踪进步

评价并解决任何残留的症状

评价与 OCD 相关的任何生活问题或患者的进步

认知干预

继续进行对危险图式、责任和类似内容的认知挑战

让患者运用认知技术应对生活应激源

行为干预

确保暴露被执行到暴露等级清单中最高的条目

确保强迫性恐惧正在减少

继续帮助患者中断所有的仪式

监测任何过失行为

复发预防

教育患者把残留症状的风险和过失情况作为实践技术的练习机会

评估未来可能的应激源

复习应对技巧和发展应对未来应激的策略

解决当前的生活问题

让患者准备列出在治疗中学会的技术清单

如果支持性治疗还需要的话，鼓励患者积极申请

家庭作业

让患者自己设计暴露家庭作业

鼓励患者继续实践所有已经学会的技术

认知策略：理解不同种类的歪曲的自动想法

久而久之，当这些模型在他的思想中变得显著时，Robert 在治疗师的帮助下认识到他过分高估了消极结果出现的可能性（例如他会呕吐），同时过分低估了自己应对负性结果的能力（例如，"如果我呕吐了我可能会活不下去了""我无法处理焦虑"）。他也在治疗中领悟到他以魔幻思维内容鼓动他的思维（例如，相信头脑中想到某事会导致某事真的发生）；他因为有 OCD 的症状而责备自己，将 OCD 看成个人薄弱和不道德的标志；让他为自己不能控制的事情承担责任（例如他妈妈的死亡，他的强迫意念）。

患者姓名：_____Robert_____　　　　　　　日期：_____10/15_____

请列出你恐惧的想法、情境和冲动，按照从程度最轻到最痛苦的顺序进行排序。在最后一栏中，请注明每一个条目令你难受的程度，0 为没有痛苦，10 为最痛苦。

等级	想法 / 情境 / 冲动	痛苦程度（0—10）
1	汽车撞车事故——面对伤害	4
2	生病——呕吐	5
3	数字 13	5
4	在求职面谈时呕吐	8
5	汽车交通事故——家庭成员受伤	9
6	直升飞机失事——我死掉了	9.5
7	飞机失事——我死掉了	9.5
8	家庭成员死亡	10

图 8.2　患者的强迫意念等级表

患者姓名：_____Robert_____　　　　　　　日期：_____10/15_____

请按照从最轻到最严重的顺序排列能激发你焦虑和让你回避的情境、物品、人物或内在刺激。在最后一栏中，请注明每一个条目令你难受的程度，以 0—10 的数字表示，0 表示没有痛苦，10 表示最痛苦。

等级	情形 / 物品 / 人物 / 内在刺激	回避（是 / 否）	痛苦程度（0—10）
1	公共汽车	否	3
2	小汽车	否	3
3	摸患者摸过的东西	是	4
4	在强迫意念出现过的街区散步	是	8
5	打印与强迫意念有关的图片	是	8
6	数字 13	是	8
7	完成设计让物品排列成队	是	8

等级	情形 / 物品 / 人物 / 内在刺激	回避（是 / 否）	痛苦程度（0—10）
8	购买和使用与强迫意念有关的物品	是	8
9	船	是	9
10	在我可能会呕吐的时候吃东西	是	9
11	某些 CD	是	9.5

图 8.3　患者的焦虑激发 / 回避情境和其他刺激等级表

家庭作业　　　关于家庭作业，治疗师要求 Robert 进行行为实验来检验他的许多预测。例如，要求他想象一名政客将要死去，然后在之后的几周中让患者检验他的预测，看看他是否能仅通过想象"导致"该政客死亡。Robert 也被要求当他的强迫性焦虑被激发时记录他的自动想法，并且独立评价他的自动想法。最后，治疗师要求他考虑并且尝试他感觉对他最有用的仪式阻断方法。

在第 10 次会谈开始时，Robert 报告称他已经做了"突然停止"并且在过去的一周中没有进行过仪式。他对此非常高兴，他说"我不想进行仪式，而且没人可以让我做仪式"。治疗师对此提出了表扬，但是也告诫他还是有可能会复发的。

想象暴露　　　想象暴露是从 Robert 的暴露清单的第一个思维内容开始的（如，在一次汽车事故中他的脸被毁容了）。他的 SUDs 分数从来没有超过 4 分，他很快就适应了。所以，暴露开始进行到了第二项（他对呕吐的恐惧）。对 Robert 恐惧呕吐的想象暴露在下面进行了描述。它包含了一些取自于 Robert 回避场景的等级清单的特殊成分。例如，他对呕吐的恐惧是在 12 岁时吃扇贝生病后才开始增多的。他从那以后也回避扇贝。

治疗师：你接到你的朋友 Larry 的电话说一周后在他的住所举行聚会，他非常希望你能参加，因为其中有一位客人是一位代理商，他可能对你的摄影照片感兴趣。Larry 也提到说 Sally（和 Robert 一起工作并且是 Robert 喜欢的一位女士）也会参加。她刚刚和她的男朋友分手并且还说希望能看到你。对此你是怎么想的？有什么感受？

Robert：我感到焦虑。为什么他一定要提前那么早打电话呢？现在我整个星期都会紧张了。我想打电话取消聚会。

治疗师：你的身体有什么感觉吗？

Robert：我感觉我的胃里搅成一团，可能，是的，我想是有点恶心。

治疗师：好的。而且你有一种要采取仪式控制焦虑的冲动，但是你曾承诺过要"突然停止"，不是吗？你感觉如何？

Robert：我真的很焦虑，因为我想到如果我不采取仪式，到聚会时我可能会呕吐出来。

治疗师：OK，那么现在是一个星期以后了，现在是聚会当天的早晨，而且你头一天晚上开始感到有些恶心。现在到处都有人患上了流感，你认为你可能是患上了流感。你感到如何？

Robert：好吧，我有些轻微的头晕，我感到有些恶心想吐，我真的担心我会在聚会前生病。

治疗师：现在你正准备穿衣服，你发现你没有拿去洗衣店的唯一一件外套是绿色的那件，这件外套是你从来都不穿的，因为它会让你想到呕吐。所以你穿上了它。在你的脑海里出现了什么吗？

Robert：为什么我没有任何其他的衣服可以穿？或许我可以穿一件漂亮的羊毛衫。

治疗师：OK，但是你决定你必须穿着正式地去与这位代理商碰面，所以你穿上了这件绿色的外套并去工作了。（注意：甚至在想象中 Robert 都会试图去回避，而治疗师则用这个步骤阻止了回避）

在继续进行的暴露中，治疗师要求 Robert 去工作，但是在接下来的一天中 Robert 都感到很不舒服。他没有时间吃午餐，而所有能吃的就只剩下某人剩下的鸡肉和当地中国餐馆的腰果。当他吃这些食物的时候，他发现鸡肉看起来有些不熟。当他离开时，天又下起了雨，结果他又没能坐上出租车。他不得不乘坐公共汽车前往。车里非常拥挤，而换气装置又出故障了不能工作，结果车厢里散发着臭味。当他赶到聚会地点时，他正感到非常恶心。然而，Sally 非常热情地欢迎了他，并且说他的到来让她非常高兴，因为她做了她的拿手菜——卤汁扇贝，希望他能尝尝。

治疗师：你现在感觉如何？

Robert：我感到非常恶心，我不想吃任何东西。

> **治疗师**：但是你真的喜欢这个女孩，当你坐在那里时面前就摆着食物，她正盯着你看。所以你开始吃了一口。你感觉它的味道像什么？
>
> **Robert**：扇贝是一种有弹性的东西，它的味道像海草。我不喜欢。我试着吞了一点，但感觉我的喉咙像是关闭了似的。我感到真的很恶心。我想我将会呕吐得 Larry 的房子里到处都是，呕吐弄脏了我全身的衣服，我永远不可能摆脱呕吐。我也会吐得 Sally 全身都是，她没法将那些呕吐物清除干净，这都怪我。她会生病，这是由我造成的。

Robert 的 SUD 评分在这次暴露的过程中开始慢慢升高，当治疗师要求他想象吃扇贝和他最终面对关于呕吐的灾难性的恐惧时，SUD 评分突然跳到了 8 分。当他面对关于污染结果的焦虑和因为呕吐让 Sally 受到伤害时，Robert 的恐惧攀升到了 9 分。他报告说在暴露会谈过程中他有着非常强烈的冲动要离开办公室去洗手，但是治疗师要求他允许自己的焦虑螺旋上升，并且继续想象他自己呕吐而令他感受到的污染。Robert 开始发抖，但是他并没有报告说他"不能忍受这些想象"和"要神经崩溃了"，相反，他能坚持停留在那儿，并且重复地在头脑中想象那个场景直到他的焦虑消散。

家庭作业　　治疗师向 Robert 建议要继续进行想象暴露练习，尽管他对此恐惧。这时再次反复地讲解暴露治疗的原理并要求他做出反馈。治疗师要检查他自主地报告出来的自动想法并评价它们的准确性，治疗师让 Robert 去听关于呕吐暴露的录音作为家庭作业。

第 11—16 次会谈

认知策略：修正观念、假设和个人图式　　Robert 开始慢慢地接受他患 OCD 的现实。在治疗师的帮助下，他开始区分他的强迫性恐惧（例如，"我的母亲会因为我想到她死而死去"）和现实（例如，"我仅仅是有我的母亲会死亡的强迫意念，这并不意味着她会死去"）。久而久之，Robert 也能够明白他让自己承担了太多的责任。他开始意识到他将这个世界看成是危险的这种倾向，意识到他的责任感在制造这些危险时加重了他的 OCD 症状。他自动想法中的核心信念慢慢地减少了，而建立在核心信念基础上的假设和图式也同样慢慢减少了。当他认识到他对自己有 OCD 症状是带着批判和审判态度时，他关于自己是不道德的和应对负性结果负责的图式就慢慢消退了。

按照计划，在第一次暴露治疗会谈2天后应该进行第11次会谈。Robert报告说在上一次治疗会谈后他感到非常紧张，并且他又开始采取仪式了。他回去后也没有听录音。他还报告说他非常害怕他变得那么焦虑会让他呕吐。

认知重建：进一步评价适应不良的想法

治疗师询问他是否曾经在感到焦虑的时候呕吐过。Robert回答"没有"，并且看起来对他自己的回答有些惊讶。尽管他持续不断地恐惧自己会因为焦虑而呕吐，但是这样的事情从来没有在他身上发生过。治疗师帮助他意识到即便他真的呕吐了，他也可以应对，呕吐是他的身体清除垃圾的一种方法，并且呕吐不会导致传染和疾病。

恢复

想象暴露

想象暴露恢复了。继续实施暴露方案，直到Robert完成吃下一整碗的扇贝，在Sally面前呕吐，将他自己和Sally都弄脏了，并且让她生了病的想象暴露之后才增加新的内容。虽然Robert的焦虑最高仅达到5分，但是他很惊奇地发现当他持续地想象下去时，他的焦虑下降到了最低的程度。治疗师让Robert每天都要听暴露过程的录音，并且开始对回避等级清单中的条目进行自我引导式的暴露。

进一步暴露

在第14次会谈中，Robert称他对自己的进步感到非常高兴。他报告说他现在可以说"呕吐"这个词了，也可以不感到焦虑地观看涉及呕吐的电视节目了。他对许多在原来等级清单中没有列出的回避情形进行了暴露（很显然，他的仪式和回避情况要比他当初报告的更广泛）。他宣称"如果我挑战自己，没有什么可以困扰我"。

仪式阻断

Robert报告过许多轻微的仪式，包括新的仪式化想法"仅仅是让我那样做罢了"。他常常带着这些仪式思维进行一些新的暴露。不过，他也报告他回避去听在会谈中制作的暴露录音，因为他感觉不"干净"。治疗师指出这是回避的一种表现，并且再次复习了暴露的利弊。治疗师让Robert每天去听暴露治疗的录音，并要求他克制不去实施所有的新的或旧的仪式。

现场暴露

随后的两次治疗会谈主要是计划和讨论自我引导的现场暴露。Robert将自己置于各种各样的以前回避的情境下暴露。他报告在不是治疗的直接目标方面也获得了进步。他说他现在能够更多地表达自己与母亲不同的看法而不会感到愧疚。他也报告说他在工作中也比以前更少感到抱歉了。此外，他已经开始将自己的作品整理成一个作品集，以便他可以寻找一份自由撰稿摄影师的工作。

第 17—20 次会谈

进一步认知重建　　第 17—20 次会谈工作集中于 Robert 有问题的功能方面，各种不同的认知技术在这里得到应用。他在完成他的作品集时遇到了麻烦，他的自动想法是"它一定得是完美的"。这一观念被挑战了，治疗师强调要达到完美是不可能的，并讨论了甚至在工作还没达到完美就开始展示他的工作的好处。接下来的一周 Robert 报告他已经完成了作品集并预约了一些面谈来展示它。随后 Robert 宣称他的目标是在这些约谈过程中感觉不焦虑。这引发了治疗师和 Robert 对尝试感到不焦虑和接受焦虑的利弊讨论。Robert 潜在的假设是任何焦虑都是危险的。治疗师指出轻度的焦虑实际上有助于提升工作表现。

进一步仪式阻断　　Robert 报告了一些轻微的一次性的仪式，这些仪式伴随着想法"就这一次是为了安全起见"。治疗师与 Robert 对进行"就这一次"的仪式的利弊进行了讨论，Robert 得出结论，认为仪式化只会强化他的强迫恐惧而非减轻他的焦虑。

维持治疗　　第 20 次会谈时，Robert 的仪式化已经降到了很低的程度，并且他的强迫思维较之前也更少给他造成困扰。治疗师与 Robert 讨论了结束治疗的可能性。如果在这时 Robert 倾向于中止治疗，再进行 3～4 次或更多的会谈，会谈间隔设置为每两周进行一次，会谈主要内容是减少复发。不过，Robert 感到还有几个方面的生活功能需要继续治疗，包括确定以摄影师作为他的职业生涯、约会、关于走出母亲家的冲突等。所以在开放式结局的基础上，治疗继续每周进行一次。

工具表 8.1　Maudsley 强迫问卷（MOCI）

患者姓名：＿＿＿＿＿＿＿　　　　　　　　填写日期：＿＿＿＿＿＿＿

阅读下列每一个条目，根据你的实际情况在问题后的"是"或"否"上画圈。没有标准答案，没有欺骗性问题。请尽快完成作答并且不必过于思考每个问题的准确意思。

1. 我回避使用公共电话因为可能会被污染。是　否
2. 我经常产生肮脏的想法并且消除它们有困难。是　否
3. 我比大多数人更注重诚实。是　否
4. 我经常迟到因为我好像不能按时完成任何事。是　否
5. 如果我摸了动物，我不会过分地担心被污染。是　否
6. 我经常不得不反复多次检查（如煤气开关或水龙头、门等）。是　否
7. 我的道德要求是非常严格的。是　否
8. 我发现几乎每一天我都会被一些我控制不住的进入头脑的不愉快想法所困扰。是　否
9. 如果我偶然撞到了某人，我不会过度地担心。是　否
10. 我常常对我做的日常琐事严重地怀疑。是　否
11. 在我的童年我的父母对我都不是很严厉。是　否
12. 因为我做事情重复再重复，所以我的工作倾向于拖后完成。是　否
13. 我用肥皂的速度和大多数人一样。是　否
14. 某些数字是极端不吉利的。是　否
15. 我在投寄信之前不会一遍遍地检查它。是　否
16. 我早晨穿衣服不会花很长时间。是　否
17. 我不会过分地关心干净。是　否
18. 我的一个主要问题是我太过关注细节。是　否
19. 我可以不带任何犹豫地使用维护得很好的卫生间。是　否
20. 我的主要问题是重复检查。是　否
21. 我对于细菌和疾病并没有过度关注。是　否
22. 我没有不止一次地检查事物的倾向。是　否
23. 我不会坚持用非常严格的常规做日常事务。是　否
24. 摸过钱之后我不会感到手肮脏。是　否
25. 我通常不会靠数数完成一项任务。是　否
26. 我会花很长时间来完成我清晨的洗漱。是　否
27. 我使用杀菌剂的数量并不大。是　否
28. 我每天要花大量的时间一遍遍地检查。是　否
29. 晚上折叠和悬挂我的衣服并不会占用大量时间。是　否
30. 即使我非常仔细地做事，我仍然经常感觉不够好。是　否

计分标准：
按照匹配下面列出答案的条目数来计算每个分量表得分。

检查：6－是；22－否；15－否；28－是；20－是；26－是；14－是；8－是；2－是

清洁：17－否；21－否；24－否；1－是；19－否；9－否；5－否；13－否；27－否；4－是；26－是

缓慢：2*－否；16－否；8*－否；23－否；29－否；4－是；25－否

怀疑：7－是；3－是；30－是；12－是；11－是；10－是；18－是

总体计分标准：

1－是；2－是；3－是；4－是；5－否；6－是；7－是；8－是；9－否；10－是；11－否；12－是；13－否；14－是；15－否；16－否；17－否；18－是；19－否；20－是；21－否；22－否；23－否；24－否；25－是；26－是；27－否；28－是；29－否；30－是

---

*注：在这个因子计分时该条目的两个选项为反向计分

引自 Hodgson 和 Rachman（1977，见第 391、395 页）。

工具表8.2　强迫症问卷（OCQ）（患者使用）

患者姓名：_____　　　　　　　　　　填写日期：_____

强迫意念

　　下面所列的是人们通常会有的一些恐惧。请检查你在过去一周中被每一个条目所困扰的程度。如果你还有其他下表中没有列出的恐惧内容，请在空白处填写并评价它对你的困扰程度。

恐惧害怕	无（0）	有些（1）	中等（2）	很多（3）
恐惧细菌				
恐惧生病或有病				
恐惧接触有毒的或危险的物质				
怕脏				
害怕犯错误或做错事				
恐惧忘记做某事（如锁门、关煤气炉）				
害怕伤害或杀死某人（在过去或未来）				
害怕某人受伤害或死去				
恐惧被杀死或伤害				
恐惧做或说某些坏的、不道德的或令人难堪的事				
害怕某些事情没有准备好或当你需要时不在手边				
恐惧某些东西没有了秩序				
恐惧事情做得不完美				
其他强迫意念：				

强迫动作

　　下面所列出的是典型的强迫动作或仪式。如果你做某个动作比其他人通常做得更频繁或做这个动作会让你感到放松，那么这个动作就是强迫动作。请检查在过去一周中你花了多少时间或努力在每个强迫动作上。如果你有表中未列出的强迫动作，请在空白处填写并评价它们。

引自《抑郁和焦虑障碍的治疗计划与干预方法》第二版（The Guilford Press，2012）。

强迫动作	无（0）	有些（1）	中等（2）	很多（3）
洗手、洗澡或其他个人身体清洁行为				
清洁（物品、物体表面、房间等）				
检查确认你做了（或没有做）某事				
检查确认某事是正确的或完美无瑕疵的				
重复动作				
囤积或收集东西				
按某一秩序摆放或保持东西				
重复地对自己说某些话（如祈祷、列举名单或其他惯用语）				
寻求他人的保证				
其他强迫动作：				

工具表 8.3　强迫障碍评估：
测验分数，物质使用，既往史，治疗进展及建议

患者姓名：＿＿＿＿＿＿＿＿＿＿　　　　　日期：＿＿＿＿＿＿＿＿＿
治疗师姓名：＿＿＿＿＿＿＿＿＿　　　　　完成会谈次数：＿＿＿＿＿＿＿

测验数据／分数
按照 DSM-IV-TR 的结构式临床访谈轴 I 诊断（SCID）＿＿＿＿＿＿
按照 DSM-IV 的焦虑障碍访谈表（ADIS-IV）＿＿＿＿＿＿
Beck 抑郁量表第 2 版（BDI-II）＿＿＿＿＿＿
Beck 焦虑量表（BAI）＿＿＿＿＿＿
耶鲁 - 布朗强迫量表（Y-BOCS）＿＿＿＿＿＿
莫兹利强迫量表（MOCI）＿＿＿＿＿＿
强迫障碍症状问卷（OCQ）＿＿＿＿＿　　功能总评量表（GAF）＿＿＿＿＿
其他问卷（具体说明名称）＿＿＿＿＿

药物种类的使用
目前用药（包括剂量）：＿＿＿＿＿＿＿＿＿＿＿＿＿＿＿＿＿＿＿＿＿
＿＿＿＿＿＿＿＿＿＿＿＿＿＿＿＿＿＿＿＿＿＿＿＿＿＿＿＿＿＿＿＿＿
既往用药（包括剂量）：＿＿＿＿＿＿＿＿＿＿＿＿＿＿＿＿＿＿＿＿＿
＿＿＿＿＿＿＿＿＿＿＿＿＿＿＿＿＿＿＿＿＿＿＿＿＿＿＿＿＿＿＿＿＿
目前酒精或其他活性物质的使用（注明种类和用量）：＿＿＿＿＿＿＿＿
＿＿＿＿＿＿＿＿＿＿＿＿＿＿＿＿＿＿＿＿＿＿＿＿＿＿＿＿＿＿＿＿＿
既往酒精或其他活性物质的使用（注明种类和用量）：＿＿＿＿＿＿＿＿
＿＿＿＿＿＿＿＿＿＿＿＿＿＿＿＿＿＿＿＿＿＿＿＿＿＿＿＿＿＿＿＿＿
＿＿＿＿＿＿＿＿＿＿＿＿＿＿＿＿＿＿＿＿＿＿＿＿＿＿＿＿＿＿＿＿＿

既往史（仅摄入会谈记录）
既往的焦虑发作（具体说明性质）：

发病　　　　　　　持续时间　　　　　　突发事件　　　　　以前的治疗

关键症状
强迫意念：＿＿＿＿＿＿＿＿＿＿＿＿＿＿＿＿＿＿＿＿＿＿＿＿＿＿＿＿
＿＿＿＿＿＿＿＿＿＿＿＿＿＿＿＿＿＿＿＿＿＿＿＿＿＿＿＿＿＿＿＿＿
强迫动作：＿＿＿＿＿＿＿＿＿＿＿＿＿＿＿＿＿＿＿＿＿＿＿＿＿＿＿＿
＿＿＿＿＿＿＿＿＿＿＿＿＿＿＿＿＿＿＿＿＿＿＿＿＿＿＿＿＿＿＿＿＿

其他回避／逃避和安全行为：_____
_____

焦虑的外部激发刺激：_____
_____

焦虑的内部激发刺激：_____
_____

令患者恐惧的结果（如果患者没有报告，在执行认知策略后再评价）：_____
_____
_____

治疗进展（仅在后期评估使用）
仍然在进行的强迫意念和动作：_____
_____

已经停止的强迫意念和动作：_____
_____
_____

建议
药物治疗评价或再评价：
增加的服务次数：
行为干预：
认知干预：
人际干预：
婚姻／夫妻治疗：
其他：

工具表 8.4 患者强迫意念/仪式日志

患者姓名：_____   第_____周

在接下来的一周中，请将你头脑中的任何强迫意念和你进行的所有仪式行为记录在下表中。如果你有强迫意念但是没有进行仪式，请将"仪式"一栏空白不填。如果没有强迫意念但有进行仪式，请将"强迫意念"一栏空白不填。一定要注明你在仪式上花费了多少时间（或强迫意念持续了多长时间），以及你感到有多么焦虑，请按照 0（无焦虑）到 10（最严重的焦虑）来评分。

日期	时间	强迫意念	仪式	花费时间	焦虑程度（0—10）

引自《抑郁和焦虑障碍的治疗计划与干预方法》第二版（The Guilford Press，2012）。

工具表8.5 强迫障碍知识和信息（患者使用）

什么是强迫障碍？

强迫障碍患者有强迫意念、强迫动作或者两者都有。"强迫意念"是想法、心理意象或冲动，它们都是令人不愉快的但是又会持续不断地复现。"强迫动作"是人们感觉到他们为了阻止感到焦虑或者阻止某些坏事的发生而不得不执行的动作。绝大多数强迫障碍患者会同时遭受强迫意念和强迫动作的困扰。

常见的强迫意念包括：

- 害怕生病，如艾滋病或癌症。

- 害怕接触毒物，如化学品。

- 害怕伤害或杀死某人，常常是亲人。

- 害怕忘记做某事，如关闭煤气或锁门。

- 害怕做出某些尴尬或不道德的事，如大声说出淫秽下流的话。

强迫动作也被称之为"仪式"。常见的强迫动作包括：

- 过度地洗涤或清洁，如一天洗很多次手。

- 检查，例如反复地查看煤气以确认是否关闭。

- 重复动作，如总是开关灯16次。

- 贮藏或收集东西，如保存旧报纸或碎纸片。

- 以某种模式摆放物品，如保证房间的所有东西都是整齐的。

绝大多数强迫障碍患者知道他们的恐惧至少在某些时候并不是完全现实的。他们也感觉到他们的强迫动作没有什么意义。但是，他们发现自己无法停下来。

强迫障碍是很常见的。在美国，任意6个月内患强迫障碍的患者超过400万人。每40个人中就有1个人在其一生中的某个时候会患上强迫障碍。

强迫障碍会导致严重的问题。强迫障碍患者每天常常会花好几个小时来做仪式动作。这让他们很难去工作或照顾家庭。许多强迫障碍患者也会回避那些让他们焦虑的地方或情形。有些患者会变得难以离开家门。他们经常会让他们的家人帮他完成仪式动作。

强迫障碍的病因是什么？

强迫障碍的确切病因目前尚不清楚。基因起一定作用。强迫障碍患者的血亲常常会有强迫障碍和其他焦虑问题。然而，仅凭基因是不能单独解释强迫障碍的发病的。学习和生活压力似乎对强迫障碍的患病也有作用。

强迫障碍是如何发展的？

研究显示，普通人群中 90% 的人都有类似于强迫障碍患者强迫意念的想法。然而，强迫障碍患者似乎比其他人更容易被这些想法所困扰。使强迫障碍患者苦恼的那些想法常常与他们的信仰和价值观背道而驰，例如，一个非常虔诚的信徒害怕他会说出亵渎神明的话，或者一位有爱心的妈妈害怕自己会伤害她的孩子。

因为患上强迫障碍的人被这些想法所折磨，所以他们试图回避这些想法。他们常常试图强迫自己停止这些想法。但患者越是努力不去想某些事情，就越容易会想到它。你可以自己试一下：在接下来的一分钟内，你努力地不去想一头粉色的大象。你会发现第一个进入你的头脑里的东西恰好就是你努力尝试回避的——一头粉色的大象。

当人们发现他们不能回避这些令人痛苦的想法时，他们常常会转向其他的方式来让自己轻松一些。他们可能开始尝试做一些动作，如反复地清洗或者默默地祈祷。这常常能减轻他们的焦虑。但这种焦虑的减轻只是暂时的，很快他们就必须更频繁地做这些动作来获得短暂的轻松。不久，这些动作就会成为强迫动作。

强迫障碍的认知行为治疗原理是什么？

强迫障碍的患者很害怕让他们在不做任何强迫动作的情况下去想那些让他们恐惧的想法，他们会变得越来越焦虑，且不能忍受这样的焦虑，常常担心他们可能会疯掉。

认知行为治疗的目的是帮助你学习并认识到你可以不通过做强迫动作就能控制焦虑。你将会学到应对焦虑的策略，如帮助你感觉不那么焦虑的思考问题方式。你也会认识到如果你面对你的恐惧而不是回避他们，你的恐惧会自己消散。这听起来可能很难令你相信，但这的确是真的。治疗师会帮助你逐渐面对那些令你感觉最恐惧的事情，直到你有信心可以在不做强迫动作的情况下掌控你的恐惧。

强迫障碍的认知行为治疗通常要进行 20 次治疗会谈。伴有严重症状的患者治疗期限可能会更长。

认知行为治疗对强迫障碍的疗效怎样？

研究表明，在完成了认知行为治疗的强迫障碍患者中超过 80% 的人能够获得中等到显著程度的病情改善。不过即使经过治疗，偶尔出现强迫意念和进行仪式动作的冲动也是很常见的。但是，经过治疗后，患者通常感觉到更容易控制和享受他们的生活。这些研究也显示即便是治疗停止后，绝大多数的患者仍然会继续得到好转。

药物会有帮助吗？

对强迫障碍有效的药物能够提高人大脑内血清素的水平。你的医生或者精神科医生会建议药物对你是最有帮助的。研究显示有 50%～60% 的强迫障碍患者可以通过药物治疗获得改善。但是，绝大多数患者会发现一旦停服药物，他们的症状就会再次出现。因此，除了药物治疗外，还应当采用认知行为治疗。对于有些患者而言，药物治疗合并认知行为治疗可能会带来最佳的治疗效果。

作为患者的义务是什么？

在治疗开始时，感到紧张是很常见的，怀疑治疗能否帮到你也是很常见的情况。所以你需要去做的就是你有意愿尝试进行治疗。治疗师会教给你应对焦虑的新方法并且帮助你开始面对你恐惧的事情。将来你会被要求在治疗会谈之后练习这些新的技术方法。如果你能在治疗师布置给你的练习中继续努力并完成治疗，你将会有很大的机会好起来。

工具表 8.6　强迫意念等级表

患者姓名：_____　　　　日期：_____

　　请列出你恐惧的想法、情境和冲动，按照从程度最轻到最痛苦的顺序进行排序。在最后一栏中，请注明每一个条目令你难受的程度，0 为没有痛苦，10 为最痛苦。

等级	想法 / 情境 / 冲动	痛苦程度（0—10）

工具表8.7　焦虑激发/回避情境和其他刺激等级表

患者姓名：＿＿＿＿＿＿＿＿＿＿＿＿　　　日期：＿＿＿＿＿＿＿＿＿＿＿＿

　　请按照从最轻到最严重的顺序排列能激发你焦虑和让你回避的情境、物品、人物或内在刺激。在最后一栏中，请注明每一个条目令你难受的程度，以0—10的数字表示，0表示没有痛苦，10表示最痛苦。

等级	情境／物品／人物／内在刺激	回避（是／否）	焦虑程度（0—10）

引自《抑郁和焦虑障碍的治疗计划与干预方法》，第二版（The Guilford Press，2012）。

第九章

行为技术

　　这一章描述了贯穿在这本书的第二章到第八章的一些工具表中的行为干预措施。这并非是行为治疗的一个全面回顾。这一章更重要的目的是为治疗抑郁和焦虑障碍提供各种行为技术的指导。在本章中行为技术是按照名称的字母顺序来逐个陈述的，并且在这本书的附录 A 中按字母顺序进行了索引。

自信训练

　　"自信行为"（assertive behavior）是指旨在寻求保护个人的权利和获得个人所应得利益的行为。自信行为包括将个人愿望和意愿让他人知晓，表达个人的感情和意见，拒绝个人不愿遵从的要求，向其他人提出自己的需求，禁止自己被人利用等行为（Spiegler & Guevremont，2010）。教授自信行为技能可以通过六个步骤：①评估；②教授概念；③列出问题情境；④示范；⑤角色扮演；⑥实践练习。

1. **评估。**必须评估患者对有关自信行为的知识掌握情况，同时还要评估他们在什么情况下是自信和果敢的，或在什么情况下是不自信和不果敢的。患者常常在某些情况下能表现出自信和果敢，而在另外的情况下则相反。这说明他们知道如何表现出自信和果敢，但是在某些情况下由于他们对潜在结果的负性认知，使他们的自信和果敢行为技能的表现受到阻碍。

另外一些患者则可能需要接受某些相关的特定技能训练。比较典型的情况是患者同时存在技能缺陷和认知性抑制。针对患者技能的缺乏可以按照后面描述中所列举的内容进行教授。而抑制性信念则应当通过规范的认知技术来解决（参见第十章）。

2. **教授概念**。应当教授患者如何区分自信行为、攻击行为和非自信行为。"自信行为"追求保护个人权利的同时尊重他人的权利。"攻击性行为"可能会寻求对个人权利的保护，但是会侵犯他人的权利。"非自信行为"则是不追求维护个人权利的行为。

3. **列出问题情境**。应当让患者列出自己很难表现出自信的那些情境的清单。要评估患者在每一种情境中的焦虑程度，并且将清单中所有的情境按照焦虑程度由小到大排列成一个等级表。

4. **示范**。治疗师以情境等级表中的第一个情境为例，在治疗中进行恰当的自信行为示范技术。

5. **角色扮演**。接下来患者与治疗师一起进行角色扮演技术来处理这个情境。然后治疗师做出反馈，再重复演练，直到患者能有效地完成这个自信行为。

6. **实践练习**。最后，治疗师给患者布置家庭作业，让患者在真实生活情境下练习这一自信行为。患者一旦在第一种情境中掌握了自信行为，就继续对等级表中的下一个情境进行自信练习，直到等级表中的全部条目都完成。不管结果如何，治疗师对患者肯定和患者学会自我肯定都非常重要。自信行为应对技能不仅能让患者获得他们想要的东西，而且他们这样去做得越频繁，他们的需求和愿望实现的机会就越大。

行为激活（奖励计划和活动安排）

行为激活技术主要应用于抑郁症的治疗，当然行为激活技术也可以用于某些焦虑障碍的治疗，如广泛性焦虑障碍（见第四章）和创伤后应激障碍（见第六章）。行为激活技术的目标是增加可能让患者在某方面获得奖赏的行为的频率。这些奖赏可能是内部的（如愉快或成就感），也可能是外部的（如社会关注）。奖赏行为的增加有助于提升患者的情绪。行为激活技术的继发性目标是通过让患者集中于其他活动而减少其抑郁性思维反刍（Beck 等，1979）。

　　可以通过四个步骤来完成行为激活技术：①监测当前活动；②建立一份奖赏活动的清单；③制订活动计划安排；④完成这些活动安排。有些患者可能认为自己没能力做这些活动或觉得这些任务太难而难以完成，这时可以通过将行为任务进行等级化而让他们能够从这些活动中受益。

1. **监测**。让患者将他在一天中所做的活动以每个小时为单位进行清单排列。这里可以使用患者周活动安排工具表（第二章，工具表 2.8）。患者需要从两个维度对每个小时的活动进行评价：愉快感和掌控感。每个维度都以 0（无愉快感／掌控感）到 10（最大愉快感／掌控感）之间的数值进行评定。"掌控感"是指行为有效感或成功完成事情的成就感。这种监测能很明确地反映出患者每天奖赏活动的匮乏性。患者常常花数个小时做一些缺乏奖赏反馈的活动，如看电视或沉坐着思维反刍。患者可以选择参与一些看起来很可能会带来愉快感或成就感的活动，但也可能因为患者存有负性自动想法而扰断了对愉悦感的体验而无法参与活动。可以通过认知技术引出并挑战这些负性想法（见第十章）。

2. **建立奖赏活动清单**。第二步是将患者可以参与的可能有奖赏性的活动列成奖赏活动清单。清单中应包括患者通常喜爱的活动，患者在过去无抑郁情绪的时候曾经喜欢的活动，以及那些患者曾经想去尝试但从来没有参加过的活动。

3. **制订奖赏活动计划**。接下来，布置患者每天从活动清单中选择并安排时间进行一些活动。可以让患者采用 0 ～ 10 的评分方法预测他们能从活动中体验到的愉快感和掌控感的大小。这里可以使用患者周活动安排工具表（见第二章，工具表 2.9）。

4. **完成计划的活动**。最后，患者按照活动安排工具表去进行这些计划好的活动，并且记录下他们对参与活动的实际掌控感和愉快感的评分。可以反复使用患者周活动安排工具表（工具表 2.8）来完成每天的活动计划。

　　这个家庭作业可以引出几个认知任务。让患者记录并观察在低运动能量活动（如看电视，上网浏览或思维反刍）和更积极的活动时愉快感和掌控感的差异。一般情况下患者会认识到，与他们消极的预测相反，在更积极活动时他们实际上可以获得更多的愉快感。

患者可能会存在消极的想法妨碍他们从计划的活动中获得乐趣，比如"我没把这些事情做好"或"我自己做这些事情，所以我注定是个失败者"。这些想法应该可以通过规范的认知治疗技术进行挑战（见第十章）。

如果患者不能投入到计划的活动中，可以引出那些让患者回避所安排活动的相关自动想法并予以挑战。患者常常认为应当等到感觉"有动力"时才能进行这些活动。要告诉患者这是一个常见的误解。实际上，一旦开始做些事情他们更有可能感到"有动力"。应当告诫患者，在他们刚开始恢复之前一直回避这些活动时，他们可能还不能像既往一样获得乐趣。不过，这些活动仍然比什么都不做更可能会给患者带来一定程度的愉快感。此外，如果患者持续地积极活动，抑郁或焦虑情绪的强度就会减轻一些，他们会重新获得完整的乐趣。

沟通技能训练

当沟通出现问题时，原因可能来自两方面：说者和听者。沟通技能训练的目的就是教授患者说话和倾听的技能（Guerney，1977）。

说话技能

当患者陈述自己的观点时，治疗师教他们使用第一人称"我"的陈述语句。有不少"我"是主语的句子，如"我认为……"、"我感到……"、"我想要……"，等等。典型的第一人称陈述语句形式是"当你做 Y 时，我感到 X，因为我认为 Z"。看看这个例子："你不去洗碗，我感到很愤怒，因为我认为你根本不关心什么对我重要"。

"我"陈述语句的好处是它们明确地表明了说话者表达的是自己的主观感受

和观点。它们与第二人称"你"陈述语句相反，如"你要做……"、"你不做……"、"你应该……"、"你是……［消极标签］"等。"你"陈述语句通常在语态上是责难性的，并且会激发听者的敌对反应。

说话者也可以通过肯定的和明确的表达来增加对方听取他们意见的可能性，即便他们是在表达批评意见——例如，"我知道你整天都在辛苦地工作，我对此非常感激，不过如果你能洗一下碗筷的话那真的会帮到我。"此外，希望对方有所改变而提出的要求应当具体而且让人听得懂，切忌使用概括而且模糊的表达方式——例如，我们可以说："我希望你在吃完晚饭后洗一下碗筷"，而不是说："你不要再那么脏乱下去了"。

倾听技能

除了有效地说话和表达，患者还要学会积极倾听的技能。积极倾听意味着不仅仅是听别人讲话的内容。积极倾听还需要以这样的方式与说话者互动以便保证，"倾听者真正地理解了说话者要传递的信息，说话者也感受到被理解了。"
积极倾听的技能包括以下几个成分：

- **关注**：面朝向说话者，保持眼神的接触，而且用其他非言语动作表达出你正在专心地倾听（如点头或出声"啊，哦，嗯"等）。
- **释义**：倾听者用自己的语言向说话者重复表达刚刚说话者所讲的内容，并向说话者询问他理解得是否准确。
- **共情**：倾听者向说话者反馈性表达说话者的情绪，并且表达对说话者感受的理解。
- **肯定**：倾听者向说话者表达他对听到的对方信息中自己所认同部分内容的赞同和承认，并承担沟通问题的部分责任。
- **询问**：请讲话者提供更多的信息，并且澄清讲话者说过的而倾听者没有理解的内容。

倾听者会因为打断了讲话者说话过程或评论讲话者的讲话内容而受到挫折。在个体治疗（相对于夫妻治疗）中教授患者沟通的技能，治疗师首先应该进行沟通示范，然后让患者通过角色扮演来练习，练习后治疗师要给出反馈意见。治疗师需将在具体情境下练习沟通技能作为家庭作业布置给患者。

转移注意

转移注意技术的目的是暂时打断患者的负性思维流和对负性想法的专注，而负性想法常常会让患者感到焦虑或抑郁。当患者的想法和情绪非常强烈以致患者不能通过其他方式来应对时，或者患者完全被闯入性的记忆或意象（如创伤后应激障碍）淹没并且处于不适合进行暴露治疗的情况时，如果患者还没有掌握合理推理，可以让他们采取转移注意的方法暂时缓解情绪的强度。这里我们强调转移注意应当仅作为一种临时性的方法来使用。那些负性想法、闯入性的记忆或意象最终还是要通过其他技术进行处理。

任何可以吸引患者注意的活动都可以用于转移注意。应当鼓励患者尝试发现哪些活动可以对他们的注意转移有帮助。做填字游戏、读一本书、看看电影、和朋友交谈、回忆过去的愉快事情，或做一些运动都可能会有帮助。那些常规性的活动和不需要集中精神的活动，如做些琐碎家务或看电视等活动可能是无效的。

可以在会谈时验证转移注意是否有效，首先让患者思考一个令人心烦的想法或场景一直到这些想法可以激发起他们的焦虑情绪，然后让患者做一些需要耗费精神的活动，如从1000开始出声隔3倒数或数治疗师办公室内某种颜色的物品个数。患者通常会惊奇地发现他们的痛苦程度会快速地降低。

应当告诉患者当他们开始尝试转移注意时，可能会发觉负性的想法或情绪会继续闯入他们的头脑里。不过，如果他们能够持续地将注意力集中在转移注意的活动上，他们最终会完全投入其中。像所有的技巧一样，转移注意技术需要练习，患者越经常地使用，这一技巧就越有效。

转移注意有一个禁忌症：它不应该用于对强迫障碍患者的强迫意念的干预，因为它很有可能会变成新的仪式动作。

暴露

暴露是焦虑障碍治疗中最重要的行为技术。它所基于的假设是，焦虑是通过对恐惧事物的回避而得以维持的。暴露的实质是患者主动接触能引发其焦虑的刺激，并且保持这种接触直到他们开始认识到预期的负性结果并没有发生，这时他们的焦虑便开始减少。这个焦虑减少的过程被称之为"习惯化"或"适应"。

能唤起焦虑的刺激类型因精神障碍的不同而有所不同。对于特殊恐惧症来说，焦虑刺激就是恐惧的对象。对于社交焦虑障碍而言，焦虑刺激是各种不同的社交情境。对于创伤后应激障碍而言，焦虑刺激就是创伤事件的记忆、表象和激活患者创伤事件的刺激。对于惊恐障碍来说，焦虑刺激就是触发惊恐发作的躯体感觉。对于广场恐惧症而言，焦虑刺激是患者回避的场所。对于强迫障碍而言，焦虑刺激可以是患者的想法或心理意象，和／或能触发强迫恐惧的情境。

暴露技术类型

有两种主要类型的暴露方式：现场暴露和想象暴露。现场暴露是患者进入到真实生活情境中与焦虑刺激直接接触。想象暴露则是让患者在自己的想象中与焦虑刺激充分接触。

现场暴露

只要有可能，就应当使用现场暴露技术。除非是暴露刺激可以方便地移动到办公室内（例如具体的小物体，身体的感觉），那就意味着暴露技术通常必须在治疗师办公室之外进行。现场暴露过程中治疗师可以陪伴患者，也可以让患者独自进行现场暴露作为家庭作业。实际上，我们发现一旦患者在有治疗师在场的治疗会谈中有过至少一次暴露的习惯化经验之后，绝大多数患者都能够在治疗会谈之外通过自我引导而进行现场暴露。当患者在离开治疗师办公室进行现场暴露中太过于焦虑时，可能需要治疗师的陪伴。不过，治疗师的陪伴作用应尽快消除，要鼓励患者独立完成再次现场暴露的家庭作业。

对于极端焦虑的患者，治疗师在要求患者进行现场暴露之前进行暴露示范可能会有帮助。在患者的注视下，治疗师首先示范如何接触恐惧刺激物（例如进电梯），然后要求患者照着做同样的事情（模仿）。需要再次提醒的是，暴露示范持续时间不宜过长，而是应当很快就停止示范，然后要求患者完全独立进行暴露体验。

想象暴露

有时候现场暴露无法进行实际操作。这是因为焦虑刺激可能是心理内在的（例如记忆、观念），或者无法立即可用的（例如在公共场所执行），或不能在现实中重复实现的（例如，灾难性恐惧像家庭成员的死亡）。此外，有些患者可能太过焦虑以致无法开始现场暴露。在这样的案例中，我们可使用想象暴露。想象暴露涉及让患者想象他们自己与外部刺激物的接触，或者如果刺激是记忆或观念的话，让患者刻意引发这些内部刺激。典型的做法是让患者以放松的姿势就坐，闭上眼睛，在尝试想象刺激的视觉形象的同时描述并表达想象中的情景、想法和感受，同时进行录音。

在患者针对事件记忆内容进行想象暴露治疗的时候，让患者详细叙述事件发生的经过。为了帮助患者保持与焦虑刺激的接触，治疗师会通过询问患者在想象暴露时的特殊感觉和体验到的情绪来提醒患者。在想象场景的案例中（例如，因为患者忘记检查煤气开关而导致房子失火烧毁），治疗师会描述暴露的场景同时间断地询问患者他／她想到了什么，感觉到什么，情绪感受如何或在做什么，通过这种方式来帮助患者将暴露刺激视觉化。这样的场景应当将患者所有灾难化恐惧的内容包括在内。对于那些恐惧特殊想法的患者，可以让他们制作一个自己的想象暴露录音，录音中患者一遍遍地大声说出他们所恐惧的想法持续 30 ～ 60 秒钟，然后不断地重复收听录音。

除了给描述的具体情节录音之外，想象暴露的形式还包括让患者描写他们恐惧的刺激或记忆内容，或描绘或画出与暴露刺激有关的事物。还有另外一种形式的想象暴露就是角色扮演，这种方式对社交焦虑障碍特别有用。治疗师和患者可以预演虚构的社交互动，就如同患者恐惧的社交情境一样。

引导暴露步骤

无论是想象暴露还是现场暴露，引导患者进行暴露共有四个步骤：①准备；②制定暴露情境等级表；③首次暴露；④重复暴露。

1. **准备。** 暴露是一种很有挑战性的治疗，它要求患者要忍受最初阶段相当高水平的焦虑。在暴露开始之前患者需要做好准备。应当将暴露治疗的原理和操作程序清晰地解释给患者。患者关心的所有问题都应该拿出来讨论。可能需要反复探讨做暴露治疗的利弊。最后，应就进行暴露治疗取得患者的承诺。对于有些患者来说，这个过程可能很简单，但对于非常恐惧的患者来说，这个过程可能需要几次会谈才能完成。

2. **制定暴露情境等级表。** 要让患者描述并记录能引发他们焦虑的所有刺激线索。然后教授患者对每项刺激线索引发的焦虑用 0（无焦虑）到 10（患者曾有过的最严重的焦虑）之间的数值进行评分。这些分值被称之为"主观痛苦单位"（Subjective Units Distress）或"SUDs"评估。让患者以 SUDs 评估方法对每一项刺激线索根据其激发的焦虑程度进行评分，如果患者对某些刺激线索一直在回避而没有接触过，可以让他们想象暴露在这些刺激情境中时会有多大程度的焦虑并以 SUDs 评估法进行评分。然后，将这些刺激线索列成条目清单并按照焦虑程度值（SUDs 的得分）从小到大进行排列。这样的刺激情境排列清单被称为"暴露情境等级表"。本书中若干章后都附有工具表以供各种焦虑障碍患者制定暴露情境等级表所使用。

   暴露情境等级表中的刺激线索可以不同，但都有一个核心主题。例如，一位社交焦虑障碍患者的暴露情境等级表中有各种各样的刺激线索，但是这些刺激线索都与他对被评判或被拒绝的恐惧有关，如打电话给朋友来做计划，参加有陌生人的派对，与某人定个约会时间。或者，暴露情境等级表也可能由与某个强烈的特殊恐惧对象渐次密切关联的情景线索所组成。例如，一位对电梯有特殊恐惧的女士，她的暴露情境等级表就是由"想象在电梯里"、"站在电梯门前"、"电梯开着门登上电梯"、"搭乘电梯到下一层楼"和"搭乘电梯到高楼的最顶层"等一系列恐惧情境线索而组成。

3. **首次暴露。** 如果列入患者暴露情境等级表的每条内容都能够引发实质性的恐惧，那么应当选择激发焦虑最轻的情境线索来进行首次暴露。如果有些情境线索激发的恐惧感过低（SUDs 评分仅有 3 分或少于 3 分），最好从那些能引发中等程度焦虑（SUDs 评分大于等于 4 分）的等级情境开始进行首次暴露。

首次暴露应当作为一次治疗性会谈的内容。因为患者可能会耗费 1 小时以上的时间才能达到对新刺激的习惯化，所以第一次暴露治疗会谈至少应当设置 90 分钟。如果患者很快就对暴露程序习惯化，随后的暴露会谈可以缩短至 45 分钟。

在首次暴露治疗中，患者要面对能引发焦虑的刺激并且要保持与刺激的接触。如果刺激是一个物品，则需要患者保持与这个物品的直接接触直到他的习惯化出现；如果刺激是一个地点、记忆或情景，在时间上不能持续出现，则需要重复地呈现这种刺激直到患者的习惯化出现。对于记忆或想象的场景，将注意力集中于故事的"热点"（例如，能激发起特别强烈情绪的几分钟片段）并且不断重复暴露常常可以起到作用。

在暴露过程中，要让患者定时地采用 SUDs 评分对他的焦虑程度进行评定。典型的情况是，患者的 SUDs 评分在开始时会上升，随后会有一个平台期，之后开始下降。要等到患者的 SUDs 评分至少减半才考虑停止，否则暴露刺激和焦虑反应之间的联系可能会被强化而不是削弱。

4. **重复暴露**。在首次暴露之后，要以家庭作业的形式安排患者自行完成每天的重复暴露。患者需跟踪他们自己的评分变化并且持续地进行每次暴露直到 SUDs 分数减半。可以将"想象暴露技术操作记录工具表（工具表 9.1）"和"现场暴露技术操作记录工具表（工具表 9.2）"提供给患者，让他们追踪记录会谈和家庭作业中暴露技术的实施情况。经过不断重复的暴露，患者每次暴露练习中 SUDs 最高峰值分数将会逐渐下降。应当不断地重复暴露练习直到暴露刺激激发的焦虑程度降到最低。可以在治疗会谈中让患者当场重复在家中进行的暴露，治疗师要评估患者对暴露程序的习惯化程度。一旦暴露刺激情境等级不再能引发患者显著的焦虑，就应当进入暴露情境等级表中的下一个等级情境进行暴露。

暴露技术的问题

当暴露包括以下几个明确的任务时是最有效的治疗方法：①暴露任务可以激发患者的焦虑；②通过能持续地进行暴露直到患者出现习惯化；③通过不断的重复暴露能使患者的恐惧反应减少（Foa & Kozak，1986）。如果暴露无效，往往是因为前述的一条或多条标准没能实现。

首次暴露可能会因为以下几个原因导致无法激起焦虑而失败：①暴露任务没能包含有关能引起焦虑的刺激；②患者采取了某些隐蔽的回避，比如试图转移注意（如白日梦），没有全心全意地投入到暴露刺激上（例如参加了派对聚会，但是回避与任何人讲话）；③采取了安全行为（例如，在派对聚会前饮酒以减轻焦虑）。应当鼓励患者集中全部精力去完成暴露任务并且杜绝任何安全行为。如果暴露仍然无法激起患者的焦虑，则可以试着用其他的情境刺激。

如果在暴露过程中患者的 SUDs 分数降不下来，通常是因为暴露持续的时间不够。不过即使治疗师在会谈时延长暴露的时间以促使患者习惯化，患者在做暴露家庭作业时也常常不能坚持足够的暴露时间。因此，应告诉患者要持续地进行暴露直到他们的 SUDs 分数减半，而不去考虑暴露的时间长短。

最后，如果经过一段时间的暴露，患者对暴露刺激的焦虑程度仍然没有下降，可能是因为重复暴露练习得不够充分。应当继续进行暴露直到暴露中的焦虑峰值分数在某一天降到了最低（见第三章、第五章、第六章、第七章和第八章的暴露治疗案例）。

等级任务设置

当患者感到情绪太低落和绝望或太焦虑以致无法开始复杂的或指定的任务时（Beck 等，1979），可以使用等级任务设置的方法。治疗师帮助患者将一个任务分解成几个小的任务，随后要求患者每次只选择其中的一个小任务进行。例如，一位患者对写自我简介的想法感到很为难，这时可以让患者先写下他／她过去工作过的一家公司的名字。这样做了之后，让患者进一步写下他 / 她能记得的人的名字。然后，再让他 / 她写下被雇用时的大致日期。在成功地完成这些非常简单的任务后，就可以给患者布置更具有挑战性的任务，例如将故事梗概的粗略草稿写下来。这些活动都是在治疗会谈中进行的（尤其是对于特别抑郁的患者），但随后应当将这种做法扩展到家庭作业中。典型的情况是当患者发现他们能成功地完成小步骤的任务而绝望感会减少时，他们的动力会增加。他们常常能进一步独立完成整个任务。

正念

"正念"的定义是指无论当时正在体验到的是什么，都不做任何判断、回避、拖延或改变，而是将注意力集中在当时的体验上。正念冥想训练通常首先在冥想练习中进行。随后可以将正念运用于日常生活的活动和经历中。

正念练习可以达到几个方面的目的。它可以教会患者学习将注意集中于正在体验的某些方面，或者将想法看成眼前飘过的风景而不是需要他们努力对付的事情，这样就可以帮助患者打破担忧和思维反刍的模式。它允许患者在不去改变或回避的情况下专注于此时此刻的体验，由此也可以提高被患者回避的体验的耐受性（如负性的情绪或躯体疼痛）。最后，它在专注体验时的静止练习能促进放松。

教授患者正念技术有三个步骤：①学习有关正念的概念；②教授呼吸冥想训练；③教授各种不同形式的正念冥想。

1. **学习有关正念的概念。** 应当让患者学习并了解正念概念的基本知识和正念冥想帮助他们的原理。这些内容要紧扣他们具体的问题。

2. **教授呼吸冥想。** 这是最基础的正念冥想练习，通常会首先使用这种方法教授患者。引导患者将注意力专注于他们的呼吸上。告诉他们仅仅是观察并体验伴随着他们的每一次呼吸动作的感觉即可。不要试图控制呼吸，相反，他们应正常地呼吸（即"让你的呼吸保持自然，不刻意延长或缩短"）。最好是以后背直立的姿势做这个练习（例如，坐于直背靠椅上或者坐在地板的瑜伽垫上）。通常会让患者睁着眼睛注视地板进行练习。不过，冥想也可以闭眼练习。为了帮助患者保持对呼吸的专注，可以指导患者默数每一次呼气。他们从 1 数到 10，然后再重新由 1 开始数起。如果数着数着数混乱了，这说明他们走神了，这时他们要从 1 开始重新数。

在冥想过程中会有许多想法在头脑中冒出来，患者可能会走神而对呼吸的注意有分散，应当预先告诉患者对此要有心理准备。这种预先告知非常重要，因为如果不告诉患者这些，他们很可能会期望在练习过程中应该安静地坐在那儿，注意力能完全集中在呼吸上，而且能让他们的头脑变得"一片空白"。如果没做到，他们会变得失望和沮丧。因此，应当告诉患者冥想的目标只不过是留意头脑是否走神，并且在走神时将注意力带回到呼吸上即可。可以用举重的一句隐喻来形容这个问题：每一次走神后的再次专注就像一次能强化他们注意力集中的"试举"。

呼吸冥想应当在治疗会谈中首先进行展示练习，治疗师也应一同来做这个练习。随后应指导患者每天进行呼吸冥想训练，从 5 分钟的简短冥想开始，逐渐延长到长时段的冥想。要告诉患者他们从冥想中的获益与他们冥想练习的时间长短呈线性相关：每天 5 分钟的冥想训练要好于什么都不做，每天 15 分钟的冥想练习要好于 5 分钟练习，每天 30 分钟的冥想练习要好于 15 分钟练习，等等。而最重要的是定时地规律练习。

3. **教授各种不同形式的正念冥想。** 一旦患者有了呼吸冥想的经验，他们就可以开始将其他的一些感觉作为正念注意的焦点。常见的正念形式有如下几种：

a. 躯体感觉。指导患者将注意力集中于他们身体的任一感觉，无论是愉快的还是不愉快的。目标不是去改变和评价感觉，而只是去观察它，包括观察这种感觉是否会自动变化。可以指导患者系统地扫描他们身体的不同部位来观察一些感觉，或者也可以集中注意观察整个身体，只是去观察进入到注意中的身体感觉。如果他们发觉自己走神儿想到某些事情或其他地方去了，只需要将注意力转回到对身体感觉的观察上即可。

b. 情绪。指导患者将注意力集中于他们所体验到的任何一种情绪上，其中也包括伴随情绪出现的任何躯体感觉。同样的，其目的是观察体验到的内容但不试图评价或改变它。当发觉走神儿时，仅需要将注意力转回到对体验到的情绪和伴随的躯体感觉上即可。这种形式的练习对于那些难以耐受消极情感的患者特别有帮助。

c. 思维。指导患者观察那些进入头脑中的任何想法。和其他形式的正念冥想一样，目的不是去试图评价或改变想法，而仅仅是观察它们，把它们看作一闪而过的风景，就像天空流淌过的云或者漂在小溪水面上顺流而下的树叶。

d. 活动。指导患者在常见的活动中将注意力集中于身体感官体验上（包括景象、声音和气味），例如走路或洗盘子。如果注意力分散了，将注意转回到所进行活动的感官体验上即可。

e. 日常生活。可以鼓励患者将正念的方式运用到日常生活中自然发生的事情上。换句话说，指导患者练习在各种感觉和情绪出现时去专注地观察它们，而不试图去回避或改变它们。这对于应对那些反复发生的令患者不愉快但又没有办法改变的体验特别有用，如闯入性的想法、令人难受的情绪或疼痛等。

示范与模仿

"示范与模仿"技术是通过做榜样并让患者模仿榜样来进行教授的技术。它是基于观察学习理论（Bandura, 1977）的方法。在第二章到第八章描述的治疗中，最常利用的示范榜样就是治疗师本人。不过，治疗团队的其他成员、电影中的角色以及每天生活中遇到的其他人也可以作为示范的榜样。

示范与模仿技术在技能训练和暴露中有两个常见的作用。在技能训练中，治疗师首先演示有效的行为，然后要求患者对这个行为进行模仿。在暴露练习中，治疗师自己首先接触恐惧的事物或情境（例如搭乘电梯），同时让患者观看。然后鼓励患者去做相同的动作。示范应该只是用于暴露的早期阶段，在患者太过紧张以致无法独立进行暴露任务时可以采用示范的方法。但示范应尽快停止，目的是让患者在独立暴露过程中获得自我效能感。

问题解决

问题解决技术有助于帮助患者从他们所面临的看起来似乎不可克服的困难或任务中解脱出来。问题解决技术的步骤包括：①定义问题；②设立目标；③头脑风暴；④评价可能的解决方案；⑤选择方案；⑥制定执行方案所需要的步骤；⑦认知预演；⑧对解决方案进行补充；⑨评价结果。

1. **定义问题**。应当使用具体的措辞定义当前的问题。例如，不要使用"我很不幸，我很孤单"，患者的问题可以定义为"我没有一个可以打电话的朋友能和我一起制订活动计划"。

2. **设立目标**。目标应当是具体的——例如，"交两个我可以一起做事的朋友"。

3. **头脑风暴**。患者常常因为想不出许多可能的问题解决方案，或者因为一旦他们想到任何潜在的麻烦和困难就会立即否决备选方案，而因此被困于问题中。要帮助患者克服这种困境，可以让他们写下所能想到的任何可能的解决方案而不预先对这些方案进行评价。鼓励他们将一些极端的和稀奇古怪的解决方案也包括在内，因为这样做可以让他们想到更多的可能方案。例如"我打电话请两个警察来和我一起做这件事"。

4. **评价可能的解决方案**。应当考察每一个备选解决方案。每一种可能都应当列出赞成和反对的理由清单。可以通过规范认知技术（参见第十章）来挑战在这个清单中暴露出来的认知歪曲。

5. **选择方案**。下一步就是要让患者选择一种解决问题的方案，这个方案应该看起来有着最佳的利弊权衡。

6. **制定执行方案所需要的步骤**。如果提出的解决方案需要多步才能完成，需将这些步骤详细制定出来。要鼓励患者尝试每次执行一步，这样就不至于会感到任务无法完成（见前述"等级任务设置"一节）。

7. **认知预演**。可以让患者在想象中排演一下完成任务时每一步应怎样做。要一起讨论可能会遇到的任何问题或困难。这个过程中可能会出现认知歪曲的干扰，应对认知歪曲进行干预挑战。如果提出的方案涉及其他人，与治疗师一起进行角色扮演可能会有帮助。

8. **对解决方案进行补充**。要让患者完善具体的任务步骤，这应作为家庭作业来完成。

9. **评价结果**。目标是否实现了？如果没有实现，原因是什么？如果患者没有按已制定的具体步骤执行，需就此讨论原因。解决方案执行中遇到的任何困难都应当拿来进行讨论，同时对此过程中出现的认知歪曲要进行挑战干预。如果患者完成了任务，但没能达成期望中的结果，应鼓励患者回到第5步，再选择一个方案进行。应当以这样的方式不断去操作直到问题解决。在有些案例中，或许所有方案都无效，如果是这样，可能需要考虑换一个目标。

循环呼吸

循环呼吸法主要用于惊恐障碍的患者，他们出现焦虑时会过度换气。惊恐障碍的许多症状都是氧气摄入过多的结果，因此循环呼吸的目的是减少氧气摄入而增加体内二氧化碳的浓度。这个方法是教患者"再次呼吸"他们呼出的空气。可以让患者用双手捧成杯状罩在嘴上进行呼吸，也可以采用纸午餐袋罩在嘴上呼吸的方法。应持续地循环呼吸直到患者头晕等过度换气的症状消失后再停止。这个方法首先在会谈中进行练习，练习时让患者故意地过度换气，再使用循环呼吸方法使之缓解。然后作为家庭作业让患者回家练习。

在下一节中描述的"呼吸放松"等节律呼吸法也可以用来恢复氧的平衡。如果是基于这个目的进行呼吸练习时，呼气时间应当适度地长于吸气时间（例如，患者可以用数数来计算时间，吸气过程数到 4，而呼气时数到 5 或 6）。

放松技术

几乎任何形式的放松都对患者有帮助——从商业化设计的放松项目到正念冥想和想象技术（见下节）。绝大多数有研究基础的放松治疗都是基于最早由Jacobson（1938）开发的不同形式的渐进式肌肉放松发展而来的。经典的放松技术是教授患者进行一系列渐进式的简短练习程序，这些练习设计的目的是在短时间内激活反射性的放松反应。渐进式肌肉放松练习的完整程序会在下面予以展示，在后面会描述具体的呼吸放松练习方法。呼吸放松可以在很短的时间内教会患者，而且在没有必要或者也无法把全套渐进式肌肉放松教给患者时可以采用呼吸放松法。

应当注意的是，虽然放松训练可以减轻焦虑症状，但是它并不会像暴露和认知重建等治疗技术一样那么有效。此外，在暴露练习过程中使用放松技术反而会降低暴露治疗的疗效。当患者通过放松技术来控制焦虑时，他们会失去完整地体验焦虑的机会，所以，他们也无法从焦虑经验中学习并认识到他们的焦虑是可耐受的、是不危险的。正是出于这些原因，放松训练已经不再像其当初一样被看作认知行为治疗的核心技术了。虽然如此，它对于那些缺乏应对技能的患者来说仍然可能会有帮助。鉴于此，我们提供了放松技术的具体操作程序以供使用。

渐进式肌肉放松

放松训练开始时应当让患者了解它的治疗原理。放松技术是一种以中和焦虑的生理反应为原理的方法。它以那些干扰患者最严重的症状（如心悸、出汗、失眠等）为目标。放松应该是一种技能，患者可以学习掌握，以便更好地控制自己的身体反应。就像所有的技能一样，放松技术需要不断的练习才能熟练。应当让患者知道练习的目的是掌握一种快速可靠、随时随地可用的应对焦虑的方法。下面展示的放松练习程序是以Öst（1987）、Barlow、Cerny（1988）和Clark（1989）

的渐进式肌肉放松版本为基础发展出来的。

12 组肌肉群放松

在练习开始前，治疗师应当告诉患者你会要求他们先绷紧然后再放松不同部位的肌肉群。目的是帮助患者体验在放松与绷紧时的感觉差异。描述整个练习，并按照如下顺序示范 12 组肌肉的放松：

1. 前臂：握紧拳头，举起它们
2. 上臂：绷紧身体两侧的胳膊
3. 小腿：双腿前伸，脚尖向前伸直
4. 大腿：两腿紧紧并拢
5. 腹部：向内收腹
6. 前胸和后背：吸气挺胸，屏住气从 1 数到 10
7. 肩部：双肩上抬
8. 后颈：向后仰头
9. 嘴唇：向外努嘴
10. 眼睛：闭眼斜视
11. 眼眉：用力皱眉
12. 前额和头皮：眉头高抬

接下来，让患者选择一个舒服的坐姿，双脚自然垂放于地板上，同时你开始朗诵放松练习的提示旁白。这个过程应该让患者录音，这样患者就可以在家中进行练习。在训练时为了跟上你的动作，也可以让患者睁开眼睛，但是在他真正开始练习时应当闭眼进行。

告诉患者要将注意力集中在呼吸上。2～3 个呼吸之后，开始逐组肌肉地进行绷紧练习指导。念出肌肉部位名称，指导患者绷紧该部位的肌肉，同时你由 1 数到 5，然后说，"放……松"。你可以亲自和患者一起做来进行示范。在每组肌肉练习之间应当有 15～20 秒钟的停顿，这期间，你要给出放松的提示，如下所示：

"请注意你的身体感觉在放松与绷紧时的不同。"

"你的身体感到越来越松。"

"让你的肌肉越来越松软，越来越温暖。"

"继续自然呼吸。"

在完成了所有 12 组肌肉的练习后，指导患者再次将注意力集中于他们的呼吸上。然后说，"现在我将会从 5 数到 1，随着我的倒数，你会感到越来越放松"，开始数，尽可能每个数字发音能有一次呼气的时长，并且每个数之间要有 1～2 个呼吸时长的间隔。在数数的间隔，要给出放松的提示，如下所示：

"你感觉到一种轻松感如清水一般从你的头顶开始蔓延下来，蔓延过你的脸、你的脖子。"

"你感觉到轻松感蔓延过你的肩膀、你的胳膊，蔓延过你的身体。"

"你感觉到轻松感蔓延过你的双腿、你的双脚。"

"你感觉到轻松感蔓延过你的整个身体。你越来越深地放松了。"

在数到 1 之后，指导患者再次将注意集中于呼吸上，并在患者每一次呼气时说"放……松"。经过 1～2 分钟之后，告诉患者，"现在，我将会从 1 数到 5。每数一下你就会变得清醒一些，同时继续保持放松，我数到 5 时请你睁开眼睛。"然后开始从 1 数到 5，同样地，在数数时和前面所述一样保持适当的时长和间隔。数到 5 时，引导患者睁开眼睛。

应该布置患者每天做两次放松练习。在初始练习时不要在应激处境下进行。要强调的是，放松是一种技能，和其他任何技能一样，它需要不断地花时间练习才能很熟练地掌握。患者在开始时可能没感觉有多放松，但只要继续坚持，随着时间增加，他们会发现自己能够明显地放松下来。

有些患者做这些练习会遇到困难，因为他们非常努力地想让自己放松以致让自己变得更加紧张。对于这些患者，要告诉他们练习的目标不是放松，相反，练习仅仅是跟着录音上的提示去做而已。他们常常会太过于用力绷紧肌肉。应当指导患者当他们绷紧肌肉时只用 3/4 的力气就可以了。有物质滥用史的患者有时很难放下控制而放松下来。可以让他们用一周的时间只练习几个肌群来适应放松训练，然后再进行所有的 12 组肌肉练习。

在跟随着录音练习一周之后，应指导患者不用录音来进行放松练习，并且要在不同地点（例如脚悬空坐着，躺在床上，坐在办公椅上）和一天中的不同时间练习。

8 组肌肉群放松

一旦患者掌握了上述完整的肌肉放松程序（通常需要 1 ～ 3 周），就可以教授患者 8 组肌肉放松。要告诉患者这样做的目的是帮助他们在更短的时间内获得相同的放松效果。指导语和 12 组肌肉群体放松技术是一样的，只不过只用到下面的肌肉群。

1. 整只胳膊：略微前伸，手肘弯曲，拳头握紧，手臂回拉
2. 两条腿：向前伸，脚尖绷直
3. 腹部：收腹
4. 前胸和后背：吸气挺胸，屏住气从 1 数到 10
5. 双肩：向上耸肩
6. 后颈部：向后仰头
7. 面部：眯眼斜视，嘴、脸、眼向鼻尖聚拢
8. 前额和头皮：眼眉高抬

练习每组肌肉的时间间隔至少应有 30 秒钟。练习的其他内容（即倒数、呼吸时说"放松"、正数）与前面所述相同。这个练习可以让患者录音，但是应鼓励患者只要他们一学会整个练习程序就不要听录音进行练习。

4 组肌肉群放松

只有 4 组肌肉的放松训练进一步缩短了放松的时间。整个放松进程和前面 8 组肌肉群放松训练方法一样，但只用到了下面的 4 组肌肉：

1. 整只胳膊：略微伸出，手肘弯曲，拳头握紧，手臂回拉
2. 前胸和后背：吸气挺胸，屏住气从 1 数到 10
3. 肩膀和脖子：轻微地耸双肩和头后仰
4. 面部：眯眼斜视，嘴、脸、眼向鼻尖聚拢

作为家庭作业，让患者在不同的地点和环境下来做这个练习（例如等公共汽车时，走路时，坐在桌前时）。

释放—单纯放松

释放—单纯放松的目的是让患者不用先绷紧而直接开始肌肉的放松。和前述练习一样，只对 4 组肌肉群进行放松。要求患者将注意力集中于第一组肌肉上，注意当时存在的任何紧张感。然后要求患者回忆放松的感觉并放松肌肉。和之前的练习一样，允许每组肌肉练习间有 30 ～ 45 秒的间隔并给出放松的提示。然后要求患者在感到肌肉没有完全放松下来时抬起手指进行示意。如果他们完全放松下来了，就进入到下一组肌肉练习。如果没有，则重复进行指导练习。如果这组肌肉仍然不能完全放松下来，就让患者按照先绷紧肌肉再放松的方式练习。在所有 4 组肌肉都放松下来后，以常规的计数程序倒数数字，重复"放……松"提示，然后再正数计数结束。

如果患者能够不用先绷紧肌肉就能直接进行 4 组肌肉的放松，那么可以让患者在接下来的一周内进行练习。如果患者无法直接进入放松，就要让患者继续练习 4 组肌肉放松技术，期间再间断地尝试释放—单纯放松，直到患者能掌握释放—单纯放松的技术。

线索—控制性放松

线索—控制性放松是渐进性肌肉放松的最后一步练习。要学习这一技术，需让患者学会做放松—单纯放松的练习并且在完全放松时能示意。然后指导患者做 1 ～ 3 次深呼吸并在每次呼气时默想"放……松"，同时扫描身体所有部分并放松任何有紧张感的地方。"放松"开始变成了患者身体放松下来的信号。一旦患者学会了这个练习，就应当在治疗会谈中在不预先进行放松—单纯放松程序的情况下重复练习线索—控制性放松。然后指导患者每天在不同的环境下练习线索—控制性放松 10 ～ 15 次。可以建立某些特定的线索作为放松的提示物（例如看着手表，在红灯信号前停止，听手机振铃声，等等）。

实践应用

在训练的每个阶段，应指导患者在非应激情景下进行放松练习。一旦患者能获得一定程度的放松，就可以在患者焦虑时应用放松技术来应对。不过，放松技术不能在有计划的暴露练习中使用，因为这会干扰患者认识到他们有能力忍受焦虑的过程。

呼吸放松

呼吸放松的练习很简短，可以在上述更复杂的肌肉放松训练无法实际操作时使用。这些练习可能对呼吸困难感到焦虑的患者特别有帮助。对于有些患者，渐进式肌肉放松（12 组或 8 组肌肉群的放松）合并一到两种呼吸放松练习可能会非常有效。

在教授患者任何呼吸放松以前，应当先教授腹式呼吸法。患者常常习惯于胸式呼吸，呼吸时腹部被动运动。这容易导致过度换气和其他的一些呼吸困难。在腹式呼吸中，处于肺底的腹隔膜是收缩的，这会使腹部膨拢，使空气进入肺部深处。你应当首先为患者进行腹式呼吸示范，把手放在你的腹部，呼气时你的手会内收，吸气时手会外移。然后要求患者同样做，持续地呼吸大约 2 分钟。在患者做练习时应当指导患者以正常幅度来呼吸，而不是过度幅度地呼吸以避免过度换气。有些患者可能需要在他们学习放松练习之前练习腹式呼吸一周。只要教给患者呼吸放松，就应让患者每天练习几次。

屏气呼吸

指导患者用鼻吸气并从 1 数到 3，这样会让空气进入肺部深处。让患者屏住呼吸并从 1 数到 3，然后告诉患者通过嘴唇缝隙吹气的方式呼出气体，同时默念"放……松"。

节律呼吸

让患者以鼻吸气并从 1 数到 3 或 6，具体吸气时长可根据患者自我感觉舒服为度。指导患者以鼻呼气相同的时间，但在呼和吸之间不需要屏住气。鼓励患者以这样的节律持续呼吸几分钟。

自我奖赏

许多抑郁或焦虑的患者常常不能奖赏自身积极的行为，可预见的结果就是：动力低下，抑郁或焦虑的心境状态。他们常常认为他们应当为失败而惩罚自己（例如，带有自我批判性的想法），而不会因为成功而奖赏自己。让患者了解有关强化规律的知识可能会对患者有好处。此外，应当让患者知道在他做出积极行为后尽快地给予自我奖赏非常重要。自我奖赏的步骤包括：①列出可能的奖赏内容；②设置奖赏的标准；③兑现奖赏。

1. **列出奖赏内容**。让患者列出一个可能的奖赏内容表。当然，最有效的奖赏内容之一是自我表扬。实物奖赏也可以使用，例如一次愉快的小吃，看一个喜欢的电视节目，玩一下电脑，或给朋友打个电话。对于获得的重大成绩也应给予更重的奖赏，例如做一次按摩或外出吃一顿精美的晚餐。（如果患者同时在做行为激活，可以将奖赏内容纳入活动清单中，而本不属于清单活动的其他奖励也同样可以纳入清单中来。参见"行为激活"部分）。

2. **设置奖赏的标准**。接下来，患者应当列出要获得奖赏需要完成的积极行为作为具体的统一标准。鼓励患者奖赏自己以完成更大的目标，而不是等到全部任务都完成才给予奖赏。所以患者可以决定写论文时每个小时休息 10 分钟作为给自己的奖励，一旦文章完成了还可以看一部电影来作为奖励。

3. **兑现奖赏**。最后，要让患者记录下他们给自己的奖赏内容。也应当鼓励患者当他们完成了计划外的任务或事情时进行自我奖赏，特别是以自我表扬的方式。

自我奖赏最常用于抑郁患者身上，焦虑患者也可以使用自我奖赏来提高完成治疗目标的动机，例如面临特别困难的暴露任务或一周中不采取仪式行为。

社交技能训练

尽管自信和交流可能会被看作社交技能，但这里的"社交技能训练"特指与他人见面、进行交谈、聚会和面谈等社交场合下恰当地表现和建立人际关系的过程中涉及的技能。社交技能训练的步骤包括：①评估；②示范；③角色扮演；④实践。

1. **评估**。社交技能训练的第一步就是评估患者的缺陷。许多患者懂得很多的社交技巧，但是却因焦虑阻碍了这些技巧的使用。患者参与的角色扮演可以虚拟社交情境，可以通过这种方式来评价患者的社交技能水平。有些患者需要进行基本技能的训练。通常社交技能训练按照一定的顺序进行，开始时先进行眼神接触训练，然后练习打招呼、短暂的交谈，练习赞美他人，询问了解信息，练习发起会谈。一旦这些基本技巧掌握了，就可以开始更为复杂的技能训练，例如在面谈时如何表现、如何邀请某人一起外出以及如何建立友谊。

2. **示范**。社交技能要首先在与患者的角色扮演中示教给患者。

3. **角色扮演**。对于每一个教授的技能，都要让患者在与治疗师一起的角色扮演中演练。治疗师对演练作出反馈，并且重复地进行角色扮演练习直到患者掌握这个技能为止。

4. **实践**。最后，也是关键的一步就是让患者在现实生活场景下实践这个技能。在学习更为复杂的技能之前，应当首先练习并掌握基本的技能。

形象化技术

形象化技术包括了放松和注意转移的成分。在形象化的过程中，患者想象他们在一个让自己感到愉悦和放松的地方或场景里。可以是他们曾经待过的地方（例如喜欢的度假地或童年最喜爱的一个地方），也可以是纯粹想象的场景。学习形象化技术的步骤包括：①技术描述；②示教；③实践。

1. **技术描述**。治疗师首先要将技术的程序讲解给患者，然后要求患者选择一个地点或场景备用。

2. **示教**。接下来，治疗师要让患者开始进行渐进式肌肉放松或者呼吸放松。患者专注于呼吸时可以通过从 5 到 1 的倒数来实现更深度的放松。倒数时，要给出放松的语言提示，或者要求患者想象他／她正在下一层楼梯。当数到 1 时，要让患者想象自己沉浸在场景中。治疗师可以给出一些提示来帮助患者想象，例如"想象你闻到了什么气味，在你的皮肤上你有些什么样的感觉，你看到了什么"，等等。几分钟后，治疗师从 1 数到 5，然后让患者睁开眼睛。可以让患者对这个程序进行录音以备练习用。

3. **实践**。给患者布置作业，让他们回去后练习形象化技术。最开始时，他们可以听当时的治疗录音。渐渐地，患者应当在没有录音的情况下练习形象化技术、做放松、进入想象场景前倒数。然后，只要他们愿意，可以继续停留在想象场景中。

工具表 9.1 想象暴露技术操作记录工具表（患者使用）

患者姓名：_____　　　　周数：_____

　　每天当你做想象暴露练习时，请记录练习中想象暴露的具体内容。然后记录下每次暴露试验（重复进行）中你体验到的最高痛苦程度。重复暴露直到痛苦程度降低至当天暴露中最高痛苦程度的一半以下后停止。

日期： 暴露内容：		日期： 暴露内容：		日期： 暴露内容：	
试验次数	最高痛苦程度（0～10）	试验次数	最高痛苦程度（0～10）	试验次数	最高痛苦程度（0～10）
1		1		1	
2		2		2	
3		3		3	
4		4		4	
5		5		5	
6		6		6	
7		7		7	
8		8		8	
9		9		9	
10		10		10	
日期： 暴露内容：		日期： 暴露内容：		日期： 暴露内容：	
试验次数	最高痛苦程度（0～10）	试验次数	最高痛苦程度（0～10）	试验次数	最高痛苦程度（0～10）
1		1		1	
2		2		2	
3		3		3	
4		4		4	
5		5		5	
6		6		6	
7		7		7	
8		8		8	
9		9		9	
10		10		10	

引自《抑郁和焦虑障碍的治疗计划与干预方法》第二版（The Guilford Press，2012）。

工具表 9.2　现场暴露技术操作记录工具表（患者使用）

患者姓名：_____　　　周数：_____

　　每天当你做现场暴露练习时，请记录你正在进行的暴露线索或场景。然后记录从每天第一次暴露试验开始每隔 5 分钟你所感受到的痛苦程度。持续暴露直到痛苦程度下降至一半以下后才能停止。

日期：暴露内容：		日期：暴露内容：		日期：暴露内容：	
试验	痛苦程度（0—10）	试验	痛苦程度（0—10）	试验	痛苦程度（0—10）
开始		开始		开始	
：05		：05		：05	
：10		：10		：10	
：15		：15		：15	
：20		：20		：20	
：25		：25		：25	
：30		：30		：30	
：35		：35		：35	
：40		：40		：40	
：45		：45		：45	
：50		：50		：50	
：55		：55		：55	
：60		：60		：60	
日期：暴露内容：		日期：暴露内容：		日期：暴露内容：	
试验	痛苦程度（0—10）	试验	痛苦程度（0—10）	试验	痛苦程度（0—10）
开始		开始		开始	
：05		：05		：05	
：10		：10		：10	
：15		：15		：15	
：20		：20		：20	
：25		：25		：25	
：30		：30		：30	
：35		：35		：35	
：40		：40		：40	
：45		：45		：45	
：50		：50		：50	
：55		：55		：55	
：60		：60		：60	

引自《抑郁和焦虑障碍的治疗计划与干预方法》第二版（The Guilford Press，2012）。

第十章

认知概念和技术

认知治疗和认知行为治疗介绍

对 Aaron T. Beck、Albert Ellis、Donald Meichenbaum、Lynn P. Rehm、Michael Mahoney、Vittorio Guidano 和 Giovanni Liotti 的工作熟悉的读者们将会认识到有很多的认知行为模型来解释各种精神障碍。在本书关于抑郁和焦虑障碍的各个章节中（第二章到第八章），我们回顾了比较常见的认知行为模型，包括这些具体的模型是如何适用于每种精神障碍的。例如，Beck 治疗抑郁症及其治疗惊恐障碍的认知疗法在使用上是有所不同的。此外，我们在治疗每种精神障碍时使用的其实不仅仅是一种认知行为模型，这样做的目的是想给临床医生提供一系列的治疗工具、概念化方式和机会来为患者提供整合性的治疗。我们描述了比较早期的认知治疗模型（诸如 Beck 的模型）以及以后扩展和完善了的认知治疗模型（诸如 David M. Clark、David A.Clark、Paul Salkovskis 和其他人的一些模型）。另外，我们也说明了 Adrian Wells 和他的同事提出的机制论模型（mechanistic model）是如何帮助我们去理解各种精神障碍的变化的。

在本章中，我们将要描述基础认知治疗中的一些基本概念和技术。认知取向心理治疗的基本前提是，各种功能失调性或歪曲的思维方式导致或恶化了适应不良性情绪和行为。各种认知干预方法能识别和目标化各种具体的歪曲性自动思维、适应不良性假设和负性的或其他的功能失调性图式。认知行为治疗师也使用各种行为干预的方法（例如，行为激活和暴露技术）来帮助患者检验和挑战各种认知歪曲。关于认知行为治疗知识信息的患者自助手册见工具表 10.1。

认知歪曲的三个水平

　　Beck 从三个思维水平上识别认知歪曲：各种"自动思维"，"假设"和"图式"。自动思维是不由自主地出现在脑海中，貌似对一个人来说是真实和有道理的一些想法，但是抑郁症或焦虑症患者的这些想法可能是歪曲性的。那些歪曲的自动性想法与患者的负性情感或功能失调性行为相关联。这些不同的歪曲性自动想法可以被归纳为 17 种类型。（参见工具表 10.2，这个工具表也是为患者准备的自助手册）

　　假设的认知水平要比自动想法更深入一些，它们更加抽象和一般化。罹患抑郁症或焦虑症的患者，假设变成了适应不良性的。假设可能表现为一系列规条，如"应该"、命令句式、或"假如—那么"句式等，这些陈述形式会产生破坏性效果。我们在工具表 10.3（另一患者自助手册）中提供了一些适应不良性假设的例子。

　　图式以比假设更加基础的水平存在着，它们反映了自我和他人的深层心理模型。抑郁或焦虑的患者可能选择性聚焦于标志他们脆弱性的那些特定图式。Beck 等人（1990，2004）已经识别出多种人格障碍的各种特征性的负性或其他的功能失调性图式（参见表 10.1），同时也识别出了针对这些图式的多种类型回避或补偿策略。例如，有强迫性人格障碍（有时候，不同于称作强迫性障碍的焦虑障碍）的患者往往通过努力取得完美结果来尝试补偿他们的问题。或者在一些案例中，他们回避所有那些可能出错误的任务。这些补偿或回避策略也是认知治疗的处理对象。

　　这三个水平的认知歪曲是在一个等级形式中相关联的，歪曲性自动思维是最直接的，而且很容易触及，随后的是适应不良性假设，最后是那些功能失调性图式。例如，考虑到去参加派对的一个女患者，就会想到也许有接近男人的机会。她的自动想法可能是"男人将会拒绝我"，潜在的假设可能是"为了喜欢我自己，我必须要被男人赞扬"，这个患者关于她自己的图式可能是"我不可爱"，同时她关于男人的图式可能是"男人都是拒绝人的"。表 10.2 描述了这些不同水平的曲性认知。

在治疗抑郁或焦虑患者的过程中，治疗师可能要引发出各个水平的认知歪曲，并且在每个水平上去干预它们。例如，治疗师可能挑战自动思维，或者是针对潜在的假设或图式进行工作。或者，如果治疗师使用了更多行为取向的干预措施，他们可能希望帮助患者调整环境以便回避掉特定的"触发事件"。

识别和挑战认知歪曲

正如前面指出的那样，认知治疗的本质是对患者在所要求的任何一个水平上的认知歪曲进行干预。在探寻和挑战患者的思维方式方面，治疗师承担了一个积极主动的角色。通常的操作程序是，以针对患者的歪曲性自动想法而进行工作为开始，然后根据需要，分别针对适应不良性假设和功能失调性图式而进行工作。

一旦治疗师教育患者理解了自动想法的特点以及歪曲的想法能够被归纳为各种类型的情形（工具表10.2可以有助于完成这个工作），患者就可以被告知各种情绪（诸如忧伤或焦虑）都与他们当时的想法有关系。因此，治疗师会要求患者在生活中保持定期记录与自己有关系的生活事件、情绪和想法的习惯，同时要评估这些情绪的强烈程度。患者可以使用事件—情绪—想法记录表（工具表10.4）用来帮助自己完成这个工作。

一旦患者已经学会了一些方法来寻找和识别自动想法，我们就既可以使用针对患者的自动想法而设计的分类和响应工具表（工具表10.5），也可以使用患者的功能失调性自动想法日常记录工具表（参看第二章中的工具表2.10）进行工作。对于患者来说，适应不良性假设和功能失调性图式的识别通常要比识别歪曲性自动想法困难得多。因此，后两种形式的认知歪曲的识别通常是由患者与治疗师在几次治疗中一起合作进行工作的。

表 10.1　人格障碍功能失调性图式

人格障碍	对自我的看法	对世界的看法	主要信念	主要补偿/回避策略
回避型	对贬低、拒绝很敏感和在乎。社交无能的。不能胜任的。	挑剔，批评的，轻视、贬低的，高高在上的。	"被拒绝（小看）是可怕的。" "如果人们了解了真实的我，他们会拒绝我。" "我容忍不了不舒服的感受。"	回避评价性的情景。回避那些不愉快的感受或想法。
依赖型	贫困的，柔弱的，无依无靠的，不能胜任的。	是理想化的，养育的，照顾的，有支持、帮助能力的。	"我需要别人活下来（愉快）。" "我需要别人源源不断的支持和鼓励"	建立依赖性关系
被动—攻击型	自给自足的，对控制敏感和在乎，妨碍，抵触的。	侵入性的，苛求的，干涉的，控制的，独裁的。	"他人阻挠我的行动自由。" "被他人控制是不能忍受的。" "我必须以我的方式做事情"	消极抵抗，表面上顺从，逃避，迂回习惯。
强迫型	尽责的，负责的，苛求的，能胜任的。	不可靠的，随便的，不能胜任的，放纵自己的。	"我知道什么是最好的" "关注细节是决定性的。" "人应该追求更好（努力追求）。"	循规蹈矩，完美主义，使用"应该"，评价，控制，挑剔，惩罚。
偏执型	正义的，无辜的，高尚的，脆弱的。	干涉的，恶意的，有预谋的，收视的，有虐待的目的。	"目的是可疑的。" "应该提防和警觉。" "不可相信。"	警惕，谨慎小心，寻找隐藏的目的，指责，反击。
反社会型	是孤立的人，是有主见的人，是强大的人。	是脆弱的，是剥削、压榨的。	"我有权利破坏规则。" "别人都是懦夫（懦弱无能的人）。" "别人都是剥削者。"	攻击，抢夺，欺骗，操纵。

续表

人格障碍	对自我的看法	对世界的看法	主要信念	主要补偿／回避策略
自恋型	特殊的，超绝的，值得特殊对待的，优越的，规则之上的。	下等的，低劣的，崇拜者，服务者。	"因为我是特殊的，可以利用和使用别人，我值得被特殊对待。""我是不守规章制度约束的人。""我比别人要好。"	超越规章生活和工作，操纵和控制别人。
歇斯底里型	迷人的，独特的，有魅力的，引人注目的。	容易被诱惑的，乐于接受的，崇拜、羡慕者。	"人们都是欣赏我，为我服务的。""他们没有权利拒绝我，我应该被欣赏和赞美。"	迷人和戏剧性的表现，情绪波动，喜怒无常，自杀的姿态。
精神分裂症	自给自足的，孤立、孤僻的。	闯入的，侵犯的。	"他人是不值得交往或对待的。""与他人的关系是肮脏的，讨厌的。"	躲开、离开。

注：引自 Beck, Freeman 和合作者（1990）. 版权属于 Guilford 出版社。

表 10.2　认知三水平之间的关系

	适应不良性		
事件	自动想法	假设	图式（自我和他人）
在晚会上接近一个男人	他会拒绝我。	我需要男性的肯定，我才能喜欢自己。	我是不可爱的。男人们是难靠近的。

　　一旦患者的自动想法、假设或图式被识别出来，我们就会针对这些歪曲性认知进行充分的、多种多样的认知（有时是行为）性挑战。在每一个案例中，这个挑战过程的最终目标是产生一种"理性的响应"——也就是说，一种新的、更加逻辑的、更加现实的和更加适应性的新颖的想法、假设或图式。例如，适应不良性假设"如果我感到焦虑，那么一定是我做错了什么"最后被一个理性的响应所取代——"焦虑是正常的，每个人都会感到焦虑。"本书的附录 B 概括总结了可以用来识别和挑战认识歪曲的认知性技术。Bennett-Levy 等人（2004）在《牛津认知治疗中的行为实验指导》（*Oxford Guide to Behavioural Experiments in Cognitive Therahy*）一书中，提出了非常好的针对检查和检验想法及假设的操作性的行为技术。Young 等人（2003）在《图式治疗：从业者指导》（*Schema Therapy: A Practitioner's Guide*）一书中提出了聚焦图式取向的技术。Wells（2009）在《焦虑症和抑郁症的元认知治疗》（*Metacognitive Therapy for Anxiety and Depression*）一书中提出了一个革命性的认知行为模型，可用来解释抑郁、焦虑障碍和精神病性障碍。另外，Gilbert（2010）把从佛教徒修行借鉴而来的"慈悲心"原则结合到一个很诱人的新治疗取向中，这个治疗方法在《慈悲心聚焦的治疗：与众不同的特点》（*Compassion Focused Therapy: Distinctive Features*），一书中有描述。最后，Leahy 和 Napolitano（2011）提出了一个有关情绪调节的认知经验性模型，在《心理治疗中的情绪调节：从业者指导》（*Emotion Regulation in Psychotherapy: A Practitioner's Guide*）一书中，这个模型被合并到许多其他的认知行为模型中。

　　这些方法和技术并不是具体针对任何一种精神障碍的，它们可以用来治疗抑郁症、焦虑障碍、愤怒、物质使用障碍、关系冲突和各种各样的其他问题。在本书每个特定障碍的章节中，我们呈现出的很多技术是可以适用于每一种障碍的。感兴趣的读者可以练习这些技术，并找到那些最能适合自己治疗风格的技术和方法。

挑战具体歪曲性自动想法举例

在接下来的这一节，我们提供了几个例子来说明，治疗师是如何使用在附录B中描述的认知技术，在治疗中针对患者的歪曲性自动想法做出治疗性反应的。在后面的章节中，我们提供了类似的例子来说明，治疗师是如何分别针对假设和功能失调性图式来做出治疗性反应的。

灾难化

这里呈现的治疗举例是治疗师如何挑战患者的灾难化想法的："我与男朋友那样的争吵，是极其可怕的事情。"

"确切地说，将会发生什么极其可怕的事情？详细地描述一下你认为将会发生什么。这些事情发生的概率有多大？这些可怕的事情对于一般人来说发生的频率多大？不发生的频率多大？如果这些事情发生，你将不能再做其他任何事情了？你仍然可以做什么事情？列出你在这些事情的发生中你还能做的所有行为。如果你仍然还能从事所有这些行为，那么这些事情到底有多可怕？"

"支持和反对这些事情是可怕的想法的证据分别是什么？"

"从现在开始起接下来1周（1个月，1年，10年）你将会有什么样的感受？你是否曾经体验过其他一些认为是可怕的事件，并且最后你发现其实它们不像你认为的那么可怕？是什么改变了你的评价？"

"如果让你给负性事件做一个连续谱评价，0对应着没有任何负性后果，100对应着原子弹毁灭性灾难，那么你现在遇到的问题可能是在连续谱的什么位置？在这个事件连续谱标尺上，每10个刻度的位置你的感受如何？你所遇到的境况是不是不像其他境况那么严重？"（图10.1显示了这个患者可能构建的一个标尺或连续谱。）

　　"每一个人都会认为你的情况与你所想的是一样坏吗？为什么一样？为什么不一样？如果你知道有些人曾经经历过威胁生命的疾病，你能不能确信他们与你所想的是一样的糟糕？你对我们做这样的比较有什么感受？"

　　"以前有其他人曾经经历过这件事吗？他们是怎么渡过难关的？"

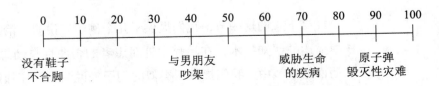

图 10.1　患者如何构建负性事件连续谱举例

个人化

下面的举例是挑战个人化想法："这个问题的发生是我的错误。"

　　"把这个问题的责任归咎于自己的成本（付出的代价）和效益（收益）分别是什么？"

　　"你和其他人做了什么导致了这个问题的发生？"

　　"请做一个饼图，分割原因，按以下的部分来指定责任的百分比：自我，他人，运气，任务困难度和未知原因。"

　　"是不是你整个人对事件的责任来说是含混不清的？难道你的行为横穿了各个不同的情景？横穿了不同的时间点？在你到来之前，这些情境中的问题存在吗？"

　　"即便这个事件没有解决，你是否学习到了什么？你是否体验到了快乐，或有任何形式的成长？关于这个事件，是否有一些好处？"

　　"是否存在一些能够改正的方式？你能否从这件事学到对未来有用的东西？你能否做到自我纠正而不是自我批评？"

　　"你是否正在责备自己，因为你常常为事件承担过度的责任？你是否

总是认为自己是哪个重要人物或很有影响的人物吗？你是那类认为一个人
必须要掌控一切的人吗？"

贴标签

下面是治疗师如何处理这种歪曲的贴标签的举例："犯了那样的错误，我就是
个傻瓜。"

"你如何定义'傻瓜'呢？"

"用这样的方式给自己贴上'傻瓜'的标签，这样做的成本和收益分
别是什么？"

"你所有的行为都是傻瓜行为，还是一部分行为是傻瓜行为？你的行
为横跨了所有情景吗？横跨了所有时间点吗？你是以"全或无"的方式来
看待事情的吗？你没有做过你能胜任的事情吗？"

"是否存在情有可原的环境因素、其他的原因（诸如不合理因素，缺
乏知识，被强迫对待，早期，缺乏能力或努力不够）？"

"如果这个世界上任何一个人犯了这样的错误，你是不是都会给他们
贴上'傻瓜'的标签？如果你最好的朋友（或者是你爱的家人）也犯了这
样的错误，你是不是也会以同样的方式给他们贴上这样的标签？难道我们
所有的人不能偶尔犯错误吗？"

"你认为自己是这个世界上最大的傻瓜吗？其他人没有犯过更加严重
的错误吗？如果你是傻瓜，那他们算什么呢？"

"如果你认为你是个傻瓜，那么你是什么时候变成一个傻瓜的？你生
下来就是一个傻瓜吗？假如有人犯了一个错误，那是不是意味着这个人就
是个傻瓜？那是不是也意味着每个人都是傻瓜？为什么不是这样呢？"

"假如你有过一次成功的经历，你会不会停止认为你是个傻瓜？之后，
如果你犯了另一个错误，那么你是不是又变成了一个傻瓜？"

"仅仅认为这只是个错误对你来说是不是更好些？是不是一种不同的
看法？是不是一种不同的风格？"

"接受你自己是有局限性的，对你来说是更好些，还是更坏些？你正

在使用完美的标准吗？如果你能改变这些标准，那将会发生什么呢？"

算命术

以下列出了各种方式，治疗师使用这些方式来挑战算命术（预言性想法）："如果我这样做，我将会被拒绝并失败。"

"这个预言的成本和收益分别是什么？"

"确切地描述一下将要发生事情的细节。你能对你的预言形成一个视觉形象吗？"

"通常特定的情景都会从你这里引发出负性的预言吗？例如，与陌生人交往，去看医生，或者参加一场考试。"

"支持和反对你的预言性想法的证据分别是什么？证据的质量怎么样？你的预言是你情绪性推理的基础吗？你是否只盯着一个负性的和扩大化的重要性？你是否对在这个情境中你的积极方面打了折扣？"

"每个人都会做出你这样的预言吗？请给出当下的现实情况，为什么不会？"

"你能做出的后果比较不严重的 5 个负性预言都是什么？有可能最好的结果是什么？"

"即使可能最坏的结果发生了，是不是仍然有一些积极的方面？"

"你曾经做出过不曾发生的其他预言吗？你倾向于做出坏的预言吗？当你做出了假的警告，你能学到什么呢？你习惯忘记你做出过的假警告吗？"

"假如你的预言性想法变成了现实，这对你来说意味着什么？你必须要每个人都赞同你吗？或者你必须要在任何时间都是完美的吗？"

"你是否有这样的假设：因为一些负性事件有可能发生，那么它一定就会发生？"

"你是否有这样的假设，如果你不能确切地知道某些事情，那么它一定是负性的。"

"你是使用证据来做出预测吗，还是靠你的感觉来指导自己？"

"假如你的预言真的发生了，你靠什么办法来应对它？"

"如果预言发生了，你能找到什么资源来应对它？如果它真的发生了，你将要解决什么问题呢？你怎么解决这些问题呢？

"最近的1周、2周、2个月，以及接下来的1年，你感觉如何？随着时间的推移，后果会变得不那么严重吗？为什么随着时间的变化，预言后果会变得不那么严重？"

"你是否倾向于似乎你的预言会变成现实一样来行动？例如，当你有一个负性的预言时，你是否就会回避一些情景？你是否曾经逆着你的负性预言而行动过？最后实际上发生了什么？"

"你是否愿意通过收集更多的信息或违背你的预言而行动来检验你的负性预言的真实性？"

检查适应不良性假设

许多感到抑郁、焦虑或愤怒的人都有适应不良性假设——多套规则或指导原则，这使他们变得更加脆弱。下面，我将给出一些例子来说明治疗师是如何处理患者常有的一个"应该"假设的："我应该被所有人赞同。"

"这个假设的成本和收益分别是什么？"

"你对喜欢或愿望有着道德规则上的困惑吗？也就是说，你有一个理念，你必须应该拥有或做你愿意拥有或愿意做的事情吗？"

"为什么你必须要每个人赞同？导致你得出这个结论的证据或逻辑是什么？"

"你如何来估量赞同？你需要或要求强烈的、过分的赞同吗？你愿意不愿意对少于100%的赞同感到满意？"

"如果你没有被一些人赞同，这对你意味着什么？如果你不是对任何人都有足够的时间接待，那么你是否不得不要'拒绝'一些人？这就会让那些人没有价值了吗？为什么不是这样的？"

　　"你是否因为有其他僵化的和非现实的规则和假设而使自己变得痛苦？你是否经常说，'我应该，必须，只得……？'你是否有类似'如果我不成功，那我就是个失败者''我必须要被每个人喜欢''在我行动之前，我必须要保证没什么问题'或'在我做一件事情之前，我必须要喜欢做它'的规条？"

　　"你其他的一些假设是什么？你的那些'应该''假如…那么…'句式的陈述、'一定'句式的陈述、'必须'句式的想法都是什么？"

　　下面的举例显示了治疗师是如何处理这类反映至善至美主义的歪曲性假设："我的工作必须要做得完美。"

　　"当你说'完美'的时候，你是如何理解'完美'的？假如有不同的标准，你是如何理解你的标准不同于其他人那些标准这个事实的？"

　　"至善至美标准的成本和收益分别是什么？不完美标准的成本和收益又分别是什么？"

　　"假如你做得不是那么完美，那会发生什么事情？那又意味着什么？请你指出做的不完美的确切后果究竟是什么。如果你的某件事情做得不完美，你还能继续做这件事吗？"

　　"你曾经取得过完美的成功吗？如果没有，你是怎么应对以往的工作和生活的？"

　　"任何事情都必须被评价吗？难道一些事情就不能因为它们自己的缘故而被欣赏吗？"

　　"你能从经验中学习到东西吗？"

　　"你会把这个标准应用于每一个人吗？为什么会？为什么不会？"

　　"至善至美的标准意味着你把自己与100%相比较。如果你把自己与0%、50%或75%相比较将会发生什么事情呢？"

　　"如果当你没有做到完美时，你也能奖励自己或为自己感到自豪，那将会发生什么？你的工作将会变得平庸或一般吗？"

　　"你是否认为是至善至美的标准在驱动你的行为？如果是，那么它曾经导致你拖延吗？因为你是个完美主义者，所以你是不是害怕去做冒险的事情？"

　　"是不是有一些潜在的快乐机会、成长性提高的经验由于你的完美主义标准而被你回避掉了？"

"如果你是个完美主义者，你将如何开始学习？因为学习本身就意味着不完美。"

"是不是还有一些事情说明你不是一个完美主义者？这些事情都是什么？这些事情的价值是什么？"

"我们应该如何对待所有那些不完美的人们？"

"接受不那么完美的现实好处是什么？如果你做得没那么完美，难道这不是进步与发展吗？是不是完美主义的标准让你愤怒、自我批评或不耐烦？"

"描述 5 个你认为发展得很好和你很尊重的人。他们在每件事情上都是完美的吗？你可以去问问他们。你是否能接受朋友们的不完美？"

"请询问你最好的朋友，是否他们认为你必须要完美才是有价值的或令人满意的。"

"假如你用成长、进步、学习和欣赏代替了完美又会怎样？将会发生什么事情？"

"假设你认为完美主义标准是如此好，那么你认为一本书名是《如何把你自己塑造成一个完美主义者》的自助读物可以卖出去吗？"

"为什么那些不怎么完美的人能够过得很幸福？"

"你是否愿意做一个不完美的实验？假如你写每张支票时故意多写 1 美元，也就是说，如果你坚持在写支票时犯同样的'错误'持续 1 个月，那将会发生什么后果呢？"

"除了你，还有没有人期望你是完美的？"

检查功能失调性图式内容

就像表 10.1 呈现的那样，患者的功能失调性图式（有关自我和他人的深层模式）可能反映了以下任何一个潜在的关系或主题：赋予权利、依赖、僵化标准的缺陷、生物学的威胁、信任、背叛、控制、自主权、掌控感、自我牺牲、惩罚（他人或自己）、引人注目的表现、打动别人、获得赞美／称赞、抛弃、羞辱或者是难堪（这些仅仅是一部分图式的内容）。在本节中，我们提供了一些例子来说明治疗师是如何挑战患者关于自我的僵化标准的图式的。

"我们识别和寻找一些例子来说明什么时候你的标准有非常高的要求，并且很难达到。"

"指出一个情景，在这里你的标准似乎是僵化的以及不可能达到的。"

"你都拥有什么样的想法和感受？你做了什么来试图达到这些标准？特别是，你的成功标准是什么？什么是可以接受的？什么是不可以接受的？"

"达到你的标准的成本和收益分别是什么？"

"如果你没有这些高标准，你还能做些什么？"

"画出一个从 0 到 100 的连续谱，0 对应着没有什么标准，100 对应着绝对完美。你把自己放在这个谱系上的哪一点？其他人放在哪里？在这个谱系上每隔 10 个点，分别找出所对应的人。"

"你期望其他人也要达到你的标准吗？为什么是 / 为什么不是？"

"是否存在特定的区域，在那里你容许自己低于你的标准？那将会发生什么事情？"

"使用垂直下降技术：'假如我达不到我的标准，那么这就意味着……'，'你的结论符合逻辑吗？有没有其他的、不太严重的合理结论吗？'"

"除了你，还有其他人期望完美吗？"

"如果你做事情的目的是打算成长和接受而不是追求完美，那将会发生什么呢？"

"在你的生活中，你是如何一直努力履行这些标准的？是谁教会你必须要成为完美者的？你在回避哪些行为？完美标准是如何影响你的关系、工作、健康和放松等能力的？"

"你能否记得起你童年发生的什么事件与你现在的苛刻标准有关系？闭上你的眼睛，并且设法回忆一些细节——你此刻有的感受，你是如何感受到你身体的和你感觉的不同部分？现在正在发生什么？谁在和你说话？你（和别人）正在想什么？"

"现在尝试改写你头脑中的这个脚本，以便你可以挑战完美标准的要求。请在这个想象中坚持住你自己，朝着高标准的要求表示愤怒。请说出以下情景中的特征：你正在接受你自己，即使你不是完美的。"

"在你的生活中找到一个领域，在其中你将会故意尝试不完美的行为。每当你因为不完美而开始感到内疚或自卑的时候，请你理直气壮地驳斥你那些苛刻的标准。"

"为你自己写出一份'权利清单'，声明你有作为人的权利、犯错误的权利以及接纳自己的权利。"

自我指导和自我克制

许多患者的问题可能是自我指导不足的结果（Meichenbaum，1977；Novaco，1978；Rehm，1990），而不是被情绪或情境性因素所驱动的后果，这类患者可能需要治疗师帮助他们通过"自我指导"来掌控和处理困难情景。自我指导训练要求患者从事以下内容或步骤：

1. 识别出愤怒、焦虑、沮丧、不必要欲望（例如渴望得到垃圾食品）的信号。

2. 列出或描写那些诱发痛苦感受的情境。

3. 列出在这些情境中所有的不适应行为。

4. 检查结果——包括短期和长期结果。

5. 分析和决定痛苦感受/行为的成本和收益。

6. 思考可以减轻这些痛苦感受的其他有效办法（例如离开情境、回避接触、责任认定、问题解决、理性应答等）。

7. 分析和决定这些可选择办法的成本和收益。

8. 形成一些"应对想法"以便在应激情境中使用（使患者冷静下来或让患者感觉更好些或更有控制感。）

9. 发展出一个困难情境，你如何更加有效地应对它的意象。

10. 与治疗师练习"预防接种"技术，治疗师可以扮演激惹患者的角色，同时患者扮演某个有效应对的人。

11. 在预防接种技术训练中，患者与治疗师互换角色。

12. 列出一个情境应对清单，针对每一个情境进行应对想法的训练。

13. 在治疗之外练习这些技能，写下预言和结果。

14. 必要时，修订脚本和应对声明，并保持练习它们。

15. 在每一次尝试自我指导训练之后，给予自己奖赏。

例如，以下自我指导方法的使用是针对一个很容易被妻子激惹而愤怒的丈夫，并且这个丈夫经常因愤怒而攻击妻子。治疗师会向患者提出以下一些问题：

治疗师：你的妻子说了什么？或是什么让你很烦？

患　者：她不断地抱怨我，找碴儿，一遍又一遍地告诉我做什么事情。

治疗师：还有其他的情境吗？

患　者：她质问我我们的花销。

治疗师：你愤怒时有前兆吗？

患　者：我能感觉到我的心跳加快了。我变得紧张。开始我还能平静，然后当我说话时，我就开始大声说了。我紧紧握着我的拳头。我告诉她让我单独待一会儿。有时候，我会叫她的名字。

治疗师：你愤怒的目的是什么？在这样的情境中，你的目标是什么？

患　者：我不知道我是否有目的。我猜想我正在试图报复她。

治疗师：这个目的的成本和收益分别是什么？

患　者：成本是我会感到内疚，她会变得心烦，而且我们的关系会变得紧张。收益是我可以感觉到她是不能控制我的。

治疗师：还有没有其他可选择的办法？

患　者：我可以使用你教会我的暂停技术，而且告诉她我需要到另一个屋子里面去，直到我冷静下来。

治疗师：这个可选择办法的成本和收益分别是什么？

患　者：成本是很小的。我没有机会反击她了。收益是我们可以避免一场战争，而且我感觉控制能力更强了。

治疗师：当你处于这种情境时，你还有一些什么样的冷静想法可以告诉自己。

患　者：告诉我自己，自我克制比较好，我能保持冷静，我不需要反击来证明我是个男人，如果我吵架了，我一点儿也不会感觉好一点。

治疗师：你可以告诉自己什么来强化做到这一点？

患　者：我能告诉我自己，我比我想象的更加能克制，我做得很好，我已经取得了进步。（然后，治疗师和患者都同意进行"预防接种"角色扮演练习，而且治疗师和患者一起创造出了"应对卡"，患者可以每天读几次卡片上的内容。）

下面的"应对卡片"可以作为这个患者的自我指导用语：

应对卡

不要被激惹。保持冷静。

我要对我的感受负责。

如果她提出要求甚至是挑剔，都不是什么问题。这不能伤害我。

如果我感到心烦，我总是能要求我暂停，并且到其他房间去冷静一下。

当到其他房间冷静一下，我会觉得更好，而且这也很容易做到。

我们可以推荐给患者自我指导程序脚本（工具表 10.6），以便让患者可以进行自我指导和自我克制的工作。

案例概念化

认知治疗经常招致的批评是其过分的"技术取向"，也就是说，对于作为个体的患者来说，认知治疗太过于聚焦非理论性或非概念化的取向。事实上，Beck（1976）很早就警告技术取向的认知治疗不能发展成为一种"尝试错误"（trial-and-error）的方法，他督促临床医生们要针对每一个患者发展出相应的治疗计划和案例概念化。近来，Persons（2008）在《认知行为治疗的案例分析方法》（*The Case Formulation Approach to Cognitive-Behavior Therapy*）一书中鼓励认知治疗师通过"案例概念化"来指导治疗，而不是把认知治疗变成普遍使用技术的"鸟铳（shotgun）"疗法。

并不存在一种形式的案例概念化，而且的确是这样，每一种认知行为方法将会导致它自己的案例概念化模型。例如，一个比较传统的行为治疗方法将会强调意外事件的作用、学习理论、角色模型和问题性应对（例如被动，思维反刍，抱怨）。相反，一个比较传统的认知治疗方法将会强调核心信念或图式和它们与其他水平的认知功能关系的作用（诸如自动想法和适应不良性假设）。那么，这些不同水平的认知功能与导致这些问题图式的发展早期和社会化的经验有关系。一个元心理学模型将会强调关于思维功能的信念，这个思维功能涉及诸如对担忧和反刍思维进行调节的功能和问题性策略。一个聚焦慈悲的治疗方法将会强调导致自我憎恨的羞耻和耻辱的有意义经验，以及强调对体验积极的自我奖赏或情绪的不情愿。一个情绪图式模型将会聚焦患者发展相对比较早期的相关情绪的信念的社会化，同时也聚焦患者针对情绪调节持续的负性信念和应对风格。

下面我们将提供给大家一个传统的认知性案例概念化的举例，同时也帮助读者理解这个概念化是如何起作用的。我们仔细考虑了患者发展史上如下的图式证据，同时也分析了被患者 Bill 用来补偿这些图式的应对"脚本"。

图式："我的身体是软弱和脆弱的。"

补偿策略脚本：Bill 最后成为了一名武术高手，经常让自己面临危险情境，以此来显示自己的对抗恐怖行为。他也经常强迫性地检查他的体重和身体健康，而且一直对任何躯体问题都有过高的警觉性。

图式："我是低劣的。"

补偿策略脚本：Bill 非常希望追求成功——竭尽全力展现他的财富，而且喜欢与富人和名人交往。他把自己置于"依赖"他的人中间：他的父亲为他工作，他的兄弟们需要他的经济支持。他努力向女友证明他有能力挣钱而为她提供她想要的奢侈生活。

图式："我会被抛弃。"

补偿策略脚本：Bill 坚持认为其他人需要他，他将会在经济上照顾他们。如果有人需要他，他们就不会离开他。进而，一些寻求他帮助的"朋友们"都知道确实不能"抛弃"他，但是他知道他永远不会与他们真正发生联系。

发展分析揭示出，在 Bill 青春期早期的时候，他的父亲遭受了惨重的生意破产。另外，Bill 的躯体脆弱感觉的根源可以追踪到他母亲对他的躯体虐待和抛弃的威胁。治疗师可以发展出一个案例概念化来帮助 Bill 领悟自己拥有的这些高功能图式的早期根源，以及领悟这些图式与他生活中困难时期的关联和适应的方式。这个简单的案例概念化把患者现有的那些自动想法、假设、图式和补偿功能与发展性分析联结在一起。使用经验性技术（空椅子技术，意象改写技术），行为技术（自信训练，活动计划），双重标准技术，和检验这些图式的支持和反对证据技术应该是非常有帮助的。另外，患者目前的那些图式都是起源于他与父母或其他人互动的个体经验，治疗师通过与患者角色扮演挑战这些重要人物，通过给图式根源书写信来帮助患者。

结论

我们已经概括了宽泛的认知治疗技术，这些技术几乎都可以被应用于临床医生所遇到的任何心境或焦虑障碍。然而，治疗师并不需要把自己局限在这里所描述的技术范围之内。在本书中的几章中，我们建议患者可能会从使用图式的图解来追踪他们目前的问题（比如惊恐障碍）与发展性心理病理学模型、遗传学、早期社会化经验、应对策略（例如回避、寻求保证）、核心信念或图式、自动想法、假设和自我确认偏见之间的关系中获得收益。在本书中，我们自始至终强调一个整合性认知行为取向的方法，凭借的是目前所能触及的宽泛的技术、概念化和策略。实际上，认知治疗所具备的令人兴奋的优点在于其总是能够发展出新的技术方法和概念化。有兴趣的读者可以阅读本章所提及的那些专业书籍，书中对这些技术有着更加详细的使用性描述。

工具表10.1　认知行为治疗一般知识（患者使用）

主题	答案
我的问题是源于生物化学的吗？	你的问题的部分原因可能是生物化学性的，但是许多其他因素，诸如你的思考、行为和建立关系的方式，以及目前和既往的生活事件等，都起着重要作用。使用认知行为治疗并不排斥药物治疗。对于绝大多数精神病性障碍来说，有相当的证据证实认知行为治疗与药物同样有效。对于非常严重的抑郁症和焦虑症，我们相信最好的治疗方法是联合应用药物和心理治疗。认知行为治疗的优点还在于你可以学会靠你自己解决问题的方式。
对患者的评估	当你决定开始认知行为治疗后，你的治疗师会要求你填写几个自我报告工具表，目的是评估症状和问题的范围。这些工具表主要是评估抑郁、焦虑、愤怒、恐惧、躯体主诉、人格特点和关系模式。这个评估的目的是尽可能多地收集有关你的信息，以便你和你的治疗师能够较快地获知你是否存在问题及其类型，以及你的问题的严重程度。
治疗计划	你和你的治疗师将一起工作，协商并制订出一个治疗计划。这个计划可能包括你们见面会谈的频率，是否需要合并药物治疗，你的诊断，你的治疗目标，要学会的技能，需要改变的思维、行为和沟通方式，以及其他的因素。
每次治疗都是什么样子的？治疗中都会做些什么？	有些其他的心理治疗形式是无结构的，但是在认知行为治疗中，你和你的治疗师将会为每次会谈设置一个工作日程。这个工作日程可能包括回顾和复习前一次治疗中你的感受和体验，家庭作业，处理一个或两个目前的问题，回顾本次治疗中所完成的任务，协商下周的家庭作业。工作日程的目的是为了解决问题，而不仅仅是倾诉问题。
自助性家庭作业	如果你在健康俱乐部聘请一个私人教练，你将会期望获得一些如何训练的指导，以便当教练不在时自己指导自己做练习。在认知行为治疗中也会有同样的情景。你在治疗中学习到的东西需要你在治疗之外独自进行练习和训练。研究发现，那些能够完成指定家庭作业的患者好转得更快，而且维持好转的时间更长。你的自助性家庭作业可能会包括监测你的心境、想法和行为，日常活动计划，发展的目标，挑战你的负性想法，收集信息，改变你与他人的沟通方式，以及其他任务。
难道我的问题真的是源于我童年的经历吗？	你问题的部分原因可能来自于早年你的父母、兄弟姐妹和童年伙伴对待你的方式，但是你解决问题的方式取决于你现在是怎么想的和怎么做的。然而，从我们治疗很多患者的经验来看，有时候回顾和复习你的问题的根源是很有用的，可以帮助你学会如何改变你现在对这些问题的思考方式。

引自《抑郁和焦虑障碍的治疗计划与干预方法》第二版（The Guilford Press，2012）。

主题	答案
难道我的问题是源于大脑中生物化学的紊乱吗?	你的问题的部分原因可能与大脑的生物化学紊乱有关系,但是其他很多因素,诸如你的思考问题、行为和建立关系的方式,以及过去和现在的生活事件,也是导致你出现问题的重要原因。使用认知行为治疗并不排斥使用药物治疗。对于大多数精神障碍来说,有相当多的证据证明认知行为治疗与药物治疗的疗效相同。对于非常严重的抑郁和焦虑障碍来说,我们认为最好的治疗方案是药物治疗联合心理治疗。认知行为治疗的优势在于你同时也可以学习到靠自己解决问题的方式。
我如何知道我在治疗中有所收获和进步?	你和你的治疗师在治疗的开始阶段识别出具体的治疗目标,而且随着治疗的持续你可能会修改这些治疗目标。然后,你能够评估你的抑郁、焦虑、愤怒或类似的症状是否正在逐渐减轻。你应该随时向你的治疗师反馈你的进步。这种来自于你的反馈是非常有用的,因为它能让你和治疗师发现哪些工作是有效的,哪些工作是无效的。
我如何才能学习到更多的认知行为治疗的知识?	根据你想要解决的问题,你的治疗师可能推荐你去阅读一些书籍或其他读物。我们认为你对自己了解得越多,你的情况就会好转得越多。我们希望你能够学习成为你自己的治疗师。

工具表 10.2　歪曲性自动思维分类工具表（患者使用）

1. 读心术（Mind reading）：你认为你不需要有足够的证据就可以知道别人或自己心中的想法。"我认为我是个失败者，或他一定会嘲笑我。"

2. 算命术（Fortunetelling）：你消极地预测未来：事情将是糟糕的，或前景是危险的。"那场考试我会失败"或"我找不到工作"。

3. 灾难化（Catastrophizing）：你相信已经发生的和将要发生的事情是那么的可怕和无法承受，以至你无法抵御这种情景。"如果我失败了，那是非常可怕的。"

4. 贴标签（Labeling）：你为自己和他人指派了全面的、绝对的负性特质。"我是令人讨厌的人"或"他是一个极坏的人"。

5. 正向折扣（Discounting positives）：你认为你或他人所做的积极的事情都是没有价值的。"凡是妻子都会那样做，因此她对我好算不了什么"或"那些成功很容易，他们算不上什么"。

6. 负性过滤（Negative filtering）：你几乎总是仅仅聚焦于负性的方面，很少注意积极的方面。"你看看所有的人都不喜欢我。"

7. 过度概括（Overgeneralizing）：你根据负性的局部来理解负性的整体模式。"这大概都会发生在我身上。我看起来做事情总是失败的。"

8. 黑白思维（Dichotomous thinking）：你总是站在"全或无"的角度看问题或事情。"所有人都会拒绝我"或"这完全是浪费时间"。

9. 应该（Shoulds）：你是根据事情应该是怎样，而不是根据事件本来是什么来理解事件。"我应该做好。如果我做不好，那么我就是个失败者。"

10. 个人化（Personalizing）：你把负性事件的不相称责任归咎于你自己，而且不能看到该事件也有其他人的责任。"因为我的失败导致了婚姻的结束。"

11. 指责（Blaming）：你把你负性感受的根源归咎于其他人，而且你拒绝为改变自己承担责任。"她要为我现在的感受负责"或"我全部的问题都是父母造成的"。

12. 不公正对比（Unfair comparisons）：你会根据不切实际的标准来解释事情，例如：你会时刻关注那些做得比你好的人，并且在与他们的比较中证明你自己是低劣的。"她比我更成功"或"别人要比我考得好"。

13. 后悔取向（Regret orientation）：你总是在想你过去做得要比现在做得更好。"如果我再努力点，我可能会有一份更好的工作"或"我不应该说那些话"。

14. 万一……怎么办？（What if?）：你一直在问自己关于"万一发生了事情该怎么办"的问题，而且你对任何答案都不满意。"是啊，但是万一我感到焦虑了怎么办"或"万一我喘不上气来怎么办"？

15. 情绪推理（Emotional reasoning）：你让你的感受主导你对现实的解释。"我感觉情绪低落，那么，我的婚姻也就没什么希望了。"

16. 不能证伪（Inability to disconfirm）：你拒绝任何反驳你负性想法的证据或论据。例如，你有这样的想法"我是不可爱的人"，你拒绝任何有人喜欢你的证据，并认为这些证据与你无关。所以，你的想法是不能被反驳的。"那不是真正的问题，存在更深层次的问题，还有其他因素。"

17. 聚焦判断（Judgment focus）：你总是依据好—坏或优越—低劣的评价来看待你自己，而不是简单地描述、接受或理解你自己。你不断地按照主观标准来衡量你自己和他人，总是发现你和他人是不符合你的标准的。你总是关注其他人对你的判断，同时也关注你对自己的判断。"我在大学里的表现不好"或"如果我去打网球，我会打不好的"或"看，她是如此的成功。我是失败的"。

引自《抑郁和焦虑障碍的治疗计划与干预方法》第二版（The Guilford Press，2012）。

工具表 10.3　适应不良性假设举例：患者自助指导

"我努力做的每件事都应该是成功的。"

"如果我不成功，那么我就是个失败者。"

"如果我失败了，那么我就没有任何价值（我是不可爱的，不值得活下去等）。"

"失败是不能容忍和不能接受的。"

"我应该被所有人赞同。"

"如果我不被认可，那么我就是不可爱的（丑恶的、无价值的、没希望的、孤独的等）。"

"在我尝试一件事情之前，我应该对它有把握。"

"如果我不能确定事情的未来，那么结果将会是糟糕的。"

"我应该永远是不焦虑的（不抑郁的、不自私的、不困惑的、不能是不确定的、与伴侣不能是不快乐的等）。"

"我应该始终远离任何焦虑。"

"如果我放松警惕，一些坏的事情就会发生了。"

"如果别人看出我是焦虑的，他们会瞧不起我（拒绝我、羞辱我等）。"

"我的性生活（感受、行为、关系等）应该在任何时候都是极好的和舒服的。"

引自《抑郁和焦虑障碍的治疗计划与干预方法》第二版（The Guilford Press，2012）。

工具表 10.4　事件—情绪—思维记录表

患者姓名：_____

日期／时间	事件：描述所发生的事情。当时你在做什么？	情绪：描述你的情绪感受（悲伤、焦虑、愤怒、绝望等）和这些感受的强度。（0% ～ 100%）。	思维：写下你当时的自动想法。

引自《抑郁和焦虑障碍的治疗计划与干预方法》第二版（The Guilford Press，2012）。

工具表 10.5　自动想法归类及修改工具表

自动想法： 写下你的负性想法，并评估你对每一个想法准确的相信程度（0% ~ 100%）。	歪曲分类： 识别出每一个想法的思维歪曲分类（参考患者歪曲的自动想法分类工具表）	理智的反应： 用一个更加现实性的想法取代原自动想法，同时评估你对每一个新想法准确的相信程度（0% ~ 100%）。

引自《抑郁和焦虑障碍的治疗计划与干预方法》第二版（The Guilford Press，2012）。

工具表 10.6　患者自我指导脚本

自我提问	答案和解决办法
我想尝试改变的行为是什么？	
在什么样的情境中我最有可能出现这个问题（行为）？	
什么样的感觉和情绪是这个行为要出现的预兆信号？	
对我来说，这个行为出现的成本和收益分别是什么？	
一些更好的其他行为选择是什么？	
这些更好行为选择的成本和收益分别是什么？	
为了使我减轻心烦，我可以问问自己还有哪些更合理的行为？	
有什么样的计划能使我执行这个新的行为？	
当我执行我的新行为时，我有什么样的奖赏可以犒劳自己？	

引自《抑郁和焦虑障碍的治疗计划与干预方法》第二版（The Guilford Press，2012）。

附录 A

行为技术总结

技术	描述
自信（果敢）训练	训练患者行使保护自己权利同时尊重他人权利的行为。
行为激活（奖赏计划和活动计划安排）	帮助患者增加那些有可能为其带来愉快感和／或掌控感的活动的频率。
沟通技能训练	训练患者一些技能，使他们成为更加有效率的表达者和倾听者。
注意力分散	教会患者从事那些吸引注意力的活动，来阻止他们自己的注意力一直关注在负性想法上面。
想象暴露	引导患者的意象对他们害怕的线索进行暴露性想象的技术。
现场暴露	让患者暴露在触发他们焦虑的现实情景线索中的技术。
等级任务安排	帮助患者把他们感觉困难巨大的任务拆分成多个小任务，而且从完成最简单的任务开始。随着完成任务自信心的逐渐获得，患者受到鼓励后会主动尝试比较困难的任务。
正念冥想	教会患者把注意力集中在当前的体验上，目的是打破负性思维的模式，增加对痛苦体验的忍受性，促进平静感觉的维持。
示范模仿	示范说明适应性行为，以便患者可以模仿它们。例如，示范技能训练和暴露技术等。
问题解决	培训患者当他们面临问题的时候，能够找到、评估和贯彻可能的解决问题的方法。
循环呼吸	帮助伴有过度换气的惊恐障碍患者的一个技术。包括教会患者在他们已经呼出的气体中再呼吸，目的是为了恢复正常的氧气平衡。
放松	培训患者通过多种技术诱导躯体放松来作为一种应对焦虑的办法。
呼吸放松	培训患者进行呼吸练习，以便诱导出放松反应。
渐进性肌肉放松	教会患者一套技术让不同的肌肉群首先紧张然后再放松，目的是诱导出放松反应。
自我奖赏	教会患者为他们的积极行为奖赏自己。
社交技能训练	培训患者掌握一般社会交往的必要技能，诸如会见新来的人、发起会谈、应对工作面试，以及约会等。
形象化	教会患者使用愉快的想象来分散他们对负性思维的注意度，以便诱导出放松状态。

附录 B

认知技术总结

技术	描述或举例
适应认知治疗	
建立治疗性协议	直接询问患者关于对认知治疗的承诺问题，诸如：你愿意定时来会见和做家庭作业吗？
阅读辅助资料	指定患者阅读一些资料，诸如：患者信息手册或书籍
说明想法如何导致情绪	举例："我感到焦虑（情绪），因为我认为我会失败（想法）。"
区分想法与事实	举例："我相信外面正在下雨，但是这并不意味着就是事实，我需要走到屋外收集证据来证明是否正在下雨。"
识别和分类歪曲的自动想法	
识别自动出现和貌似合理的自动想法	举例："我认为我会失败""我总是失败""失败的后果是很可怕的"。
识别这些想法所导致的情绪	举例：沮丧，焦虑
评估对想法的准确相信程度和相应情绪的强度	举例："我感到焦虑（80%），因为我认为我会失败（95%）。"
归类自动想法（参见工具表10.2的自动想法分类列表）	举例："我想我会失败（算命术）""我总是失败（二分/全或无思维）""失败是很可怕的（灾难化）"。
挑战歪曲的自动想法	
提供直接的心理教育	举例：把电梯安全的知识和信息提供给一位罹患特定电梯恐惧症的患者。
定义用语（语义分析）	举例：询问患者，"你说的'失败'和'成功'分别是什么意思？"
检查想法的坚定性	患者不能从现实世界的角度来观察以便确证或否定自己的想法吗？
检查想法的逻辑性	患者是否不用遵循逻辑的前提就直接得出了结论？（例如，"我是个失败者，因为我考试考得很差"）
检查患者的信息局限	患者是否没有足够的信息就直接得出了结论？患者是否只是寻求支持他想法的证据，而躲避那些否定他想法的证据？

技术	描述或举例
垂直下降	询问："如果 X 发生了，那意味着什么（将会发生什么？为什么这是个问题）？"接下来会发生什么？那将意味着什么（那还将会发生什么？为什么那将会是个问题）？
双重标准	询问："你在看自己和看别人时使用相同的想法（解释，标准）吗？为什么是 / 为什么不是？"
挑战循环性自我批评	患者是被局限在一个被批评—自我批评的圈子里面吗？（例如，"我是个失败者是因为我抑郁了，我之所以抑郁是因为我是个失败者。"）
检查内在矛盾性	患者有矛盾的想法吗？（例如，"我愿意交往尽可能多的人，但是我从来都不想被拒绝"）
反证法	患者的想法是荒谬的、非现实的吗？（例如，"如果我是单身，那么我就是不可爱的人。所有结了婚的人都曾经是单身，因此所有结婚的人都是不可爱的人吗？"）
区分行为与人	举例：说明或指出考试失败为什么不能等同于人是失败的。
挑战具体化	在自我批评中，患者是否正在把抽象的或不能观察的事情（比如，无价值）当作"真实"的事情？患者能不能把具体化（把观念现实化）改变成为"偏好"（例如，"我宁愿考得好一些"）？
检查行为的变异性 / 变异程度	帮助患者检查他的行为会随着时间、情景和人物的变化而发生变化的证据，而且会是不同程度上的变化（不是"全或无"的方式）。
权衡一个想法的支持和反对证据	举一个想法的例子："我将会被拒绝。" 支持证据："我很焦虑（情绪推理），""有时候有人不喜欢我"。 反对证据："我是个正派的人，""有一些人还是喜欢我的，""跟别人打招呼不是那么无礼貌或可怕的，""在这里参加聚会的人们都会让别人满意的"。 支持证据：25%。反对证据：75%。 结论："对于我将会被拒绝，我没有足够可信的证据。没有冒险，就没有收获。"
检查证据的质量	患者的证据能经得住别人的质疑吗？患者使用了情绪推理和选择性信息的方式来支持他的想法吗？
保持日常记录	让患者保持日常记录其行为 / 事件的习惯，以此来确证或反驳一个想法。
调查他人的意见	让患者调查别人的想法和意见，以便看看别人的这些意见是否确证或反驳患者的想法。
成本—收益分析	想法举例："我需要别人的赞同。" 成本："这个想法使我面对周围人时感到羞怯和焦虑，而且会降低我的自尊。" 收益："我可能会努力去获得别人的赞同。" 成本：85%。收益：15%。

续表

技术	描述或举例
其他可能的解释	举例：询问患者，"假如有人不喜欢你，最简单的原因有可能是你们两个是不一样的人吗？或者，也有可能不喜欢你的那个人心情不好，或感到害羞，或其他什么原因吗？或者，还有许多人确实是喜欢你的。"
问题的对立面	让患者列出为什么当前的情景不是问题的所有理由，而不是列出为什么是个问题的所有理由。
辩护律师	告诉患者，"设想你雇用自己作为律师为自己辩护。写出你支持自己的最强辩护词，即使你不相信它。"
行为实验	让患者通过从事挑战自己想法的行为来验证这个想法的真实性（例如，对于患者的想法"我会被拒绝"，让其去参加一个聚会并尝试与 10 个人打招呼）。
连续谱技术	让患者把目前的情景或事件在负性结果的 0 ~ 100 连续谱上定位出来，并在连续谱上检查那些比目前情景 / 事件相对要好或坏的位置的事件。
把情景 / 事件表达成观点（看法）	即使负性想法是真实的，那么患者还能够去做什么？或者，如何把患者的情景与其他人的情景，比如患有威胁生命的疾病相比较？
"饼图"技术	让患者画一个"饼图"，并且为面临的情景 / 事件分割和分配责任。
检查减轻因素，重新归因	还有其他原因应该被考虑到为这种情景 / 事件负责任吗（例如，被刺激，威胁，缺乏知识或准备，缺乏目的，任务困难，缺乏清晰的指导）？如果是这样的话，患者能够为造成这种情景 / 事件的这些原因重新分配一些责任吗？
通过角色扮演来具体化想法的"双面"	在患者关注一个想法的"正面"的同时，也要关注这个想法的"反面"，并且通过角色扮演进行讨论。（例如，说："你会考试失败。"患者回答："没有证据证明我会失败。"继续用这个方式来对话。）
治疗师扮演患者一个拥有该想法的朋友与患者进行角色扮演	治疗师扮演一个拥有负性想法的患者朋友角色。看看患者怎么处理？
扮演"似乎，仿佛"	首先在角色中，然后在现实情境中，让患者扮演似乎他不相信负性想法的角色。
挑战绝对性思维	举例：询问患者，"如果你认为没有人喜欢你，是不是说整个世界上没人喜欢你？"
为对比设置零点，去极化比较	如果患者总是把自己与最好的人比较，那么把他自己与最差的人比较会怎样？而且患者与分布在中间的人相比较又会如何？
积极性重构（发现负性结果中积极的方面）	是否有更加积极的方式来解释患者的行为或所遇到的情境？（例如，患者可以把这句话"我确实考砸了"换成"我终于知道不能再拖延下去了"或"感谢上帝，课程结束了"）
去灾难化	询问患者，"为什么到了最后 X 并没有那么可怕？"

技术	描述或举例
检查"恐惧的幻想"	询问患者,"想象一下 X 可能的最坏结果。你会如何应对它?假如它发生了,你可能会控制什么行为?"
预期未来反应	询问患者,"在2天,1周,1个月和1年之后,你(或其他人)对于 X 的感受将如何?"
检查过去的预言,不能从错误预言和自我实现性预言中学习	患者曾在过去做出的负性预言基本都没有变成真实的吗?如果是这样的话,患者不能从中学习到这些预言一直是歪曲现实的和存在偏见的吗?这些预言最后都变成了患者自我实现的预言吗?(例如,患者朝着似乎预言是真实情景去行动,而且确保他们的预言会变成真实的。)
检验预言	让患者把对下周将要发生的事情的具体预言列出来,并且要把真实结果与预言相比照。
检查对过去的担忧	患者过去曾经担忧过一些事情,现在他们不再考虑了吗?如果真是这样,请他们尽可能多地列出这些情况,并且问问自己,"为什么这些事情对我来说不再那么重要了?"
检查对未来的担忧	将发生在明天、下周、下个月和明年,并且让患者不怎么关注当下发生事件的所有其他事件(与当下事件没有多大关系的)都是什么?
区分可能性和概率	举例:询问患者,"如果你感到焦虑,你将会有心脏病发作是有可能性的,但是它的概率是多少呢?"
计算序列概率	让患者把负性事件的预测结果发生的概率相乘。
挑战过度概括	询问患者,"仅仅是根据 X 发生过一次,就意味着它必然会再发生吗?"
挑战对确定感的需求	告诉患者,"生在一个充满不确定性的世界中,你不可能拥有完全确定的感觉。如果你需要设法绝对地排除负性结果的所有可能性的话,你根本就不可能有任何行动。"
提倡接受	建议患者,"不要去试图控制和改变任何事情,也许有一些事情你可以学着去接受和充分利用它们。例如,也许你并不能把工作做得那么完美,但是你能够学会欣赏你所做的事情。"
使用"点—对应法"处理困难想法	对于那些对抗其他技术的困难想法,可以使用与患者进行"点—对应法"角色扮演的技术。
重新检查最初的负性想法和情绪,对想法的相信程度,以及情绪的强度	举例:"我感觉焦虑(15%),因为我认为我会失败(20%)。"
发展出理性的想法(新的,更现实的,更适应的想法)	举例:"没有更多的现实证据来证明我将会失败,因此,对我来说并没有真实的理由认为我将会失败,也没有真实的理由感到焦虑。"

技术	描述或举例
识别适应不良性假设	
确定患者"规条书"的内容(隐藏在歪曲的自动想法下面的"应该""必须""万一……怎么办"陈述)	举例:"我做的所有事情都应该是成功的""如果人们不喜欢我,这就意味着我做错了什么事情""我必须要被每一个人赞同"。
挑战适应不良性假设	
使用技术挑战歪曲的自动想法	参见上面
评估患者的标准	询问患者,"你对自己设有不现实的期望吗?你的期望标准很高吗?很低吗?很模糊吗?你的标准为学习的曲折性留有空间吗?"
检查患者的价值体系	询问患者,"你的价值等级体系是什么?例如,你是把成功放在其他任何事情之上吗?你是否也在同时努力完成其他事情呢?"
检查社会标准	询问患者,"你是在尝试很难做到的事情,以至你不能达到社会标准吗?例如,作为女人要美丽和苗条,作为男人要有权力和地位吗?如果你确实不能满足这些标准,你会认为这种状况让你成为了一个不好或无价值的人吗?"
区分完美与进步	帮助患者检查试图去提高,而不是试图去成为完美者的有益之处。
挑战理想化他人	让患者尝试把他们所知道的非常完美的人全部列出来。因为不可能有任何完美的人,这意味着患者所追求的完美究竟是什么呢?或者让患者询问那些值得他们尊重的人是否曾经犯过错误或有问题,并且考虑这些人的答案其实说明了患者是在对他人的理想化和对自我的贬低。
提倡适应性灵活	帮助患者检查在标准和行为中表现得更加灵活的有益之处。
借用其他人的观点	询问患者,"要想摆脱被你的反应方式所困扰的情境,尝试着想到一些你知道的你认为适应得比较好的人,假如这个人处在你的情境中,他是如何进行思考和行动的?"
强调好奇的质疑和成长,而不是追求完美	举例:向患者建议,"假如你考试没考好,你要致力于发展出对课程的好奇心或者质疑自己为什么不能在下次考得更好,而不是聚焦于你的分数并认为这是你价值的最终标定。"
重新检查适应不良性假设和取而代之以新的、更适应的假设	举例:"我有本钱(值得)忽视其他人对我的看法"代替想法"如果其他人不喜欢我,那就意味着我做错什么了"。
检查更适应性假设的成本和收益	更加适应性假设的检查技术举例:"我有本钱忽视其他人对我的看法。" 成本:"也许我会变得自负,自大以及疏远其他人。" 收益:"增加自信,减少羞耻感,减少对他人的依赖,更加果敢" 成本:5%。收益:95%。 结论:"这个新假设要好于那个我必须让其他人喜欢我以便我喜欢自己的旧假设。"

续表

技术	描述或举例
识别功能失调性图式	
识别那些潜藏在自动想法和适应不良性假设下面的负性或其他关于自我和他人的功能失调性观点	举例："我是无能的人，""我一点儿也不好，""我必须得到赞赏，""别人会拒绝我，""别人是无所不能的，""别人必须要称赞我"。
解释图式的形成过程	解释功能失调性图式是如何形成的，以及他们是如何以系统性偏差的方式来关注事件并作出反应的。
识别针对图式的回避/补偿策略	帮助患者判定他们是如何回避挑战图式情境的（例如，"如果你认为你是不可爱的，你会回避与他人交往吗？"），或者是为了一个图式你是如何作出补偿的（例如，如果你认为你比其他人低劣，你尝试变得完美的目的是为了克服你的'自卑感'吗）。
挑战功能失调性图式	
使用技术挑战歪曲的自动想法和适应不良性假设	参见上面
激活早期记忆来识别图式形成的根源	询问患者，"是谁教会你用这种功能失调性方式思考问题的？是你的父母吗？老师吗？朋友吗？你认为他们的教育是有效果的吗？他们的示范作用很不好吗？"
通过角色扮演技术来挑战与图式相关的重要人物	让患者角色扮演他们自己来挑战有关图式形成的那个重要人物，并且积极地提出理由反驳这个人。
意象重建，重写生活脚本	让患者在想象中重新回到早期生活中，并且与图式相关的重要人物对质。或者让患者修订他们的生活脚本以便可以有一个积极的结果（例如，对于一个羞辱的负性早期意象，让患者写下一个新脚本，其中他们可以拒绝或批评那个为羞辱负有责任的人）。
给根源性重要人物写信	让患者给与图式形成相关的人物写信（没有必要把信发出去），表达他们的愤怒和挫折感。
想象和情绪	让患者闭上眼睛，唤起一种负性感受（例如，孤独感），然后联想到与这个情绪相关的视觉意象。让患者完成以下这个句子："这个意象让我很烦，因为它使我想到了……"
应对意象	帮助患者发展出一个关于他们自己的意象，这个意象有能力应对让他们感到恐惧的人或情境。
缩小恐惧的意象	帮助患者发展出一个恐惧的人或事情的意象，随着想象这个意象越来越变小和变弱，患者变得越来越强大和更有力量。
想象性脱敏	让患者在想象中反复暴露于一个恐惧的意象或情景，目的是为了减少这个意象诱发恐惧的能力。

技术	描述或举例
养育性自我陈述	让患者想象他们自己是一个孩子，并且向孩子陈述和保证他曾经有的各种愿望确实获得了满足。
"权利法案"	帮助患者构建一个个人"权利法案"（例如犯错误的权利，作为人的权利等）
重新检查原始性图式和发展出新的、更适应性的图式	举例：用"我是有能力的"和"别人也是人"来代替"我是无能的"和"别人是无所不能的"。
问题解决和自我控制	
识别问题	是存在一个需要解决的问题吗？例如，如果患者考试没考好，也许他们需要更加努力地学习。
承认（接受）问题	帮助患者承认和接受问题的存在性，并且开始为获得解决办法而工作，而不是处于自我批评或灾难化后果的状态。
检查目标，产生其他可能的目标	在这种情境中患者的目标是什么？如果一个目标未能实现，患者能改变目标或产生一个新选择的目标吗？（例如，用可选择的目标"会见一些新人"或"学习我如何把事情做好"来替换"被所有人都喜欢"的目标）。
抵抗拖延的步骤	指导患者通过一些所列步骤来减轻拖延现象（指定一个具体目标，把这个目标分成几个子目标，检查第一步目标对于可选择其他目标的成本和收益，为活动制订出一个具体进程、地点和持续时间的工作计划表，角色扮演处理参加活动的阻抗，执行活动任务）。
自我纠正	鼓励患者从错误中学习而不是进行自我批评。
发展出自我指导的陈述；创建出"应对卡"	帮助患者发展出自我指导的语句，以便在困难的时候使用。（例如，"不要担忧我的焦虑唤起。它仅仅是个唤起信号。它不是真正的危险。感到焦虑并不意味着我就发疯了。我可以忍受这些焦虑。"）把这些陈述语句连同情境线索等一起写在让患者很容易看到的一张卡片上。
延迟做出决定	对于冲动的患者，延迟做出决定的时间，等待一段时间或直到患者能睡好两个晚上后再做出行动决定是非常有用的。
向朋友调查	为了减少强迫性想法，治疗师可以要求患者向他们的 5 个朋友做调查，看看他们对自己的刻意想法或行动有什么建议。
预期问题	让患者列出可能遇到的各种不同的问题，并对这些问题发展出合理的回答。
预防接种	与患者一起使用角色扮演的技术处理可能遇到的最糟糕的负性想法和问题，并且让患者学会如何挑战这些负性想法。
自我奖赏性陈述	鼓励患者在完成一些积极的事情之后，列出关于他们自己的积极想法。
回顾问题解决方法	让患者回顾和复习过去遇到的问题和他们所使用的解决方法。

参考文献 [*]

Abramowitz, J. S. (1996). Variants of exposure and response prevention in the treatment of obsessive–compulsive disorder: A meta-analysis. *Behavior Therapy, 27,* 583–600.

Abramowitz, J. S. (1997). Effectiveness of psychological and pharmacological treatments for obsessive–compulsive disorder: A quantitative review. *Journal of Consulting and Clinical Psychology, 65*(1), 44–52.

Abramowitz, J. S., & Foa, E. B. (2000). Does major depressive disorder influence outcome of exposure and response prevention for OCD? *Behavior Therapy, 31*(4), 795–800.

Abramowitz, J. S., Foa, E. B., & Franklin, M. E. (2003). Exposure and ritual prevention for obsessive–compulsive disorder: Effectiveness of intensive versus twice-weekly treatment sessions. *Journal of Consulting and Clinical Psychology, 71,* 394–398.

Abramowitz, J. S., Franklin, M. E., & Foa, E. B. (2002). Empirical status of cognitive-behavioral therapy for obsessive–compulsive disorder: A meta-analytic review. *Romanian Journal of Cognitive and Behavioral Psychotherapies, 2*(2), 89–104.

Abramowitz, J. S., Franklin, M. E., Street, G. P., Kozak, M. J., & Foa, E. B. (2000). Effects of comorbid depression on response to treatment for obsessive–compulsive disorder. *Behavior Therapy, 31*(3), 517–528.

Abramowitz, J. S., Taylor, S., & McKay, D. (2009). Obsessive-compulsive disorder. *The Lancet, 374,* 491–499

Abramson, L. Y., Metalsky, G. I., & Alloy, L. B. (1989). Hopelessness depression: A theory-based subtype of depression. *Psychological Review, 96,* 358–372.

Abramson, L. Y., Seligman, M. E. P., & Teasdale, J. (1978). Learned helplessness in humans: Critique and reformulation. *Journal of Abnormal Psychology, 87,* 49–74.

Aderka, I. M. (2009). Factors affecting treatment efficacy in social phobia: The use of video feedback and individual vs. group formats. *Journal of Anxiety Disorders, 23,* 12–17.

Adler, D. A., McLaughlin, T. J., Rogers, W. H., Chang, H., Lapitsky, L., & Lerner, D. (2006). Job performance deficits due to depression. *American Journal of Psychiatry, 163,* 1569–1576.

Akiskal, H. S. (1995). Mood disorders. In H. I. Kaplan & B. J. Sadock (Eds.), *Comprehensive textbook of psychiatry* (6th ed., Vol. 1, pp. 1067–1078). Baltimore: Williams & Wilkins.

Albert, U., Aguglia, E., Maina, G., & Bogetto, F. (2002). Venlafaxine versus clomipramine in the treatment of obsessive–compulsive disorder: A preliminary single-blind, 12-week, controlled study. *Journal of Clinical Psychiatry, 63*(11), 1004–1009.

Allen, L. B., & Barlow, D. H. (2006). Treatment of panic disorder: Outcomes and basic processes. In B. O. Rothbaum (Ed.), *Pathological anxiety: Emotional processing in etiology and treatment* (pp. 166–180). New York: Guilford Press.

Alloy, L. B., Abramson, L. Y., Gibb, B. E., Crossfield, A. G., Pieracci, A. M., Spasojevic, J., et al. (2004). Developmental antecedents of cognitive vulnerability to depression: Review of findings from the Cognitive Vulnerability to Depression Project. *Journal of Cognitive Psychotherapy, 18*(2), 115–133.

Alloy, L. B., Abramson, L. Y., Safford, S. M., & Gibb, B. E. (2006). The Cognitive Vulnerability to Depression (CVD) Project: Current findings and future directions. In L. B. Alloy & J. H. Riskind (Eds.), *Cognitive vulnerability to emotional disorders* (pp. 33–61). Mahwah, NJ: Erlbaum.

Alloy, L. B., Abramson, L. Y., Smith, J. M., Gibb, B. E., & Neeren, A. M. (2006). Role of parenting and maltreatment histories in unipolar and bipolar mood disorders: Mediation by cognitive vulnerability to depression. *Clinical Child and Family Psychology Review, 9*(1), 23–64.

American Psychiatric Association. (2000). *Diagnostic and statistical manual of mental disorders* (4th ed., text rev.). Washington, DC: Author.

Andersen, K., Lolk, A., Kragh-Sørensen, P., Petersen, N. E., & Green, A. (2005). Depression and the risk of Alzheimer disease. *Epidemiology, 16*(2), 233–238.

Anderson, P., Rothbaum, B. O., & Hodges, L. F. (2003).

---

* 为了环保，也是为了减少您的购书开支，本书参考文献不在此一一列出。如需完整参考文献，请登录www.wqedu.com下载。您在下载中遇到什么问题，可拨打400-698-1619咨询。

Virtual reality exposure in the treatment of social anxiety. *Cognitive and Behavioral Practice, 10,* 240–247.

Anderson, R. A., & Rees, C. S. (2007). Group versus individual cognitive-behavioural treatment for obsessive–compulsive disorder: A controlled trial. *Behaviour Research and Therapy, 45*(1), 123–137.

Angst, J. (1993). Comorbidity of anxiety, phobia, compulsion and depression. *International Clinical Psychopharmacology, 8,* 21–25.

Angst, J., & Vollrath, M. (1991). The natural history of anxiety disorders. *Acta Psychiatrica Scandinavica, 84*(5), 446–452.

Antai-Otong, D. (2008). The art of prescribing: Social anxiety disorder: Characteristics, course, and pharmacological management prevalence. *Perspectives in Psychiatric Care, 44,* 48–53.

Antony, M. M., & Barlow, D. H. (2002). Specific phobias. In D. Barlow (Ed.), *Anxiety and its disorders: The nature and treatment of anxiety and panic* (2nd ed., pp. 380–417). New York: Guilford Press.

Antony, M. M., Downie, F., & Swinson, R. P. (1998). Diagnostic issues and epidemiology in obsessive–compulsive disorder. In R. P. Swinson, M. M. Antony, S. Rachman, & M. A. Richter (Eds.), *Obsessive-compulsive disorder: Theory, research, and treatment* (pp. 3–32). New York: Guilford Press.

Arntz, A., Hildebrand, M., & van den Hout, M. (1994). Overprediction of anxiety and disconfirmatory processes in anxiety disorders. *Behaviour Research and Therapy, 32,* 709–722.

Arntz, A., Rauner, M., & van den Hout, M. (1995). "If I feel anxious, there must be danger": Ex-consequentia reasoning in inferring danger in anxiety disorders. *Behavior Research and Therapy, 33,* 917–925.

Ball, S. G., Baer, L., & Otto, M. W. (1996). Symptom subtypes of obsessive–compulsive disorder in behavioural treatment studies: A quantitative review. *Behaviour Research and Therapy, 34*(1), 47–51.

Balon, R. (1999). Fluvoxamine for phobia of storms. *Acta Psychiatrica Scandinavica, 100,* 244–246.

Bandelow, B., Zohar, J., Hollander, E., Kasper, S., & Moller, H. (2008). World Federation of Societies of Biological Psychiatry (WFSBP) guidelines for the pharmacological treatment of anxiety, obsessive-compulsive, and post-traumatic stress disorders: First revision. *World Journal of Biological Psychiatry, 9,* 248–312.

Bandura, A. (1977). *Social learning theory.* Englewood Cliffs, NJ: Prentice-Hall.

Barlow, D. H. (1990). Long-term outcome for patients with panic disorder treated with cognitive-behavioral therapy. *Journal of Clinical Psychiatry, 51,* 17–23.

Barlow, D. H. (2000). Unraveling the mysteries of anxiety and its disorders from the perspective of emotion theory. *American Psychologist, 55*(11), 1247–1263.

Barlow, D. H. (2002). *Anxiety and its disorders: The nature and treatment of anxiety and panic* (2nd ed.). New York: Guilford Press.

Barlow, D. H. (2004). Psychological treatments. *American Psychologist, 59*(9), 869–878.

Barlow, D. H. (Ed.). (2008). *Clinical handbook of psychological disorders: A step-by-step treatment manual* (4th ed., pp. 1–64). New York: Guilford Press.

Barlow, D. H., Allen, L. B., & Basden, S. L. (2007). Psychological treatments for panic disorders, phobias, and generalized anxiety disorder. In P. E. Nathan & J. M. Gorman (Eds.), *A guide to treatments that work* (3rd ed., pp. 351–394). New York: Oxford University Press.

Barlow, D. H., & Cerny, J. A. (1988). *Psychological treatment of panic.* New York: Guilford Press.

Barlow, D. H., & Craske, M. G. (1988). The phenomenology of panic. In J. D. Maser & S. Rachman (Eds.), *Panic: Psychological perspectives* (pp. 11–35). Hillsdale, NJ: Erlbaum.

Barlow, D. H., & Craske, M. G. (2006). *Mastery of your anxiety and panic: Patient workbook* (4th ed.). New York: Oxford University Press.

Barlow, D. H., Gorman, J. M., Shear, M. K., & Woods, S. W. (2000). Cognitive-behavioral therapy, imipramine, or their combination for panic disorder: A randomized controlled trial. *Journal of the American Medical Association, 283*(19), 2529–2536.

Barrett, P. M., Healy-Farrell, L., & March, J. S. (2004). Cognitive-behavioral family treatment of childhood obsessive–compulsive disorder: A controlled trial. *Journal of the American Academy of Child and Adolescent Psychiatry, 43*(1), 46–62.

Basco, M. R. (2000). Cognitive-behavior therapy for bipolar I disorder. *Journal of Cognitive Psychotherapy, 14,* 287–304.

Basoglu, M., Lax, T., Kasvikis, Y., & Marks, I. M. (1988). Predictors of improvement in obsessive–compulsive disorder. *Journal of Anxiety Disorders, 2*(4), 299–317.

Baucom, D. H., & Epstein, N. (1990). *Cognitive-behavioral marital therapy.* New York: Brunner/Mazel.

Baumeister, R. F., & Tice, D. M. (1990). Anxiety and social exclusion. *Journal of Social and Clinical Psychology, 9,* 165–195.

Beach, S. R. H., Dreifuss, J. A., Franklin, K. J., Kamen, C., & Gabriel, B. (2008). Couple therapy and the treatment of depression. In A. S. Gurman (Eds.), *Clinical handbook of couple therapy* (4th ed., pp. 545–566). New York: Guilford Press.

Beach, S. R. H., Jouriles, E. N., & O'Leary, K. D. (1985). Extramarital sex: Impact on depression and commitment in couples seeking marital therapy. *Journal of Sex and Marital Therapy, 11,* 99–108.

Beach, S. R. H., Katz, J., Kim, S., & Brody, G. H. (2003). Prospective effects of marital satisfaction on depressive symptoms in established marriages: A dyadic model. *Journal of Social and Personal Relationships, 20*(3), 355–371.

Beck, A. T. (1976). *Cognitive therapy and the emotional disorders.* New York: International Universities Press.

万千心理 心理咨询与治疗书目

书号	书名	著、译者	定价(元)
心理咨询与治疗导论			
X1419	自体心理学导论	P. A. Lessem著　王静华译	48.00
X1404	倾听·感觉·说话的更新换代	池见 阳编著　李明译	58.00
X1160	101个心理治疗难题	J. S. Blackman著 赵丞智 曹晓鸥译	88.00
X1158	聚焦：在心理治疗中的运用	A. W. Cornell著　吉莉译	48.00
X1157	沙盘游戏疗法手册	B. A. Turner著　陈莹 姚晓东译	88.00
X1140	沙游在心理治疗中的作用	Dora M. Kalff著　高璇译	38.00
X1092	心理治疗中的改变	波士顿变化过程研究小组编著 邢晓春等译 李孟潮审校	42.00
X1206	母婴互动及成人心理治疗中的 主体间形式	Beatrice Beebe等著 庞美云 宓肖燕译	36.00
X1137	心理治疗中的首次访谈	S. Lukas著　邵啸译	30.00
X1126	心理咨询面谈技术（第四版）	Rita Sommers F.等著　陈祉妍等译	80.00
X999	主体间性心理治疗	P. Buirski等著　尹肖霞译	35.00
X1121	心理治疗实战录	M. F. Basch著　寿彤军 薛畅译	45.00
X1027	心理治疗师该说和不该说的话	L.N.Edelstein等著　聂晶等译	50.00

X1011	自体心理学的理论与实践	M. T. White等著　吉莉译	32.00
X930	沙游治疗	B. L. Boik等著　田宝伟等译	38.00
X720	心理咨询师的问诊策略（第六版）	S. Cormier等著　张建新等译	78.00
X808	心理咨询与治疗经典案例（第七版）	Corey, G.著　谭晨译	36.00
X830	心理咨询与治疗的理论及实践（第八版）	Corey, G.著　谭晨译	45.00
X705	精神科临床诊断	Morrison J.著　李欢欢　石川译	32.00
心理咨询与治疗导论合计			841.00

心理治疗精选读物

X1130	罗杰斯心理治疗（软精装）	B.A. Farber等著　郑刚等译	78.00
X1131	日益亲近（精装）	Irvin D. Yalom著　童慧琦译	58.00
X1132	直视骄阳（精装）	Irvin D. Yalom著　张亚译	48.00
X1133	给心理治疗师的礼物（精装）	Irvin D. Yalom著　张怡玲译	58.00
X1129	寻求安全——创伤后应激障碍和物质滥用治疗手册	L. M.Najavits著　童慧琦等译	66.00
X1123	爱·恨与修复	M. Klein等著　吴艳茹译	18.00
X1182	嫉羡与感恩	M. Klein著　姚峰等译	60.00
X1120	心理治疗中的依恋	D. J. Wallin著　巴彤等译	70.00
X969	我穿越疯狂的旅程	E. R. Saks等著　李慧君等译	40.00

......

欲了解更多图书信息，请登录：www.wqedu.com
联系地址：北京市西城区三里河路6号院2号楼213室　万千心理
咨询电话：010-65181109，65262933
*本目录定价如有错误或变动，以实际出书为准。